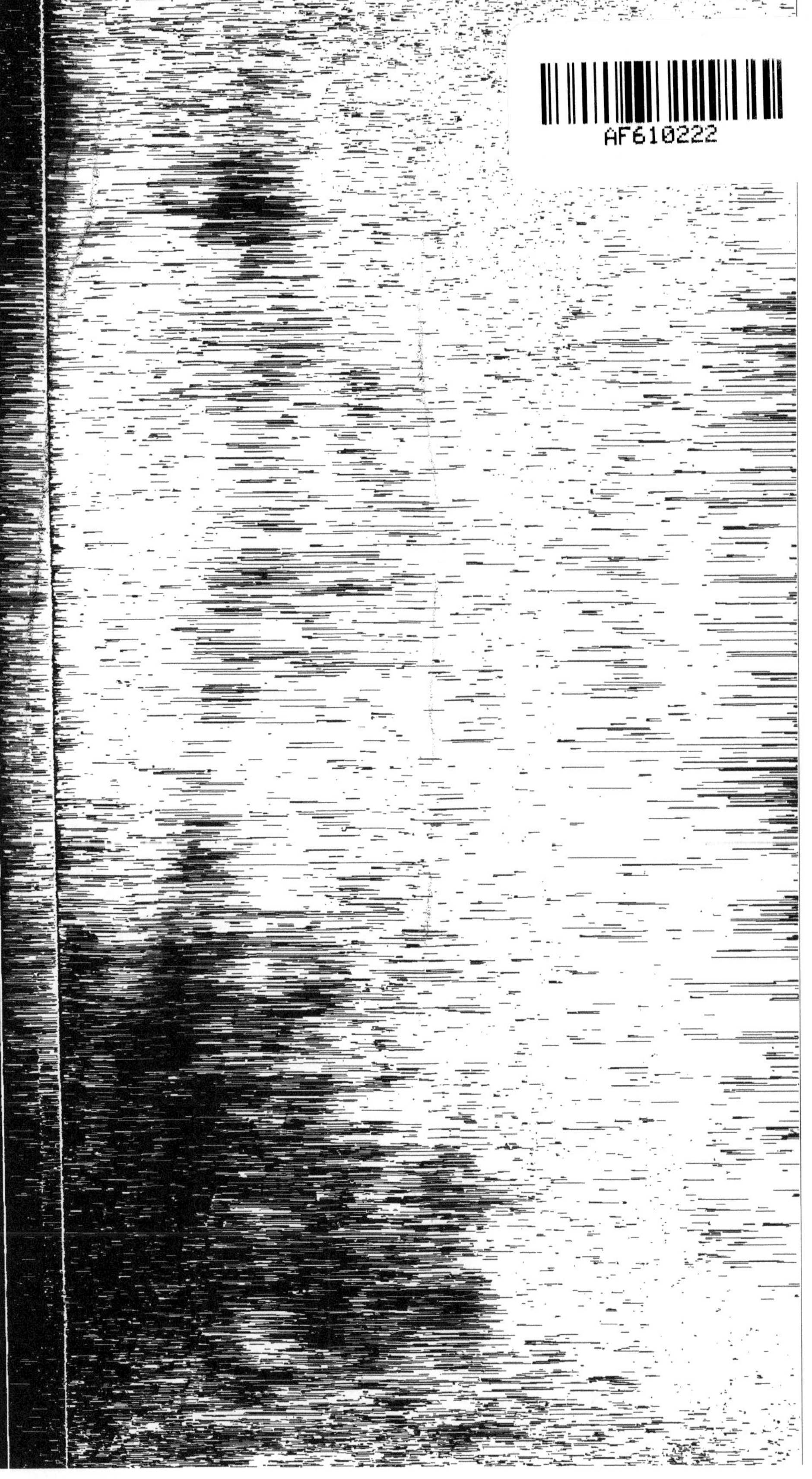

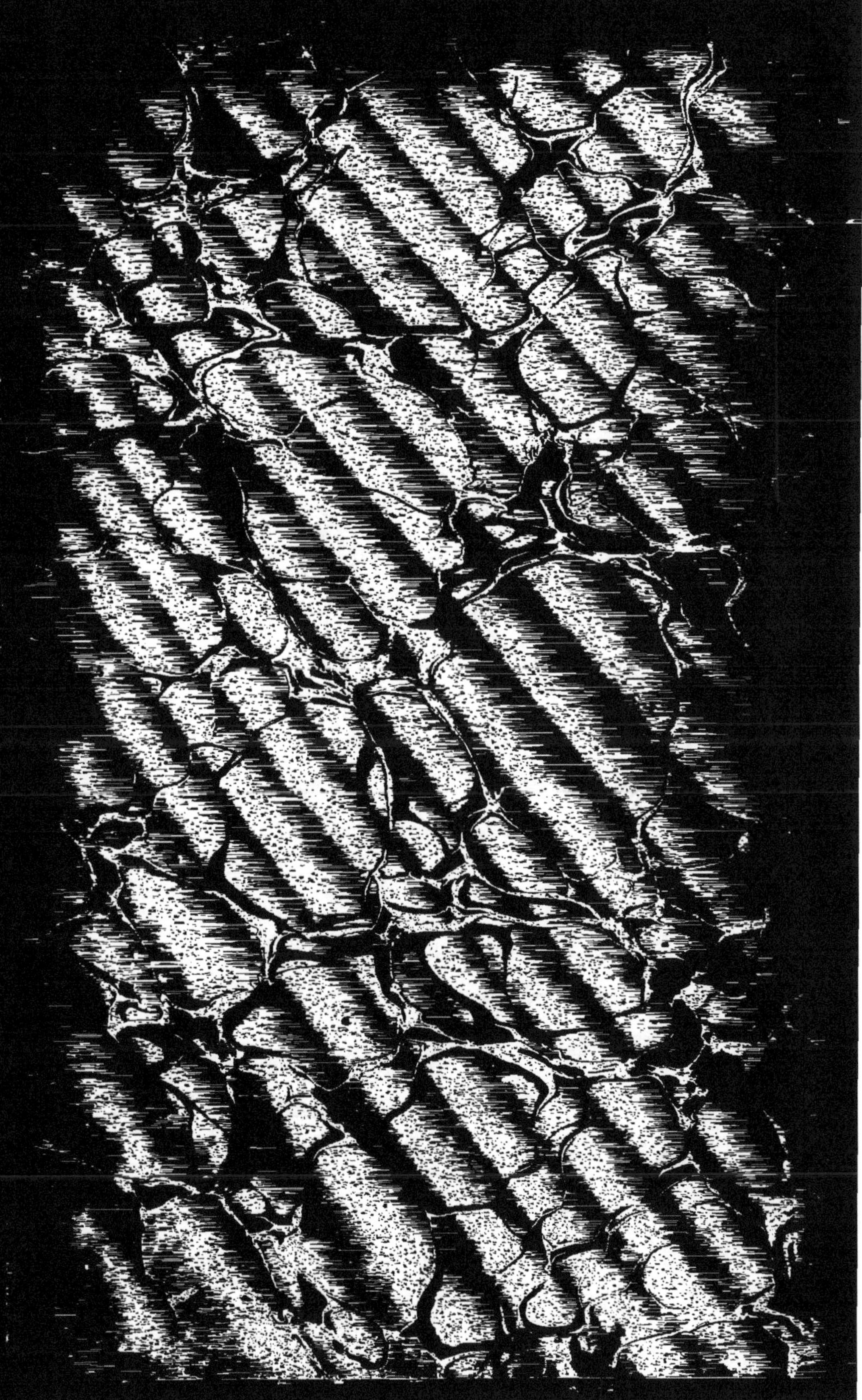

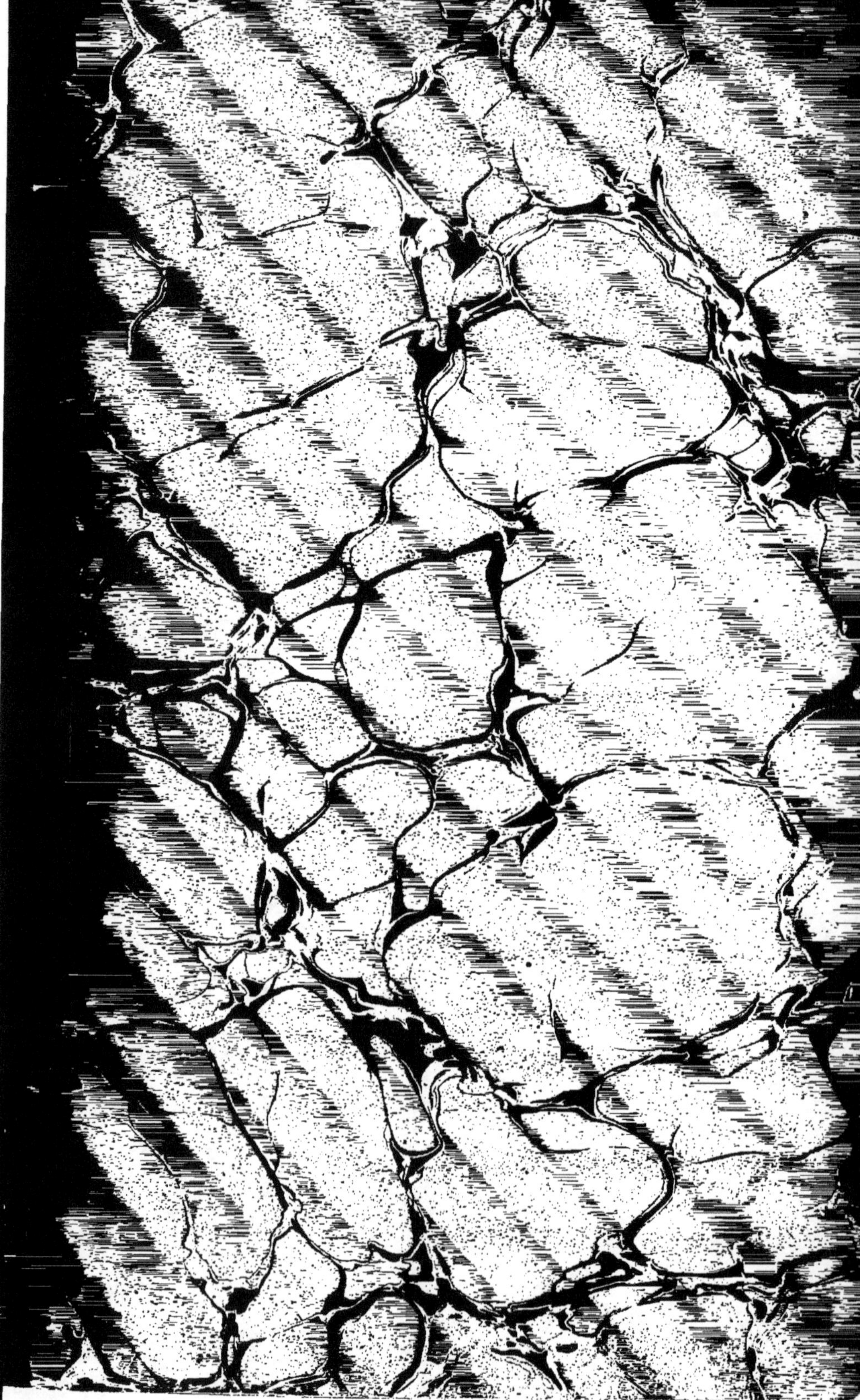

TRAITÉ
D'ANATOMIE HUMAINE

PUBLIÉ SOUS LA DIRECTION DE

PAUL POIRIER

PROFESSEUR AGRÉGÉ A LA FACULTÉ DE MÉDECINE DE PARIS
CHEF DES TRAVAUX ANATOMIQUES, CHIRURGIEN DES HOPITAUX,

PAR MM.

A. CHARPY
Professeur d'anatomie
à la Faculté de Toulouse

A. NICOLAS
Professeur d'anatomie
à la Faculté de Nancy

A. PRENANT
Professeur agrégé
Chargé du cours d'Histologie
à la Faculté de Nancy.

P. POIRIER
Professeur agrégé
Chef des travaux anatomiques
Chirurgien des Hôpitaux

T. JONNESCO
Prosecteur de la Faculté
de Paris.

TOME TROISIÈME

PREMIER FASCICULE :

SYSTÈME NERVEUX : (Méninges, Moelle, Encéphale) : A. CHARPY

Embryologie : A. PRENANT — **Histologie :** A. NICOLAS

201 Dessins originaux par M. **A. LEUBA.**

ANCIENNE MAISON DELAHAYE

L. BATTAILLE ET Cie, ÉDITEURS

PLACE DE L'ÉCOLE DE MÉDECINE

PARIS

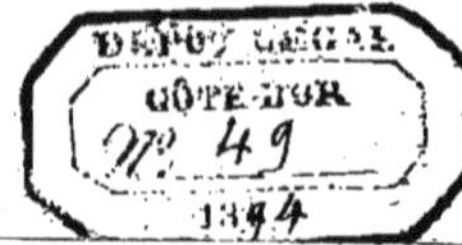

TRAITÉ
D'ANATOMIE HUMAINE

DIJON, IMPRIMERIE DARANTIÈRE

65, RUE CHABOT-CHARNY, 65

TRAITÉ
D'ANATOMIE HUMAINE

PUBLIÉ PAR

P. POIRIER
Professeur agrégé à la Faculté de Médecine de Paris.
Chirurgien des Hôpitaux

ET

A. CHARPY
Professeur d'anatomie
à la Faculté de Médecine
de Toulouse

AVEC LA COLLABORATION DE

B. CUNÉO — P. FREDET — P. JACQUES — TH. JONNESCO
L. MANOUVRIER — A. NICOLAS — A. PRENANT — H. RIEFFEL
CH. SIMON — A. SOULIÉ

TOME TROISIÈME

SYSTÈME NERVEUX :

Méninges, Moelle, Encéphale : A. CHARPY

Embryologie : A. PRENANT — **Histologie** : A. NICOLAS

Les Nerfs : **Considérations générales** : A. SOULIÉ

Nerfs craniens : B. CUNÉO — **Nerfs rachidiens** : A. SOULIÉ

AVEC 612 FIGURES EN NOIR ET EN COULEURS

PARIS
MASSON ET Cie, ÉDITEURS
LIBRAIRES DE L'ACADÉMIE DE MÉDECINE
120, BOULEVARD SAINT-GERMAIN

1899

TRAITÉ
D'ANATOMIE HUMAINE

PUBLIÉ SOUS LA DIRECTION DE

PAUL POIRIER

PROFESSEUR AGRÉGÉ A LA FACULTÉ DE MÉDECINE DE PARIS
CHEF DES TRAVAUX ANATOMIQUES, CHIRURGIEN DES HOPITAUX,

PAR MM.

A. CHARPY
Professeur d'anatomie
à la Faculté de Toulouse

A. NICOLAS
Professeur d'anatomie
à la Faculté de Nancy

A. PRENANT
Professeur agrégé
Chargé du cours d'Histologie
à la Faculté de Nancy.

P. POIRIER
Professeur agrégé
Chef des travaux anatomiques
Chirurgien des Hôpitaux

T. JONNESCO
Prosecteur de la Faculté
de Paris.

TOME TROISIÈME

PREMIER FASCICULE :

SYSTÈME NERVEUX : (Méninges, Moelle, Encéphale) : A. CHARPY

Embryologie : A. PRENANT — Histologie : A. NICOLAS

---

201 Dessins originaux par M. **A. LEUBA**.

ANCIENNE MAISON DELAHAYE

L. BATTAILLE ET Cie, ÉDITEURS

PLACE DE L'ÉCOLE DE MÉDECINE

PARIS

NÉVROLOGIE

DISPOSITION GÉNÉRALE DU SYSTÈME NERVEUX

La *névrologie* est l'étude du système nerveux ; le système nerveux est un système qui unit les différents organes de l'individu. Il perçoit les sensations et provoque les mouvements, il règle la vie de nutrition, il est le siège des hautes fonctions intellectuelles, la conscience, la volonté, la pensée ; en un mot il unit, coordonne et dirige, et nous apparaît comme la condition anatomique de la supériorité des animaux sur les végétaux. Les organes qui le constituent sont tous formés par l'assemblage des mêmes éléments, les cellules nerveuses ; chaque cellule nerveuse à son tour, variée dans sa forme et sa grandeur, a pour attribut constant, caractéristique, de se prolonger à distance par une expansion, la fibre nerveuse, qui la fait entrer en relation avec d'autres éléments anatomiques. Il n'y a donc dans le système nerveux proprement dit, c'est-à-dire abstraction faite de son tissu de soutien et de ses vaisseaux, qu'un seul organisme élémentaire, la *cellule nerveuse ;* celle-ci est tout à la fois une et combinée ; ne s'anastomosant et ne se fusionnant jamais avec aucune autre, elle garde son entière individualité ; mais, comme son expansion cylindraxile l'unit par contact avec d'autres cellules nerveuses, épithéliales, musculaires, elle fait toujours partie d'un couple ou d'une chaîne. Cet état de combinaison anatomique est sa vraie raison d'être, puisqu'elle est faite pour recevoir une excitation ou pour la donner.

On divise le système nerveux en deux appareils distincts : le système nerveux cérébro-spinal, et le système du grand sympathique.

Le système nerveux cérébro-spinal, système de la vie animale ou de relation, est de beaucoup le plus considérable. Il comprend une partie centrale et une partie périphérique. La partie centrale (centres nerveux, névraxe, myélencéphale) est composée de l'encéphale qui remplit la cavité crânienne et de la moelle épinière logée dans la cavité rachidienne ; la partie périphérique est constituée par les nerfs crâniens et rachidiens avec les ganglions spinaux qui leur sont annexés. Toutes les fonctions des organes des sens, de la sensibilité consciente, des mouvements volontaires sont du ressort de l'appareil cérébro-spinal. — Le *système du grand sympathique,* système de la vie organique ou végétative, est un ensemble d'organes nerveux ou *ganglions,* reliés entre eux et avec la moelle, mais jouissant d'une certaine autonomie. Les ganglions sympathiques se répartissent en deux catégories : les ganglions centraux, disposés en chaîne ou *cordon du grand sympathique,* en avant de la colonne vertébrale et du

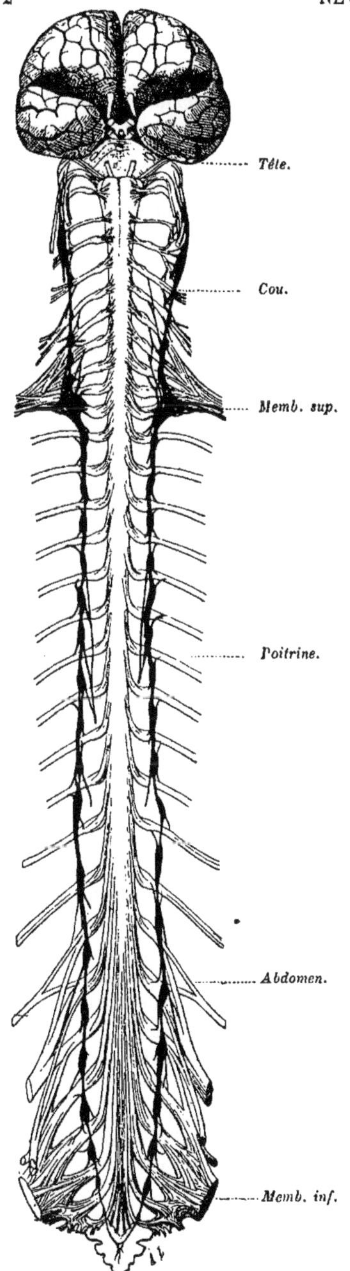

Fig. 1. — Système nerveux central. — L'encéphale, la moelle, le grand sympathique.

crâne, et les ganglions périphériques, disséminés dans les parois de certains organes, le cœur, l'intestin, la vessie. C'est essentiellement un système viscéral. Les actes de sensibilité inconsciente et de mouvements involontaires qui s'accomplissent dans les organes profonds, l'état de resserrement ou de dilatation des vaisseaux, des phénomènes de nutrition et de sécrétion sont les attributs du grand sympathique.

Le système nerveux cérébro-spinal est le premier qui apparaisse chez les animaux et chez l'embryon humain. Les Protozoaires unicellulaires n'ont pas d'organe nerveux ; mais dès que le corps d'un invertébré est formé par le groupement de plusieurs éléments, il en est toujours un certain nombre qui se spécialisent comme cellules nerveuses éparses ou ganglionnées, et dès que cet invertébré quitte le type rayonné pour le type longitudinal, une de ses extrémités prend la direction du corps, la tête s'affirme et des cellules nerveuses s'y groupent pour former le cerveau. C'est chez les vers, chez l'ascaride lombric notamment, que le cerveau commence à être nettement différencié ; il reçoit les nerfs sensoriels de la vue, de l'ouïe, de l'olfaction, et les nerfs sensitifs affinés qui entourent l'orifice buccal ou les organes spéciaux de la sensibilité tactile ; il est dorsal c'est-à-dire placé au-dessus du tube digestif, suprà-œsophagien. Presque en même temps d'autres cellules nerveuses se groupent en ganglions en avant ou plutôt au-dessous du tube digestif et constituent une moelle reliée avec le cerveau par des nerfs commissuraux qui entourent l'œsophage. Ainsi le cerveau apparaît le premier et dès le début il est dorsal ; la moelle paraît secondairement, et elle est primitivement ventrale.

Sans sortir des invertébrés, une seconde étape évolutive se montre avec les

Tuniciers. Chez l'embryon des Tuniciers, la moelle naît au-dessus du tube digestif dont la sépare un rudiment de corde dorsale, future colonne vertébrale, et elle fait directement suite au cerveau ; plus tard, elle s'atrophie et disparaît, mais cet état est permanent chez certains, les Appendiculaires, et persiste sur l'animal adulte. La moelle est donc devenue dorsale comme le cerveau et n'est plus que son prolongement postérieur. On ignore les transitions qui ont pu conduire à cette transformation capitale ; car dès maintenant est constitué le type fondamental des vertébrés et de l'homme : un axe cérébro-spinal continu, situé au-dessus (en arrière dans la station debout) du tube digestif et reposant sur un squelette vertébral. Chez l'embryon humain, l'ébauche première des centres nerveux se fait sur la ligne dorsale, elle est impaire et continue ; mais le cerveau se dessine avant la moelle, il n'en est donc pas l'efflorescence, comme l'ont soutenu Reil et la plupart des anatomistes, et c'est par lui qu'on devrait logiquement commencer la description du système nerveux.

Cette condensation et cette concentration des éléments nerveux ne portent pas seulement sur les grands centres de l'encéphale et de la moelle; elle se fait aussi sentir sur les organes périphériques primitivement épars. Chez ce même lombric, qui a déjà un cerveau et une moelle, discontinues il est vrai, les cellules sensitives, celles qui reçoivent les impressions extérieures, sont disséminées en quantité innombrable dans la peau, intercalées entre les cellules épithéliales. Par un prolongement périphérique très court, elles sont en contact avec l'extérieur, et par un long prolongement central, le cylindre-axe, avec la moelle ventrale. Ce sont ces cellules qui émigrent dans les parties profondes, s'internisent, se groupent, et deviennent, chez les poissons inférieurs, les ganglions spinaux. Les ganglions spinaux, rachidiens et crâniens de l'homme et de tous les vertébrés sont donc indépendants de la moelle ; ils naissent comme elle de l'ectoderme, à côté d'elle mais en dehors d'elle et sont paramédullaires ; ils représentent des cellules nerveuses sensitives, autrefois cutanées et disséminées, maintenant centralisées et rapprochées de la moelle leur aboutissant ; les cellules elles-mêmes ont peu changé, elles sont toujours en rapport avec l'épiderme et l'extérieur par un prolongement périphérique étiré et allongé, et avec la moelle par un prolongement central, la racine postérieure ; en d'autres termes la cellule est restée bi-polaire. Encore l'émigration n'est-elle pas générale; il reste même chez l'homme des surfaces extérieures qui ont conservé leurs cellules nerveuses cutanées, avec le type primitif, telle est, par exemple, la muqueuse olfactive.

Le *système du grand sympathique* nous montre de son côté, dans son développement à travers la série animale et sa dérivation embryonnaire, un double caractère de centralisation et de dépendance.

1° Les invertébrés n'ont que des ganglions périphériques, les uns isolés au voisinage des viscères qu'ils innervent, les autres réunis en plexus dans les parois mêmes de ces viscères, dans l'intestin notamment. La chaîne prévertébrale des ganglions centraux se montre, avec la chaîne des ganglions spinaux, chez les vertébrés seulement, mais presque dès leur apparition, puisqu'elle existe chez les cyclostomes, tels que la lamproie. Ils sont alors régulièrement disposés par paires, comme les paires rachidiennes ; ils communiquent avec la moelle, mais ils ne communiquent pas entre eux par une commissure longitudinale, ce sont des anneaux de chaîne non réunis, en d'autres termes il n'y a pas de cordon.

L'association de tous les ganglions en série continue est un perfectionnement ultérieur.

2° Les ganglions centraux dérivent des ganglions spinaux. Leurs cellules se forment aux dépens de la partie ventrale des ganglions rachidiens qui les ont précédés, et dès que ces ganglions ont acquis leur situation définitive, les cellules sympathiques essaiment le long des nerfs et des vaisseaux et vont se fixer à une certaine distance, quelquefois très près, comme on le voit chez certains animaux dont le ganglion cervical sympathique est encore adhérent au ganglion rachidien, quelquefois très loin, puisque les ganglions ophthalmique, otique, sphéno-palatin, ne sont peut-être que des essaims du ganglion de Gasser. Même les ganglions intra-cardiaques sont des cellules émigrées de groupes primitivement prévertébraux. Le système sympathique central est donc en dépendance originelle du système cérébro-spinal ; il complète plus tard ces rapports par les fibres nerveuses sensitives qu'il envoie à la moelle et par les fibres motrices qu'il en reçoit ; en partie autonome, en partie soumis, il est par rapport à lui à l'état de protectorat.

C'est chez l'homme que le système nerveux atteint son plus haut développement ; il l'emporte tout à la fois par la grandeur des surfaces et la complexité de ses éléments histologiques ; il domine sa vie et ses maladies. Il en résulte que les appareils de notre organisme ont un autre équilibre, ils sont plus étroitement qu'ailleurs subordonnés à l'un d'entre eux qui commande, dirige et tyrannise ; *l'homme est un animal nerveux*. Ce caractère est dû à la perfectibilité de son cerveau, organe à évolution intensive. Mais on comprend que des transformations rapides ne peuvent s'opérer sans qu'il y ait dans les centres cérébro-spinaux de nombreuses parties en ruine, d'autres en pleine stabilité et d'autres en voie d'évolution, sans qu'on trouve des dispositions héréditaires d'origine reculée à côté d'autres tout à fait récentes ; la part personnelle est énorme, aucun organe ne montre autant de variation dans son volume, dans la morphologie de ses circonvolutions, dans la symétrie de ses parties correspondantes. L'anatomiste entrevoit à peine les grandes lignes de cet édifice compliqué ; il reconnaît la décadence de la glande pinéale et de l'appareil olfactif, il constate l'étendue de l'écorce cérébrale, l'envahissement du lobe frontal, le perfectionnement du centre du langage ; mais la signification de vastes masses nerveuses, les couches optiques, les corps striés, lui échappe encore complètement ; il ne possède même pas le tracé certain des voies de conduction ; à plus forte raison n'a-t-il pas pénétré assez profondément dans les mécanismes cellulaires pour en reconnaître la valeur, séparer les anomalies rétrogrades qui sont des stigmates de dégénérescence, des anomalies de forme anticipée qui sont un progrès, et distinguer le fou de l'homme de génie.

A. C.

LIVRE PREMIER

CHAPITRE PREMIER

DÉVELOPPEMENT DU SYSTÈME NERVEUX CENTRAL

Par A. PRENANT

§ I. — ÉVOLUTION GÉNÉRALE DE L'ECTODERME. — DIFFÉRENCIATION DU SYSTÈME NERVEUX CENTRAL, DU SYSTÈME NERVEUX PÉRIPHÉRIQUE ET DE L'ÉPIDERME.

L'embryologie et l'anatomie comparée nous apprennent que, parmi les cellules qui composent le feuillet externe ou ectodermique, il en est un certain nombre qui se différencient d'une manière très particulière : elles portent à leur extrémité libre un prolongement apte à recevoir les impressions venues du monde extérieur, tandis que leur extrémité profonde s'étire en un long filament capable de porter au loin dans l'organisme les impressions ressenties et de provoquer par là une réaction qui se traduira par un mouvement. Leur constitution et leur fonction valent à ces cellules le nom de *nerveuses*. Si les cellules ainsi modifiées demeurent superficielles, on les désigne par l'épithète de *sensorielles;* les cellules nerveuses sensorielles, souvent disséminées sur toute la surface du corps, chez les êtres inférieurs notamment, peuvent aussi, chez les animaux supérieurs, se concentrer en certains points et forment alors des groupes qui se distinguent les uns des autres non seulement par leur situation mais encore par une structure et des fonctions spéciales ; ces groupes de cellules sensorielles sont les *organes des sens*. Si, au contraire, ces cellules deviennent profondes, s'enfonçant au milieu des tissus, tout en restant en communication avec l'extérieur par leur prolongement périphérique très étiré, on les qualifie de *sensibles* et l'on appelle *ganglions* les groupes constitués par l'assemblage de telles cellules. L'ensemble des organes des sens avec les cellules sensorielles éparses constitue le *système nerveux sensoriel;* la réunion des ganglions forme le *système nerveux ganglionnaire*. Les deux ensemble représentent le *système nerveux sensitif* ou *périphérique*.

On pourrait à la rigueur comprendre un système nerveux complet réduit au schéma qui précède, dans lequel les cellules du système nerveux sensible seraient en même temps des cellules motrices, leur prolongement profond ayant une destination précise et allant se fixer sur un muscle ; l'arc réflexe nerveux serait constitué, sans solution de continuité, par les prolongements périphérique et profond de la cellule, conducteurs du mouvement nerveux, ainsi que par le corps cellulaire même, conducteur et de plus analyseur et modificateur de l'impression. Mais la complication et le perfectionnement du système nerveux sont toujours poussés plus loin ; soit chez les animaux situés au bas de l'échelle, dès que l'on peut parler déjà de cellule nerveuse et de système nerveux, soit dans le développement embryonnaire des êtres les plus élevés dans la série, il n'en est plus aussi simplement.

C'est qu'en effet à côté des cellules nerveuses sensibles dont il vient d'être question, se différencient d'autres cellules, également nerveuses, mais *motrices*, reliées qu'elles sont par un prolongement avec les fibres musculaires. Comme les précédentes, ces cellules nerveuses sont aussi des éléments de l'ectoderme, qui l'ont quitté pour gagner la profondeur. Comme elles aussi, elles peuvent être disséminées, chez les animaux inférieurs ; mais, très généralement, elles

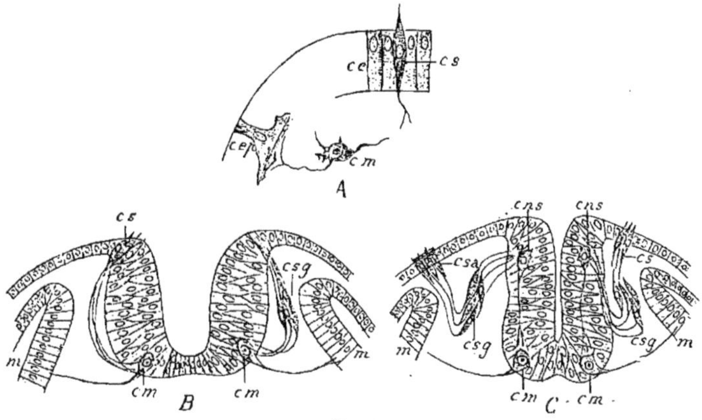

Fig. 2

Schémas pour la complication et le perfectionnement graduels du système nerveux.

A. Apparition, parmi les cellules épithéliales ordinaires *ce*, de cellules nerveuses sensorielles *cs* ; connexion de celles-ci avec une cellule profonde, d'origine ectodermique également, la cellule nerveuse motrice *cm* ; celle-ci anime par une fibre qui la prolonge une cellule musculaire ou plus exactement épithélio-musculaire *cep*. — B. Formation d'un système nerveux central (gouttière nerveuse ou médullaire) contenant les cellules nerveuses motrices *cm*, qui vont innerver les cellules épithélio-musculaires *m* des protovertèbres ou myotomes. En *cs*, cellules sensorielles demeurées au niveau de l'ectoderme ; en *csg*, cellules ganglionnaires (qui ne sont que des cellules sensorielles devenues profondes) ; l'ensemble des premières est un organe des sens ; la réunion des secondes constitue un ganglion ; les unes et les autres sont en connexion avec les cellules motrices par des prolongements nerveux fibrillaires. — C. A gauche, on retrouve les cellules ganglionnaires *csg* du schéma précédent ; mais à leurs extrémités périphériques se sont annexées des cellules sensorielles accessoires *csa* ; à droite, quelques cellules sensorielles *cs* sont demeurées superficiellement, tandis que les autres *csg* sont devenues profondes et ganglionnaires ; les cellules motrices *cm*, qui innervent les éléments des myotomes *m*, ne sont plus, comme dans le cas précédent, directement réunies aux cellules sensorielles, mais indirectement par l'intermédiaire d'une cellule sensitivo-motrice *cns* placée dans le système nerveux central.

sont réunies en une bande longitudinale, qui, chez les vertébrés, occupe la ligne axiale de la face dorsale de l'embryon, et forment là ce que nous avons appelé (tome Ier, p. 28) la « plaque neurale » ou « médullaire » ; cette plaque s'invaginant en gouttière, puis la gouttière se fermant en un tube, le « tube neural » ou « médullaire », désormais séparé de l'ectoderme, les cellules nerveuses acquièrent ainsi la situation profonde qui est une des marques de leur différenciation vis-à-vis de l'ectoderme. Par opposition au système nerveux sensitif ou périphérique, on appelera le tube médullaire *système nerveux moteur* ou *central :* moteur, parce que la majorité des cellules qu'il renferme ont un prolongement qui va animer des muscles; central, d'abord en raison de la situation axiale occupée par le système, ensuite parce qu'il se comporte en effet comme un centre anatomique et physiologique vers lequel convergent les éléments du système nerveux périphérique (fig. 2).

L'arc réflexe est ainsi composé de deux chaînons ou *neurônes :* l'un sensitif, formé par la cellule sensorielle ou ganglionnaire avec son prolongement périphérique et son prolongement central; l'autre moteur, représenté par la cellule motrice qui, coiffée d'une part par le prolongement central de la cellule précédente, pousse d'autre part une fibre terminale jusque sur l'élément musculaire. Il faut ajouter que l'arc réflexe est encore compliqué par l'interposition aux deux chaînons sensitif et moteur d'un intermédiaire cellulaire, d'une cellule de relais située dans le système nerveux central, que l'on trouvera nommée plus loin cellule de cordon, mais que nous pouvons appeler provisoirement « cellule sensitivo-motrice », en la supposant interposée aux éléments sensitif et moteur. Dans tout ce circuit la continuité des parties n'est pas nécessaire pour que le courant nerveux passe; il est à peu près démontré aujourd'hui que tout au contraire les différents composants de cette chaîne nerveuse sont seulement très exactement contigus mais nullement continus (voir l'histologie pour cette importante question).

Après le départ du système nerveux central et du système nerveux périphérique, les cellules restantes de l'ectoderme, demeurées superficielles et dépourvues des caractères qui distinguent les cellules nerveuses sensorielles, constituent les éléments épidermiques; l'ensemble de ces cellules forme l'*épiderme* ou *épithélium tégumentaire.* Les éléments épidermiques éprouvent des différenciations spéciales et suivent une évolution qui leur est propre (cellules cornées de l'épiderme, éléments des poils et des ongles). Parmi les éléments épidermiques, il en est quelques-uns qui n'éprouvent pas ces transformations et qui deviennent, en subissant des modifications structurales d'un autre ordre et très variées, des annexes des organes des sens et des ganglions (cellules accessoires des sens) (fig. 2).

Nous examinerons successivement, et à la place qui leur sera attribuée par l'anatomie descriptive, les développements du système nerveux central, du système nerveux périphérique avec les organes des sens, puis du tégument.

Nous placerons ici tout de suite le développement du système nerveux central.

§ 2. — SYSTÈME NERVEUX CENTRAL. PREMIERS DÉVELOPPEMENTS ET GÉNÉRALITÉS.

A. **Le tube nerveux ou médullaire.** — Le tube nerveux se présente, ainsi qu'il est dit au tome Ier de cet ouvrage (p. 28), d'abord comme un épaississement, puis comme une invagination de l'ectoderme (gouttière nerveuse), bientôt fermée en un tube.

Le tube nerveux s'étend longitudinalement, suivant l'axe de l'embryon. Il est recouvert par l'épiderme, du côté dorsal; du côté ventral, il est contigu à la corde dorsale. Sa forme générale est celle d'un cylindre creux comprimé latéralement, de telle sorte que sa lumière est beaucoup plus étendue dans le sens dorso-ventral que transversalement. Les parois du tube sont d'épaisseur très inégale. La paroi dorsale, qui résulte de l'occlusion des lèvres de la gouttière médullaire, est très mince ; elle s'appelle *plaque du toit* ou *plaque recouvrante* (His) (fig. 3 et 4, *pr*). La paroi ventrale est également amincie ; on la nomme *plaque du plancher* ou *plaque basale* (His) (*pb*).

Les parois latérales au contraire sont épaisses et font saillie dans la lumière

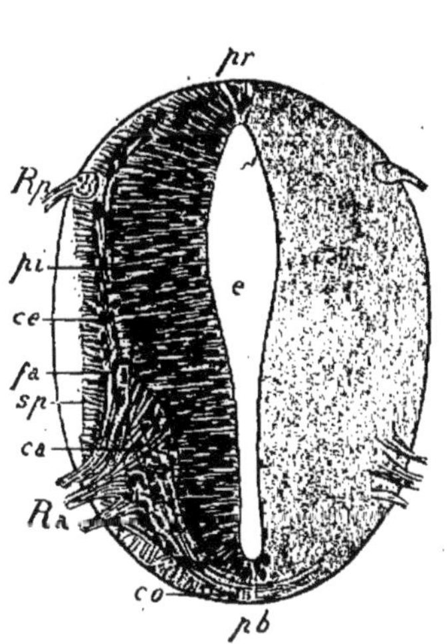

Fig. 3

Coupe du tube médullaire d'un embryon humain de 6, 9 mm. de long (d'après His).

pr, plaque recouvrante. — *pb*, plaque basale. — *pi*, couche ou plaque interne. — *ce*, couche engainante. — *e*, canal de l'épendyme. — *Ra*, racine antérieure. — *Rp*, racine postérieure. — *ca*, rudiment de la corne antérieure. — *fa*, formation arquée. — *co*, ébauche de la commissure antérieure. — *sp*, neurosponge.

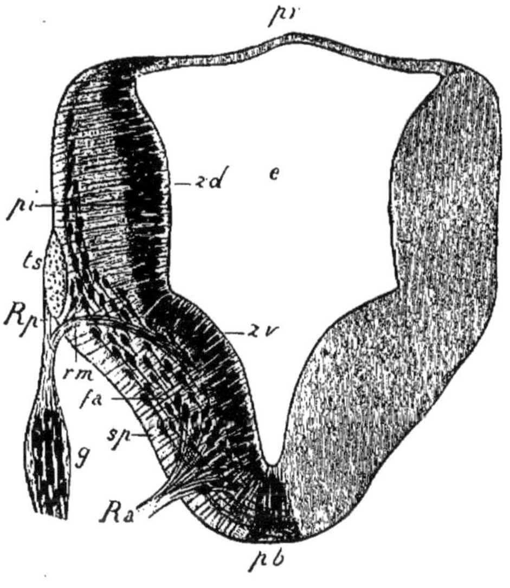

Fig. 4

Coupe demi-schématique du tube médullaire passant par la moelle allongée, montrant la forme de la cavité et de la paroi et la division de celle-ci en deux zones, dorsale et ventrale. (selon His).

pr, plaque recouvrante. — *pb*, plaque basale. — *pi*, couche ou plaque interne. — *e*, canal de l'épendyme. — *fa*, formation arquée. — *sp*, neurosponge. — *zd*, *zv*, zones dorsale et ventrale des parois latérales (plaque alaire et plaque du fond). — *Ra*, racine antérieure motrice (nerf hypoglosse). — *Rp*, racine postérieure sensitive (racine sensitive du nerf pneumogastrique). — *rm*, racine motrice du nerf pneumogastrique. — *ts*, tractus solitarius. — *g*, ganglion du pneumogastrique.

du tube. Chacune d'elles se décompose en deux zones, *zones dorsale* et *ventrale*, qui sont séparées par un sillon visible sur la face interne de la paroi (fig. 4, *zd*, *zv*).

De l'inégalité d'épaisseur des parois dorsale et ventrale d'une part et des parois latérales d'autre part il résulte que, sur la coupe transversale, l'axe nerveux apparaît composé de deux moitiés parfaitement symétriques qui représentent les parois latérales du tube médullaire, réunies par deux étroites commissures, qui forment les parois dorsale et ventrale du tube. La constitution bilatérale symétrique du tube médullaire s'harmonise avec la théorie de la concrescence, actuellement en faveur, qui veut que l'embryon se forme par la juxtaposition et la soudure de deux moitiés semblables.

B. **Moelle épinière et cerveau. Les grandes divisions du cerveau.** — Avant déjà que la gouttière médullaire se transforme en un tube, elle se dilate à son extrémité antérieure; cette région dilatée est l'ébauche du *cerveau;* le reste constitue l'ébauche de la *moelle épinière.*

La dilatation cérébrale ne fait défaut à aucun vertébré. L'Amphioxus lui-même, que l'on oppose aux vertébrés Crâniotes sous le nom d'Acraniote, et qui n'a pas de tête, possède, au moins dans la période larvaire, un cerveau qui devient ensuite rudimentaire pendant la métamorphose. Les Tuniciers sont dans le même cas; leurs larves ont également un tube médullaire, dont la région antérieure se dilate en un cerveau, qui subit plus tard une régression chez la plupart des types.

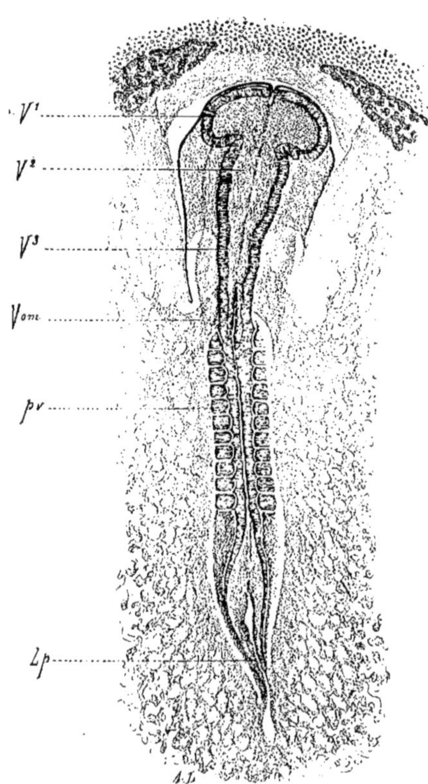

Fig. 5.

Embryon de poulet à la 29e heure de l'incubation (d'après Duval).

V¹, vésicule cérébrale antérieure, encore largement ouverte en avant (neuropore antérieur) et prolongée latéralement par les vésicules primitives. — V², vésicule cérébrale moyenne. — V³, vésicule cérébrale postérieure. — Vom, veine omphalo-mésentérique. — *pv*, protovertèbres. — *Lp*, ligne primitive encadrée à son extrémité antérieure par la partie postérieure du canal médullaire largement ouverte et dilatée en un « sinus rhomboïdal ».

Le cerveau de l'Amphioxus, comme celui des embryons de Vertébrés inférieurs et même supérieurs, est décomposé primitivement en deux grandes régions : l'une antérieure, *vésicule cérébrale antérieure* (« ventricule du cerveau » de l'Amphioxus, « précerveau » ou « grand cerveau » des Vertébrés) correspond au *cerveau* proprement dit de l'anatomie descriptive, et se caractérise par la dilatation notable dont sa cavité sera le siège; l'autre postérieure, *vésicule cérébrale postérieure* (« fosse rhomboïdale » du cerveau de l'Amphioxus, « postcerveau » ou « cerveau rhomboïdal » des Vertébrés) se distingue par l'amincissement considérable de la paroi qui forme la voûte de sa cavité et représente principalement la *moelle allongée* de l'encéphale adulte. A ces deux régions cérébrales initiales il s'en ajoute bientôt une troisième, interposée entre les précédentes, qui est prise aux dépens de la vésicule cérébrale antérieure et que l'on appellera *vésicule cérébrale moyenne.*

Dans ce stade donc, longtemps considéré comme le plus primitif, il existe trois dilatations de la cavité du cerveau, *trois vésicules,* que l'on distingue en *antérieure, moyenne* et *postérieure,* et que l'on appelle aussi respectivement *cerveaux antérieur, moyen et postérieur* (fig. 5 et 6, V^1, V^2, V^3).

Chez les Tuniciers et l'Amphioxus, la division régionale du cerveau n'est pas poussée plus loin. Chez les autres Vertébrés au contraire, l'organisation du cerveau se complique grâce à ce que deux des trois vésicules cérébrales primitives se subdivisent en deux compartiments secondaires. L'antérieure en effet se partage de cette façon en une *vésicule cérébrale antérieure définitive* et en une *vésicule cérébrale intermédiaire* interposée à la première et à la vésicule cérébrale moyenne. La postérieure se divise à son tour en un *cerveau postérieur proprement dit* et un *arrière-cerveau* ou *moelle allongée.* On obtient de la sorte, en dernière analyse, cinq vésicules cérébrales distinctes, cinq cerveaux secondaires ou définitifs (voir le tableau suivant).

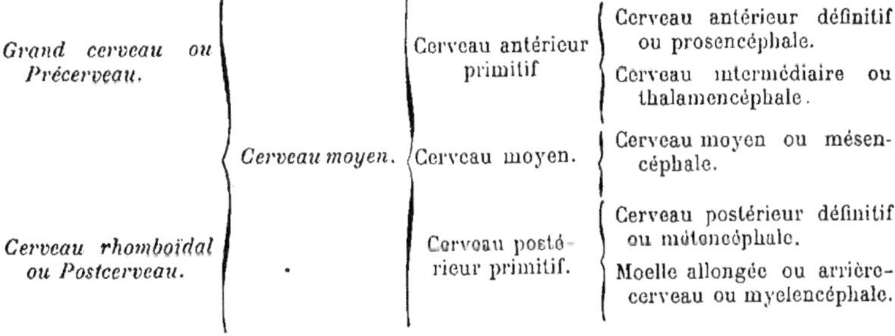

Grand cerveau ou Précerveau.		Cerveau antérieur primitif	Cerveau antérieur définitif ou prosencéphale.
			Cerveau intermédiaire ou thalamencéphale.
	Cerveau moyen.	Cerveau moyen.	Cerveau moyen ou mésencéphale.
Cerveau rhomboïdal ou Postcerveau.		Cerveau postérieur primitif.	Cerveau postérieur définitif ou métencéphale.
			Moelle allongée ou arrière-cerveau ou myelencéphale.

C. **Fermeture de la gouttière médullaire. Spina-bifida.** — La fermeture de la gouttière médullaire et sa transformation en un tube sont sujettes à variation lorsqu'on examine les différents vertébrés, quant au lieu, quant à l'époque où débute et où se termine le phénomène. La règle cependant paraît être que la suture des lèvres commence dans la région du futur arrière-cerveau ; de là, la soudure se propage en avant et en arrière. En avant, elle respecte pour longtemps une région tout à fait antérieure du cerveau, qui demeure ouvert en cet endroit et dont l'ouverture porte le nom de « neuropore antérieur » (voy. fig. 6, *na*). En ce point donc, la suture dorsale de la gouttière médullaire devra se compléter par une suture tardive et surajoutée, à laquelle on a donné le nom de *suture terminale* ou *frontale,* appelant *plaque terminale* la paroi nerveuse qui résulte de l'occlusion de la suture terminale.

Il est à présent reconnu que toutes les malformations qui consistent en une fente dorsale de la colonne vertébrale et en une ouverture largement béante du crâne, qui ouvrent le canal vertébral et la cavité crânienne et qui mettent à nu la moelle épinière et le cerveau plus ou moins modifiés, il est reconnu que ces dispositions tératologiques, appelées respectivement *rachischisis* ou *spina-bifida* (voy. t. Ier, p. 276) et *crânioschisis* ou *acrânie*, ont très généralement leur point de départ dans un arrêt de développement du tube médullaire, spécialement dans une persistance de la gouttière nerveuse. Le processus est facile à comprendre : la fissuration persistante du tube médullaire, le *neuroschisis* en un mot, est cause que la membrane réunissante postérieure, de laquelle dérivent l'ébauche des parois latéro-dorsales du canal vertébral et celle de la voûte du crâne, se trouve arrêtée à droite et à gauche sur les bords de la gouttière médullaire ; il y a donc en arrière, du côté dorsal, absence de formation (aplasie) de la membrane réunissante et par suite du rachis et du crâne osseux.

D. **Courbures du tube nerveux dans la région cérébrale.** — L'axe géométrique du tube nerveux, c'est-à-dire la ligne idéale qui court le long du centre de la lumière du canal, se termine en avant et au milieu de la plaque terminale. De bonne heure déjà, alors que le système nerveux n'est encore, dans sa région cérébrale, qu'une gouttière, l'axe nerveux n'est plus rectiligne, mais çà et là infléchi en une série de *courbures*, qui plus tard se prononceront toujours davantage (fig. 6).

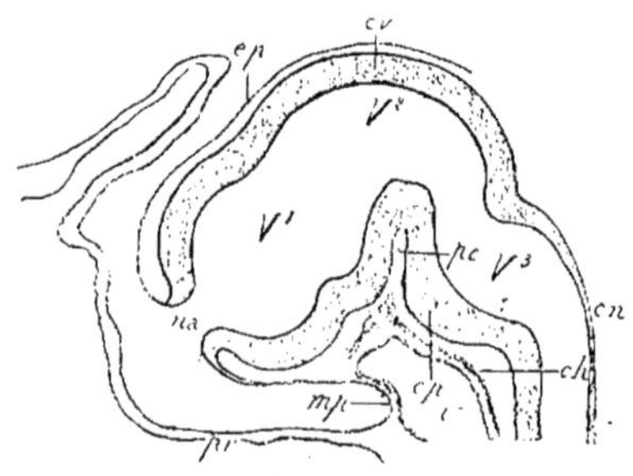

Fig. 6

Section longitudinale et médiane diagrammatique du cerveau d'un embryon de lapin d'environ 9 jours.

V¹, V², V³, vésicules cérébrales antérieure, moyenne et postérieure. — *na*, neuropore antérieur. — *cv*, courbure du vertex — *cn*, courbure de la nuque. — *cp*, courbure du pont. — *pc*, pilier moyen du crâne. — *pr*, proamnios. — *ep*, épiderme. — *mp*, membrane pharyngienne. — *i*, intestin. — *ch*, corde dorsale.

En même temps en effet que le cerveau antérieur s'allonge d'une façon notable et que sa région ventrale s'agrandit, il s'infléchit du côté ventral, de telle sorte que le cerveau moyen devient à présent la partie culminante du cerveau tout entier et se trouve comme enclavé entre les deux cerveaux antérieur et postérieur qui tendent à se rapprocher. Comme le sommet de cette courbure répond au sommet de la tête soulevée en une « proéminence du vertex », on a pu l'appeler la *courbure du vertex* (*cv*), que l'on a décomposée même en « courbures antérieure et postérieure du vertex », correspondant respectivement aux limites antérieure et postérieure du cerveau moyen ; on lui a aussi donné le nom de « courbure céphalique », « courbure céphalique antérieure », parce qu'elle modifie la forme de la tête qui suit fidèlement celle du cerveau. La forme du cerveau alors a été comparée à celle d'une cornue ; la courbure de la cornue représente le cerveau moyen ; au ventre correspond le cerveau antérieur, au col le cerveau postérieur. La concavité du coude décrit par la cornue est occupée par un tissu conjonctif abondant, qui forme un pli transversal autour duquel s'opère la courbure, et qui constituera plus tard (comme on l'a vu déjà t. Ier, p. 360) le « pilier moyen du crâne » (*pc*). Le coude se prononçant de plus en plus par les progrès de la flexion, le pilier conjonctif du crâne devient une lame transversale de plus en plus mince, et les parois ventrales ou planchers du cerveau antérieur et du cerveau postérieur deviennent presque parallèles (fig. 6, *cv*).

De très bonne heure, il se produit, à la limite de la moelle allongée ou arrière-cerveau et de la moelle proprement dite, une courbure qui, par sa situation dans l'ensemble du corps embryonnaire, mérite le nom de *courbure nuquale* (*cn*) ou encore de « courbure céphalique postérieure » ; elle détermine à la limite de la tête et du tronc la « proéminence de la nuque ». Elle n'est du reste que très peu prononcée (voir aussi pour ces diverses courbures les figures 16-19).

Les deux incurvations qui précèdent ont leur concavité tournée du côté ventral. Une troisième au contraire dirige de ce côté sa convexité. Elle se produit à

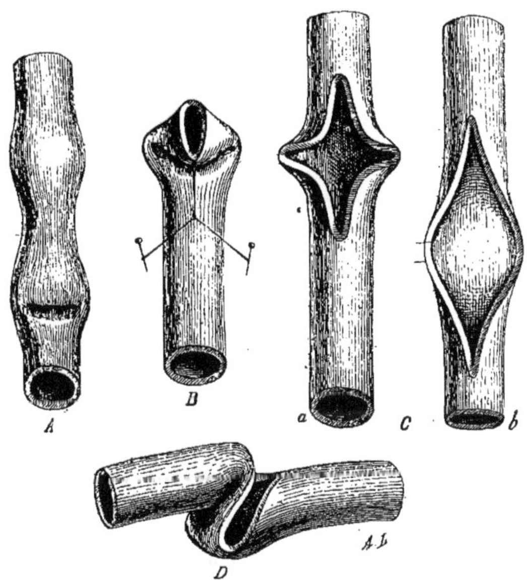

Fig. 7
Représentation plastique des courbures du cerveau (d'après His).

A. Tube en caoutchouc coudé en deux sens différents ; en haut de façon à tourner sa convexité supérieurement ; en bas de façon à présenter une convexité inférieure.
B. Tube dont l'extrémité supérieure a été rétractée par un fil qui lui a été attaché.
C, *a* et *b*. Tubes fendus et incurvés en une concavité dorsale.
D. Le même, vu de profil, dont les deux extrémités ont été rapprochées l'une de l'autre.

la limite du cerveau postérieur et de l'arrière-cerveau, dans la région qui sera plus tard le pont de Varole ; de là le nom de *courbure du pont* ou *pontique* (*cp*) qui lui a été imposé. Pour la constituer, le plancher de la vésicule cérébrale postérieure s'épaissit et se reploie ensuite jusqu'à ce que la portion de ce plancher, qui appartient au cerveau postérieur, fasse un angle droit puis aigu avec celle qui fait partie de l'arrière-cerveau, ou même lui devienne presque parallèle (comp. fig. 16-19, *cp*).

La cause de la production des courbures cérébrales doit être essentiellement rapportée à l'allongement prépondérant du cerveau relativement à la base du crâne et au tube digestif, et comme la voûte du cerveau s'allonge plus que le plancher, c'est du côté ventral que se feront les incurvations cérébrales. Les conditions mécaniques mêmes qui président aux changements de forme du cerveau sont bien déterminées; et elles peuvent être réalisées avec un tube de caoutchouc remplaçant le tube cérébral (fig. 7).

1° Si l'on ploie le tube, il se fait un coude au sommet du pli ; l'endroit coudé devient plus large que le reste du tube, s'aplatit transversalement ; le coude se prolonge latéralement par deux saillies que l'on peut appeler oreilles de courbure (A). — 2° Si l'on fixe en un point le tube ainsi ployé, on verra l'extrémité antérieure du tube s'infléchir vers le point de fixation. Le premier cas, compliqué par le deuxième, se retrouve dans le développement et la courbure du cerveau antérieur; le fil fixateur de la vésicule cérébrale antérieure serait représenté par l'union existant entre le cerveau et l'intestin ; le point d'application du fil serait en un endroit du cerveau qui sera plus tard l'infundibulum cérébral ; les vésicules oculaires représenteraient les oreilles de courbure (B). — 3° En fendant le tube sur une certaine longueur, ou mieux en en réséquant un segment fusiforme, puis ployant le tube de façon à le courber en dessous, les bords de la fissure ou de l'ouverture deviendront béants, et la lumière du tube s'élargira en une fosse aplatie de forme rhomboïdale, dont la plus grande largeur correspondra au point d'incurvation maxima. Ainsi se développe la courbure pontique ; la large fosse résultant de l'incision dorsale du tube de caoutchouc est la fosse rhomboïdale ; les bords postéro-latéraux de l'incision seront les futurs corps restiformes ; les bords antéro-latéraux seront représentés par l'ébauche du cervelet (C et D).

E. **Métamérie nerveuse.** — On a remarqué depuis longtemps que dans la région de l'arrière-cerveau la lumière du tube cérébral présente des resserrements et des élargissements successifs : le nombre de dilatations trouvé habituellement est de cinq. La cavité et la paroi qui la limite sont ainsi partagées en un certain nombre de segments ou métamères, que l'on appelle des *neuromères ;* bref elles sont métamérisées. Plus tard, on s'est aperçu que si c'est dans l'arrière-cerveau que cette disposition est le plus nette, elle ne fait pas défaut dans les régions plus antérieures du cerveau ; on a pu compter en effet, tant dans le cerveau antérieur que dans l'intermédiaire, dans le cerveau moyen, dans le cerveau postérieur et dans la moelle allongée, en tout de 10 à 11 segments. La segmentation du tube nerveux n'est pas limitée d'ailleurs à la région cérébrale, mais se prolonge sur toute l'étendue de la moelle, quoique moins évidente que dans le cerveau.

Certains auteurs ont voulu voir dans cette segmentation une véritable métamérisation (voy. t. I, p. 11) du système nerveux central ; elle serait véritable, c'est-à-dire reproduisant une disposition ancienne du vertébré, palingénétique en un mot, parce qu'elle apparaît de bonne heure, alors même que la gouttière médullaire n'est pas encore fermée. D'autres embryologistes au contraire ne lui accordent pas ce caractère, la considèrent comme cœnogénétique, due à des causes purement mécaniques, et comme sans importance dans l'histoire généalogique du vertébré.

F. **Structure du tube médullaire embryonnaire** (1). — Le tube médullaire, examiné chez des embryons très jeunes, alors qu'il n'est encore qu'à l'état de plaque ou de gouttière, a sa paroi formée d'un épithélium stratifié, en ce sens que les noyaux des cellules qui composent cet épithélium ne sont pas tous placés à la même hauteur. On peut, dès le stade de gouttière médullaire, décomposer cette paroi en deux couches (fig. 9). L'une interne, plus épaisse, dite *plaque interne (pi)*, limite directement le canal médullaire et formera plus tard, en se réduisant encore en épaisseur, *l'épithélium épendymaire* ou *épendyme (e)*, tandis que le canal médullaire deviendra le *canal de l'épendyme*, appelé dans la région cérébrale à se développer beaucoup, et au contraire dans la région médullaire destiné finalement à s'oblitérer ; la plaque interne forme à elle seule la plaque du toit et la plaque du plancher (v. p. 8). L'autre couche, externe, plus mince à cette époque, dite *couche engaînante* (*ce*) ou *manteau*, fournira la *substance grise* ou substance cellulaire nerveuse de la moelle et du cerveau. Examinée dans la région médullaire par exemple, elle offre deux renflements sur la coupe transversale : l'un correspond à la région dorsale ou postérieure de la moelle, et représente l'ébauche des *cornes postérieures* de la substance grise ; l'autre, plus considérable, situé du côté ventral ou antérieur, est le rudiment des *cornes antérieures* de cette même substance (fig. 9, *ca*, *cp*). Ces cornes sont la section transverse de deux colonnes cellulaires, les *colonnes antérieure* et *postérieure*, qui règnent tout le long de l'axe nerveux.

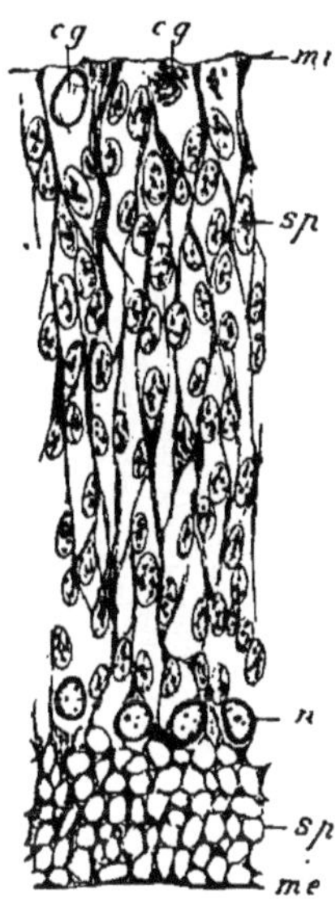

Fig. 8.

Coupe de la paroi médullaire d'un embryon de mouton de 10 mm. (analogue à une figure donnée par His pour l'embryon humain).

sp, cellules du neurosponge et neurosponge. — *mi*, limitante interne. — *me*, limitante externe — *cg*, *cg*, cellules germinatives dont une en voie de division. — *n*, neuroblastes.

Les cellules qui forment l'ébauche du tube cérébro-médullaire sont de deux types bien différents.

Les unes sont dirigées radiairement, et constituent essentiellement la plaque interne ; elles ont un prolongement central, dirigé vers la lumière du tube et un prolongement périphérique tourné en dehors ; en outre elles acquièrent de bonne heure des prolongements latéraux au moyen desquels elles s'anastomosent. De tous ces prolongements et de leurs anastomoses résulte un réseau spongieux, le *neurosponge* ou *myelosponge* (fig. 8, *sp*), qui formera une bonne part sinon la totalité de la charpente ou *névroglie* de l'organe adulte. Les prolongements centraux des cellules du neurosponge se confondent autour du canal épendymaire en une *membrane limitante interne* (*mi*) ; les prolongements périphériques s'unissent de même autour de la paroi nerveuse en une *membrane limitante externe* (*me*).

(1) La description suivante est faite exclusivement d'après His, qui a étudié spécialement l'embryon humain. Elle est valable pour les deux régions, cérébrale et médullaire, du système nerveux central, bien que plus particulièrement applicable à la moelle.

Les éléments du deuxième type forment à leur tour deux catégories selon qu'ils sont jeunes et non différenciés ou développés et bien caractérisés. Les premiers sont des cellules arrondies, appartenant aux parties de la paroi le plus voisines du canal épendymaire et nichés là dans les mailles du myelosponge ; ils se divisent activement, donnent naissance à de nombreux éléments cellulaires, et pour cette raison portent le nom de *cellules germinatives* (*cg*). Leurs produits de division sont des cellules nerveuses jeunes ou *neuroblastes* (*n*) constituant la deuxième catégorie, desquelles dériveront les *cellules nerveuses définitives*. Ces neuroblastes s'accumuleront dans les parties périphériques du myelosponge pour constituer là ce que nous avons appelé déjà la couche engaînante, ébauche de la substance grise cérébro-médullaire (fig. 8). Les neuroblastes, une fois parvenus en cette situation, acquerront le caractère de

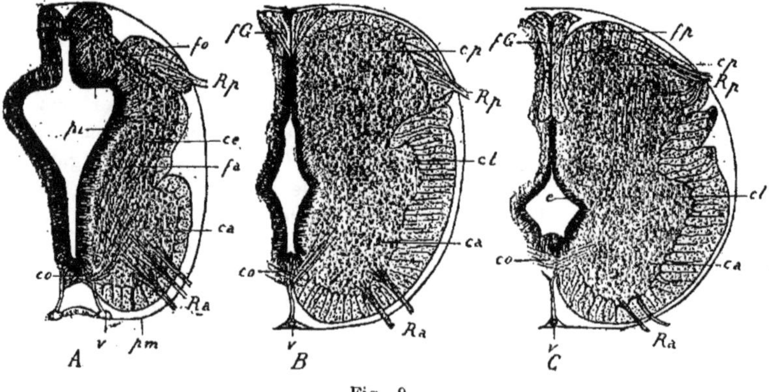

Fig. 9.

Coupes de la moelle d'embryons humains d'âge différent (d'après His.)

A, stade le moins avancé. C, stade le plus développé. — *pi*, plaque interne. — *ce*, couche engaînante. — *ca*, corne antérieure. — *cp*, corne postérieure. — *cl*, corne latérale. — *e*, épithélium épendymaire. — *fa*, formation arquée. — *co*, commissure antérieure. — *fo*, faisceau ovale. — *fG*, faisceau de Goll. — *fp*, faisceau postérieur ou de Burdach. — *Ra*, racine antérieure. — *Rp*, racine postérieure. — *pm*, pie-mère. — *v*, artères spinales antérieures et artère du sillon.

cellules nerveuses définitives en poussant au dehors un prolongement, le *prolongement cylindre-axile* ou *cylindre d'axe*, caractéristique de toute cellule nerveuse et qui ne paraît manquer jamais. Ce cylindre d'axe sera l'ébauche d'une *fibre nerveuse* dont il représente la partie essentielle. *Toute cellule nerveuse* est donc caractérisée parce qu'elle *émet une fibre nerveuse; toute fibre nerveuse* a pour caractère qu'elle *émane d'une cellule nerveuse*. Plus tard, les neuroblastes émettent encore des prolongements latéraux, les *prolongements protoplasmiques* ou *dendrites*, au moyen desquels, suivant les auteurs anciens, elles s'anastomoseraient, tandis que les travaux récents conduisent à la négation de ces anastomoses (voir le chapitre histologique pour l'exposé de cette question).

La constitution du tube médullo-cérébral, qui au début était entièrement cellulaire, se complique donc par l'apparition de fibres nerveuses, qui communiquent aux régions du tube où elles se trouvent en grand nombre une apparence striée ou pointillée, suivant qu'elles sont vues en long ou coupées en travers. Les régions de la paroi nerveuse qui sont exclusivement fibreuses forment dans leur ensemble, conjointement avec le neurosponge où elles sont plongées, la *substance blanche* ou substance fibrillaire nerveuse de la moelle et du cerveau ; on l'oppose à la substance grise, où les fibres nerveuses sont accessoires et qui est essentiellement cellulaire.

Toute fibre nerveuse provient, avons-nous vu, d'un prolongement cylindre-axile d'une cellule nerveuse. Mais toutes les fibres nerveuses que l'on voit dans la paroi du tube cérébro-médullaire n'ont pas pour origine des cellules faisant partie de l'axe nerveux ; quelques-unes viennent de cellules extérieures au tube. Les premières fibres nerveuses qui paraissent émanent des cylindres d'axe des cellules de la corne antérieure ; elles forment les *fibres radiculaires antérieures ;* ces fibres sont groupées dans chaque segment de la moelle et du cerveau en un faisceau qui est la *racine antérieure, ventrale* ou *motrice* d'un nerf cérébro-spinal (fig. 9, *Ra*) ; elles offrent ainsi une disposition métamérique évidente. Quant aux cellules des parties dorsales de la substance grise, leurs fibres cylindre-axiles se dirigent d'arrière en avant en suivant un trajet curviligne, c'est la *couche* ou *formation arquée (fa)*. Quelques-unes d'entre elles arrivent jusqu'à la plaque basale, s'y rassemblent en un fascicule qui dépasse la ligne médiane et qui s'entrecroise avec un fascicule semblable venu du côté opposé ; tous deux forment ensemble le début de la *commissure antérieure (co)*. Un certain nombre de fibres qui, pour former cette commissure, se sont engagées dans la moitié opposée du tube nerveux, s'y redressent, prennent une direction longitudinale et apparaissent alors sous forme non plus de stries mais de points représentant la coupe transversale des fibres ; la totalité des fibres ainsi venues de la région dorsale d'un côté de la moelle forment dans le côté opposé entre la corne antérieure et la plaque du fond un cordon que l'on appelle le *cordon antérieur* de la substance blanche.

Pendant que se passaient ces phénomènes dans l'axe nerveux, il se formait, de chaque côté de cet axe, par un processus qui sera étudié plus tard, deux séries linéaires, droite et gauche, de « ganglions spinaux » disposés par paires dans chaque tranche du corps et représentant les centres du système nerveux périphérique. Les cellules de ces ganglions émettent non plus un seul, mais deux prolongements, ou bien ce qui revient au même, un prolongement bifurqué en deux branches, dont l'une, qui se dirige vers la périphérie, ne nous occupera que plus tard, tandis que l'autre, centrale, nous intéresse immédiatement, parce qu'elle pénètre dans la région dorsale de l'axe nerveux en formant la fibre radiculaire postérieure ; la totalité des fibres radiculaires issues d'un ganglion abordent la moelle accolées en un faisceau qui est la *racine postérieure, dorsale* ou *sensitive* d'un nerf cérébro-spinal (fig. 9, *Rp*). Ces fibres, entrées dans la moelle, se bifurquent en deux branches qui deviennent longitudinales, et constituent un petit cordon longitudinal qui se délimite de mieux en mieux et s'agrandit de plus en plus ; c'est le *faisceau ovale,* rudiment du *cordon postérieur* de la substance blanche (fig. 9, *fo*).

Entre le lieu de sortie des racines antérieures et le point d'entrée des racines postérieures règne une étroite bande de myelosponge renfermant quelques fibres longitudinales ; plus tard on voit s'y ajouter des fibrilles qui partent de la corne grise antérieure ; cette bande est le rudiment des *cordons latéraux* de la substance blanche.

En somme, chez des embryons humains de la 4e semaine, les parties constituantes primitives du tube nerveux et en particulier de la moelle sont :

1° En fait d'ébauches cellulaires : la plaque interne, formée principalement de cellules dirigées radialement ; — la couche engaînante, ou substance grise proprement dite, qui se décompose en une corne antérieure ou motrice, une corne postérieure ou sensitive, et un segment intermédiaire reliant les deux cornes.

2° En fait de formations fibrillaires : la racine antérieure issue de la corne antérieure ; — la racine postérieure, avec le faisceau ovale ou ébauche du cordon postérieur ; — la formation arquée, la commissure antérieure et le rudiment du cordon antérieur ; — les premières traces du cordon latéral.

§ 3. — DÉVELOPPEMENT DE LA MOELLE.

A. **Développement anatomique.** — Des deux parties de l'axe nerveux, la moelle est celle qui conserve la forme la plus voisine de l'état primitif. Elle demeure en effet un cordon cylindroïde, renflé en deux endroits, là où naissent les nerfs des membres supérieur et inférieur ; il y a donc un *renflement supérieur* ou *cervical,* correspondant à la partie inférieure du cou, et un *renflement inférieur* ou *lombaire,* situé dans la région des lombes.

Extérieurement, les seuls changements qu'a éprouvés la moelle consistent dans l'apparition, sur la ligne médiane de ses faces antérieure et postérieure, d'un sillon profond, le sillon *antérieur* ou ventral et le sillon *postérieur* ou dorsal. La formation du premier est due au puissant développement qu'ont pris à droite et à gauche de la ligne médiane les cornes antérieures, qui proéminent de plus en plus en soulevant la couche de substance blanche qui les recouvre ; de là une dépression, qui, avec le temps, devient plus profonde et plus étroite et se transforme finalement en un sillon. La genèse du sillon postérieur se fait par un mécanisme tout différent, du reste encore mal connu ; ce sillon paraît résulter de l'oblitération de la partie dorsale du canal épendymaire ; il correspondrait à la suture des bords de ce canal.

Les rapports de la moelle se modifient beaucoup avec l'âge. Cet organe ne s'allonge pas aussi rapidement que le reste du corps et particulièrement que le canal vertébral dans lequel il est situé.

De là une sorte d'ascension de la moelle à l'intérieur du canal rachidien, et un déplacement apparent de son extrémité inférieure. L'extrémité de la moelle, qui primitivement correspondait à la terminaison même de la portion caudale de la colonne vertébrale, arrive de la sorte à se trouver en rapport avec la troisième vertèbre lombaire à la fin de la vie fœtale. Le mouvement ascensionnel débute alors que la colonne vertébrale commence à se développer plus rapidement, c'est-à-dire chez l'embryon du quatrième mois. Cette ascension amène un allongement progressif et une inclinaison des racines nerveuses destinées à fournir les nerfs du membre inférieur ; ces racines, qui sont très longues, deviennent en même temps très obliques, presque parallèles à l'axe de la moelle, au lieu de s'en détacher à peu près perpendiculairement, comme c'était le cas auparavant et ainsi que cela a persisté dans les autres régions médullaires ; le puissant faisceau de nerfs ainsi formé prend, en raison de son aspect, le nom de « queue de cheval ».

Ce qui montre bien qu'il ne s'agit pas d'une ascension réelle de la moelle, c'est que celle-ci persiste dans toutes les régions, coccygienne, sacrée et lombaire qu'elle paraît au premier abord avoir abandonnées ; mais elle persiste, atrophiée ou plutôt arrêtée dans son développement, ou bien encore profondément déformée. C'est ainsi que l'extrémité la plus reculée du tube médullaire, logée dans la portion terminale de la queue, où elle est adhérente à l'ectoderme et ne s'en est d'ailleurs jamais séparée, se transforme en une vésicule épithéliale de forme irrégulière que l'on a nommée *vestige sacro-coccygien* de la moelle et qui peut être le point de départ de diverses tumeurs. Depuis cet endroit, en remontant jusqu'à la terminaison de la moelle proprement dite, l'axe nerveux est représenté par un *filum terminale,* dont la ténuité montre, par contraste avec le reste de la moelle, combien cette région est demeurée rudimentaire. La moelle se continue graduellement avec le fil terminal en s'atténuant en une pointe, le *cône médullaire.*

Les changements survenus dans l'intérieur de la moelle nous occuperont dans un instant. Nous pouvons dire déjà qu'ils consistent essentiellement dans l'augmentation en épaisseur toujours croissante de la paroi cellulaire et fibrillaire du tube médullaire, c'est-à-dire de la substance grise et de la substance blanche. Par contre la cavité se réduit toujours davantage, d'une façon relative au diamètre que prend la moelle. Cette réduction est due aussi à ce que toute la portion dorsale du canal épendymaire s'efface, par soudure des bords du canal, la partie ventrale persistant seule ; il y a donc également une diminution absolue de la cavité médullaire. Nous verrons que dans le cerveau il en est autrement et que le canal épendymaire se dilate énormément dans la plupart des régions cérébrales, pour donner lieu à des cavités spacieuses appelées ventricules cérébraux. Dans la moelle, le canal de l'épendyme n'acquiert un calibre un peu considérable que dans la région du cône médullaire ; il existe là une dilatation de ce canal que l'on appelle le *ventricule terminal* ou *ventricule de Krause.*

B. — **Développement histologique et Systématisation.** — A partir du stade où nous l'avons laissé, le développement histologique du tube nerveux se continue dans la région médullaire par l'accroissement de la substance grise et de la substance blanche, de cette dernière surtout. En même temps pénètrent du dehors et s'enfoncent dans la moelle de nombreux prolongements connectifs et vasculaires qui cloisonnent l'axe médullaire (1).

La substance blanche de la moelle se décompose en *cordons* ou *faisceaux.* Le faisceau ou cordon nerveux est un ensemble de fibres nerveuses qui ont une origine commune dans un même groupe de cellules nerveuses, qui se juxtaposent pour suivre un trajet parallèle et dont la destination enfin est semblable. L'individualisation d'un cordon nerveux se reconnaît à plusieurs signes : d'a-

(1) La pénétration des vaisseaux est certaine ; celle du tissu connectif accompagnant les vaisseaux est douteuse.

bord à ce que le cordon est plus ou moins nettement séparé du reste de la substance blanche par des tractus vasculo-conjonctifs importants, qui lui forment une limite naturelle. Ensuite ses fibres constitutives ayant le même trajet seront toutes vues sous le même aspect dans les coupes, par exemple sous forme de points s'il s'agit de faisceaux longitudinaux. Enfin un faisceau nerveux se distingue de ses voisins, grâce à ce que chez l'embryon ou l'animal jeune les fibres nerveuses s'y développent histologiquement toutes en même temps, y acquièrent le même diamètre et s'entourent toutes à la fois d'un manchon caractéristique qu'on appelle la myéline (voir plus loin le chapitre histologique); cette dernière complication histologique s'opérant à une autre époque dans un faisceau voisin, la distinction des deux cordons sera rendue possible. On pourra distinguer ainsi des faisceaux nerveux à nerfs fins et d'autres à nerfs gros, de même que des faisceaux à nerfs myélinisés et d'autres à nerfs amyéliniques. Ainsi s'effectue la *systématisation* des fibres de la moelle, c'est-à-dire leur assemblage et leur coordination en plusieurs groupes ou cordons distincts, dont chacun forme un tout.

Dans la substance grise, il existe aussi une systématisation, Elle nous apparaît même comme une nécessité de la systématisation de la substance blanche ; puisque l'une des caractéristiques du cordon nerveux est l'origine commune de ses fibres constitutives, il faut par conséquent que les cellules qui donnent naissance à ces fibres forment un groupe déterminé. Cependant le groupement systématique des cellules nerveuses, la systématisation de la substance grise en d'autres termes, n'est pas évidente à première vue, dans toute l'épaisseur de cette substance ; elle ne paraît pas être totale, mais seulement limitée à certaines parties de la substance grise, où l'on voit poindre, dans le développement embryonnaire, des îlots cellulaires que l'on apprendra plus tard à connaître. Contrairement à la substance blanche, qui se différencie partout de la même manière et présente les mêmes caractères histologiques dans toute son étendue, la substance grise demeure en certains endroits sous une forme embryonnaire, et ressemble alors au tissu de la plaque interne de la moelle ; cette différence de structure se traduit par un aspect rudimentaire des cellules nerveuses et par une consistance plus molle du tissu (*substance gélatineuse*).

Connaissant dans son essence le phénomène de la systématisation de la substance blanche, nous ne ferons que donner les principaux détails de cette systématisation, qui sera étudiée amplement dans le chapitre anatomique. Le faisceau ovale, que nous connaissons déjà comme l'ébauche du *cordon postérieur*, ou *cordon de Burdach* (fig. 9, *fp*), s'étend de plus en plus en dedans, vers la ligne médiane, jusqu'à ce qu'il ait atteint la région de passage arciforme qui relie la plaque recouvrante au reste de la plaque interne. Toute la partie dorsale de cette dernière, qui borde la portion du canal épendymaire destinée à disparaître, se modifie profondément, à tel point qu'elle formerait cette masse de substance blanche qui est enclavée entre les cordons postérieurs, et que l'on appelle *cordon grêle* ou *de Goll* (fig. 9, *c G*) ; les deux faisceaux de Goll se soudent sur la ligne médiane par suite de l'oblitération du canal central. Toute l'étendue de la substance blanche qui est située en avant des racines antérieures forme un faisceau distinct, le *cordon antérieur*. La substance blanche, qui revêt la corne antérieure en arrière des racines antérieures et qui s'étend jusqu'au cordon postérieur, constitue le *cordon latéral*. Dans ce cordon latéral se distinguent deux faisceaux principaux, parce que dans l'un d'eux, qui est extérieur et recouvre l'autre, les fibres nerveuses se chargent de myéline de meilleure heure ; ce faisceau, plus précoce dans son développement histologique, est le *faisceau cérébelleux latéral ;* l'autre est le *faisceau pyramidal.*

La substance grise forme, avons-nous dit, deux colonnes, l'une antérieure ou motrice, l'autre postérieure, qui règnent tout le long de l'axe médullaire. Sur la coupe transversale de la moelle ces colonnes apparaissent, de chaque côté de la ligne médiane, comme de puissants prolongements ou cornes (*corne antérieure* et *corne postérieure*) de la paroi du canal médullaire central (fig. 9, *ca, cp*). La colonne postérieure a une forme prismatique (« prisme médullaire ») ; la colonne antérieure, plus puissante, est de figure cylindrique (« cylindre médullaire ») ; elles sont reliées l'une à l'autre par une portion rétrécie (« segment intermédiaire »), qui forme sur les coupes le *collet* de la corne postérieure, tandis que le prisme médullaire en constitue la *tête*. La partie externe et postérieure de la corne antérieure se prolonge de bonne heure en dehors et devient plus ou moins indépendante du reste sous le nom de *corne latérale (cl)*. Dans l'angle rentrant compris entre la corne postérieure et la corne latérale la substance cellulaire se raréfie, les fibres nerveuses se montrent plus nombreuses, et de la sorte se constitue un prolongement de la masse médullaire grise, d'aspect spécial, le *processus reticularis*. La partie dorsale ou postérieure de la corne postérieure, située à l'entrée des racines postérieures, est de la variété gélatineuse ; on la nomme *substance gélatineuse de Rolando ;* on peut la considérer comme formée par un prolongement de la partie dorsale de la plaque interne, prolongement séparé secondairement de la matrice qui l'a produit.

Il a été déjà question des changements qu'éprouvent le canal de l'épendyme et la plaque interne qui forme sa paroi. La partie dorsale du canal s'oblitère par soudure de ses bords, la portion ventrale persistant seule. Les cellules de myelosponge situées dans la partie oblitérée du canal central paraissent entrer dans la constitution de la charpente des cordons de Goll. Celles qui appartiennent à la paroi du canal épendymaire définitif deviennent les *cellules épendymaires ;* la base de ces cellules se garnit secondairement de cils vibratiles, tandis que leur prolongement périphérique se développe puissamment et prend une grande part à la formation de la charpente de la moelle. Tout autour du canal central, le reste de la plaque interne devint la *substance gélatineuse centrale épendymaire,* en se transformant en cellules de charpente.

La charpente de la moelle a longtemps passé pour n'être pas une formation univoque. Les cellules de la substance de soutien, de la *névroglie* en un mot, sont en effet encore considérées par plusieurs auteurs comme ayant une double origine. Les unes sont ectodermiques, et se forment sur place ; la cellule névroglique représente l'une des deux formes de différenciation des éléments de l'ectoderme nerveux, l'autre forme étant la cellule nerveuse ; ce sont les cellules du neurosponge devenues adultes (névroglie de la substance grise) ; les cellules épendymaires n'en sont qu'une variété (paroi de l'épendyme). Les autres cellules de soutien sont mésenchymateuses ; elles viennent du dehors et immigrent dans la moelle en même temps que les vaisseaux (névroglie de la substance blanche). Les recherches les plus récentes au contraire tendent à faire admettre que toutes les cellules névrogliques sont d'origine ectodermique.

La moelle épinière est située dans un canal dont les parois sont formées par du tissu connectif embryonnaire et représentent l'ébauche des *méninges* et particulièrement de la *pie-mère*. La moelle n'est en contact avec cette paroi connective que le long de la ligne médiane dorsale, c'est-à-dire du futur sillon dorsal. La paroi connective renferme de nombreux vaisseaux, qui se rassemblent en quatre troncs longitudinaux principaux : deux dorsaux, situés au niveau du point d'entrée des racines postérieures ; deux ventraux, plus tard fusionnés en un seul vaisseau, logés dans un prolongement pie-mérien qui remplit le sillon antérieur (artère du sillon). Des fusées connectivo-vasculaires, parties de l'enveloppe pie-mérienne pénètrent de tous côtés dans l'épaisseur de la moelle.

§ 4. — DÉVELOPPEMENT DU CERVEAU

La région cérébrale du tube nerveux se partage successivement, ainsi qu'on l'a vu plus haut, en deux, puis en trois et enfin en cinq compartiments, placés les uns à la suite des autres et communiquant tous entre eux. On les appelle vésicules cérébrales ou cerveaux (au sens embryologique restreint du mot) et on les distingue en cerveaux antérieur, intermédiaire, moyen, postérieur et arrière-cerveau. D'autre part, la paroi du tube nerveux se montre typiquement constituée, sur une coupe transversale, par quatre parties distinctes : la paroi dorsale ou plaque recouvrante ; la paroi ventrale ou plaque basale ; les deux parois latérales, chacune de celles-ci se décomposant à son tour en une zone dorsale et une zone ventrale.

Nous étudierons successivement le développement des diverses vésicules cérébrales, en examinant chaque fois d'une manière distincte, autant qu'il nous sera possible de le faire, le sort de chacune des portions de la paroi.

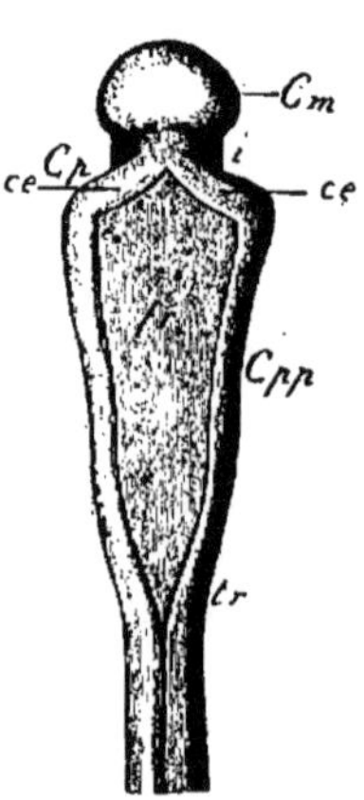

Fig. 10.
Vue dorsale du cerveau rhomboïdal d'un embryon humain âgé de trois semaines (d'après His).

fr, fosse rhomboïdale. — *Cm*, cerveau moyen. — *Cp*, cerveau postérieur proprement dit. — *Cpp*, arrière-cerveau ou moelle allongée. — *i*, isthme. — *tr*, région de transition cérébro-médullaire. — *ce*, *ce*, ébauche du cervelet.

I. — Développement du cerveau postérieur et de l'arrière-cerveau. Bulbe rachidien, pont de Varole et cervelet. Quatrième ventricule.

— Le cerveau postérieur primaire, l'une des trois vésicules cérébrales primitives, donne naissance à deux des cinq vésicules cérébrales secondaires, le cerveau postérieur et l'arrière-cerveau. La première fournira chez l'adulte le *cervelet* et le *pont de Varole* ou *protubérance annulaire*. Aux dépens de la seconde se développera le *bulbe rachidien* ou *moelle allongée*.

Cette division embryologique du cerveau postérieur, bien que correspondant à la séparation de parties anatomiquement distinctes chez l'adulte, est cependant assez factice. En réalité, le cerveau postérieur présente une grande unité de conformation, telle que les deux régions qui en dérivent peuvent être rassemblées sous une dénomination commune. Celle de « cerveau rhomboïdal », qui a été proposée, est très convenable pour rappeler la disposition qui caractérise toute cette région et qui est tellement fondamentale qu'elle ne manque à aucun Vertébré. Cette disposition consiste en ce que le canal épendymaire se dilate considérablement en une cavité de forme rhomboïdale, que l'on appelle le *quatrième ventricule cérébral;* cette cavité est visible, lorsqu'on examine la région par sa face dorsale, grâce à un amincissement considérable de la voûte du canal épendymaire, de la plaque recouvrante en d'autres termes, et elle simule une *fosse rhomboïdale* dont la face dorsale du cerveau postérieur serait creusée (voy. fig. 10, *fr*, et fig. 16, 17, 18).

A. — Transformations anatomiques.

La forme du canal de l'épendyme et de la paroi qui le tapisse est pentagonale (fig. 11). L'un des côtés du pentagone est dorsal ; l'un des angles est ventral. Le côté dorsal est formé par la plaque recouvrante (*pr*), qui atteint une largeur très considérable et en même temps une minceur extrême, dans l'endroit du cerveau postérieur où la cavité épendymaire est dilatée au maximum. Les quatre autres côtés correspondent aux parois latérales du tube nerveux, respectivement à la zone dorsale et à la zone ventrale de la paroi latérale de chaque côté (*zd*, *zv*). Contrairement à la voûte du canal, les parois latérales sont très épaisses et proéminent tant vers l'extérieur que dans la cavité épendymaire ; dans chaque paroi latérale la zone dorsale et la zone ventrale sont séparées par un sillon visible sur la face interne et par une arête extérieure. L'angle ventral du pentagone est un sillon profond du canal de l'épendyme, dont le fond est occupé par la plaque basale, qui demeure étroite et relativement mince.

Telle est la forme fondamentale que prend la coupe du tube nerveux dans le cerveau rhomboïdal. Il en existe des variantes, selon que la dilatation de la cavité épendymaire est plus ou moins grande. Cette dilatation sera évidemment minima, là où commence et là où finit le cerveau rhomboïdal, c'est-à-dire au voisinage de la moelle et près du cerveau moyen. Dans ces deux régions de transition, le tube nerveux, d'un diamètre moindre que dans les autres parties du cerveau rhomboïdal, a conservé à peu près la forme habituelle ; sa cavité est peu spacieuse ; sa paroi dorsale, peu distendue, demeure étroite. Celle de ces régions, par laquelle le cerveau rhomboïdal s'unit à la moelle, n'a pas reçu de nom particulier (fig. 10, *tr*). Mais on a désigné sous le nom d'*isthme de l'encéphale,* brièvement d'*isthme,* celle qui relie le cerveau postérieur au cerveau moyen ; elle forme en effet une partie rétrécie et le trait d'union entre les portions antérieures de l'encéphale d'une part et d'autre part les portions postérieures ainsi que la moelle (*i*).

Au niveau du triangle inférieur et du triangle supérieur de la fosse rhomboïdale, la dilatation sera évidemment d'autant moindre qu'on se rapprochera davantage des sommets de ces deux triangles, c'est-à-dire de la région de transition avec la moelle et de l'isthme de l'encéphale (voir fig. 10). Le triangle inférieur est nommé *région du calamus scriptorius;* il fait partie de la moelle allongée, soit de la 5e vésicule cérébrale. Quant au triangle supérieur, il appartient au cerveau postérieur proprement dit, en d'autres termes à la 4e vésicule cérébrale, et recevra, en raison des formations qui se constitueront à ses dépens, le nom de *région du cervelet et du pont de Varole*.

Le petit axe du rhombe, correspondant à la base commune des deux triangles inférieur et supérieur, est naturellement l'endroit où le diamètre transversal du canal épendymaire est porté à son maximum ; cette *région de largeur maxima* correspond au sommet de la courbure pontique ; elle est caractérisée par l'émergence à son niveau d'un gros nerf crânien, le « nerf trijumeau », et par la présence à ses côtés de la « vésicule auditive », ébauche de l'oreille interne.

A mesure que la courbure du pont augmente et que le cerveau rhomboïdal s'élargit transversalement en s'aplatissant de haut en bas, les zones dorsales des parois latérales se déjettent en dehors, à tel point que dans la région de largeur maxima elles arrivent à être situées sur le même plan horizontal que les zones ventrales, ou même sur un plan inférieur (fig. 12). La zone dorsale proémine alors en dehors sous forme d'une protubérance que l'on appelle *corps restiforme;* la zone ventrale s'épaissit de même en une proéminence nommée

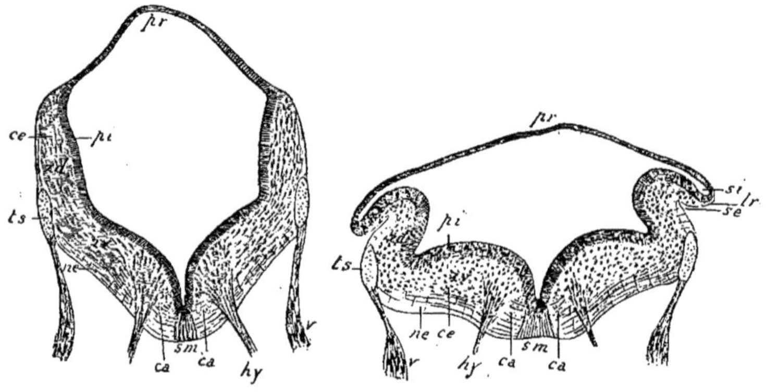

FIG. 11 et 12. — Coupes transversales du cerveau rhomboïdal d'embryons humains de 9 à 10 mm. de long (d'après His.)

pr, plaque recouvrante. — *zd*, *zv*, zones dorsale et ventrale des parois latérales. — *sm*, *septum medullæ*. — *pi*, plaque interne. — *ce*, couche engainante. — *ne*, neurosponge. — *lr*, lèvre rhomboïdale — *si*, *se*, sillons interne et externe de la lèvre rhomboïdale. — *ts*, *tractus solitarius*. — *hy*, fibres du nerf hypoglosse. — *v*, fibres du nerf vague ou pneumogastrique. — *ca*, *ca*, rudiment des cordons antérieurs.

corps olivaire; le corps restiforme et le corps olivaire sont séparés par une gouttière peu profonde et large, le *sillon restiforme*. Dans la région du cervelet et du pont de Varole, les zones dorsales demeurent cependant verticales ; de plus elles acquièrent une épaisseur considérable et se développent puissamment pour donner naissance aux ébauches paires du cervelet.

Le retroussement en dehors des zones dorsales ne porte d'ailleurs, comme l'apprennent les coupes transversales, que sur la partie supérieure ou externe, tandis que la portion inférieure ou interne de ces zones conserve sa direction primitive. Il en résulte qu'il se forme aux dépens de la moitié externe ou dorsale des zones dorsales une *lèvre rhomboïdale* (fig. 12, *lr*). La branche externe de cette lèvre rhomboïdale se continue avec la plaque recouvrante (*pr*) par l'intermédiaire d'une partie amincie que l'on appelle le *taenia* ou. *ligula*. La branche interne est en continuité d'autre part avec la partie de la zone dorsale qui demeure en place. La lèvre rhomboïdale est séparée du taenia par un sillon interne (*si*), et de l'autre côté elle se délimite par un sillon externe (*se*) du reste de la zone dorsale.

L'examen d'une vue de profil ou d'une section longitudinale et médiane (sagittale) du cerveau rhomboïdal permet de constater deux faits principaux.

D'abord l'épaississement des zones dorsales qui forme l'ébauche du cervelet se continue en avant et en arrière, par l'intermédiaire d'une partie amincie de la paroi nerveuse, avec la paroi de l'isthme et du cerveau moyen et avec la membrane recouvrante du quatrième ventricule (fig. 27). La lame antérieure d'union porte le nom de *voile médullaire antérieur* (*vma*) ; elle formera la *valvule de Vieussens* et la *lingula*. La lame unissante postérieure est le *voile médullaire postérieur* (*vmp*) (futures *valvules de Tarin*). On comprend que les zones dorsales qui forment le cervelet divergeant de plus en plus en arrière, vers la moelle allongée, convergeant tout au contraire en avant du côté du cerveau moyen (voy. fig. 10), la lame nerveuse qui les réunit à ces parties cérébrales sera impaire et simple en avant (valvule de Vieussens), double et paire au contraire en arrière (valvules de Tarin).

Le deuxième fait, que permettent de constater des coupes longitudinales ou des vues de profil du cerveau postérieur, est le suivant. Lorsque la courbure pontique aura atteint son maximum, les faces dorsales du cervelet et de la moelle allongée s'adosseront, et la plaque recouvrante formera un pli, de forme semi-lunaire, le *pli choroïdien* (fig. 19, *pch*), qui pénétrera entre les deux organes précédents. Plus tard, la face postérieure du cervelet se soudera avec le feuillet du pli choroïdien qui lui est contigu ; par ce fait, ce pli disparaîtra. En même temps, le cervelet qui, par toute sa face postéro-inférieure, limitait directement la cavité du quatrième ventricule, qui en un mot était intraventriculaire, cessera presque totalement de prendre part à cette limitation et deviendra extraventriculaire. A ses deux extrémités, le pli choroïdien développe de petits bourgeons ou villosités épithéliales. La production de ce pli est due à l'accumulation à son niveau du tissu conjonctif et des vaisseaux, à la formation d'un prolongement vasculo-connectif qui repousse devant lui la paroi nerveuse.

Dans les régions correspondant à la moelle allongée, la lèvre rhomboïdale, elle aussi, forme des villosités. Elle aussi s'invagine en formant deux feuillets entre lesquels pénètrent également du tissu conjonctif et des vaisseaux. Elle se rejette alors du côté ventriculaire et vient se placer au-dessus de la fosse rhomboïdale. Plus tard, elle se soude avec la face interne de la zone dorsale sous-jacente, annihilant de la sorte le sillon interne de la lèvre rhomboïdale. Ce sillon persiste toutefois dans la région de la largeur maxima de la fosse rhomboïdale, en constituant ce que l'on appelle les *recessus latéraux du quatrième ventricule*. Le sillon externe de la lèvre rhomboïdale à son tour disparaîtra par suite de la soudure de la lèvre rhomboïdale avec la face externe de la zone dorsale. Dans toute l'étendue où la paroi nerveuse est refoulée par les prolongements choroïdiens, elle devient extrêmement mince et se réduit à une couche épithéliale.

L'ensemble de la formation-vasculo-conjonctive qui est ainsi doublée par cet épithélium porte le nom de *toile choroïdienne postérieure* et *plexus choroïdes du quatrième ventricule*.

En somme, on trouve, sur une coupe longitudinale et médiane du cerveau postérieur d'un embryon, la succession des parties suivantes : en avant, la valvule de Vieussens et la *lingula,* puis la masse du cervelet, se prolongeant du côté ventral ou inférieur par une éminence, la *luette* ou *uvula,* prolongée elle-même en un *nodule,* puis la voûte épithéliale très mince ou la *membrane obturante* du quatrième ventricule avec la toile choroïdienne.

Une coupe longitudinale et latérale offrirait successivement d'avant en arrière : la valvule de Vieussens et le cervelet, celui-ci se continuant par un prolongement appelé *flocon* ou *lobule du pneumogastrique,* continu à son tour avec la valvule de Tarin, sur laquelle s'insère la membrane obturante du ventricule.

Sur une section transversale de la moelle allongée, il y a de chaque côté la zone dorsale (corps restiforme), la lèvre rhomboïdale, puis le taenia, et enfin la membrane obturante avec les plexus choroïdes et la toile choroïdienne.

Une vue de face et d'en haut montre que le quatrième ventricule est fermé en haut sur toute son étendue par la membrane obturante ou épithélium du quatrième ventricule, qui a la même forme que le ventricule lui-même, c'est-à-dire qui est de figure losangique ; cette membrane est encadrée et reliée au plancher du ventricule par des parties nerveuses plus ou moins épaisses : sur les côtés inférieurs du losange et à son angle inférieur, par la ligule dont la pointe correspondant à l'angle inférieur s'appelle l'*obex* ou *verrou ;* sur les côtés supérieurs aussi par la ligule ; près de l'angle supérieur, par les valvules de Tarin et médiatement par le cervelet.

Nous avons quelques détails à ajouter relativement à l'organogénie du cervelet. Il forme, au moins au début, le toit de cette région, dont le pont de Varole d'autre part constitue le plancher. Le cervelet apparaît d'abord comme constituant la lame postérieure épaisse d'une sorte de pli de la paroi nerveuse, dont la lame antérieure est employée à la formation du cerveau moyen, et dont le sommet appartient à cette région du cerveau postérieur que nous avons appelée l'isthme. L'ébauche cérébelleuse devenant prépondérante se montre bientôt sur les vues de profil du cerveau comme une sorte de crête transversale saillante au dehors. Chez nombre de vertébrés inférieurs le développement du cervelet en reste là. Mais chez les vertébrés supérieurs et chez l'homme, cette crête s'épaissit de plus en plus en une masse légèrement bilobée (fig. 24). La partie moyenne de cette masse est le *vermis* du cervelet ; cette partie demeure prépondérante chez les oiseaux, au lieu que chez les mammifères elle prend un développement moindre que les portions latérales. Ces dernières se développent plus tardivement mais aussi d'une façon beaucoup plus puissante, sous le nom de lobes latéraux du cervelet ou *hémisphères cérébelleux* (fig. 24, *ce*). La surface du vermis et celle des hémisphères cérébelleux se plissent de bonne heure ; dans les plis s'enfoncent des prolongements de l'enveloppe connective-vasculaire du cervelet. On donne au fond des plis le nom de *sillons* ou *scissures,* et au sommet des plis celui de *circonvolutions :* C'est ainsi qu'il se forme sur le vermis plusieurs sillons précoces, qui donnent à cette portion annelée du cervelet le nom sous lequel on l'a désigné (voy. fig. 24). A la face inférieure de chaque hémisphère cérébelleux, il se produit de bonne heure aussi plusieurs sillons ou *gyri choroïdes*, qui séparent entre autres la paroi des recessus latéraux du quatrième ventricule et le flocon ou lobule du pneumogastrique, dont il a déjà été question ci-dessus.

B. — Transformations histologiques. Systématisation.

L'organisation histologique du cerveau rhomboïdal se fait essentiellement sur le même plan, du moins dans la région postérieure ou moelle allongée, que celle de la moelle. Nous retrouvons ici (fig. 11 et 12) la *plaque interne* compacte (*pi*), la *couche engaînante* (*ce*) plus lâchement constituée, et en dehors de celle-ci une couche de *neurosponge* (*ne*) privée de cellules, qui n'est du reste que la continuation de la charpente de neurosponge qui traverse toute l'épaisseur de la paroi. Les deux premières couches sont l'ébauche de la substance grise, la dernière est le rudiment de la substance blanche.

La plaque interne constitue à elle seule le toit ou plaque recouvrante (*pr*) ou encore membrane obturante du quatrième ventricule ; elle est considérablement amincie en une couche épithéliale simple, l'*épithélium épendymaire*. Elle forme de même uniquement le plancher ou plaque basale ; mais les cellules de celle-ci développent des fibres radiées, divergentes à la manière d'un éventail, qui constituent le *septum medullæ* (*sm*) ébauche du *raphé* du bulbe. Dans toute l'étendue des parois latérales enfin, la plaque interne de la moelle allongée fournit, de même que dans la moelle, de nombreuses cellules qui, émigrant en dehors vont enrichir la couche engaînante.

Celle-ci est mince dans la zone dorsale (*zd*), plus épaisse au contraire dans la *zone ventrale* (*zv*), où elle se condense en amas cellulaires ou *noyaux moteurs des nerfs crâniens*. Ces noyaux sont composés par de grosses cellules nerveuses, dont les prolongements cylindre-axiles deviendront les *racines motrices des nerfs crâniens,* comparables aux racines antérieures ou motrices des nerfs spinaux issus de la moelle. Les noyaux moteurs forment deux séries longitudinales, le long du cerveau postérieur. Ni l'une ni l'autre de ces séries n'est continue ; toutes deux sont en effet tronçonnées en segments superposés et quelquefois très éloignés les uns des autres. L'une des séries, voisine de la ligne médiane (fig. 15, *cma*), correspond à la corne antérieure de la moelle, sur le prolongement vertical de laquelle elle se trouve ; elle se décompose en deux noyaux ; l'un plus inférieur donne naissance aux fibres d'un nerf crânien moteur, le *nerf hypoglosse* (*hy*) (12ᵉ paire) ; l'autre, plus élevé, est l'origine des fibres d'un autre nerf moteur, le nerf *abducteur* ou *moteur oculaire externe* (6ᵉ paire). La seconde série, plus externe, représente la continuation de la corne latérale de la moelle (*cml*) ; elle consiste en une chaîne de noyaux moteurs pour le *nerf spinal* ou *accessoire de Willis* (11ᵉ paire), le *nerf vague* ou *pneumogastrique* (*v*) (10ᵉ paire) et le *nerf glosso-pharyngien* (9ᵉ paire) ; plus haut elle renferme le noyau moteur du *nerf trijumeau* (5ᵉ paire) ; on peut lui rattacher le noyau du *nerf facial* (7ᵉ paire).

La *zone dorsale* correspond à la corne postérieure de la moelle (*cp*). Elle constitue des noyaux cellulaires qui sont : le plus en dedans, l'*aile cendrée ou grise* (*ala cinerea*), qui reçoit les *fibres sensitives* ou *racines postérieures* des nerfs vague et glosso-pharyngien ; plus en dehors, et de haut en bas, le *noyau rhom-*

boïdal dans lequel vient se terminer le *nerf acoustique* (8e paire crânienne) (*na*), puis le noyau des cordons grêles ou des pyramides postérieures (*ngr*), autrement dit la *clava*. Mais surtout la zone dorsale contribuera à enrichir et à compliquer la zone ventrale, grâce à un processus remarquable qui est le suivant. On voit les cellules de la zone dorsale émigrer et pousser de dehors en dedans des cylindres d'axe qui se dirigent vers la ligne médiane ; ce courant migrateur de cellules et ces fibres cylindre-axiles forment ainsi des traînées curvilignes dont l'ensemble est comparable à la formation arquée de la moelle, qui serait ici devenue très puissante (fig. 13, *cm*). Les cellules parviennent jusque dans la région médiane de la zone ventrale et s'arrêtent à quelque distance du *septum medullæ*. Là

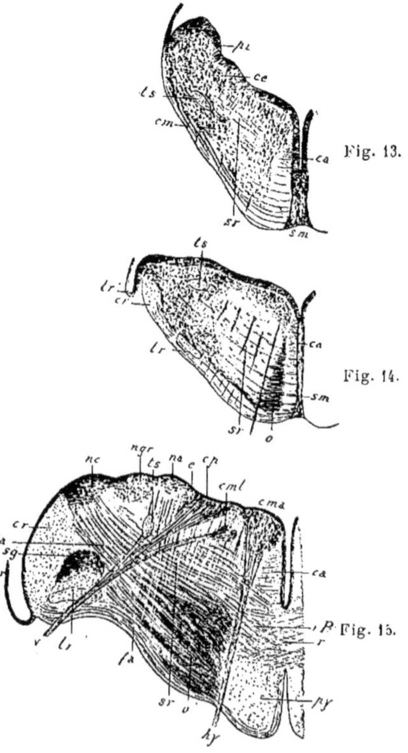

Fig. 13 et 14. — Coupes transversales du cerveau rhomboïdal d'embryons humains de la 5e semaine (A) et de la 7e semaine (B) (d'après His).

pi, plaque interne. — *ce*, couche engainante. — *cm*, courant de cellules migratrices venues de la zône dorsale. — *ts*, *tractus solitarius*. — *sr*, substance réticulaire. — *sm*, *septum medullæ* — *ca*, ébauche du cordon antérieur. — *tr*, *tractus intermedius*. — *o*, formation olivaire. — *cr*, cordon restiforme. — *lr*, lèvre rhomboïdale secondaire.

Fig. 15. — Coupe transversale demi-schématique du cerveau rhomboïdal d'un embryon humain du 6e mois (faite selon les données de His, pour permettre la comparaison entre l'état adulte et les stades plus jeunes de la figure précédente et pour placer les principales formations bulbaires de l'adulte à l'endroit qui leur est assigné par la marche du développement).

e, couche épendymaire. — *cma*, *cml*, cornes motrices antérieure et latérale formant respectivement les noyaux des fibres de l'hypoglosse *hy* et du vague *v*, et dérivant l'une et l'autre de la zone ventrale. — *cp*, corne postérieure, aboutissant au sensitif des fibres du vague. — *na*, noyau du nerf acoustique. — *ngr*, noyau des cordons grêles. — *nc*, noyau du faisceau cunéiforme. — *sg*, substance gélatineuse. — *o*, formation olivaire. — *cr*, cordon restiforme — *sr*, substance réticulaire. — *tr*, *tractus intermedius*. — *ts*, *tractus solitarius*. — *fa*, *fa*, fibres arciformes superficielles et profondes. — *r*, raphé bulbaire. — *py*, pyramide (pyramide antérieure). — *ca*, reste du cordon antérieur (faisceau longitudinal postérieur). — *rR*, masse blanche interolivaire ou ruban de Reil. — *pr*, plaque recouvrante.

elles s'accumulent en un amas considérable duquel dérivera en grande partie la *formation olivaire* (fig. 14, *o*). Celle-ci comprend plusieurs noyaux échelonnés le long du cerveau postérieur. Le plus important et le plus inférieur est l'*olive bulbaire*, ou brièvement *olive*, à côté de laquelle se trouvent les *corps juxta-olivaires* ; plus haut, dans la région du pont de Varole, se forme une autre masse cellulaire, l'*olive bulbaire supérieure* ou *protubérantielle*, et plus haut encore le *noyau trapézoïdal du pont*. Les cellules de la zone dorsale qui ont été moins loin dans leur migration forment une succession d'amas gris qui relient la formation olivaire à la chaîne des noyaux dérivés directement de la zone dorsale. Ce sont (fig. 15) de dehors en dedans : le *noyau restiforme* ou *noyau du cordon cunéiforme* (*nc*), le *noyau latéral*, auxquels on peut ajouter la *substance gélatineuse de Rolando* (*sg*) et le *locus cæruleus*, aboutissants des fibres sensitives du nerf trijumeau (5e paire).

Ainsi la substance cellulaire (grise) de la moelle allongée pourrait être figurée dans chaque moitié de la coupe transversale, par une bande arquée, composée de deux branches : l'une dorsale, voisine de l'épendyme, est fournie par la zone ventrale en dedans, par la zone dorsale en dehors ; l'autre, ventrale, est constituée par les cellules qui ont émigré de la zone dorsale et qui sont venues recouvrir peu à peu par en dessous toutes les formations plus primitives ; les deux branches de cette bande se continuent l'une par l'autre au niveau de la lèvre rhomboïdale.

Il n'a été question jusqu'alors que des masses cellulaires (substance grise) du bulbe. Quant aux parties fibrillaires (substance blanche), voici quelle est leur disposition essentielle.

Elles comprennent d'abord des fibres de charpente appartenant au neurospongé, qui traversent en direction radiée toute l'épaisseur de la paroi et qui sur la face ventrale forment à elles seules une mince bande de substance blanche (fig. 11 et 12, *ne*), de même que sur la ligne médiane elles constituent exclusivement le *septum medullæ* (*sm*).

Il s'y ajoute des fibres nerveuses véritables, qui proviennent de différentes sources. Les unes, radiées, viennent des noyaux moteurs et convergent en dehors pour former les racines motrices (antérieures et latérales) des nerfs crâniens. Les autres, à direction transversale ou oblique, mais à trajet curviligne, émanent de cellules issues de la zone dorsale sous le nom de *fibres arciformes* (fig. 15, *fa*, *fa*,) vont s'entrecroiser ensuite dans le septum medullæ en formant le *raphé du bulbe*. Les fibres radiées du neurospongé et les fibres obliques et curvilignes de la formation arquée donnent lieu par leur entrecroisement à ce qu'on appelle la *substance* ou la *formation réticulaire* (*sr*), qui, s'interposant entre les branches dorsale et ventrale de la bande cellulaire arquée dont il a été question tout à l'heure, forme entre elles deux une zone intermédiaire.

Enfin il existe dans les différents points de la coupe de la paroi bulbaire des champs bien limités de fibres coupées transversalement. Ces champs sont la section de cordons longitudinaux qui, ou bien continuent en direction ascendante (vers le cerveau) les cordons que nous avons trouvés dans la moelle, ou bien prolongent des faisceaux venus du cerveau en direction descendante jusque dans la moelle, où ils forment des cordons déjà connus de nous, ou bien enfin représentent le prolongement des racines sensitives des nerfs crâniens (1). Ces cordons appartiennent les uns à la zone ventrale, les autres à la zone dorsale.

Les premiers sont situés de chaque côté du raphé médian. C'est d'abord le *faisceau antérieur primaire*, qui, superficiel au début, s'enfonce ensuite à

(1) Pour la question des connexions et des origines de ces cordons longitudinaux, nous renvoyons à la description anatomique.

mesure que le sillon médian auquel il est contigu devient plus profond, et prend alors le nom de *faisceau longitudinal postérieur* (fig. 13 et 15, *ca, ca*). Vient ensuite, plus rapprochée de la surface ventrale, la *masse blanche interolivaire* ou *ruban de Reil* (*rR*). Plus superficiellement encore apparaît, à une époque tardive du développement, le *faisceau cérébral* ou *pyramidal*, formant une saillie de plus en plus marquée, la *pyramide antérieure* (*py*).

Les cordons fibreux que l'on peut rattacher à la zone dorsale sont les suivants. Un gros faisceau, le *cordon restiforme* (*cr*), ou *faisceau fondamental postérieur*, occupe l'épaisseur du corps restiforme. Un autre, décomposé lui-même en plusieurs fascicules, est le *tractus intermedius* (*tr*), situé en dehors des racines motrices latérales, en dedans des racines sensitives, au-dessous de la substance gélatineuse. Un troisième, appelé *tractus solitarius* (*ts*), est un faisceau grêle, de forme elliptique sur la coupe, enfoui au milieu de la paroi bulbaire, entouré par le groupe des noyaux moteurs latéraux.

Le pont de Varole offre essentiellement la même organisation histologique que le bulbe. Les détails de sa texture seront donnés au chapitre anatomique traitant de cet organe.

Quant au cervelet, ce que nous savons des premiers débuts de son histogénèse nous apprend qu'il est primitivement constitué comme les autres portions de la paroi du tube nerveux. On trouve, en allant de la cavité ventriculaire vers l'extérieur, la plaque interne avec nombreuses figures de division cellulaire, puis la couche engaînante et enfin en dehors une couche de neurosponge ou *lame moléculaire*. Dans cette dernière émigrent des cellules qui y forment une bande moyenne (*couche d'Obersteiner*) divisant en trois zones la lame moléculaire primitive. Les cellules les plus externes de la couche engaînante prennent des caractères spéciaux (*cellules de Purkinje*) et forment une assise spéciale ; ce qui reste de la couche engaînante constitue la *couche granuleuse*. On obtient en définitive (en comptant la plaque interne) six strates, réductibles à trois couches principales, savoir de dedans en dehors : la couche granuleuse, la couche des cellules de Purkinje, la couche moléculaire.

II. — Développement du cerveau moyen. Tubercules quadrijumeaux et pédoncules cérébraux. Aqueduc de Sylvius. — Le cerveau moyen a un développement très précoce et surpasse en volume les autres régions cérébrales dans les premiers temps du développement. Il est situé au point culminant de la tête et du cerveau, puisqu'il correspond à la courbure cérébrale du vertex (fig. 16-19, *Cm*). De toutes les parties du cerveau, c'est celle qui conserve les dispositions les plus voisines de l'état embryonnaire. Sa cavité demeure en effet peu considérable, au lieu de se dilater beaucoup comme nous venons de le voir pour la cavité du cerveau postérieur et de se dilater énormément comme nous le dirons plus loin pour celle de la vésicule cérébrale antérieure. Elle forme ainsi, entre les deux régions distendues du canal épendymaire qui correspondent aux cerveaux antérieur et postérieur, un conduit étroit que l'on appelle *aqueduc de Sylvius* (fig. 27 et 29, *aq*).

La division fondamentale de la paroi du cerveau moyen est la même que celle du cerveau postérieur ; ici aussi la paroi latérale se décompose en deux zones dorsale et ventrale. Mais on n'a pas suivi la destinée précise de ces deux régions distinctes de la paroi. On sait seulement que les zones dorsales fournissent la voûte de l'aqueduc de Sylvius, dont les zones ventrales constitueront le plancher.

De la voûte de l'aqueduc dérivent les *lobes optiques* ou *corps bijumeaux*, de bonne heure transformés chez les mammifères en *corps* ou *tubercules quadrijumeaux* (fig. 29, *tq*), chacun des corps bijumeaux droit et gauche se divisant en deux tubercules par un sillon transversal. Les tubercules quadrijumeaux se

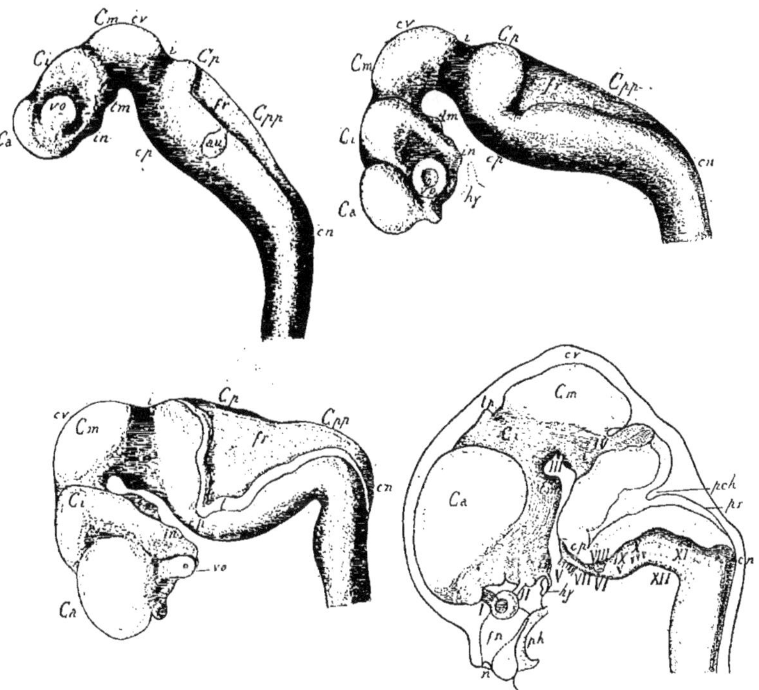

Fig. 16, 17, 18, 19.

Reconstructions, en vue de profil, de cerveaux d'embryons humains de divers âges (d'après His).

Fig. 16, embryon de la 3e semaine. — Fig. 17, embryon de la 4e semaine. — Fig. 18, embryon de la 5e semaine. — Fig. 19, embryon de la 10e semaine.

Ca, cerveau antérieur ou hémisphères cérébraux. — *vo*, vésicule optique — *Ci*, cerveau intermédiaire. — *Cm*, cerveau moyen. — *in*, infundibulum cérébral. — *hy*, hypophyse pharyngienne. — *ph*, cavité bucco-pharyngienne. — *fn*, fosse nasale. — *n*, narine. — *tm*, tubercule mamillaire. — *i*, isthme. — *cp*, courbure pontique. — *cv*, courbure du vertex. — *cn*, courbure nuquale. — *Cp*, cerveau postérieur. — *Cpp*, arrière-cerveau. — *t*, ligne d'insertion du tuenia représentée par un double trait. — *pr*, plaque recouvrante ou membrane obturante du 4e ventricule — *pch*, repli choroïdien. — I-XII, lieu d'émergence des douze paires de nerfs crâniens.

relient à la paroi du cerveau postérieur par le voile médullaire antérieur ou valvule de Vieussens. Ils se rattachent au cerveau intermédiaire par les *bras conjonctivaux* ou simplement les *bras* des tubercules, que l'on distingue en antérieur et postérieur suivant leurs connexions avec les tubercules quadrijumeaux antérieur et postérieur (1).

Le plancher de l'aqueduc proémine sur la face ventrale du cerveau moyen sous la forme de deux gros cordons cylindroïdes, que l'on nomme les *pédoncules cérébraux*. Entre les pédoncules, le plancher de l'aqueduc demeure mince et devient la *substance perforée postérieure,* criblée d'orifices qui livrent passage à des vaisseaux. Les pédoncules cérébraux contiennent de puissants faisceaux de fibres nerveuses longitudinales. L'apparition, dans l'épaisseur du pédoncule, d'une couche de cellules nerveuses pigmentées (*locus niger de Sœmmering*) divise ces faisceaux en deux groupes principaux. L'un supérieur, appelé la *calotte,* renferme, entre autres, des fibres qui relient le cerveau au cervelet et forment les *pédoncules cérébelleux supérieurs*. L'autre inférieur, constituant le pédoncule cérébral proprement dit, s'appelle le *pied* et contient des fibres allant du cerveau à la moelle ou réciproquement, parmi lesquelles se distingue le faisceau pyramidal dont il a été déjà question et qui par son développement considérable produit le relief du pédoncule cérébral.

III. — Développement du cerveau intermédiaire et du cerveau antérieur.— La première vésicule cérébrale ou cerveau antérieur primaire fournit la presque totalité de l'encéphale. Son accroissement dépasse donc de beaucoup celui des autres vésicules. C'est elle aussi qui subit les transformations les plus considérables, tant anatomiques qu'histologiques. C'est pourquoi l'étude de son développement sera particulièrement longue et compliquée.

Dans la description classique, on dit que le cerveau antérieur primaire se divise, grâce à une constriction transversale de sa paroi et de sa cavité, en deux vésicules cérébrales secondaires, le cerveau antérieur secondaire ou proprement dit et le cerveau intermédiaire. Ce n'est là en réalité qu'un schéma grossier et peu exact des premiers développements du cerveau antérieur, qui se passent véritablement de la façon suivante.

Le cerveau antérieur primaire émet de bonne heure, dès qu'il est transformé en un tube ou même lorsqu'il est encore à l'état de gouttière, deux expansions latérales qui naturellement auront une forme différente, émises par une gouttière ou par un tube nerveux ; dans le premier cas, ce sont des prolongements en forme de cuiller de la gouttière médullaire ; dans le deuxième ce sont des diverticules renflés à leur extrémité distale libre, pédiculisés à leur extrémité basale insérée sur le tube médullaire. Nous avons à faire ici aux *gouttières* ou *vésicules optiques,* première ébauche de la partie nerveuse, essentielle, de l'appareil de la vision (fig. 16-18, *vo*).

A leur base d'insertion, les vésicules optiques sont circonscrites par un sillon et bien délimitées du cerveau antérieur. En avant, et au-dessus d'elles, la paroi cérébrale se bombe de chaque côté en une proéminence piriforme, dont la petite extrémité commence en bas et au-devant de la racine de la vésicule optique, et dont la grosse extrémité surplombe la vésicule optique, et se sépare du reste du cerveau antérieur par une rainure peu profonde (fig. 16, *Ca*).

(1) On n'est pas encore fixé sur la place qu'il convient d'attribuer aux tubercules quadrijumeaux antérieurs et à leurs bras. On les comprend tantôt dans le territoire du cerveau moyen, tantôt dans celui du cerveau intermédiaire.

Dès maintenant les grandes lignes du développement du cerveau antérieur primaire sont tracées. Celui-ci, après avoir émis deux diverticules latéraux pairs, les vésicules optiques, s'est divisé en deux régions impaires : l'une, antérieure, est le cerveau antérieur définitif ; l'autre, postérieure, est le cerveau intermédiaire. Mais le cerveau antérieur définitif, bien qu'il soit de par sa situation une formation impaire, naît aux dépens du cerveau antérieur primaire sous une forme bilobée, ou sous la figure de deux proéminences de la paroi du cerveau primitif. Ces proéminences sont appelées les *hémisphères cérébraux* (fig.24,*hc*). D'emblée le cerveau antérieur définitif est donc constitué par des hémisphères cérébraux, qui ne résultent pas de la bipartition d'une « sphère cérébrale antérieure » préexistante.

Cinq vésicules ont ainsi pris naissance en définitive aux dépens du cerveau antérieur primaire : les deux vésicules optiques, les deux hémisphères cérébraux, puis le cerveau intermédiaire que l'on peut considérer comme le reste impair du cerveau antérieur après le départ des formations précédentes.

La paroi du tube nerveux dans la région du cerveau antérieur, aussi bien que dans la moelle et dans la moelle allongée, comprend quatre parties, la plaque recouvrante, la plaque basale et les parois latérales. Celles-ci, fort épaisses, peuvent être divisées ici aussi en zones dorsale et ventrale. Il est également possible de rapporter à ces zones dorsale et ventrale les divers organes nerveux qui existent chez l'adulte dans le territoire du cerveau antérieur. Le tableau suivant indique la division des parois latérales du cerveau antérieur primaire : d'abord suivant la longueur (zones dorsale et ventrale), ensuite suivant le sens transversal.

	MOITIÉ POSTÉRIEURE DU CERVEAU ANTÉRIEUR PRIMAIRE CERVEAU INTERMÉDIAIRE	MOITIÉ ANTÉRIEURE DU CERVEAU ANTÉRIEUR PRIMAIRE
ZONE DORSALE	Couches optiques	Hémisphères cérébraux avec les lobes olfactifs et le corps strié
ZONE VENTRALE	Région sous-thalamique et région mamillaire.	Vésicules optiques et région infundibulaire

On peut lire ce tableau de la façon suivante. La moitié postérieure du cerveau antérieur primaire fournit une seule vésicule, le cerveau intermédiaire, à la formation de laquelle concourent les zones dorsale et ventrale. La moitié antérieure donne naissance à quatre vésicules, deux vésicules cérébrales et deux vésicules optiques, qui dérivent respectivement des zones dorsales et des zones ventrales, dont les destinées sont ici absolument différentes.

Nous laisserons là les vésicules optiques, dont nous suivrons le développement quand nous nous occuperons des organes des sens, et dont il ne sera plus question dans ce chapitre que pour leurs rapports avec le reste du cerveau antérieur. Nous étudierons successivement l'évolution du cerveau intermédiaire et celle des hémisphères cérébraux.

A. — Cerveau intermédiaire.

Le cerveau intermédiaire est un compartiment cérébral considérable au début et creusé d'une cavité spacieuse qui sera le *troisième ventricule* cérébral de l'anatomie descriptive.

Les transformations que subit la paroi du troisième ventricule sont en général moins profondes que celles que nous décrirons pour les hémisphères cérébraux. Il s'y formera toutefois deux organes, l'hypophyse et l'épiphyse, doués d'une physionomie caractéristique et dans lesquels les modifications histologiques seront poussées si loin que la nature nerveuse de ces organes en deviendra méconnaissable dès l'abord.

Le cerveau intermédiaire et sa cavité sont comprimés latéralement et par conséquent plus hauts et plus longs que larges : forme qui plus tard s'accentuera toujours davantage, si bien que le troisième ventricule sera finalement réduit à une étroite fente antéro-postérieure. Par sa portion antérieure, le cerveau intermédiaire s'avance entre les hémisphères cérébraux, qui émergent sur ses côtés et en avant (fig. 24). Les hémisphères s'agrandissant très rapidement et d'une façon considérable, il arrive de bonne heure qu'ils débordent beaucoup en avant et en haut le cerveau intermédiaire, qui paraît s'enfoncer entre eux. En avant et sur les côtés, le troisième ventricule communique avec la cavité des hémisphères par deux larges orifices, limités en avant et en dessous par la lame terminale qui ferme le cerveau intermédiaire et unit les deux hémisphères, bornés en arrière et en dessus par la région de passage de la paroi du cerveau intermédiaire à celle des hémisphères cérébraux ; ces orifices s'appellent les *trous de Monro* primitifs (fig. 20, *tM*).

Il convient de décrire successivement le développement de la voûte, du plancher et des parois latérales du troisième ventricule.

Voûte du troisième ventricule. — Comme les hémisphères cérébraux se développent sur les côtés du cerveau antérieur primitif, il s'ensuit que la paroi antérieure et médiane (frontale) de celui-ci, qui termine en avant le cerveau tout entier, appartiendra au cerveau intermédiaire qu'elle limite en bas et en avant, unissant entre elles en même temps les parois des deux hémisphères ; c'est donc une *lame unissante*, une *lame limitante* ou, comme on l'appelle plus souvent, la *lame terminale* du cerveau et spécialement du cerveau intermédiaire (fig. 20, *lt*, 24, *lu*). Si l'on suit d'avant en arrière, à partir de la lame terminale, la paroi dorsale du cerveau intermédiaire, on la voit constituée par une lame mince, formant la *voûte du troisième ventricule* proprement dite ; celle-ci se réduira à une couche épithéliale simple de même que nous l'avons vu pour le toit du quatrième ventricule ; la membrane épithéliale ainsi formée s'unira avec l'enveloppe conjonctive et vasculaire du cerveau, pourvue à cet endroit de végétations villeuses avec anses vasculaires, pour former avec elle la *toile choroïdienne antérieure* ou *supérieure*, que l'on compare et que l'on oppose sous cette dénomination à la toile choroïdienne postérieure ou inférieure qui recouvre le quatrième ventricule. Le toit du cerveau intermédiaire se soulève, plus en arrière, en une crête médiane, sur les côtés de laquelle règnent deux bourrelets qui aboutissent en arrière à une tubérosité. Celle-ci, qui est due à une évagination légère de la paroi et de la cavité ventriculaire (fig. 29, *pi*), peut être appelée le *lobe* ou le *diverticule pinéal*, première ébauche de la glande pinéale; on la nomme aussi l'épiphyse ; les bourrelets qui de chaque côté prolongent antérieurement cette tubérosité formeront les *ganglions de l'habenula* et les *stries médullaires* avec les *rênes ou pédoncules antérieurs de la glande pinéale*. En arrière du diverticule pinéal, la paroi dorsale de la vésicule cérébrale intermédiaire proémine en une sorte de fer à cheval : proéminence par laquelle elle se continue avec la paroi dorsale du cerveau moyen. La branche médiane et transversale du fer à cheval, qui est située sur la limite du cerveau moyen, devient la *commissure postérieure*, et aussi (d'après His) les tubercules quadrijumeaux antérieurs (que conformément à la description classique nous avons rapportés ci-dessous au cerveau moyen) ; les branches latérales et antérieures du fer à cheval seraient (toujours d'après His) les bras antérieurs ou bras des tubercules quadrijumeaux antérieurs.

Plancher du troisième ventricule. — En raison de la direction oblique de l'axe du cerveau antérieur, direction due à la courbure céphalique du cerveau, le plancher du troisième ventricule descend en pente abrupte en avant (fig. 16-19), pour se terminer par une dépression profonde, dite *infundibulum* (fig. 16-20, 27, 29, *in*). Le plancher, remarquable par sa minceur, se rattache en arrière au cerveau moyen et particulièrement aux saillies pédonculaires qui contiennent les pédoncules cérébraux ; ces saillies (*tori tegmentales* ou « bourrelets de la calotte pédonculaire ») s'unissent transversalement en avant par une lame nerveuse médiane, le *torus intermedius*, qui empiète sur le cerveau intermédiaire, dont elle fait déjà partie et fournira la *substance perforée postérieure*.

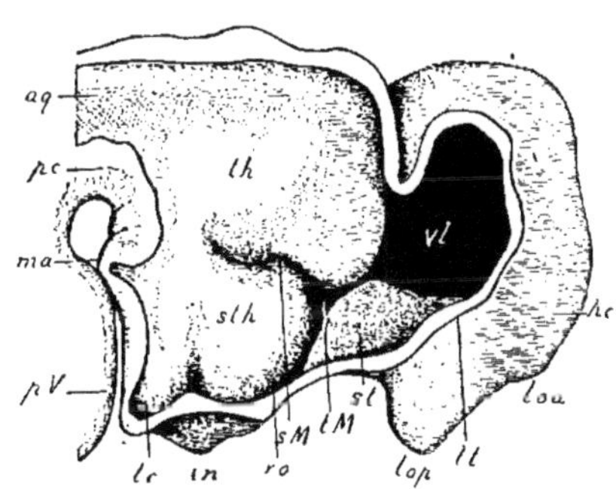

Fig. 20.

Paroi latérale du cerveau intermédiaire et face interne de l'hémisphère cérébral gauche d'un embryon de porc de 3 cm. de long.

th, couche optique (*thalamus*). — *sth*, région sous-thalamique. — *tM*, trou de Monro. — *sM*, sillon de Monro. — *st*, corps strié. — *hc*, hémisphère cérébral. — *vl*, ventricule latéral. — *lt*, lame terminale. — *loa*, *lop*, lobes olfactifs antérieur et postérieur. — *ro*, recessus optique. — *in*, infundibulum. — *tc*, *tuber cinereum*. — *ma*, éminence mamillaire. — *pc*, pédoncule cérébral. — *aq*, aqueduc de Sylvius. — *pV*, pont de Varole.

On peut diviser le plancher du troisième ventricule en deux régions principales. La région postérieure, ou *mamillaire*, est fortement oblique en bas et en avant et même presque verticale ; elle est adossée au pilier moyen du crâne, qui la sépare du pont de Varole ; elle est soulevée en une *éminence mamillaire* aux dépens de laquelle se développeront deux petits corps, les *tubercules mamillaires* de l'adulte (fig. 16-19, *tm* ; fig. 20, *ma*). La région antérieure, ou *infundibulaire*, a une direction à peu près horizontale (fig. 18, *in*). Elle est la partie la plus déclive de tout le cerveau ; aussi la cavité du troisième ventricule se prolonge-t-elle à ce niveau par un véritable diverticule, très spacieux chez l'embryon, assez important chez certains animaux pour que l'on en ait fait un compartiment cérébral distinct sous le nom de « cerveau inférieur » ou « d'hypencephalon ». Au-dessous de l'éminence mamillaire, la région infundibulaire commence par un sac d'abord large, atténué plus bas, qui est le futur *tuber cinereum* (fig. 20, *tc*). Au delà du tuber cinereum vient *l'infundibulum* proprement dit (*in*) dont le tuber est pour ainsi dire la base très évasée, et dont la pointe se termine par une partie dilatée que nous verrons dans un instant entrer dans la constitution de *l'hypophyse*. Au-devant de l'infundibudum se trouve la *plaque optique* ou *région du chiasma des nerfs optiques* (fig. 27, *ch*), marquée au début par une crête transversale ou *crête optique*, au niveau de laquelle apparaîtront les fibres du *nerf optique* (2e paire crânienne) et des *bandelettes optiques*. Une nouvelle dépression, moins profonde que l'infundibulum, est située en avant de la crête optique ; c'est le *recessus optique* (fig. 20, *ro*), sur les parties latérales duquel se voit de chaque côté l'orifice, d'abord circulaire, puis en forme de fente, qui conduit dans la cavité de la vésicule optique. La paroi postérieure du recessus optique est formée par la plaque optique ; sa paroi antérieure n'est autre que la lame terminale, que nous savons appartenir déjà à la voûte du troisième ventricule. La paroi inférieure ou plancher du cerveau intermédiaire est très étendue, comme on peut en juger à l'inspection des figures 16-19 et par la longue énumération qui précède des organes qu'elle fournit. Mais dans le cours du développement, elle ne s'agrandit que peu, si bien qu'elle n'est représentée chez l'adulte que par une courte portion de la paroi cérébrale. D'autre part, son obliquité disparaît, par suite de l'effacement de l'encoche profonde que produit à la face inférieure du cerveau la présence du pilier moyen du crâne ; elle devient alors à peu près horizontale.

Parois latérales du troisième ventricule. — Comme cela a été indiqué ci-dessus, la paroi latérale du cerveau intermédiaire se divise de chaque côté en une portion dorsale, ayant pour origine la zone dorsale, et une portion ventrale, dérivant de la zone ventrale ; la première est la *couche optique* ou *pars thalamica;* la seconde est la *pars subthalamica* (fig. 20 et 29, *th* et *sth*). Elles sont séparées l'une de l'autre sur la face interne du ventricule par un sillon à peu près horizontal, le *sillon de Monro* (fig. 20, *sM*), qui commence en avant au trou de Monro (*tM*) et se perd en arrière vers l'aqueduc de Sylvius (*aq*). En avant, le sillon de Monro se prolonge par deux branches, l'une qui disparaît sur les parois latérales des hémisphères cérébraux, l'autre qui descend vers le recessus optique (fig. 20). La couche optique devient une grosse masse nerveuse et l'un des « ganglions » de la base de l'encéphale. La face interne ou ventriculaire des couches optiques droite et gauche se montre unie, soit primitivement soit secondairement (suivant les auteurs), dans une étendue plus ou moins considérable par une masse de substance qui traverse le ventricule et qu'on appelle la *commissure grise ou molle*. La face externe est recouverte peu à peu par la face interne des hémisphères cérébraux, et se soude avec la paroi des hémisphères sur une certaine étendue.

Hypophyse, épiphyse et paraphyse. — Il se développe, aux dépens du plancher et de la voûte du cerveau intermédiaire, plusieurs diverticules, qui donnent naissance à des organes, dont la signification anatomique et surtout la fonction physiologique ne sont pas encore complètement déterminées. L'un de ces diverticules, issu du plancher du troisième ventricule, fournira l'organe appelé l'*hypophyse*. Les deux autres évaginations, produites par la voûte du ventricule, deviendront l'*épiphyse* et la *paraphyse*.

Hypophyse. — Nous avons mentionné plus haut que le plancher du troisième ventricule, particulièrement la région infundibulaire de ce plancher, se prolonge en une expansion creuse, conique, l'*infundibulum*. Ce dernier a d'abord la structure de la paroi cérébrale dont il émane ; mais bientôt, chez les vertébrés supérieurs au moins, le tissu nerveux dont il se compose est envahi par les éléments conjonctifs du voisinage. En même temps, l'infundibulum se pédiculise de plus

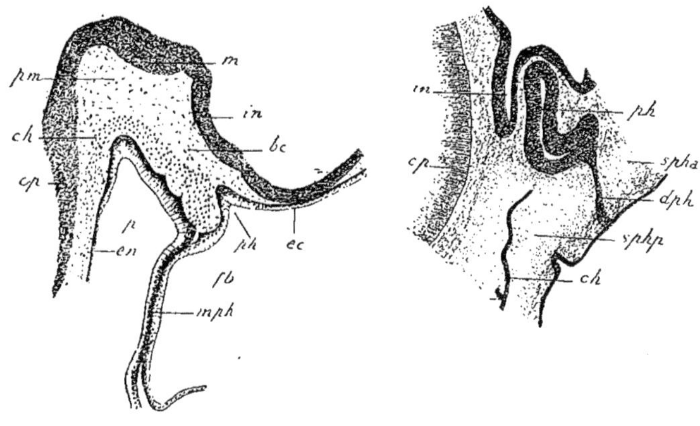

Fig. 21. Fig. 22

Fig. 21. Coupe antéro-postérieure et médiane de la tête d'un embryon de lapin du 9e jour, montrant l'infundibulum et le diverticule hypophysaire.

in, infundibulum. — *m*, région mamillaire. — *cp*, paroi du cerveau postérieur (pont de Varole). — *p*, cavité du pharynx. — *fb*, fosse buccale. — *en*, entoderme tapissant le pharynx. — *ec*, ectoderme qui revêt la fosse buccale. — *mph*, membrane pharyngienne. — *ph*, poche hypophysaire ou de Rathke. — *ch*, corde dorsale. — *bc*, tissu conjonctif qui formera la base du crâne. — *pm*, pilier moyen de la base du crâne.

Fig. 22. — Coupe antéro-postérieure et médiane passant par l'infundibulum et le diverticule hypophysaire chez un embryon du 16e jour.

Mêmes lettres que dans la figure précédente. De plus : *dph*, canal de la poche hypophysaire encore attaché à la paroi pharyngienne. — *spha*, *sphp*, corps cartilagineux du sphénoïde antérieur et du sphénoïde postérieur.

en plus et ne figure plus qu'un appendice conjonctif du système nerveux central.

Ce qui caractérise l'infundibulum, c'est l'union qu'il contracte de bonne heure avec une formation d'origine toute différente. Celle-ci prend naissance aux dépens d'une évagination dorsale de la partie initiale du tube digestif (pharynx) et spécialement de cette partie qui, comme on le verra ailleurs, dérive de l'ectoderme ; cette évagination s'appelle la *poche hypophysaire* ou *de Rathke* (fig. 21, *ph*). Longtemps la poche hypophysaire communique avec le pharynx par un canal hypophysaire (fig. 22, *dph*). Finalement le canal de communication s'oblitère ; et comme autour de lui et au-dessus de la cavité pharyngienne le tissu conjonctif est devenu entre temps la base du crâne, la poche hypophysaire est désormais libre au dedans de la cavité crânienne. C'est alors que la paroi épithéliale de la poche se met à pousser des diverticules secondaires qui pénètrent dans le tissu conjonctif ambiant richement vascularisé. Ces diverticules s'isolent ensuite du canal principal qui leur a donné naissance, poussent des branches secondaires, qui serpentent entre les vaisseaux de l'organe. Ainsi se forme un organe épithélial, l'*hypophyse proprement dite.*

De bonne heure la poche hypophysaire venue du pharynx (fig. 22, *ph*) s'accole à la face antérieure de l'infundibulum (*in*) qui descend du cerveau ; tous deux forment ensemble un petit organe que l'on appelle le *corps pituitaire* ou *hypophyse,* et que l'on nomme aussi l'*appendice cérébral* parce qu'il est en effet suspendu à la face inférieure du cerveau par l'infundibulum rétréci à son origine en un pédoncule étroit, la *tige de l'hypophyse.* Le corps pituitaire se compose ainsi de deux lobes de dimension inégale : le plus grand, antérieur, n'est autre que l'hypophyse pharyngienne ; le postérieur, qui est plus petit, est l'infundibulum cérébral.

Epiphyse. — Nous avons vu qu'il se produit sur la voûte du troisième ventricule, à quelque distance du cerveau moyen, un peu au-dessus et au-devant de la région de la future commissure postérieure, un diverticule médian, qui a été appelé *lobe pinéal* (fig. 29, *pi*). Ce diverticule se dilate à son extrémité distale, tandis que sa partie initiale ou proximale se rétrécit un peu. Sa paroi s'épaissit et forme des bourgeons qui demeurent creux ou bien (chez les mammifères et l'homme) se remplissent de cellules issues de la prolifération des éléments de la paroi épithéliale primitive ; ces cellules se munissent de prolongements et deviennent comparables à des éléments de la névroglie. L'organe ainsi constitué a reçu le nom de *conarium,* et celui de *glande pinéale,* sous lequel on le connaît habituellement, mais qui ne lui convient pas.

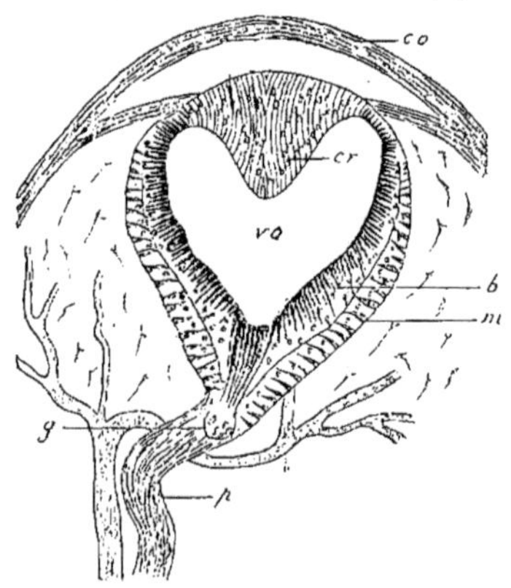

Fig. 23.
Coupe longitudinale de l'œil pinéal d'Hatteria punctata (d'après B. Spencer).

co, capsule conjonctive (cornée). — *cr*, cristallin. — *vo*, vésicule optique. — *b*, couche de bâtonnets rétiniens. — *m*, couche moléculaire de la rétine. — *g*, amas cellulaire ganglionnaire dans le pédoncule de l'œil pinéal. — *p*, ce pédoncule comparable à un nerf optique.

La glande pinéale des oiseaux et des mammifères, telle qu'elle vient d'être décrite, ne correspond qu'à une portion d'un organe beaucoup plus important, qui existe chez les vertébrés inférieurs et les tuniciers et dont on connaît bien aujourd'hui le développement et la valeur morphologique. Cet organe est surtout bien représenté chez les reptiles ; il se présente chez eux avec le caractère d'un organe sensoriel, d'un œil, qui, en raison de son homologie avec la glande pinéale des vertébrés plus élevés, a reçu le nom d'*œil pinéal,* ou encore, à cause de sa situation au sommet de la tête, au niveau des os pariétaux, celui d'*organe* ou d'*œil pariétal.* Le diverticule pinéal se partage chez les reptiles en trois régions : une proximale, qui fait directement suite au cerveau intermédiaire ; une moyenne, qui s'étire en un pédicule creux et mince ; une distale, qui est dilatée en une vésicule, la « vésicule pariétale ou pinéale » (fig. 23, *vo*). Cette dernière s'approche de l'épiderme, sous lequel elle est immédiatement située et qui se modifie à cet endroit, en devenant plus transparent et formant une véritable « cornée » (*co*). Au début, la vésicule pinéale est structurée comme la paroi cérébrale même dont elle dérive ; on peut y reconnaître les différentes couches que nous avons décrites dans celle-ci (plaque interne, couche engainante, neurospongе). Bientôt il se fait dans ces différentes parties diverses différenciations. Dans la partie distale ou superficielle de la vésicule se différencient de longues cellules, dont l'ensemble forme un organe semblable à un « cristallin » (*cr*). Le reste de la vésicule constitue une « rétine » pourvue de pigment (*b* et *m*). Plus tard paraît un cordon nerveux fibrillaire qui prend naissance sur la paroi du cerveau intermédiaire en un point situé au-devant de l'insertion du diverticule pinéal lui-même, qui suit le trajet du pédicule de la vésicule pinéale, et vient étaler ses fibres sur la face externe de cette vésicule ; c'est le *nerf pinéal* (*p*), qui plus tard entre en régression et disparaît sauf dans sa portion terminale étalée.

Nous avons donc à faire à un œil médian, dont la structure est identique dans ses traits essentiels à celle des yeux latéraux. L'œil pinéal est une formation très ancienne, caractéristique du vertébré, ainsi qu'en témoigne son existence chez des vertébrés tout à fait inférieurs, les Cyclostomes (Lamproie) et chez les Tuniciers. Cet œil a disparu chez certains d'entre eux. Chez d'autres, comme les Oiseaux et les Mammifères, il ne se forme pas non plus de vésicule pinéale, par conséquent pas d'œil pinéal ; mais la partie distale du diverticule pinéal, de l'épiphyse, persiste, et en subissant de profondes modifications histologiques devient l'organe énigmatique que nous avons décrit comme glande pinéale.

Paraphyse. — En avant de l'épiphyse prend naissance sur la partie antérieure de la voûte du cerveau intermédiaire et au voisinage des hémisphères cérébraux, un diverticule médian appelé *paraphyse* ou *organe frontal*, qui entre en rapport avec l'épiphyse, sans s'unir à elle cependant. Cet organe, dont la signification est encore problématique, n'a du reste pas été trouvé chez tous les vertébrés ; dans le groupe des mammifères, par exemple, il n'a été signalé que chez les marsupiaux, c'est-à-dire dans des types inférieurs du groupe.

B. — Hémisphères cérébraux.

Nous avons vu que les hémisphères cérébraux sont des émanations des parois latérales du cerveau antérieur primitif et spécialement des zones dorsales (voir fig. 24, *hc*). Ils contiennent chacun un diverticule de la cavité de la vésicule cérébrale antérieure primaire, le *ventricule latéral* (fig. 20, *vl*) ; celui-ci communique avec le reste de la cavité vésiculaire par un large orifice, le trou de Monro primitif, qui dans la suite se rétrécira de plus en plus.

L'axe des hémisphères est d'abord presque verticalement dirigé, beaucoup plus incliné que celui du reste du cerveau, en raison de la courbure céphalique, qui est maxima dans le cerveau antérieur. L'axe suivant lequel ils s'allongent offre au début une direction semblable, et l'on voit les hémisphères s'accroître principalement en arrière et en haut (fig. 16-19). Plus tard ils se développent considérablement dans tous les sens et deviennent alors énormément grands (comp. fig. 24 et 25). A mesure qu'ils s'agrandissent, ils se séparent de plus en plus complètement l'un de l'autre et aussi du cerveau intermédiaire ; cette séparation se fait de haut en bas et d'avant en arrière, commençant naturellement là où les hémisphères sont le plus développés. Ils acquièrent ainsi, outre les faces supérieure et externe qu'ils possédaient auparavant, une face interne. Cette face est plane, contrairement aux deux autres qui forment une surface convexe (convexité du cerveau). Dans la plus grande partie de son étendue elle regarde la face interne de l'hémisphère du côté opposé ; puis le reste de la face se dévie un peu en dehors, formant un angle obtus avec la portion précédente, et surmonte la vésicule cérébrale intermédiaire (fig. 25). Les faces internes des deux hémisphères sont séparées par un sillon profond, la *scissure interhémisphérique* (fig. 25, *sh*), qui se perd en avant, qui se continue en arrière en se bifurquant en deux branches ; celles-ci sont les sillons qui séparent chaque hémisphère du cerveau intermédiaire et qui correspondent à l'endroit du trou de Monro (fig. 25). Dans la scissure interhémisphérique s'engage un prolongement falciforme du tissu conjonctif et vasculaire dans lequel le cerveau est enfoui ; c'est la *faux du cerveau ;* de même que la scissure interhémisphérique qu'il remplit, ce prolongement se continue sur les côtés et au-dessus du cerveau intermédiaire ; son prolongement, qui double supérieurement le toit épithélial du troisième ventricule, est cette membrane que nous connaissons déjà sous le nom de toile choroïdienne.

Les changements anatomiques qui vont se produire dans la vésicule hémisphérique ainsi constituée et ainsi entourée sont de plusieurs ordres.

Le premier en date et le plus important, ne manquant chez aucun vertébré, même pas chez les poissons osseux où il avait d'abord passé inaperçu, consiste dans la différenciation de la paroi hémisphérique, dont l'épaisseur et la constitution étaient d'abord partout uniformes, en deux parties que l'on peut opposer l'une à l'autre. L'une de ces parties, que l'on appelle *pallium* ou *manteau cérébral* (*écorce cérébrale* de l'anatomie descriptive) (fig. 28, *m*), est formée aux dépens de la portion distale de la vésicule hémisphérique, c'est-à-dire de celle qui est le plus éloignée de la base d'implantation de l'hémisphère sur le cerveau intermédiaire ; elle a pour caractère son énorme expansion, qui est telle que chez les mammifères supérieurs elle arrive à recouvrir toutes les autres parties de l'encéphale. L'autre portion est constituée par la région proximale ou basale de la vésicule hémisphérique ; elle se caractérise parce qu'elle subit un épaississement considérable et forme alors essentiellement le *ganglion cérébral* ou *corps strié* (fig. 20 et 28, *st*) et accessoirement la *région olfactive* du cerveau.

Ganglion cérébral (corps strié) et région olfactive. — Pour se rendre compte de la forme et de la situation du corps strié chez de jeunes embryons, il faut ouvrir la cavité du ventricule latéral en enlevant la paroi interne de l'hémisphère, de façon à apercevoir la face interne de la paroi extérieure de celui-ci ; pour se bien figurer en même temps les rapports que le corps strié présente avec la paroi latérale du cerveau intermédiaire et particulièrement avec la couche optique, il faut ouvrir du même coup le troisième ventricule. On voit alors (fig. 20) que le corps strié appartient à la région inférieure de la paroi externe de l'hémisphère et qu'il a la forme d'une masse triangulaire très épaisse (*st*). Sa base se confond avec le plancher du ventricule latéral. Le sommet remonte vers l'orifice qui donne accès dans le ventricule, bref vers le trou de Monro, et atteint l'endroit où les parois de l'hémisphère et du cerveau intermédiaire se continuent l'une par l'autre; à cet endroit, le corps strié se rattache à la région sous-thalamique du cerveau intermédiaire par une sorte de pédicule. La base du corps strié se prolonge de bonne heure par plusieurs branches, que l'on peut distinguer en moyenne, postérieure ou inférieure, et antérieure. Comme on le verra dans un instant, le corps strié et ses prolongements laissent leur empreinte sur la face externe du cerveau.

Dans le cours du deuxième mois, le corps strié change de forme. Il devient piriforme et s'allonge de plus en plus, de telle sorte qu'on lui décrit dès lors plusieurs portions, la tête, le corps et la queue. Dans cet allongement, le corps strié s'étend en arrière, parallèlement à l'expansion de l'écorce cérébrale, en se recourbant en dessous, de manière à figurer un anneau presque fermé, dont l'extrémité postérieure ou queue arrive à être située sur un plan inférieur à celui de l'extrémité antérieure ou tête (fig. 26,*st*). En même temps sa partie moyenne s'élève, de façon à venir se placer sur la face externe de la couche optique. Puis la face interne de cette partie se soude sur une grande étendue avec la face externe de la couche optique. Cette soudure est un des processus les plus mal connus de l'organogénèse cérébrale. Kœlliker se contente de constater le fait en disant : « Si, à l'origine, les vésicules des hémisphères ne sont en union qu'avec la partie la plus antérieure du segment qui suit, leurs planchers s'unissent plus tard de plus en plus, d'avant en arrière, avec le cerveau intermédiaire, jusqu'à ce qu'enfin les ganglions des deux segments soient de part et d'autre entièrement soudés par leurs faces en contact. » Pour Mihalkovics, la soudure se comprend aisément, parce que selon lui la partie la plus externe de la couche optique, celle qui est unie au corps strié, serait formée par le ganglion cérébral lui-même. Selon His, les choses se passeraient de la façon suivante. La face interne de l'hémisphère présente, au-dessus du pédicule du corps strié, une région en forme de bande falciforme, qui se détachant du bord de la couche optique s'infléchit en bas et traverse librement l'intervalle qui sépare la couche optique et le corps strié, le *sillon opto-strié* en un mot ; cette bande falciforme représente donc la région de passage de la paroi interne de l'hémisphère à la paroi externe de la couche optique. D'abord libre, elle se soude ensuite avec les deux organes qu'elle reliait, comblant le sillon opto-strié et assurant la fusion du corps strié et de la couche optique. Aux dépens de cette bande nerveuse, et au niveau par conséquent du sillon opto-strié, se développeront plus tard la *strie cornée* et la *bandelette demi-circulaire* (*tænia semi-circularis*). Le corps strié se différencie ultérieurement en plusieurs noyaux de substance cellulaire grise : le *noyau caudé* ou *ventriculaire*, le *noyau lenticulaire* ou *extraventriculaire* et le *claustrum* ou *avant-mur*.

Le ganglion basal du cerveau ne fournit pas seulement le corps strié, mais encore les formations qui entrent dans la constitution de la *région olfactive* (fig. 20, *loa, lop*). Celle-ci, tout comme la vésicule optique est partie intégrante du cerveau antérieur primaire, appartient au cerveau antérieur secondaire. Elle en est un appendice que l'on a appelé le « lobe olfactif » ou encore le « rhinencéphale », cette dernière expression ayant mieux que toute autre l'avantage de montrer que la formation olfactive est une portion de l'encéphale. Cette portion est formée par la région la plus profonde de la base de l'hémisphère, qui se sépare du reste du cerveau par un sillon que nous retrouverons tout à l'heure. Le lobe olfactif ainsi isolé se divise d'après His en deux lobules, *antérieur* et *postérieur* (fig. 20, *loa, lop*). Le lobule olfactif antérieur se présente sous la forme d'une éminence conique de la paroi de l'hémisphère ; cette éminence olfactive s'allonge de plus en plus, et se renfle à son extrémité, de façon à présenter la forme d'une massue. La partie dilatée de la massue s'appelle le *bulbe olfactif* (fig. 26, 27 et 29, *bo*). La partie rétrécie est la *bandelette olfactive;* celle-ci s'insère sur l'hémisphère et particulièrement sur le lobule olfactif postérieur par une partie conique, la *tubérosité olfactive* ou *trigone olfactif*. Le bulbe et la bandelette sont creux ; ils renferment un prolongement de la cavité ventriculaire, qui disparaît chez beaucoup de mammifères, notamment chez l'homme. Le bulbe, qui atteint chez certains animaux (Requins et Raies, par ex.) des dimensions énormes, repose sur la lame criblée de l'ethmoïde.

Les nerfs olfactifs (1re paire de nerfs cérébraux), venus de la voûte de la cavité nasale, abordent le bulbe olfactif vers la 5e semaine de la vie embryonnaire chez l'homme et par son intermédiaire se rattachent au reste de l'encéphale.

Quant au lobule olfactif postérieur, il représente comme le lobule antérieur un diverticule du plancher de l'hémisphère ; mais ce diverticule demeure très peu profond. A ses dépens naissent les *racines interne et externe de la bandelette olfactive* et la *substance perforée antérieure* criblée de trous pour le passage de vaisseaux. L'extrémité antérieure du corps strié (noyaux lenticulaire et caudé) repose sur le lobule olfactif postérieur. Lobules olfactifs antérieur et postérieur et corps strié forment ainsi un tout continu qui représente la base de l'hémisphère par opposition au manteau cérébral que nous allons maintenant étudier.

Manteau.— Les hémisphères cérébraux ont tout d'abord, ainsi que nous l'avons vu plus haut, une direction telle que leur axe croise sous un angle presque droit celle de l'axe du reste du cerveau et particulièrement du cerveau intermédiaire ; tandis que celui-ci est dirigé obliquement en bas et en avant, l'axe de l'hémisphère cérébral est à peu près vertical. L'hémisphère s'accroît alors surtout en haut et en arrière. Puis il s'incurve autour de son ganglion basal comme centre, de façon que son extrémité postérieure devient en même temps inférieure. On peut à ce moment distinguer dans le manteau cérébral une portion antérieure ou frontale et une partie postéro-inférieure ou temporale unies par une région intermédiaire ou pariétale qui correspond au sommet de la courbe décrite par l'hémisphère. La partie frontale s'allonge ensuite de plus en plus au-devant de la lame terminale et par conséquent du cerveau intermédiaire ; la partie temporale fait de même sur les côtés et en arrière de ce dernier. Le centre de l'hémisphère, c'est-à-dire la partie insérée sur le cerveau intermédiaire et continue avec le ganglion basal, n'éprouve pas une expansion aussi grande ; d'où résulte que, débordée par les autres régions, elle présente une dépression verticale que le reste de l'écorce cérébrale circonscrit en avant, en haut et en arrière. Cette dépression est la *fosse de Sylvius* (fig. 26, *fS*), et la portion de l'écorce cérébrale qui en forme le fond s'appelle le *lobe central* ou *insula de Reil ;* l'ensemble de l'écorce cérébrale qui l'entoure peut lui être utilement opposée sous le nom de *lobe annulaire.* Vis-à-vis du lobe central se trouve dans la profondeur le ganglion basal ou corps strié, dont le relief sur la face interne de l'hémisphère et dans la cavité ventriculaire correspond exactement à la dépression que forme la fosse de Sylvius sur la face externe.

La fosse de Sylvius a d'abord la forme d'une excavation arrondie ou plutôt ovalaire, à grand axe vertical, dont l'extrémité inférieure se perd dans la base de l'hémisphère et spécialement dans la région olfactive, dont les bords antérieur et postérieur ainsi que l'extrémité supérieure sont circonscrits par le grand lobe annulaire de l'écorce cérébrale. En raison du puissant accroissement

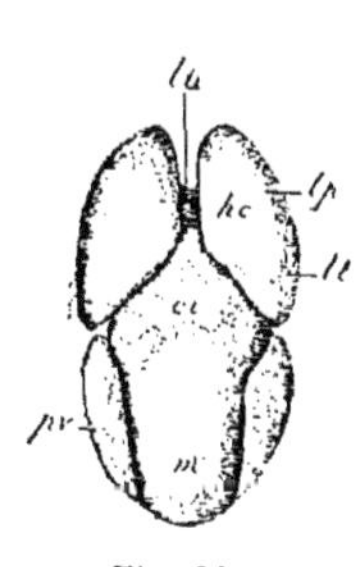

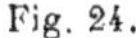

Fig. 24.

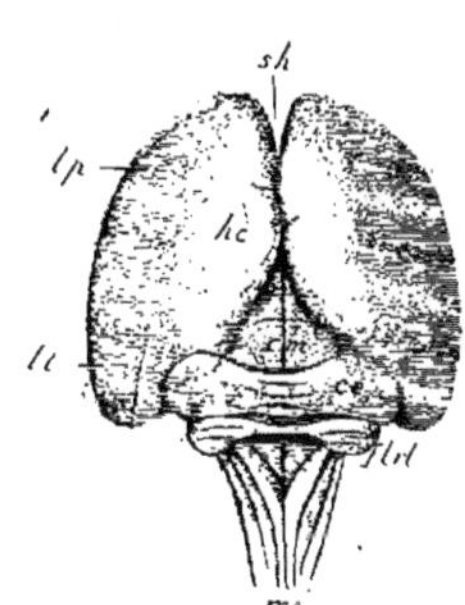

Fig. 25.

Fig. 24. — Cerveau d'un embryon humain de sept semaines, vu d'en haut (d'après Mihalkovics).

hc, face externe, convexe, des hémisphères cérébraux. — *lp*, leur lobe pariétal. — *lt*, leur lobe temporal. — *lu*, lame unissante des hémisphères ou lame terminale. — *ci*, cerveau intermédiaire. — *m*, cerveau moyen. — *pv*, pont de Varole débordant en dessous de chaque côté le cerveau moyen.

Fig. 25. — Cerveau d'un embryon humain âgé de presque trois mois, vu d'arrière et d'en haut (d'après Mihalkovics).

sh, scissure interhémisphérique. — *hc*, hémisphères cérébraux. — *lp*, leur lobe pariétal. — *lt*, leur lobe temporal. — *cm*, cerveau moyen (tubercules bijumeaux) encore à découvert. — *ce*, cervelet. — *flrl*, flocons et paroi des recessus latéraux. — *ma*, moelle allongée.

de l'hémisphère en arrière, la fosse de Sylvius, de verticale qu'elle était, devient oblique en haut et en arrière, en même temps qu'elle augmente de profondeur tout en se rétrécissant. Elle tend en effet à être recouverte de plus en plus complètement par la région frontale de l'hémisphère en avant, par la région temporale en arrière, et le lobe de l'insula situé au fond de la fosse sylvienne devient de moins en moins visible de l'extérieur. Ces caractères s'accentueront avec l'âge, si bien que la fosse de Sylvius devenue une véritable scissure très profonde se dirigera finalement presque horizontalement, et que l'insula de Reil sera complètement masquée.

Dès ce moment la face externe, convexe, de l'hémisphère peut être partagée en quatre départements qui se confondent il est vrai les uns dans les autres autour de la scissure de Sylvius, mais qui loin d'elle se séparent sous forme de prolongements ou lobes cérébraux bien distincts. Il y a ainsi un prolongement ou *lobe frontal*, antérieur (fig. 27 et 29, *lfr*) ; un *lobe pariétal*, supérieur (fig. 29, *lp*) ; un *lobe temporal*, inférieur (fig. 27, *lt*) ; auxquels s'ajoute tardivement un *lobe occipital* tourné en arrière et en haut (fig. 27, *lo*). Dès le 6ᵉ mois, il se produira sur la face externe de l'hémisphère un certain nombre de sillons ou *scissures cérébrales fondamentales*, dans le fond desquelles s'enfoncera le tissu conjonctif vasculaire qui enveloppe le cerveau. Ces scissures délimiteront définitivement les territoires des différents lobes cérébraux. Plus tard aux scissures fondamentales s'ajouteront des sillons de moindre importance entre lesquels la substance cérébrale s'épaissira sous la forme de bourrelets sinueux, ou *circon-*

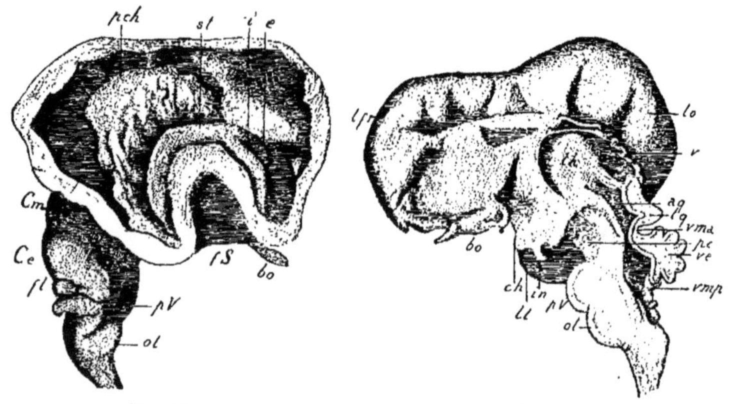

Fig. 26. Fig. 27.

Fig. 26. Encéphale d'un embryon humain de 10 cent. de long du vertex au coccyx (3 mois et demi). Vue latérale, la paroi externe des ventricules cérébraux ayant été enlevée.

pch, plexus choroïdes. — *st*, corps strié. — *e*, *i*, ses branches externe et interne. — *fS*, fosse de Sylvius. — *bo*, bulbe olfactif. — *Cm*, cerveau moyen. — *Ce*, cervelet. — *pV*, pont de Varole. — *fl*, flocon. — *ol*, olive.

Fig. 27. Le même encéphale, sectionné suivant le plan médian.

lfr, lobe frontal. — *lo*, lobe occipital. — *lt*, lobe temporal. — *bo*, bulbe olfactif. — *th*, *thalamus* (couche optique). — *v*, voûte du troisième ventricule. — *ch*, chiasma optique. — *in*, infundibulum. — *tq*, tubercules quadrijumeaux. — *aq*, aqueduc de Sylvius. — *pc*, pédoncule cérébral. — *ve*, vermis ou lobe médian du cervelet. — *pV*, pont de Varole. — *ol*, olive. — *vma*, *vmp*, voiles médullaires antérieur et postérieur.

volutions cérébrales (1). Les différents lobes sont naturellement creux et contiennent des prolongements ou *cornes* du ventricule latéral (cornes *frontale*, *occipitale et temporale*).

L'accroissement du manteau cérébral est très rapide et très considérable. Au troisième mois de la vie embryonnaire le lobe occipital a déjà recouvert complètement le cerveau intermédiaire (fig. 29) ; au cinquième mois, il s'étend audessus des tubercules quadrijumeaux, et au huitième mois il arrive à recouvrir même le cervelet. Chez les autres mammifères que l'homme, l'expansion du cerveau est en général beaucoup moindre ; le cerveau proprement dit ne recouvre

(1) Voir l'anatomie descriptive pour la description des scissures et des circonvolutions chez le fœtus.

qu'une partie plus ou moins étendue du reste de l'encéphale, et le cervelet, les tubercules quadrijumeaux mêmes demeurent à découvert. En somme, on peut dire que les divers stades parcourus par le cerveau humain se retrouvent fixés chez les mammifères adultes.

Sur la face interne des hémisphères, la paroi cérébrale éprouve de très bonne heure des plissements qui conduisent à la formation d'organes très importants. Il apparaît en effet, sur cette partie de la face interne qui a la forme d'un croissant, deux replis à peu près parallèles entre eux et parallèles aussi au bord supérieur du cerveau, par lequel la face interne plane et la face externe convexe se réunissent. On peut se rendre un compte exact de la forme et de la direction de ces replis, soit sur des coupes transversales et verticales des hémisphères (fig. 28), soit par des dissections dans lesquelles on a enlevé la paroi externe de l'hémisphère pour permettre la vue de la face extérieure ou intraventriculaire de la paroi interne (fig. 26). On voit alors que ces plis font saillie dans le ventricule latéral, prennent naissance au-dessus du large trou de Monro, et se dirigent, en conservant leur parallélisme, par un trajet curviligne jusque vers l'extrémité inférieure du lobe temporal. Le repli supérieur (fig. 28, *am*), est l'ébauche de la formation appelée *corne d'Ammon,* aussi l'a-t-on appelé *pli d'Ammon,* ou encore, en raison de sa forme, *pli arqué*. Le repli inférieur *(ch)* devient, grâce à un amincissement considérable de ses deux feuillets, l'épithélium des plexus choroïdes latéraux; aussi lui a-t-on donné le nom de *pli choroïdien latéral*. Chacun de ces replis détermine à la fois un bourrelet dans la cavité ventriculaire et un sillon sur la face interne de l'hémisphère. De même qu'il y a la corne d'Ammon et la saillie choroïdienne latérale, il existe un *sillon arqué* ou *d'Ammon*, et un *sillon choroïdien*.

Le sillon et la corne d'Ammon règnent sur la plus grande étendue de la paroi interne des hémisphères, depuis le trou de Monro jusqu'à l'extrémité du lobe temporal. La corne d'Ammon, appelée aussi *pied de l'hippocampe,* est un fort bourrelet, qui va s'épaississant davantage d'avant en arrière ; il fait saillie dans la cavité ventriculaire, dont il rétrécit le calibre là surtout où il est le plus développé, c'est-à-dire en arrière, dans la corne temporale du ventricule.

Au niveau du sillon et du pli choroïdiens, la paroi nerveuse de l'hémisphère subit des modifications semblables à celles que nous connaissons pour la voûte des troisième et quatrième ventricules. Elle s'amincit (fig. 28, *ch*) et se transforme en une couche simple de cellules épithéliales plates. Dans le pli choroïdien s'enfonce un prolongement latéral de la faux du cerveau, vasculo-conjonctif par conséquent, qui d'autre part se continue tout le long de la voûte du troisième ventricule avec la membrane conjonctive vascularisée qui recouvre cette dernière et que nous avons appelée la toile choroïdienne. Ces prolongements latéraux deviennent de plus en plus vasculaires et de plus en plus considérables par suite de cette vascularisation ; ils pénètrent très avant, recouverts par l'épithélium du pli choroïdien, dans le ventricule latéral, et s'unissent intimement avec cet épithélium pour former les *plexus choroïdes latéraux* (fig. 26, *pch*).

Entre les deux sillons choroïdien et arqué se trouve naturellement, sur la face interne des hémisphères, un bourrelet, qui forme la région de passage entre le pli choroïdien et le pli arqué, ou qui constitue, si l'on veut, le feuillet inférieur du pli arqué ; sous le nom d'*arc marginal* (*am* en fig. 29) nous verrons ce bourrelet prendre part tout à l'heure à la constitution de formations importantes.

Dans la partie de la face interne des hémisphères, qui est située juste au-devant et au-dessus de la lame terminale, de profondes modifications vont s'opérer, à la suite desquelles se constitueront plusieurs organes, savoir : la *cloison transparente (septum lucidum)*, et plusieurs *formations commissurales* qui sont la *commissure antérieure*, le *trigone* et le corps *calleux*. Il y a deux façons différentes de se représenter le processus qui conduit à la genèse de l'ébauche première de ces organes. Ou bien on admet (Kœlliker, Marchand) que les ébauches de ces organes sont le résultat d'un épaississement considérable de la lame terminale. Ou bien on peut penser, avec Mihalkovics et Lœwe, qu'ils sont dus à la soudure des parois internes des deux hémisphères dans la partie qui surmonte immédiatement la lame terminale. Il est du reste possible que les deux processus interviennent concurremment dans la formation des organes en question.

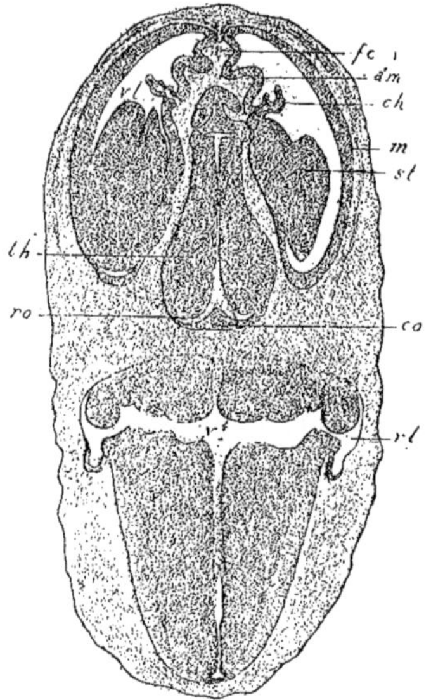

Fig. 28.

Coupe horizontale du cerveau d'un embryon de lapin de 14 jours et demi.

fc, faux primitive du cerveau. — *m*, manteau ou écorce cérébrale. — *am*, pli d'Ammon. — *ch*, pli choroïdien déjà fortement proéminent dans le ventricule latéral *vl* pour former le plexus choroïde. — *st*, corps strié, bilobé. — *th*, couche optique. — *ro*, recessus optique. — *co*, chiasma optique. — *v'*, quatrième ventricule. — *rl*, recessus latéral du 4ᵉ ventricule.

La cloison transparente (fig. 29, *sp*) se forme la première. On dit qu'elle est due à une soudure des parois internes des deux hémisphères ; cette soudure a lieu suivant une région limitée, située au-devant de la lame terminale, de forme triangulaire, à pointe inférieure, à base supérieure voisine du trou de Monro. La lame terminale, puisqu'elle est une « lame unissante » des hémisphères cérébraux, prend naturellement part à cette soudure ; aussi cesse-t-elle d'être distincte dans toute sa partie supérieure correspondant à la région triangulaire dont il vient d'être question ; elle demeure distincte dans sa seule partie inférieure, où elle devient la *lamelle grise terminale du troisième ventricule* ou *lamelle grise optique*. La soudure des parois internes des hémisphères donne lieu à une masse de tissu, qui est située au-devant du troisième ventricule et qui représente l'ébauche de la cloison transparente ou mieux de la *cloison des ventricules latéraux*. Cette lame séparatrice des deux ventricules ne devient transparente que dans les cas où, comme chez l'homme, il apparaît à son intérieur une cavité. Le processus est alors un peu différent de ce qu'il est chez les autres mammifères. Au lieu que la coalescence des faces internes des deux hémisphères se fasse sur toute l'étendue de la surface triangulaire précitée, elle n'a lieu que sur les bords, tandis que dans le centre du triangle, l'accolement ne se faisant pas, les deux parois internes demeurent séparées l'une de l'autre par un espace clos de toutes parts. On a appelé improprement cet espace *ventricule de la cloison transparente,* d'une façon plus malheureuse encore *cinquième ventricule ;* l'expression de ventricule ne doit pas être appliquée à cette cavité, puisqu'on doit la réserver, dans le langage anatomique précis, aux parties dilatées du canal nerveux, tapissées par l'épendyme.

Dans la partie postérieure de la région soudée, immédiatement au-devant du troisième ventricule, se différencie la *commissure antérieure* (fig. 29, *ca*) : système de fibres transversales unitives reliant les deux hémisphères, qui paraît

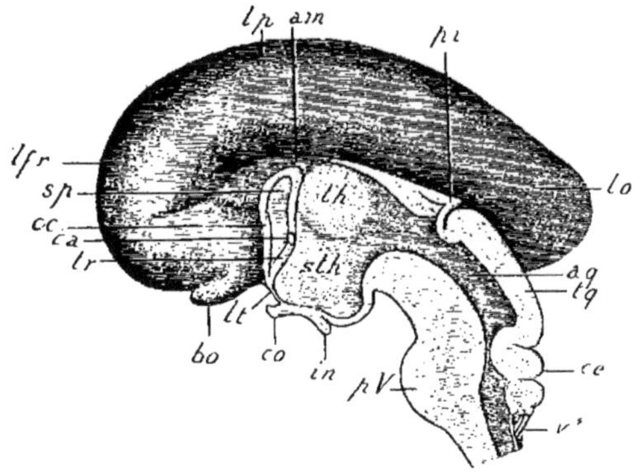

Fig. 29.

Fig. 29. — Cerveau d'un embryon humain de la première moitié du 4me mois, sectionné suivant le plan médian (d'après MIHALKOVICS).

lfr, face interne du lobe frontal. — *lp*, face interne du lobe pariétal. — *lo*, face interne du lobe occipital. — *am*, arc marginal. — *lt*, lame terminale. — *sp*, septum lucidum. — *cc*, ébauche du corps calleux. — *tr*, ébauche des piliers antérieurs du trigone. — *ca*, commissure antérieure sectionnée transversalement. — *bo*, bulbe olfactif. — *co*, chiasma des nerfs optiques. — *in*, infundibulum. — *th*, couche optique. — *sth*, région sous-thalamique. — *pi*, diverticule pinéal. — *tq*, tubercules quadrijumeaux. — *aq*, aqueduc de Sylvius. — *pV*, pont de Varole. — *ce*, cervelet. — *v'*, toile choroïdienne du 4me ventricule.

sur les coupes frontales (verticales et transversales) comme une strie blanche, et sur les coupes sagittales (verticales et longitudinales) comme un petit cercle clair.

Le long de la ligne d'insertion du septum lucidum sur la lame terminale et par conséquent sur la paroi du troisième ventricule, on voit apparaître de chaque côté un faisceau de fibres nerveuses verticales que l'on peut suivre sur le plancher du troisième ventricule jusque dans la région mamillaire. Ces deux tractus sont des parties du *trigone* ou *fornix,* nommé aussi *voûte à trois piliers* (plus exactement à quatre piliers); ce sont les *piliers antérieurs du trigone* (fig. 29, *tr*). Comme ce sont des épaississements de la lame terminale et que celle-ci limite en avant et en dessous le trou de Monro primitif, on comprend que de par la présence de ces organes le trou de Monro se trouvera réduit. Il finira par n'être plus qu'une simple fente située entre les piliers antérieurs du trigone, qui la limitent en avant, et en arrière la couche optique qui la rétrécit en se développant toujours davantage. Les plexus choroïdes paraîtront s'engager librement dans cette fente, dont ils ne seront en réalité que très voisins par leur partie antérieure, la plus importante.

Du plancher du troisième ventricule les piliers antérieurs montent sur les faces latérales de la cloison transparente ; puis, s'infléchissant en arrière, ils quittent la cloison là où celle-ci cesse d'exister, et s'appliquent à la face inférieure de ce bourrelet que nous avons appelé l'arc marginal et dont ils suivent la destinée.

Le bord inférieur de l'arc marginal, contigu à l'épithélium des plexus choroïdes, différencie des fibres longitudinales qui continuent les piliers antérieurs du trigone et forment les *piliers postérieurs du trigone*. Les deux arcs marginaux se soudant sur une certaine étendue dans leur portion antérieure, les piliers antérieurs et les piliers postérieurs du trigone confluent en une masse impaire et médiane qui n'est autre que le corps même du trigone. A côté des piliers postérieurs du trigone les arcs marginaux produisent encore une autre bandelette, le *corps frangé* (*fimbria*), aussi appelé *corps bordé*. Ainsi le trigone reconnaît une double origine : sa portion antérieure (piliers antérieurs) provient d'un épaississement de la lame terminale ; sa partie postérieure (corps et piliers postérieurs) est formée aux dépens de l'arc marginal.

Un peu plus tard que le trigone se montre, sur les coupes transversales, dans la partie la plus élevée de la cloison des hémisphères, au-dessus du trigone par conséquent, une bande blanche, fibreuse, dont les fibres se recourbent de chaque côté en haut et en dehors pour atteindre l'écorce cérébrale. C'est là la première ébauche d'une puissante commissure interhémisphérique, le *corps calleux* (fig. 29, *cc*). Des coupes médianes et verticales montrent que cette commissure n'existe d'abord que dans la partie la plus antérieure des hémisphères cérébraux, et qu'elle est représentée par un épaississement du bord supérieur de la cloison transparente, dont les piliers antérieurs du trigone forment d'autre part le bord inférieur. La portion antérieure du corps calleux ainsi constituée s'appelle le *genou*. Plus tard, le développement du corps calleux se poursuit peu à peu d'avant en arrière. De même que le bord inférieur de l'arc marginal produisait, après soudure des deux arcs droit et gauche, le corps du trigone, de même son bord supérieur fusionné avec celui du côté opposé constitue le corps calleux même et le *bourrelet* de ce corps. Le corps calleux n'est pas prolongé en arrière, dans le lobe temporal, par une formation issue de l'arc marginal, comparable au pilier postérieur du trigone. Mais l'arc marginal produit, là où il devient libre de toute soudure et où cesse le corps calleux, parallèlement au corps bordé et dans toute l'étendue du lobe temporal, un *corps bordant* ou *corps godronné* (*gyrus dentatus*).

Enfin, la partie la plus élevée du bord supérieur de l'arc marginal fournit une bandelette, le *tænia tecta* ou *tractus de Lancisi*, qui repose sur la face supérieure du corps calleux et qu'on rattache d'habitude en anatomie descriptive à cet organe. Les tractus de Lancisi se prolongent eux aussi, comme l'arc marginal dont ils dérivent, jusque dans le lobe temporal.

Ainsi l'on voit, par exemple à l'inspection de la figure schématique 30, que concentriquement au corps strié (*st*) et concentriquement les unes aux autres sont disposées un système de commissures interhémisphériques et de formations plus ou moins rudimentaires de l'écorce cérébrale, qui règnent sur toute la longueur du ventricule latéral et de son prolongement temporal. Ce sont essentiellement : le pli choroïdien avec les plexus choroïdes latéraux (*pch*) ; — le pli arqué (corne d'Ammon) (*cam*) ; — l'arc marginal avec les formations qui en dérivent, savoir, le trigone (*tr* et *ptr*), le corps bordant (*cb*), le corps calleux (*cc*) avec le corps godronné (*cgr*) et les tractus de Lancisi (*tL*). Il faut y ajouter une bande arciforme de paroi cérébrale, une circonvolution, bornée supérieurement par un sillon, le sillon *calloso-marginal ;* c'est la *circonvolution de l'ourlet* ou *du corps calleux* continuée par la *circonvolution de l'hippocampe.*

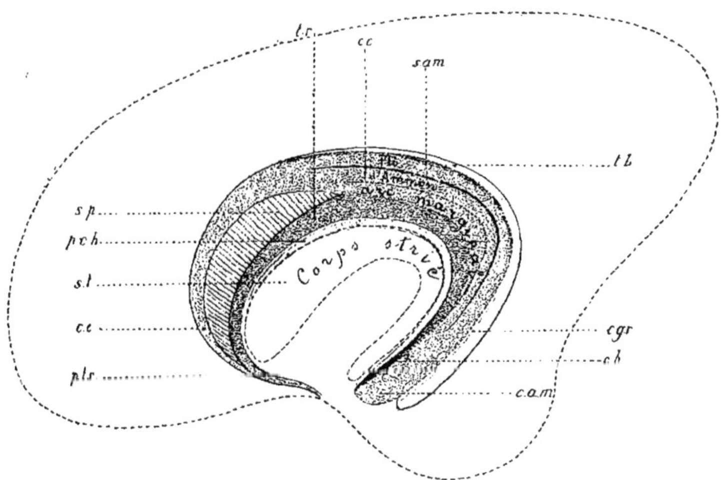

Fig. 30. — Figure schématique montrant la disposition des différentes formations enroulées autour du ganglion cérébral (corps strié).

st, Corps strié. — *pch*, plexus choroïde (en rouge). — *tr*, trigone. — *ptr*, pilier antérieur du trigone. — *sp*, *septum lucidum*. — *cc. cc*, corps calleux. — *sam*, sillon d'Ammon sur la face interne du pli d'Ammon. — *cam*, corne d'Ammon. — *cgr*, corps godronné, prolongement de *cc*. — *tL*, tractus de Lancisi. — *cb*, corps bordant, prolongement du trigone.

La plupart de ces formations se retrouveront en anatomie descriptive comme parois des cornes temporales du ventricule latéral.

Dans la partie de la paroi interne qui correspond au lobe occipital se produit aussi un sillon qui peut être considéré comme un prolongement du sillon arqué, auquel il succède aussi chronologiquement ; c'est la *scissure calcarine,* qui se détache à angle obtus du sillon arqué et va jusque près de l'extrémité du lobe occipital. De même que le sillon arqué, elle repousse la paroi cérébrale en dedans ; ainsi se forme un pli saillant dans la corne occipitale du ventricule latéral, qui s'en trouve rétrécie ; c'est le *calcar* ou *petit hippocampe.*

La formation du corps calleux unissant les deux hémisphères au fond de la scissure interhémisphérique et la fusion des deux arcs marginaux pour constituer le trigone et le corps calleux ont amené, on le comprend, une nouvelle manière d'être dans la faux cérébrale, qui remplit la scissure interhémisphérique. La faux s'atrophie entre les deux arcs marginaux qui se soudent ; la partie inférieure ou ventrale, avec les plexus choroïdes latéraux et la toile choroïdienne qui en dépendent, s'est trouvée séparée, par l'interposition du corps calleux et du trigone, de la partie supérieure, la faux proprement dite ou définitive qui est demeurée au-dessus de ces organes.

L'histogénèse et la formation systématique (systématogénèse) du cerveau antérieur n'ont pas encore été étudiées d'une manière suivie, comme l'ont été par His celles du cerveau rhomboïdal.

On sait cependant, relativement à l'écorce cérébrale, que celle-ci au début a la constitution histologique fondamentale de toute paroi nerveuse embryonnaire. On y retrouve, décrites il est vrai par les auteurs (Vignal, par exemple) sous d'autres noms, la plaque interne, la couche engaînante et une assise externe de neurospongе. C'est la couche engaînante qui ici comme ailleurs produit les fibres nerveuses. Cette couche se différencie en un certain nombre de strates déjà reconnaissables au cinquième mois de la vie fœtale. La plus caractéristique de ces strates, qui correspondra à la troisième couche de l'écorce cérébrale définitive, est constituée par de grandes cellules pyramidales.

Quant aux fibres nerveuses, elles se groupent en systèmes, qui sont les uns des *systèmes commissuraux*, les autres des *systèmes longitudinaux* ou *de projection*. Nous connaissons déjà les premiers qui relient entre eux les deux hémisphères (corps calleux, trigone, commissure blanche antérieure). Il faut leur ajouter des *systèmes d'association* représentés par des fibres qui unissent différentes régions d'un même hémisphère. Les systèmes de projection sont contenus dans une formation qui fait suite aux groupes fibreux du pédoncule cérébral et que l'on voit apparaître dans l'épaisseur des ganglions cérébraux (couche optique et noyaux du corps strié), et qui de là irradie dans tout l'hémisphère (*couronne rayonnante*). Dans la couronne rayonnante, certaines fibres étant déjà pourvues de myéline tandis que d'autres en sont encore privées, Flechsig a pu reconnaître par là des faisceaux de fibres distincts, ayant une origine et une destination différentes. Mais les résultats qu'il a obtenus ainsi que ses successeurs ne forment pas un ensemble de faits suffisamment continu pour donner lieu ici à un résumé instructif.

§ 5. — DÉVELOPPEMENT DES ENVELOPPES CÉRÉBRALES

Le cerveau embryonnaire est enfoui dans un tissu conjonctif duquel dériveront les enveloppes du cerveau ou *méninges* cérébrales et la capsule crânienne (voir t. Ier, p. 359, pour l'origine de ce tissu et pour sa différenciation en capsule membraneuse du crâne et en méninges).

En même temps que le cerveau se partage, de la façon qui vient d'être étudiée, en plusieurs régions successives, la capsule crânienne envoie entre les vésicules cérébrales des prolongements transversaux semi-lunaires qui sur les coupes antéro-postérieures et médianes figurent des éperons triangulaires de tissu conjonctif (fig. 31). Ces prolongements divisent la cavité crânienne en un certain nombre de *chambres crâniennes* correspondant aux différentes vésicules cérébrales. Il y aura donc cinq chambres crâniennes séparées par quatre prolongements de la capsule du crâne.

D'autre part à la base du crâne se développe, par le fait de l'incurvation céphalique, un autre prolongement, le *pilier moyen du crâne* (fig. 31, *pm*), sous-jacent au cerveau moyen et séparant le cerveau intermédiaire du cerveau postérieur. Le nom de pilier moyen du crâne n'est pas complètement justifié ; car cette formation conjonctive n'interviendra que très peu dans la constitution de la base du crâne, et ne jouera même qu'un rôle insignifiant dans la formation des méninges ; il subira en effet une régression presque complète à la suite du redressement de la courbure céphalique. La partie inférieure seule du pilier moyen du crâne s'ossifiera, pour former la « selle turcique » du sphénoïde.

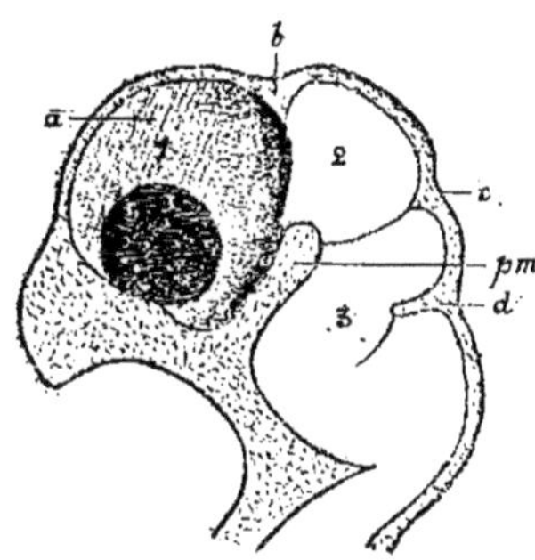

Fig. 31

Coupe antéro-postérieure et médiane de la tête d'un embryon humain (demi-schématique d'après Dursy.)

nm, pilier moyen du crâne. — 1, chambre antérieure du crâne subdivisée par la cloison médiane *a*. — 2, chambre moyenne limitée par les prolongements méningiens *b* et *c*. — 3, chambre postérieure subdivisée par le prolongement méningien *d* en deux compartiments successifs. Le cerveau n'est pas représenté.

Des quatre prolongements dorsaux de la capsule crânienne, le premier et le troisième seuls persistent, sous les noms de *prolongements méningés antérieur* et *postérieur*, destinés à devenir respectivement la *faux cérébrale* et la *tente du cervelet*.

Le prolongement méningé antérieur, situé entre le cerveau antérieur secondaire et le cerveau intermédiaire, se prolonge en avant, à mesure de la formation et de l'individualisation des deux hémisphères, par une lame falciforme, dirigée verticalement et antéro-postérieurement, la faux du cerveau proprement dite. Celle-ci se continue en arrière et de chaque côté en deux lamelles également falciformes qui s'insinuent entre la face interne des hémisphères et la paroi externe du cerveau intermédiaire, et circonscrivant les trous de Monro primitifs parviennent jusqu'à la base du crâne où elles se perdent. L'union de la faux cérébrale avec le prolongement méningé postérieur se fait de la façon suivante. Pendant l'expansion des hémisphères au-dessus du cerveau intermédiaire, la scissure interhémisphérique et par suite la faux cérébrale s'allongent d'avant en arrière. Quand les hémisphères sont parvenus au-dessus du cerveau postérieur, la faux cérébrale s'unit naturellement avec le prolongement méningé postérieur.

Quant à celui-ci, qui devient la tente du cervelet, il s'enfonce entre le cerveau moyen et le cervelet et s'unit secondairement à la faux cérébrale. Les extrémités du croissant que représente la tente du cervelet descendent jusqu'au pilier moyen du crâne, par conséquent jusqu'à la selle turcique qui en dérive, et s'attachent à cette dernière.

Le tissu conjonctif qui entoure le cerveau et les prolongements de ce tissu qui viennent d'être décrits fournissent les ébauches des diverses enveloppes cérébrales ou méninges. Immédiatement à la surface du cerveau le tissu se distingue par la formation précoce d'un réseau capillaire serré, et devient la *pie-mère*. La couche de tissu, qui est située immédiatement en dehors de celle-ci, est pauvre en vaisseaux, lâchement constituée et étroitement unie à la pie-mère; c'est l'*arachnoïde*. Elle est recouverte par une lame de tissu condensé, fibreux, la *dure-mère*. A la face interne de la dure-mère se développe un endothélium, grâce auquel l'ébauche durale se sépare de l'ébauche arachnoïdienne ; ainsi naît un interstice, l'*espace subdural*. Dans l'arachnoïde se forment çà et là des fentes et des lacunes, *espaces subarachnoïdiens*.

Le développement des enveloppes de la moelle ou *méninges spinales* n'offre rien de particulier ; on y retrouve la différenciation en pie-mère, arachnoïde et dure-mère (1).

(1) Ce chapitre embryologique emprunte principalement ses matériaux aux ouvrages suivants, que l'on pourra consulter pour de plus amples renseignements :

MIHALKOVICS. *Entwicklungsgeschichte des Gehirns*. Leipzig, 1877.

LOEWE. *Beitræge zur Anatomie und Entwickelungsgeschichte des Nervensystems*, Leipzig, 1880.

HIS. 1° Die Formentwicklung des menschlichen Vorderhirns vom Ende des ersten bis zum Beginn des dritten Monats. — 2° Zur Geschichte des Gehirns. — 3° Die Entwicklung des menschlichen Rautenhirns vom Ende des ersten bis zum Beginn des dritten Monats. *Abhandl. d. math.-phys. Kl. d. Kgl. sæchs. Ges. d. Wiss.* 1888, 89, 90.

Nous renvoyons aussi à notre ouvrage (*Eléments d'embryologie de l'homme et des vertébrés*, t. II, Organogénie. Paris, Steinheil) dont la partie consacrée au développement du système nerveux et résumée dans ce chapitre, paraîtra incessamment.

CHAPITRE DEUXIÈME

HISTOLOGIE GÉNÉRALE DU SYSTÈME NERVEUX

PAR A. NICOLAS

Le système nerveux comprend : des *organes centraux,* moelle épinière, cerveau (avec ses subdivisions) et cervelet, auxquels il convient de rattacher les *ganglions* qui, ainsi qu'on l'a vu, en dérivent directement, et des *nerfs* qui mettent ces organes en relation les uns avec les autres, d'une part, et avec les régions de l'organisme situées en dehors d'eux, d'autre part.

Si l'on examine comparativement les caractères macroscopiques des centres nerveux et ceux des nerfs, il n'est pas besoin d'une étude bien approfondie pour constater entre eux des différences assez notables.

Les nerfs se présentent sous la forme de cordons plus ou moins volumineux, habituellement cylindriques, presque inextensibles, du moins à l'état frais, relativement durs et résistants. Leur couleur est généralement blanche, certains d'entre eux cependant, notamment ceux qui font partie du système sympathique, sont d'un gris-jaunâtre ou rosé. Il est facile de se convaincre que leur masse n'est pas homogène : pour cela il suffit de dilacérer un tronc nerveux avec des pinces ou de le couper en travers et d'examiner la surface de section. On constate alors qu'il est constitué par des petits cordons groupés en faisceaux parallèles que maintient réunis une quantité plus ou moins considérable de tissu conjonctif.

Considérons maintenant, ces notions sommaires une fois acquises, les centres nerveux, débarrassés, cela va sans dire, des enveloppes qui les recouvrent. Ce qui frappe immédiatement c'est que leur coloration extérieure varie suivant la région que l'on examine. Si la surface de la moelle est blanche, comme un nerf, celle des hémisphères cérébraux, par exemple, est grisâtre. Vient-on à faire des coupes intéressant un endroit quelconque, partout on retrouve ces mêmes différences. Ici des zones grises, ou d'un gris rosé, là des zones blanches. En certaines régions la teinte est foncée, presque noire ; ailleurs elle est d'un jaune ocreux tirant sur le rouge. Ces particularités qui sautent aux yeux ont permis de dire que les centres nerveux sont formés de deux substances : une *substance grise* et une *substance blanche.* Il est essentiel de savoir dès maintenant que ces expressions n'ont de valeur que parce qu'elles impliquent une structure spéciale et par suite des propriétés particulières.

Les centres nerveux se laissent couper aisément comme une masse pâteuse, épaisse et homogène. A l'état frais ils jouissent d'une certaine élasticité et le doigt qui déprime leur surface ne laisse pas de trace, à moins que la pression n'ait dépassé une certaine limite. Ils se ramollissent très rapidement après la mort. La substance grise est pulpeuse, possède peu de cohésion, s'écrase sous le doigt, et se désagrège sous un faible courant d'eau. La substance blanche est plus résistante mais jamais au même degré que les troncs nerveux périphériques.

Les caractères physiques des ganglions se rapprochent beaucoup de ceux de la substance grise, tout en variant selon qu'il s'agit de tel ou tel d'entre eux.

Il résulte de ce qui précède qu'à première vue les centres nerveux et les nerfs ne paraissent pas constitués de la même façon. Mais une étude plus approfondie, basée sur l'examen microscopique, nous montre que cette conclusion n'est vraie que dans une certaine mesure. En réalité on trouve dans toute l'étendue des centres nerveux et dans tous les ganglions l'élément constitutif essentiel des nerfs périphériques ; par contre, les nerfs, d'une manière générale, sont privés des éléments dont la présence suffit à caractériser les organes encéphalo-médullaires et ganglionnaires : Les nerfs périphériques et la substance blanche des centres nerveux sont composés de fibres, dites *fibres nerveuses*. La substance grise et les ganglions renferment également des fibres, mais sont formés surtout par des cellules, les *cellules nerveuses*.

La différence structurale est donc particulièrement accentuée entre la substance grise (ou les ganglions) et les nerfs. Elle est insignifiante entre les nerfs et la substance blanche, et ne porte que sur des caractères d'ordre secondaire.

La substance blanche résulte du groupement de cordons de fibres qui font partie intégrante de l'axe cérébro-spinal, tandis que les nerfs proprement dits abandonnent cet axe et rayonnent dans toutes les directions. Si ceux-ci méritent le nom de *nerfs périphériques*, les premiers méritent celui de *nerfs centraux*. Il est à noter que tous les nerfs périphériques sont centraux dans une partie de leur trajet tandis qu'il y a des nerfs, c'est-à-dire des fibres nerveuses, qui ne quittent à aucun moment l'axe encéphalo-médullaire et sont par conséquent exclusivement des nerfs centraux.

Quant à la substance grise, constituée essentiellement par des cellules, elle représente un lieu d'origine pour certaines fibres, un lieu de terminaison pour d'autres, qu'il s'agisse de fibres périphériques ou qu'il s'agisse de fibres centrales.

Ces notions sont de la plus haute importance et doivent toujours être présentes à l'esprit. Chaque fois qu'en étudiant les centres nerveux on aura sous les yeux une région grise on pourra, en dehors de tout examen microscopique, diagnostiquer une agglomération de cellules nerveuses ; chaque fois au contraire qu'on verra une région blanche on sera sûr qu'on se trouve en présence de fibres nerveuses.

Les éléments nerveux, fibres et cellules, dont il a été uniquement question jusqu'ici, ne forment à eux seuls ni les nerfs ni les organes centraux. Ils sont associés à d'autres éléments dont nous signalons ici seulement l'existence en les groupant sous la rubrique de : *éléments de soutien*. — Enfin nerfs et centres reçoivent des *vaisseaux*.

Nous étudierons successivement dans les pages qui vont suivre :

1° La cellule nerveuse ;

2° Les rapports des cellules nerveuses entre elles ;

3° Les fibres nerveuses ;

4° Les rapports des fibres avec les cellules ;

5° Les éléments de soutien ;

6° Les vaisseaux ;

Ainsi que nous allons le voir ce n'est que pour les besoins de la description que les cellules nerveuses se trouvent séparées des fibres. En réalité, et c'est là une loi d'une importance capitale qui doit servir de guide dans les études neurologiques, la fibre nerveuse est le prolongement de la cellule nerveuse ; toute cellule suppose une fibre ; toute fibre émane d'une cellule.

Nous nous attacherons surtout, sans négliger les détails essentiels d'ordre purement histologique, à faire connaître les relations, envisagées à un point de vue général, et telles qu'on les comprend actuellement, des cellules nerveuses entre elles d'une part, et avec les fibres nerveuses d'autre part. Les découvertes admirables faites pendant le cours de ces dernières années ont porté une lumière éclatante sur cette question auparavant si obscure, et, si le problème de la texture du système nerveux n'est pas encore entièrement résolu dans tous ses détails, du moins se trouve-t-il aujourd'hui extrêmement simplifié. La plupart des progrès réalisés sont dus à deux méthodes différentes imaginées, l'une en 1875 par Golgi (de Pavie), l'autre en 1886 par Ehrlich (de Berlin). Nous ne ferons qu'indiquer sommairement le principe de ces méthodes. La méthode de Golgi, telle qu'on l'emploie actuellement, consiste à traiter les organes, nerveux ou autres, dont on veut étudier les nerfs, par un mélange en proportions déterminées de bichromate de potasse et d'acide osmique. Après un séjour convenable mais de peu de durée dans ce liquide la pièce est portée dans une solution de nitrate d'argent où on la laisse quelque temps, puis enfin débitée en coupes. Dans ces conditions les cellules nerveuses avec leurs prolongements se montrent colorées en noir. Les images sont d'une netteté et d'une finesse remarquables. On peut suivre les prolongements des cellules avec la plus grande facilité et constater leurs connexions.

La méthode d'Ehrlich est basée sur ce fait que le bleu de méthylène colore d'une façon spécifique les cellules nerveuses et surtout les nerfs avec leurs terminaisons, à l'état vivant. Il suffit alors d'injecter dans le système vasculaire d'un animal vivant une solution de bleu de méthylène ou de traiter un tissu vivant par cette substance pour obtenir une coloration qui, comme celle de Golgi, permet de poursuivre les plus fines ramifications nerveuses jusque dans leurs moindres détails. Des difficultés spéciales d'exécution n'ont pas permis jusqu'alors d'appliquer la méthode d'Ehrlich, du moins que nous sachions, aux centres nerveux. Elle n'a servi à étudier que les nerfs périphériques dans les organes des sens, dans les muscles et aussi certains ganglions.

Parmi les histologistes dont les recherches ont le plus contribué à étendre nos connaissances en anatomie nerveuse, par l'application de ces méthodes, nous citerons, outre Golgi, Ehrlich et leurs élèves, Ramón y Cajal et son frère Pedro Ramon, Kœlliker, Retzius, von Lenhossék, van Gehuchten, Dogiel, Arnstein, Smirnow, Lavdowsky, E. Müller, etc. C'est à leurs travaux que nous emprunterons les faits sur lesquels reposera notre description.

§ I. — CELLULE NERVEUSE.

La cellule nerveuse, appelée aussi cellule ganglionnaire, représente l'élément fondamental du système nerveux, aussi bien au point de vue anatomique qu'au point de vue physiologique. C'est la cellule nerveuse qui donne naissance à la fibre nerveuse, c'est elle qui est le point de départ des impulsions motrices, le centre des perceptions sensitives et des manifestations psychiques. Elle représente l'élément actif, que la fibre, élément conducteur, met en relation avec les organes périphériques.

Au point de vue morphologique la cellule nerveuse est uniquement caractérisée par ce fait qu'elle est directement en relation au moins avec une fibre nerveuse. En d'autres termes toutes les cellules nerveuses sont munies au moins d'un prolongement qui se continue avec une fibre nerveuse ou mieux qui devient une fibre nerveuse. La constatation de ce rapport suffit, mais est nécessaire, pour que l'on puisse affirmer la nature nerveuse d'un élément. Les autres caractères de la cellule nerveuse n'ont rien de spécifique, de sorte que, dans bien des cas, la signification d'éléments soupçonnés d'être nerveux ne peut être établie, faute de pouvoir reconnaître leur prolongement nerveux, que d'une façon approximative. A cet égard les méthodes indiquées plus haut ont facilité singulièrement les déterminations.

Les cellules nerveuses se rencontrent, ainsi que nous l'avons déjà dit, dans toutes les régions grises de l'axe cérébro-spinal, dans les ganglions spinaux et dans toute l'étendue du système sympathique où elles se groupent en amas ganglionnaires plus ou moins importants, parfois microscopiques.

Ces cellules affectent des formes variables : elles sont globuleuses, piriformes, fusiformes ou étoilées. Leur taille diffère également beaucoup suivant les régions, ou suivant les espèces animales. Chez les Vertébrés supérieurs elle oscille entre 8 et 100 μ. Il en est qui atteignent des dimensions énormes (200 à 300 μ) et deviennent visibles à l'œil nu, notamment chez les poissons et chez certains Invertébrés. D'autres au contraire sont si petites qu'elles ont mérité le nom de « grains » (par ex. : rétine, écorce du cervelet) et que l'on a méconnu longtemps leur nature nerveuse.

Relativement à leur constitution les cellules nerveuses, comme toutes les cellules, sont composées d'un protoplasma et d'un noyau.

Noyau. — Le noyau de la cellule nerveuse est habituellement unique. Les éléments des ganglions sympathiques notamment chez le lapin en possèdent cependant très souvent deux. Il ne présente pas de caractères bien spéciaux. Sa taille est relativement volumineuse, sa forme sphérique ou ovoïde. Il est clair et vésiculeux, ce qui tient à ce que le réseau achromatique qui le constitue est peu fourni et la chromatine très rare. Celle-ci, assez abondante dans les cellules jeunes où elle affecte la forme réticulée ou filamenteuse (Heymans), est localisée presque exclusivement, chez l'adulte, dans un gros nucléole au centre duquel on a même décrit un ou plusieurs nucléolules.

Protoplasma. — Le *protoplasma* comprend une région centrale, *corps cellulaire,* dans laquelle est logé le noyau et un ou plusieurs *prolongements* qui partent de ce centre. Nous étudierons ceux-ci dans un paragraphe spécial en raison de leur importance.

Le *corps cellulaire* de l'élément nerveux ne possède pas de membrane d'enveloppe propre. Son degré de développement varie beaucoup; parfois il est réduit à une mince couche à peine apparente qui enveloppe le noyau (grains).

Lorsqu'on examine des cellules fraîches il paraît, suivant les variétés étudiées, homogène et réfringent ou bien au contraire sillonné par de fines fibrilles. Souvent on aperçoit des granulations. Sous l'influence des réactifs il subit la plupart du temps une rétraction plus ou moins prononcée qui déforme ses contours; en même temps l'état granuleux ou fibrillaire s'accentue davantage.

En somme ce qui caractérise le mieux le protoplasma de la cellule nerveuse c'est sa fibrillation. L'existence de fibrilles signalée pour la première fois par Remak en 1838, confirmée ensuite par les observations de Frommann, Kœlliker,

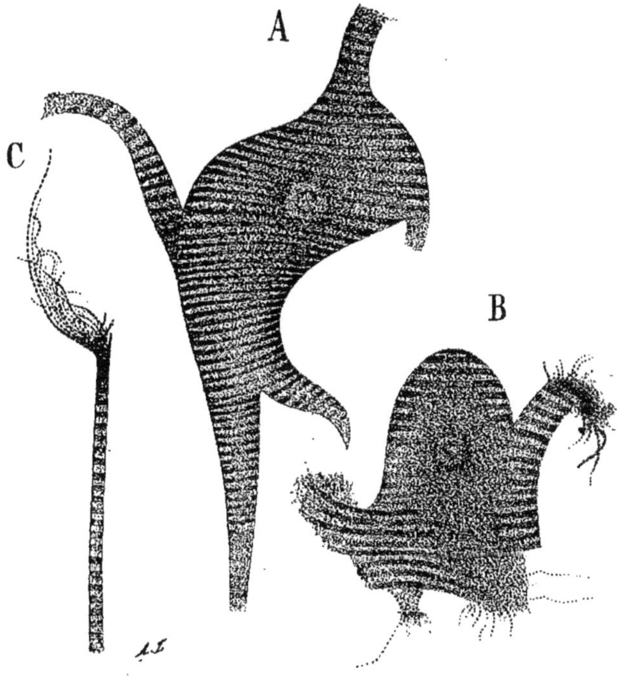

Fig. 32. — (D'après Jakimovitch).

A. — Cellule nerveuse des cornes antérieures de la moelle épinière du bœuf, striée en travers (traitée par une solution de 1/2 p. 100 de nitrate d'argent).

B. — Décomposition de la cellule nerveuse des cornes antérieures de la moelle épinière du bœuf, striée transversalement, en fibrilles minces et en « particules nerveuses ».

C. — Cylindre-axe de la moelle épinière du bœuf. Décomposition du cylindre-axe en un faisceau de fibrilles extrêmement fines, formées de particules obscures et claires, disposées l'une après l'autre (traitée par une solution de 1/4 p. 100 de nitrate d'argent).

Arnold, M. Schultze, d'autres encore, est acceptée aujourd'hui par la majorité des anatomistes. On admet que la substance des cellules nerveuses est composée de fibrilles entre lesquelles se trouve une quantité variable de substance grenue. Ces fibrilles affectent des dispositions compliquées et d'autant plus que la forme de la cellule est plus irrégulière. Elles restent isolées ou se groupent en faisceaux, s'incurvent, s'entrecroisent les unes avec les autres ou décrivent des courbes concentriques. Pour quelques auteurs elles occupent toute l'épaisseur du corps protoplasmique et arrivent jusqu'au voisinage du noyau, sans affecter d'ailleurs avec lui aucun rapport. Pour d'autres elles n'existent que dans ses couches superficielles, auxquelles elles constituent ainsi une écorce. Dans ce cas le reste de la cellule est formé de protoplasma non différencié. Enfin, détail important, les fibrilles se continuent dans les prolongements de la cellule, quels qu'ils soient ; on les voit se réunir de divers points en faisceaux convergents, et quitter le corps cellulaire pour passer dans ces prolongements, toujours accompagnés de la substance grenue qui comble leurs interstices. Ceci revient à dire que corps cellulaire et prolongements possèdent la même structure, ceux-ci n'étant que des appendices de celui-là.

La manière dont se comportent les cellules nerveuses vis-à-vis du nitrate d'argent vient apporter un solide appui à cette conclusion. Du même coup elle fournit des renseignements qui nous autorisent à penser que les fibrilles ne sont pas homogènes dans toute leur étendue. En effet, lorsqu'on fait agir sur des cellules nerveuses, dans certaines conditions, une solution de nitrate d'argent et qu'on les soumet ensuite à l'action de la lumière on constate que le corps protoplasmique est strié transversalement par des bandes alternativement claires et brunes (fig. 32). Cette striation se poursuit sur tous les prolongements de la cellule et occupe également, ainsi que nous le verrons à propos des fibres nerveuses, l'élément essentiel de celles-ci, le cylindre-axe. Cette découverte est due, pour ce qui concerne les fibres nerveuses, à Frommann, mais c'est Grandry qui a montré le premier que le nitrate d'argent avait la même action sur les cellules. Depuis, le fait a été confirmé de divers côtés.

L'interprétation de ces images prête à discussion, celle qui paraît la plus acceptable, proposée par Schmidt, a été surtout défendue par J. Jakimovitch qui l'a appuyée sur des observations démonstratives. Les fibrilles dont sont constituées les cellules nerveuses et leurs prolongements seraient composées de deux substances qui diffèrent par leurs qualités physiques et chimiques, et qui, le long de la fibrille, sont réparties en segments alternant régulièrement entre eux. Le nitrate d'argent agissant sur une de ces substances la colore en brun foncé et n'a pas d'action sur l'autre. On conçoit aisément que quand, dans un même faisceau de fibrilles, toutes les zones de substance brunie seront groupées de façon que chacune d'elles se trouve au même niveau que sa voisine, l'ensemble figurera une strie sombre transversale, chaque strie sombre étant séparée de la suivante par un intervalle clair (1).

Ajoutons, pour terminer, que certains histologistes (Lavdowsky, Altmann) nient l'existence de fibrilles distinctes, isolables, et prétendent qu'on ne rencontre que de fines granulations, indépendantes les unes des autres, mais qui, agencées bout à bout, peuvent simuler des fibrilles ininterrompues.

Le protoplasma des cellules nerveuses renferme fréquemment des enclaves sur la valeur desquelles on n'est pas exactement renseigné. On y trouve parfois,

(1) Notre manuscrit était déjà livré à l'impression lorsque parut un travail de A. Fischel, qui tend à prouver que la striation des cellules et des fibres nerveuses après l'action du nitrate d'argent ne correspond pas à des particularités de structure de ces éléments mais est due à un phénomène d'ordre purement physique. Il a réussi à obtenir l'aspect strié en traitant de la même façon des organes très différents (vaisseaux, canaux biliaires, tubes séminifères, tissu muqueux du cordon ombilical... etc.). Les conclusions relatives à la structure des cellules et des fibres nerveuses basées sur l'existence des stries argentiques paraissent donc devoir être abandonnées.

même à l'état normal, ainsi que c'est le cas pour tant d'autres éléments, des granulations graisseuses. On y rencontre en outre des granulations pigmentaires, jaunes, brunâtres ou presque noires, tantôt disséminées, tantôt et plus souvent réunies en un amas plus ou moins volumineux situé excentriquement. Ces granulations n'apparaissent qu'à partir d'une certaine époque et sont plus abondantes chez les sujets âgés ; on les trouve, chez l'homme, aussi bien dans les cellules des centres que dans les cellules des ganglions sympathiques cervicaux. Elles paraissent faire constamment défaut dans les ganglions cardiaques et thoraciques (White). C'est surtout à leur présence qu'est due la coloration de la substance grise et particulièrement des régions foncées connues sous les noms de *locus niger, locus cœruleus,* etc.

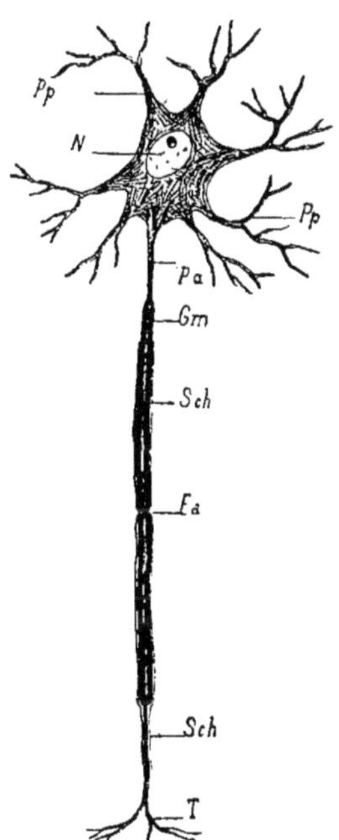

Fig. 33.

Figure schématique montrant comment le prolongement cylindre-axe, *Pa*, prend part à la constitution d'une fibre nerveuse à myéline. — *N*. Noyau de la cellule nerveuse. — *Pp*. Prolongements protoplasmiques. — *Gm*. Gaine de myéline.—*Sch*. Gaine de Schwann. — *Ea*. Etranglement annulaire. — *T*. Ramifications terminales du cylindre-axe.

On n'est pas fixé sur la nature chimique de ce pigment; il semble en tous cas qu'il soit formé en partie de corps gras. Quant à sa signification elle est encore des plus obscures. Son existence est normale, du moins en certains endroits et chez certaines espèces animales ; elle ne paraît nullement être l'indice d'une dégénérescence de la cellule (Vas).

Enfin, pour terminer ce qui a trait au corps protoplasmique, disons qu'on peut, par une méthode de coloration spéciale (Nissl), mettre en évidence dans son intérieur des grains ou des bâtonnets disposés d'une façon typique pour chaque espèce cellulaire. Cette « chromatine » du corps cellulaire, ainsi qu'on a appelé ces formations, ne doit pas être confondue avec la chromatine nucléaire.

Prolongements de la cellule nerveuse. — Toute cellule nerveuse émet, avons-nous dit déjà, au moins un prolongement, lequel devient une fibre nerveuse. Il est beaucoup plus conforme à la réalité de dire que *ce prolongement est d'emblée une fibre nerveuse*. Voici en effet comment les choses se passent (fig. 33).

Le plus ordinairement, à une certaine distance de la cellule-mère, ce prolongement se revêt d'une substance spéciale, la myéline, qui se dépose en un mince étui dont il formerait l'axe. A ce moment le prolongement, disons la fibre, qui était d'abord *nu,* devient donc une *fibre à myéline,* mais le prolongement lui-même conserve ses caractères primitifs. Plus loin encore de nouveaux éléments peuvent se surajouter à cette première enveloppe, myélinique ; en un mot la fibre se complique, mais ce qui en est la partie essentielle, caractéristique, c'est toujours le prolongement, la fibre émanée de la cellule, qui a gardé ses attributs et les gardera jusqu'à la terminaison du nerf. Il est donc juste de dire que ce prolongement est, dès son origine, une fibre nerveuse, une fibre nerveuse de la forme la plus simple. Dans certains cas ceci est encore plus net, car le prolongement reste jusqu'à sa terminaison ce qu'il était au moment où il quitte la cellule, c'est-à-dire reste dépourvu de gaîne myélinique. La fibre nerveuse est nue d'un bout à l'autre.

Le fait que le prolongement dont nous nous occupons maintenant arrive à constituer, après un certain trajet, la partie axiale d'une fibre à myéline, partie axiale appelée depuis longtemps, avant qu'on ne connaisse son origine : cylindre-axe, l'a fait désigner sous le nom de *prolongement cylindraxile*.

Découvert par Rudolph Wagner (1851) dans les cellules des lobes électriques du cerveau de la torpille, revu ensuite par Remak (1854) dans les cellules de la moelle épinière du bœuf, le prolongement cylindraxile a été étudié pour la première fois d'une façon suivie par Deiters (1865). C'est à cet histologiste que revient l'honneur d'avoir montré que son existence et sa continuité avec une fibre nerveuse sont des faits constants ; qu'il s'agit d'une loi générale applicable à toutes les espèces de cellules nerveuses. Aussi le prolongement cylindraxile est-il connu également sous le nom de *prolongement de Deiters*.

Quand une cellule nerveuse ne possède qu'un seul prolongement, celui-ci est un prolongement cylindraxile, et la cellule est dite *unipolaire*. Quand elle en a deux on admet communément qu'ils ont l'un et l'autre la même valeur, qu'ils sont par conséquent cylindraxiles : la cellule est *bipolaire*. Enfin quand elle présente plusieurs prolongements, l'un d'entre eux au moins est cylindraxile, c'est-à-dire devient une fibre nerveuse, les autres sont désignés sous le nom de *prolongements protoplasmiques* et l'on discute encore sur leur signification et sur leurs rapports. Les cellules de cette dernière catégorie sont dites *multipolaires*. Ces expressions de bipolaire et de multipolaire, si l'on prend comme base d'appréciation de la polarité la nature fonctionnelle des prolongements, ne sont exactes qu'autant que les deux prolongements de la cellule bipolaire et plus de deux dans les cellules multipolaires sont nerveux, cylindraxiles ou non. Nous verrons plus loin ce que l'on pense actuellement de cette question.

Quant aux cellulles dépourvues de tout prolongement, *apolaires*, leur existence, chez les Vertébrés et en dehors de la période embryonnaire, est tout à fait problématique. On est de plus en plus autorisé à la nier.

Cellules multipolaires. — Ce type se rencontre chez tous les Vertébrés dans les régions grises de la moelle et de l'encéphale, dans la rétine et dans les divers ganglions du sympathique (Mammifères et Oiseaux seulement). Il est caractérisé, avons-nous dit, par la multiplicité des prolongements qui partent du corps cellulaire, et que l'on classe, depuis Deiters, en deux catégories : 1° prolongement cylindraxile, 2° prolongements protoplasmiques.

Prolongements protoplasmiques. — Les prolongements protoplasmiques, quant à leur nombre, à leur calibre, à leur mode d'origine et de distribution, sont soumis à des variations innombrables, que nous ne saurions décrire ici. Cependant leurs dispositions sont généralement très semblables pour toutes les cellules d'une région donnée : par exemple les cellules de Purkinje du cervelet, les cellules pyramidales de l'écorce cérébrale... (fig. 35).

Ces prolongements, plus ou moins épais à leur origine sur le corps cellulaire, ont des contours irréguliers, épineux, ils se divisent bientôt, émettent des branches latérales, rayonnent en tous sens en se ramifiant sans cesse avec une richesse étonnante et finalement se terminent à une distance parfois très grande. Pour se faire une idée de l'abondance extraordinaire des ramifications protoplasmiques on n'a qu'à jeter un coup d'œil sur les figures 34 et 35 qui ne sont nullement schématiques. On ne saurait mieux les comparer qu'à des arbres ou

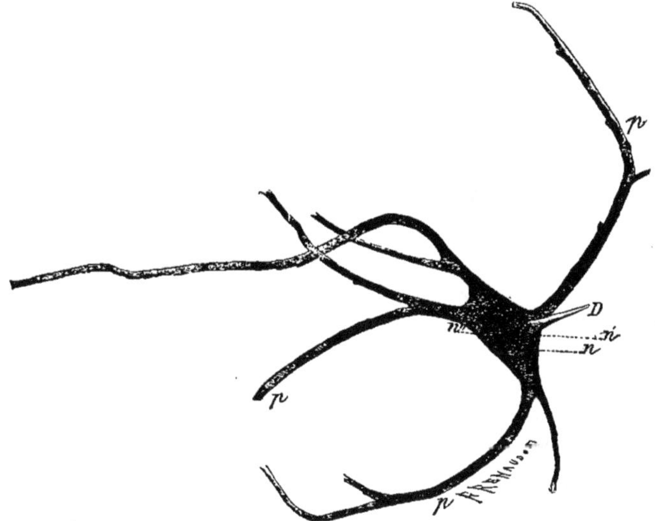

Fig. 34. (D'après Ranvier).

Une cellule nerveuse des cornes de la moelle épinière de l'homme, isolée après injection interstitielle de sérum iodé. — *D*, prolongement de Deiters, cassé au niveau de son point rétréci; *p*, prolongements protoplasmiques; *n*, noyau ganglionnaires; *n'* son nucléole; *n''*, son nucléolule.

à des rameaux touffus, d'où le nom de *dendrites* appliqué aux prolongements protoplasmiques (His).

Nous verrons plus tard les opinions relatives au mode de terminaison des dendrites.

Prolongement cylindraxile. Chaque cellule multipolaire n'émet habituellement qu'un prolongement cylindraxile. C'est la règle pour les cellules de l'axe cérébro-spinal, et l'on ne connaît jusqu'à présent que les exceptions suivantes: certains éléments de l'écorce cérébrale fournissent deux, parfois trois prolongements cylindraxiles (Ramón y Cajal) (B fig. 35); des cellules du lobe optique des oiseaux et de la substance gélatineuse de Rolando en posséderaient également deux (Ramón y Cajal). En ce qui concerne le lobe optique des oiseaux le fait a été mis en doute par van Gehuchten. Enfin les cellules ganglionnaires du sympathique ont peut-être plus d'un prolongement cylindraxile, mais on n'est pas définitivement fixé sur ce point malgré les travaux de Kœlliker, Ramón y Cajal, van Gehuchten, His jun.

Le prolongement cylindraxile naît, ou bien directement du corps cellulaire, ou bien de l'un des prolongements protoplasmiques, parfois à une distance considérable de la cellule (fig. 35). Ce dernier cas paraît même être la règle pour

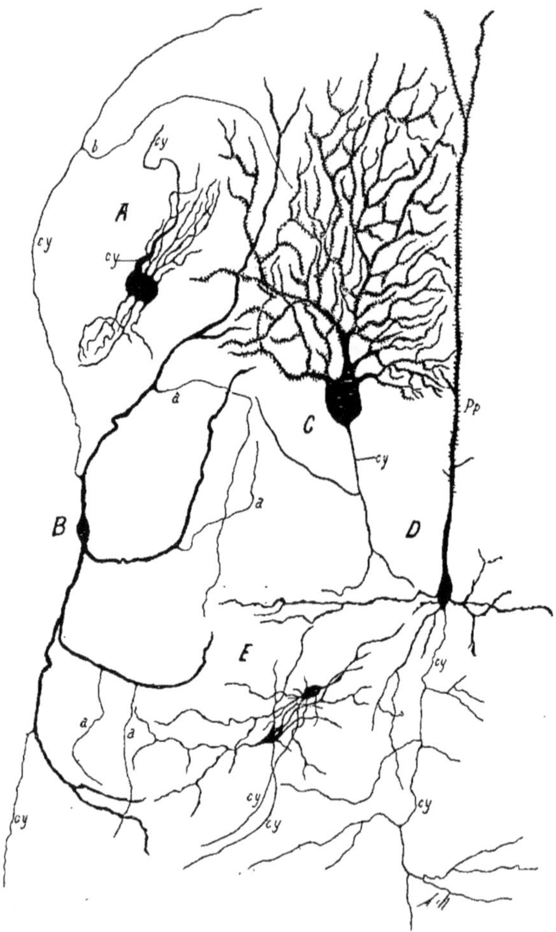

Fig. 35. — Divers types de cellules nerveuses colorées par la méthode rapide de Golgi.

A. — Cellule nerveuse du ganglion cervical supérieur d'un embryon humain de 25 cm. (d'après van Gehuchten).

B. — Cellule de la couche moléculaire de l'écorce cérébrale de lapin âgé de 8 jours (d'après Ramón y Cajal); *cy*, cylindre-axes polaires ou principaux; *a*, cylindre-axes surnuméraires partant de diverses branches protoplasmiques; *b*, ramifications des cylindre-axes.

C. — Cellule de Purkinje de l'écorce cérébelleuse d'un chat de 15 jours (d'après Ramón y Cajal).

D. — Grande cellule pyramidale de l'écorce cérébrale d'une souris âgée de 1 mois (d'après Ramón y Cajal); *Pp*, prolongement protoplasmique épineux périphérique.

E. — Deux cellules radiculaires des cornes antérieures de la moelle d'un poulet au 8e jour d'incubation (d'après van Gehuchten).

Dans toutes les figures, *cy* indique le prolongement cylindre-axe.

certaines variétés de cellules (cellules de la couche superficielle de l'écorce cérébrale, petites cellules de la couche granuleuse du cervelet). Tantôt il se détache brusquement, tantôt il présente à son origine un évasement conique. Ce qui le distingue des prolongements protoplasmiques c'est son calibre régulier, son aspect lisse et aussi la manière dont il se comporte ultérieurement. Il faut convenir cependant que dans bien des cas ces caractères ne sont pas des plus nets et que le diagnostic différentiel est très malaisé, sinon impossible à faire.

Nous laisserons de côté pour le moment tout ce qui a trait à la destinée ultérieure des prolongements protoplasmiques et du prolongement cylindraxile pour y revenir dans un paragraphe spécial.

Cellules bipolaires. — Le type le plus simple de cellule bipolaire s'observe dans les ganglions spinaux des Poissons, et, chez les Vertébrés supérieurs, dans ces mêmes ganglions pendant une certaine durée de la période embryonnaire. La cellule, de forme ovoïde ou fuselée, émet à chacune de ses extrémités un prolongement qui bientôt l'un et l'autre, s'entourant d'une gaîne de myéline ou restant nus selon les cas, deviennent fibres nerveuses. Ce type est dit opposito-bipolaire (fig. 36).

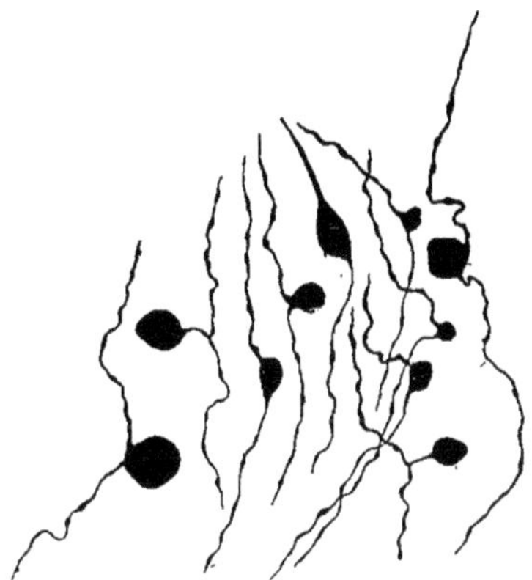

Fig. 36. — Cellules opposito-bipolaires et unipolaires, ainsi que leurs formes intermédiaires, provenant d'un ganglion spinal d'un embryon de canard au dix-septième jour d'incubation (d'après van Gehuchten).

D'autres fois les prolongements émergent d'un même côté de la cellule, souvent l'un tout à fait contre l'autre.

Parmi ces formes l'une des plus intéressantes est celle dite à fibre spirale (fig. 37).

Les cellules bipolaires à fibre spirale, découvertes par Beale et Arnold (1863), s'observent dans le système sympathique (plexus cardiaque, pulmonaire, etc.) des Amphibiens. On en a trouvé aussi chez les Reptiles (Smirnow), mais pas chez les Oiseaux ni chez les Mammifères. Ces éléments sont caractérisés par ce fait que l'un des prolongements décrit d'abord autour de l'autre, qui est rectiligne, un certain nombre de tours de spire, plus ou moins rapprochés, puis le quitte pour suivre une direction opposée à celle qu'il prend. L'origine de la fibre spirale est bien élucidée aujourd'hui, grâce aux recherches d'Arnold, Kollmann, Arnstein, Courvoisier, Smirnow, Retzius, Ehrlich... etc. La cellule nerveuse est entourée d'un réseau extrêmement délicat de fibrilles qui ne semblent avoir avec elle que des rapports de contact. C'est de ce réseau que naît la fibre spirale. Les tours de spire commencent souvent déjà sur la cellule et quelquefois seulement au niveau de l'origine du prolongement rectiligne. Leur nombre est très variable.

Il est à noter que du réseau péri-cellulaire partent également des fibrilles qui vont s'anastomoser avec les réseaux péricellulaires d'éléments voisins (Courvoisier, Smirnow).

Quant au prolongement rectiligne on le voit sortir du corps cellulaire sans qu'il paraisse présenter rien de particulier, puis à une certaine distance de la cellule il s'entoure d'une gaîne de myéline et se divise (Schwalbe, Smirnow) à la manière du prolongement des cellules unipolaires. Le prolongement spiral lui aussi peut posséder une mince enveloppe myélinique et se diviser après un trajet plus ou moins long.

On n'est pas d'accord sur la destinée ultérieure des deux prolongements, malgré les travaux de Beale, Arnold, Bidder, Courvoisier, Ranvier, Arnstein, Ehrlich, Retzius, Smirnow. L'opinion qui paraît mériter le plus de crédit est que la fibre spirale va se terminer soit dans les fibres musculaires striées (cœur) soit dans les fibres lisses des vaisseaux (fibres vasomotrices). La fibre rectiligne rejoint un faisceau de fibres nerveuses, mais on ne sait pas où elle se rend.

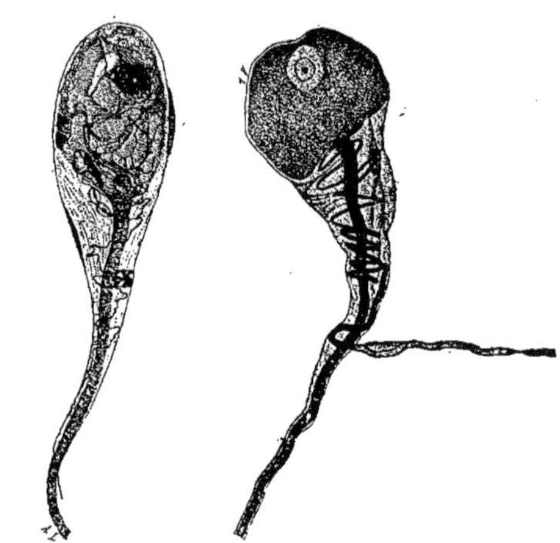

Fig. 37 (d'après Smirnow). — Deux cellules à fibre spirale du tronc du sympathique de la grenouille.
Dans la cellule de gauche on voit l'origine de la fibre spirale aux dépens d'un réseau péricellulaire très délicat.

Cellules unipolaires. — La forme unipolaire n'est qu'une modification de la forme bipolaire. Dans les ganglions spinaux des embryons d'Oiseaux, de Mammifères, de Reptiles et d'Amphibiens toutes les cellules sont primitivement, ainsi qu'il a été dit, opposito-polaires, puis, petit à petit, et par suite de l'accroissement unilatéral du corps cellulaire, les deux prolongements paraissent naître sur l'une des faces de celui-ci; la distance qui les sépare devient alors de moins en moins considérable, ils arrivent à se toucher et finalement se fusionnent en un prolongement apparemment unique (fig. 36 et 38). Cette fusion ne s'opère que sur une étendue variable à partir de la cellule-mère et à une certaine distance, les deux prolongements s'écartent de nouveau. Ces étapes successives que parcourent, lors de l'ontogénèse, les cellules des ganglions spinaux des Vertébrés supérieurs, sont fixées chez certains Poissons (Petromyzon). L'on retrouve chez eux à l'état adulte toutes les formes de passage entre les éléments bipolaires et les éléments unipolaires (Freud).

Ce qui précède nous rend compte immédiatement des dispositions qu'on observe à l'état adulte chez les Mammifères, pour ne parler que d'eux. En un point de la cellule, habituellement globuleuse ou ovoïde, émerge un prolongement qui presque immédiatement se revêt d'une gaîne de myéline. Il décrit quelques flexuosités ou demeure rectiligne, puis, après un trajet plus ou moins long, se divise en deux branches qui s'écartent en formant avec lui un angle droit ou presque droit. Cette disposition remarquable, découverte par Ranvier, a reçu de lui le nom significatif de bifurcation en T ou en Y (fig. 38).

Dans les cellules des ganglions spinaux de la grenouille, il existe, au niveau de l'émergence du prolongement, un amas granuleux en forme de croissant, renfermant plusieurs noyaux, et que l'on appelle la *plaque polaire*. Certains histologistes sont tentés de rattacher cette formation à la gaîne d'enveloppe de la cellule (Voir plus loin).

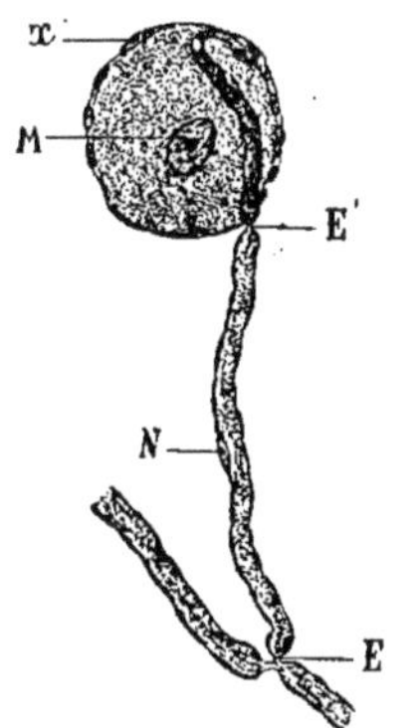

Fig. 38 (d'après RANVIER)

Une cellule nerveuse d'un ganglion spinal du lapin, isolée par dissociation après injection interstitielle d'une solution d'acide osmique à 2 p. 100. — *E*, étranglement du tube en *T*; *N*, noyau du premier segment de la branche cellulaire du *T*; *E'*, premier étranglement de la branche cellulaire; *M*, noyau ganglionnaire; *x*, noyau de l'épithélium sous-capsulaire.

Rapports des cellules nerveuses entre elles. — Destinée du prolongement cylindraxile et des prolongements protoplasmiques. — La question des rapports des cellules nerveuses entre elles d'une part, et avec les fibres nerveuses, d'autre part, est à coup sûr l'une des plus importantes qu'ait à résoudre l'histologie. La physiologie, en nous montrant les connexions étroites qui relient entre elles toutes les fonctions du système nerveux, les plus simples comme les plus compliquées, prouve que ces rapports existent. A cet égard il n'y a pas de doute, mais quel est le substratum anatomique de ces relations? C'est sur ce point que les avis diffèrent. Trois opinions principales sont en présence.

1° Les cellules nerveuses s'anastomosent entre elles par l'intermédiaire des ramifications de leurs prolongements prostoplasmiques.

2° Les prolongements protoplasmiques ne s'anastomosent pas. Les connexions entre les cellules sont établies par un réseau *nerveux* compliqué, à la formation duquel contribuent divers éléments.

3° Ni les prolongements protoplasmiques ni les prolongements cylindraxiles ne s'anastomosent entre eux. Les cellules restent parfaitement indépendantes les unes des autres.

I

Gerlach (1871) est l'auteur de cette conception. D'après lui, les prolongements protoplasmiques, après s'être divisés de plus en plus, finissent par se résoudre en fibrilles extrêmement fines qui s'anastomosent entre elles et avec les fibrilles semblables des cellules voisines (fig. 39). De cette manière toute l'étendue de la substance grise est occupée par un réseau extraordinairement riche et délicat grâce auquel les cellules nerveuses sont mises en relation les unes avec les autres par des voies multiples. De plus, des fibrilles de ce réseau se groupent entre elles de façon à former des *fibres nerveuses* qui quittent la substance grise et vont prendre part à la constitution de la substance blanche ou des racines postérieures de la moelle. Les nerfs ont donc une double origine : les uns naissent *directement* de la cellule nerveuse, à l'état de prolongement cylindraxile ou de Deiters; les autres en dérivent *indirectement* par l'intermédiaire du réseau que constituent les ramifications ultimes de leurs prolongements protoplasmiques. Telle est, dans ses traits essentiels, la *théorie*

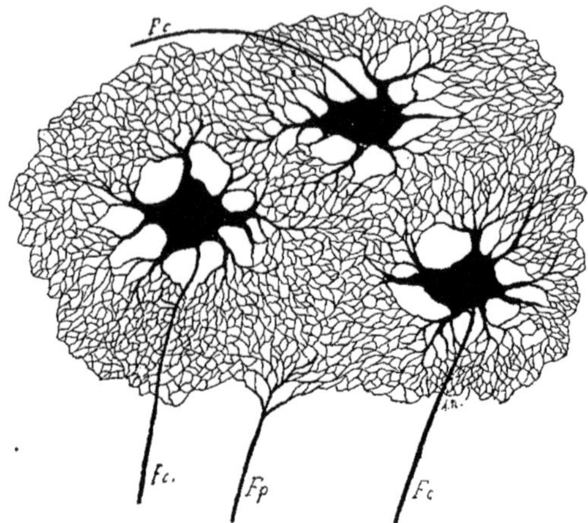

Fig. 39. — Figure schématique montrant les connexions des cellules et des fibres nerveuses d'après la *théorie de Gerlach*.

Fc — Fibres nerveuses dérivées directement des cellules. — *Fp*. Fibres nerveuses dérivées du réticulum formé par les anastomoses des prolongements protoplasmiques des cellules nerveuses (réseau interstitiel).

de Gerlach qui fut généralement acceptée. Actuellement la majorité des histologistes rejettent les vues de Gerlach. Quelques-uns cependant, sans les accepter entièrement, affirment l'existence de connexions directes entre des cellules nerveuses plus ou moins rapprochées, par l'intermédiaire de prolongements protoplasmiques (fig. 40). Parmi ceux qui tout récemment ont apporté à l'appui de cette opinion des observations dont on ne saurait nier la valeur, nous citerons Dogiel, Masius, Eberth et Bunge, Ballowitz.

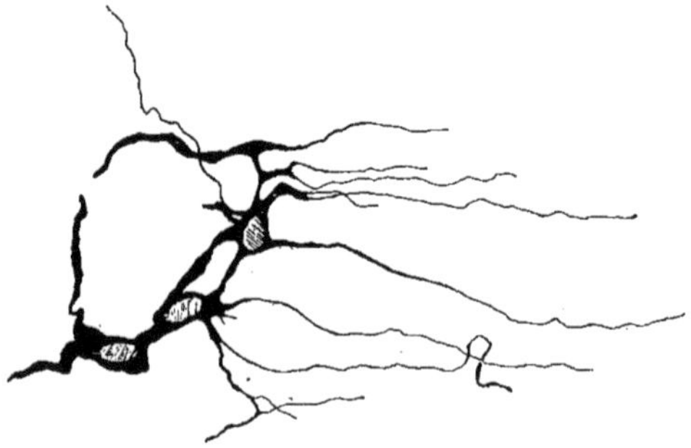

Fig. 40. — Cellules nerveuses anastomosées. Peau du bourrelet du pouce de la grenouille (d'après Eberth et Bunge).

II

Toute autre est l'opinion de Golgi, que nous allons résumer ici. D'après cet auteur les prolongements protoplasmiques des cellules nerveuses ne sont pas de nature nerveuse (au sens physiologique du mot) et ne s'anastomosent jamais : le réseau de Gerlach n'existe donc pas et voici comment s'établissent les relations de cellule à cellule et de cellule à fibre nerveuse.

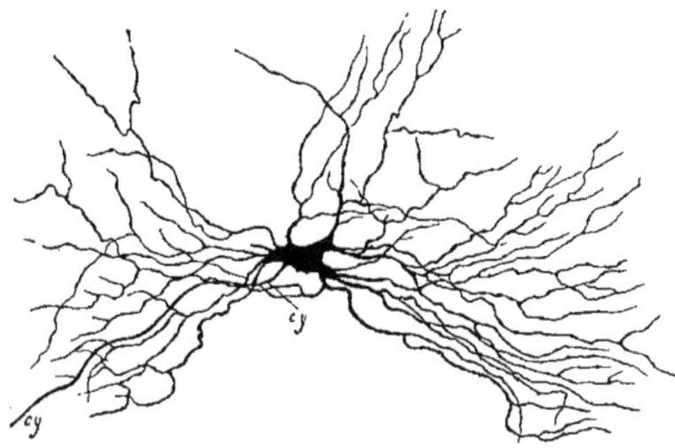

Fig. 41. — Type I de Golgi (type de Deiters). Cellule radiculaire de la corne antérieure de la moelle dorsale d'un chien nouveau-né (d'après Ramón y Cajal). — *cy* Prolongement cylindraxile.

Golgi distingue deux types de cellules nerveuses qui diffèrent par la manière dont se comporte le prolongement cylindraxile.

Type I (fig. 41). — Le prolongement cylindraxile quitte la cellule, fournit chemin faisant quelques fines collatérales, mais tout en gardant son individualité, et finalement, après un certain trajet, se continue avec une fibre à myéline. C'est là, à part les fibrilles collatérales, le type décrit par Deiters. Nous pouvons l'appeler avec v. Lenhossék : *type de Deiters*.

Type II (fig. 42). — Le prolongement cylindraxile presque aussitôt après sa naissance perd son individualité, c'est-à-dire se ramifie successivement en branches de plus en plus délicates constituant dans leur ensemble une arborisation. Ce type mérite le nom de *type de Golgi* (Waldeyer, Lenhossék). Il est donc caratérisé par ce fait que le prolongement cylindraxile ne devient pas une fibre à myéline et, sans quitter la substance grise, se termine plus ou moins loin de la cellule-mère.

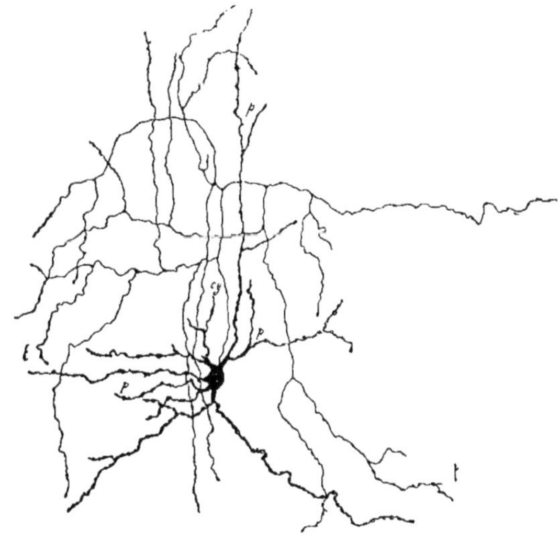

Fig. 42. — Type II de Golgi (type de Golgi). Cellule de la 4e couche de l'écorce cérébrale d'un lapin nouveau-né. *cy*, — Prolongement cylindraxile et ses collatérales; — *t*, ramuscules variqueux terminaux ; — *p*, prolongements protoplasmiques.

Golgi, pour certaines raisons, considère les cellules du type I comme des cellules motrices et les cellules du type II comme des cellules sensitives.

Telles sont les variétés de cellules. Golgi admet alors que les éléments sont mis en rapport par un *réseau nerveux diffus* extraordinairement délicat et compliqué qui occupe toute l'étendue des couches de la substance grise des centres nerveux (fig. 43). Ce réseau est formé : 1° par les fibriles collatérales du prolongement cylindraxile des cellules du type I ; 2° par les ramifications tout entières du prolongement cylindraxile des cellules du type II ; 3° par des fibrilles résultant de la décomposition de fibres nerveuses qui, perdant leur individualité, viennent se confondre dans le réseau ; enfin 4° par les ramifications terminales de fibrilles collatérales émanées des fibres nerveuses de la substance blanche. Tous les éléments nerveux des centres, sans exception, contribuent donc à la formation du réseau nerveux.

Il convient de dire que Golgi attribue au mot réseau une signification conven-

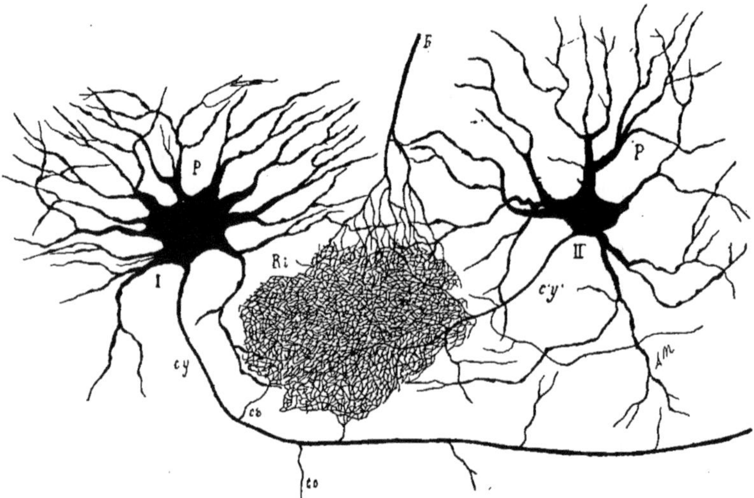

Fig. 43. — Figure schématique montrant les connexions des cellules nerveuses et des fibres nerveuses d'après la *théorie de Golgi*.

I. — Cellule nerveuse du type I (type de Deiters) ; *cy*, son prolongement cylindraxile.

II. — Cellule nerveuse du type II (type de Golgi) ; *c'y'*, son prolongement cylindraxile perdant bientôt son individualité. *Ri*, une portion du réseau nerveux diffus formé : 1° par les ramifications du prolongement *c'y'* de la cellule du type II ; 2° par quelques rares collatérales du prolongement *cy* de la cellule du type I ; 3° par les ramifications initiales (ou terminales de la fibre nerveuse *F*.

Les prolongements protoplasmiques *PP* ne s'anastomosent pas entre eux et ne prennent aucune part à la constitution du réseau nerveux diffus.

tionnelle. Il est possible qu'il s'agisse plutôt d'un lacis extrêmement serré dont les fibrilles, d'une ténuité excessive, sont intriquées étroitement.

En somme la *théorie de Golgi* diffère essentiellement de la *théorie de Gerlach* en ce que pour Gerlach le réseau est formé par des ramifications protoplasmiques, tandis que pour Golgi il est formé par des ramifications nerveuses.

Les découvertes de Golgi ont eu un retentissement considérable et ont été le point de départ de nombreux travaux qui les ont confirmées en partie, tout en faisant connaître des faits nouveaux.

Les cellules du type II sont de beaucoup moins répandues que celles du type I. On les trouve surtout en abondance dans l'écorce du cervelet (Golgi, Ramón y Cajal, Kœlliker, van Gehuchten, Retzius) ; on les rencontre également dans l'écorce cérébrale (Golgi, Martinotti, Ramón y Cajal) ; dans le lobe optique des Oiseaux (Ramón y Cajal, van Gehuchten), des Reptiles et des Batraciens (Pedro Ramón) ; dans la moelle épinière (Golgi, Kœlliker, van Gehuchten, Lenkossék) ; dans la rétine (Tartuferi, Ramón y Cajal, Dogiel, Bacqui)... etc.

L'existence de branches collatérales s'est trouvée vérifiée par tous les observateurs et c'est là un des faits les plus importants et les mieux démontrés aujourd'hui. Toutes les fibres des racines postérieures (sensibles) de la moelle, des nerfs crâniens sensitifs, des cordons blancs médullaires (fig. 44) et encéphaliques émettent sur leur trajet des branches qui s'en échappent sous un angle plus ou moins droit et vont se ramifier dans la substance grise pour prendre part, selon Golgi, à la constitution du réseau nerveux.

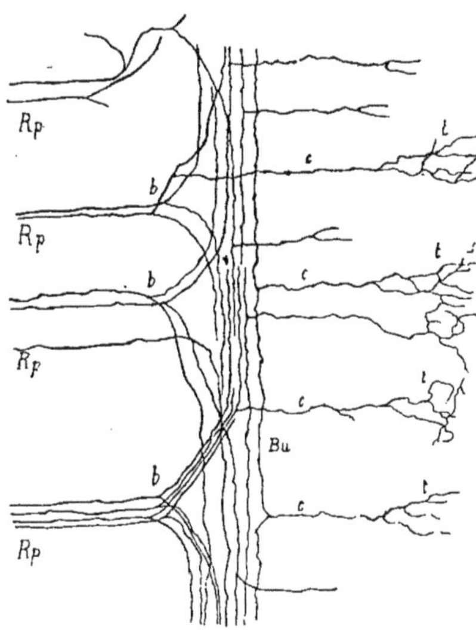

Fig. 44. — Figure destinée à montrer les ramifications collatérales des prolongements cylindraxiles. — Coupe longitudinale sagittale de la moelle d'un embryon humain de 20 cm. (d'après v. Lenhossék).

Rp, Fibres des racines postérieures (prolongements centraux des cellules des ganglions spinaux) ; — *b*, leur bifurcation ; — *Bu*, fibres longitudinales du cordon de Burdach ; — *c*, collatérales ; — *t*, arborisations terminales des collatérales s'épuisant au voisinage des cellules de la substance grise médullaire.

Les fibres cylindraxiles qui émanent des cellules de la corne antérieure de la moelle (motrices) émettent aussi des collatérales mais d'une façon inconstante et d'ailleurs en petit nombre (Ramón y Cajal).

Enfin on sait aussi aujourd'hui que les prolongements cylindraxiles des cellules du type I, dès qu'ils ont quitté la substance grise, ou même avant, se bifurquent, chaque branche de bifurcation pouvant à son tour se bifurquer encore plus loin, de sorte qu'en définitive, à une cellule correspondent deux, trois ou quatre cylindraxes (cellules à cylindraxe complexe de Ramón y Cajal).

III

La dernière opinion dont nous avons à nous occuper maintenant et qui paraît de plus en plus prévaloir, malgré les affirmations contraires de Golgi, est qu'il n'existe nulle part de réseau, ni de réseau formé aux dépens des prolongements protoplasmiques, ni de réseau nerveux comme l'entend Golgi. Soutenue d'abord par Forel (de Zürich), cette théorie a été adoptée par Ramón y Cajal, Kœlliker, van Gehuchten, Retzius, Lenhossék, Waldeyer, Erik Müller... etc. Pour ces auteurs tous les prolongements émanés de la cellule nerveuse, directement ou indirectement (ramifications protoplasmiques, cylindraxes et leurs collatérales) se terminent par des extrémités libres, et cela qu'il s'agisse de terminaisons dans l'intérieur même de la substance grise ou de terminaisons périphériques, dans les divers organes ou tissus de l'économie. Nulle part les fibrilles terminales ne s'anastomosent, nulle part par conséquent il n'y a de réseau. La cellule nerveuse avec ses prolongements représente une individualité, indépendante de ses voisines (neurone de Waldeyer).

Signification fonctionnelle des prolongements de la cellule nerveuse. — La division établie par Deiters, et conservée depuis, des prolongements de la cellule nerveuse en prolongements protoplasmiques et prolongement cylindraxile implique-t-elle une nature et par suite une valeur physiologique différentes pour ces deux catégories? En d'autres termes sont-ils les uns et les autres *nerveux*? à l'heure actuelle les avis sont partagés.

Golgi et ses élèves prétendent que les prolongements protoplasmiques servent exclusivement à la nutrition de la cellule. Ils iraient se mettre en rapport avec les vaisseaux et y puiseraient, pour ainsi dire, les matériaux nutritifs. Ne s'anastomosant pas entre eux et n'ayant aucune relation avec les fibres nerveuses ils ne sauraient en aucune manière jouer le rôle d'appareils de conduction. La conception de Golgi s'appuie sur des arguments tirés de la répartition des proprolongements protoplasmiques en certaines régions dépourvues de fibres nerveuses proprement dites et sur certains détails de structure (Schaffer).

Au contraire la majorité des neurologistes (Ramón y Cajal, Kœlliker, Lenhossék, Retzius, van Gehuchten, Lavdowsky, Dogiel) se refusent à admettre une distinction aussi tranchée entre les prolongements protoplasmiques et le prolongement cylindraxile. Tout en reconnaissant à ce dernier une valeur particulière qu'indiquent assez son apparition ontogénétique précoce, et sa constance, souvent à l'exclusion de tout autre prolongement, chez les Vertébrés comme chez les Invertébrés, ils soutiennent qu'il est impossible de méconnaître la nature nerveuse des prolongements protoplasmiques. Sans doute ils interviennent dans la nutrition. Leur présence augmentant dans des proportions considérables la surface de la cellule et, par suite, ses points de contact avec le milieu ambiant, les échanges se trouvent favorisés. Mais à ce point de vue leur rôle ne diffère pas de celui des prolongements de n'importe quelle variété de cellule (les cellules conjonctives ou osseuses par exemple). Seulement en plus ils partagent avec le ou les prolongements cylindraxiles la propriété de conduire l'influx nerveux. Divers arguments militent en faveur de cette manière de voir. Nous n'en citerons que quelques-uns. D'abord la structure des prolongements protoplasmiques est la même que celle du corps cellulaire ; elle est aussi, du moins dans bien des cas, la même que celle du ou des prolongements cylindraxiles (structure fibrillaire). Il n'y a donc pas de raison anatomique qui puisse autoriser à attribuer aux uns et aux autres une signification tout à fait différente. De plus, très souvent le prolongement cylindraxile émerge non pas du corps cellulaire mais de l'un des prolongements protoplasmiques, et quelquefois à une très grande distance de la cellule. Il est clair que dans ces cas tout le segment protoplasmique compris entre la cellule et le point d'émergence de la fibre cylindraxile sert à la conduction, est nerveux. Pourquoi ce qui est vrai d'une fraction de prolongement ne le serait-il pas de sa totalité?

Enfin, en diverses régions (bulbe olfactif, muqueuse linguale, etc.), les rapports entre des terminaisons nerveuses et des cellules nerveuses s'établissent uniquement par l'intermédiaire de prolongements protoplasmiques. La transmission de l'influx nerveux doit fatalement se faire par ces derniers.

La connaissance de ces faits et d'autres encore, l'étude du système nerveux des Invertébrés notamment, autorisent aujourd'hui à penser que *tous* les prolongements de la cellule nerveuse ont la même valeur, au point de vue physiologique. Tous sont des émanations de cette cellule et vont se terminer plus ou moins loin en se ramifiant (v. Lenhossék). Parmi ces prolongements il en est un qui est constant et caractérisé par son apparition précoce. C'est le prolongement cylindraxile ou *prolongement principal,* qui constitue l'attribut primordial de la cellule nerveuse. Les autres prolongements sont des *prolongements accessoires,* prolongements protoplasmiques ou dendrites. Ces dendrites naissent ou bien directement du corps cellulaire, ce sont alors des *cytodendrites* (Retzius), ou bien du prolongement principal, sous forme de collatérales, ce sont ici des *cylindrodendrites* (Retzius).

Les diverses espèces de cellules ne diffèrent les unes des autres que par la présence ou l'absence des cytodendrites, les cylindrodendrites existant constamment. Elles ne diffèrent en somme que par la plus ou moins grande abondance des voies de conduction collatérales et aussi par l'étendue et la dissémination plus ou moins considérable de ces voies. Ces variétés ne constituent pas des différences fondamentales. Quant aux dispositions du prolongement principal ou cylindraxile elles sont toujours essentiellement les mêmes ; partout il fournit des cylindrodendrites. Les deux catégories de cellules nerveuses (type I et type II) ne se distinguent que par l'étendue de leur prolongement cylindraxile. Les cellules du type I (type de Deiters) sont des cellules à *prolongement cylindraxile long* (Ramón y Cajal) ; les cellules du type II (type de Golgi) sont des cellules à *prolongement cylindraxile court* (Ramón y Cajal).

Il nous reste à dire quelques mots des conclusions qu'on peut tirer, au point de vue du mode de transmission des excitations nerveuses, des faits qui viennent d'être exposés.

Deux théories basées sur la manière dont on comprend les relations des cellules entre elles et avec les nerfs, sont en présence. Ou bien la transmission et la dissémination de l'influx nerveux d'une cellule à l'autre se font par *continuité,* c'est le cas si l'on admet des anastomoses soit entre les prolongements protoplasmiques seuls, soit entre les prolongements cylindraxiles (ou leurs ramifications) seuls, soit enfin entre les prolongements protoplasmiques et les prolongements cylindraxiles (Masius) ; ou bien la transmission se fait simplement par *contiguïté.*

C'est là l'opinion de ceux qui nient toute anastomose entre les prolongements des cellules quels qu'ils soient (Ramón y Cajal, His, Kœlliker, Retzius, Lenhossék, Waldeyer, van Gehuchten, etc.).

Dans cette dernière hypothèse les prolongements d'une cellule nerveuse donnée et leurs ramifications vont tous se terminer, après un trajet aussi long qu'on voudra, à proximité soit d'une autre cellule, soit des prolongements de cette cellule, mais par des extrémités libres, sans qu'il y ait continuité de substance entre les uns et les autres. Il ne pourra donc y avoir de transmission directe des excitations ; cette transmission se fera à distance ou par contact si, comme c'est souvent le cas, ce contact existe.

On peut se demander maintenant dans quel sens se fait, au sein des divers

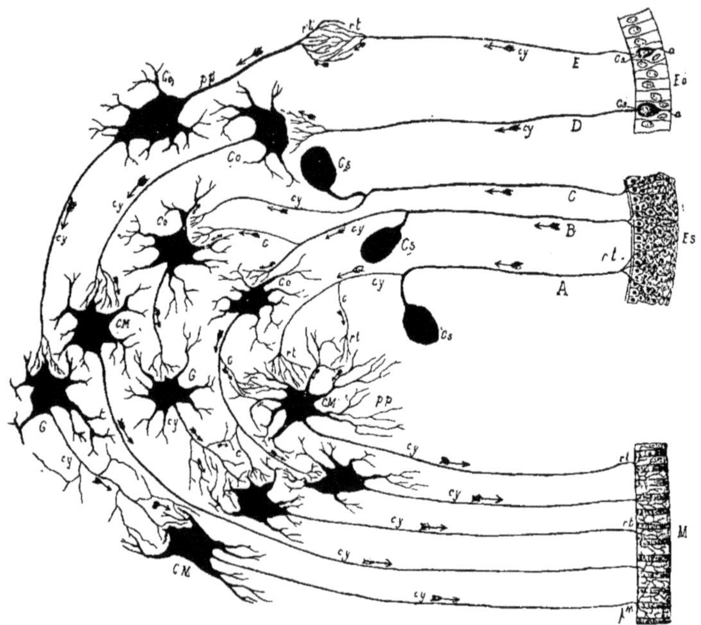

Fig. 45. — Figures schématiques destinées à rendre compte des connexions des éléments nerveux dans le cas où ils formeraient des individualités indépendantes les unes des autres. (Théorie du Neurone).

Chacune des figures montre le chemin parcouru (dans le sens des flèches) par l'influx nerveux dans plusieurs cas différents très simples.

M, muscle; *Es*, surface sensible périphérique (épithélium de la cornée par exemple) ; *Eo*, épithélium sensoriel (olfactif par exemple); *Cs*, cellules sensitives des ganglions spinaux ; *Cm*, cellules motrices ; *Co*, cellules commissurales (centrales ou ganglionnaires) ; *G*, cellules du type II de Golgi (cellules d'association ?) ; *rt*, ramifications *terminales* distribuées soit a la périphérie dans les muscles soit au voisinage de cellules nerveuses, ou *initiales*, situées dans l'organe sensitif périphérique ; *pp*, prolongements protoplasmiques ; *cy*, prolongement cylindraxile ; *c*, collatérales.

A. — Schéma de l'arc réflexe le plus simple. Deux neurones, un sensitif et un moteur.

B. — Arc réflexe avec un neurone intermédiaire.

C. — Id. avec deux neurones intermédiaires dont un à prolongement cylindraxile court (type II de Golgi. Neurone d'association). Dans ces trois cas le point de départ de l'excitation nerveuse est dans les ramifications *initiales* du prolongement périphérique de la cellule bipolaire *Cs*. Dans ce prolongement la transmission est cellulipète. Dans le prolongement central et dans les prolongements cylindraxiles des autres cellules la transmission est *cellulifuge*. Elle est cellulipète dans les prolongements protoplasmiques des neurones. A cet égard le prolongement périphérique de la cellule ganglionnaire spinale à la valeur d'un prolongement protoplasmique.

D. — Arc à 3 neurones. Le neurone sensitif n'a pas quitté la surface sensible.

E. — Le neurone sensitif est en relation avec une cellule commissurale centrale par l'intermédiaire d'un prolongement protoplasmique de celle-ci.

Ces deux cas rentrent dans les 3 précédents. Il suffit pour cela d'accorder au court prolongement bacilliforme (*a*) des neurones sensitifs intra-épithéliaux la même valeur qu'au prolongement périphérique des cellules ganglionnaires spinales.

prolongements de la cellule nerveuse, la transmission des excitations nerveuses. Mais auparavant il convient de s'entendre sur la valeur qu'il faut attribuer aux mots centre et périphérie, origine et terminaison, appliqués au système nerveux, car elle varie selon qu'on se place au point de vue de l'anatomie descriptive, au point de vue génétique ou au point de vue physiologique (Waldeyer).

Au point de vue de l'anatomie descriptive, le centre c'est l'axe cérébro-spinal, tous les nerfs en émanent et y trouvent par conséquent leur origine. Terminaison et périphérie sont deux expressions synonymes et s'expliquent assez.

Au *point de vue génétique*, le centre d'une fibre nerveuse, son lieu d'origine, se trouvent dans la cellule nerveuse dont elle n'est qu'un prolongement, que cette cellule soit logée à la périphérie, au sens anatomique de ce mot, ou dans les centres encéphalo-médullaires. Ainsi, la plupart des nerfs sensitifs ont, ainsi que l'a démontré His, leur lieu d'origine dans les cellules des ganglions cérébro-spinaux, tandis que d'autres (nerf olfactif par exemple) naissent de cellules nerveuses superficielles situées dans un revêtement épithélial. La terminaison d'une telle fibre nerveuse est à l'endroit où elle s'est arrêtée, une fois sa croissance terminée, c'est-à-dire qu'elle se fait en des régions très variables suivant les cas. Le mot de périphérie est pris ici par rapport à la cellule centrale, cellule d'origine de la fibre nerveuse.

Au *point de vue physiologique*, l'origine de la fibre est l'endroit d'où part l'excitation, sa terminaison le lieu où celle-ci aboutit.

Il est facile de constater que pour certaines fibres nerveuses le sens des mots origine et terminaison est la même quelque soit le point de vue : ainsi pour les fibres motrices. Il n'en est pas de même pour les fibres sensitives ni pour les fibres dites *centrales* qui naissent et se terminent dans l'axe cérébro-spinal sans le quitter à aucun moment. Des détails circonstanciés nous entraîneraient beaucoup trop loin, et nous revenons à la question posée plus haut. Dans quel sens se fait la transmission des excitations nerveuses ? Considérant la cellule nerveuse comme le centre de la fibre nous pouvons dire que dans le prolongement cylindraxile la transmission est toujours centrifuge, c'est-à-dire *cellulifuge* (Kœlliker). Dans les prolongements protoplasmiques elle paraît pouvoir être à la fois centrifuge et centripète ou mieux cellulifuge et *cellulipète*. On est obligé d'admettre cette conduction indifférente pour expliquer les associations fonctionnelles. Cependant dans certains cas, de par les relations des prolongements protoplasmiques avec les terminaisons nerveuses (bulbe olfactif) on est autorisé à penser que la transmission dans ces prolongements est exclusivement cellulipète. Telle paraît être la loi. Comporte-t-elle des exceptions? On serait tenté de le croire si l'on considère certaines fibres nerveuses, en particulier le prolongement dit périphérique des cellules des ganglions cérébro-spinaux. Ce prolongement en effet se recouvre de myéline, et va se terminer à la périphérie, comme le prolongement central va se terminer dans la substance grise. Dans ce dernier la transmission est cellulifuge (à partir de la cellule ganglionnaire) ; dans le premier au contraire elle est incontestablement cellulipète et cependant ce prolongement paraît bien être un prolongement cylindraxile.

Ce serait donc là une exception à la loi qui veut que la conduction soit cellulifuge dans les prolongements cylindraxiles. Diverses raisons autorisent à penser avec Ramón y Cajal et van Gehuchten que cette exception n'est qu'apparente et qu'en réalité le prolongement périphérique de la cellule ganglionnaire spinale a la valeur, sinon au point de vue morphologique, du moins au point de vue fonctionnel, d'un prolongement protoplasmique. Dans ces conditions les cellules bipolaires rentreraient dans le schéma général, du moins celles qui appartiennent aux ganglions cérébro-rachidiens. Quant aux cellules bipolaires à fibre spirale, la signification respective de chacun des prolongements reste incertaine, faute de données suffisantes.

ENVELOPPES DES CELLULES NERVEUSES. — Nous avons dit précédemment que les cellules nerveuses ne possédaient pas de membrane propre, protoplasmique, en revanche elles sont souvent entourées d'une membrane spéciale que nous retrouverons quand nous décrirons la fibre nerveuse, parce qu'elle se prolonge sur celle-ci, et que l'on appelle la *gaine de Schwann*. De plus on connaît des cellules nerveuses qui sont entourées d'une *enveloppe de myéline* comme une fibre nerveuse. M. Schultze les a découvertes dans le nerf acoustique du brochet (fig. 46).

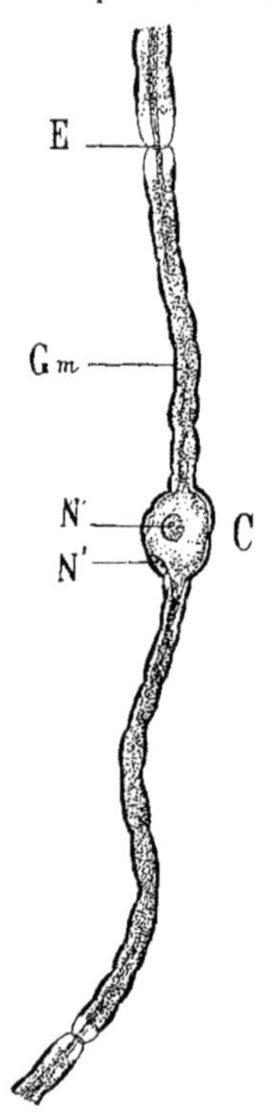

Fig. 46. (D'après RANVIER) *Traité tech. d'Histol.*, 2e éd., 1889.

Un tube nerveux de la branche sacculaire du nerf auditif du brochet avec sa cellule ganglionnaire c. — n, noyau de cette cellule ; n', noyau du segment interannulaire qui se trouve au niveau de la cellule ganglionnaire : *Gm*, gaine de myéline qui se continue sur la cellule ; *E*, étranglement annulaire.

Les cellules nerveuses revêtues d'une gaîne de Schwann s'observent exclusivement dans les ganglions périphériques, cérébro-spinaux ou sympathiques. Les cellules des centres (moelle et encéphale) ne sont en rapport qu'avec le système de soutien de la substance grise, mais sont dépourvues de toute enveloppe : ce sont des cellules nues (Schwalbe).

La gaine de Schwann se présente comme une membrane délicate extrêmement mince et transparente qui s'applique sur toute la surface du corps de la cellule. Quand celui-ci se rétracte, sous l'action des réactifs, il se forme un espace entre lui et la membrane qui devient alors très évidente. A sa face interne font saillie des noyaux en nombre variable : ce fait indique assez que la gaine est constituée par l'assemblage de cellules plates. La preuve directe en a été faite depuis longtemps, pour la première fois par Fraentzel, par l'emploi du nitrate d'argent qui met en évidence les contours polygonaux de ces cellules.

§ II. — FIBRES NERVEUSES

L'élément essentiel de toutes les fibres nerveuses est le prolongement cylindraxile d'une cellule nerveuse. Nous avons déjà, à plusieurs reprises, insisté sur ce fait. Ce prolongement peut, dans toute son étendue depuis la cellule-mère jusqu'à sa terminaison, rester *nu*, dépourvu de toute enveloppe. Le plus souvent il se montre recouvert tantôt par une mince membrane, la *gaine de Schwann ;* tantôt par une substance spéciale, la myéline, qui lui constitue une gaine, *gaine de myéline* ou *gaine médullaire ;* tantôt enfin à la fois par une gaine de myéline et par une membrane de Schwann. A chacune de ces manières d'être correspond un type de fibre nerveuse. On peut donc, avec M. Schultze, partager les fibres nerveuses en deux grandes catégories, chacune d'elles comprenant deux subdivisions.

A. Fibres nerveuses sans myéline (amyéliniques). . . .	1° Sans gaine de Schwann. 2° Avec gaine de Schwann.
B. Fibres nerveuses à myéline (myéliniques).	3° Sans gaine de Schwann. 4° Avec gaine de Schwann.

Il convient de remarquer (Kœlliker) que ces diverses formes peuvent très bien se succéder le long d'une seule et même fibre. Si nous considérons (fig. 33) par exemple une fibre nerveuse motrice, nous voyons qu'à son origine, et sur une certaine longueur à partir de la cellule des cornes antérieures de la moelle qui lui donne naissance, elle est représentée par un cylindraxe nu. Puis, ce cylindraxe se recouvre d'une gaine de myéline. Plus loin à cette gaine de myéline se surajoute une membrane, la gaine de Schwann. Dans cet état la fibre nerveuse est aussi compliquée qu'elle peut l'être. Le cylindraxe conserve ses deux gaines dans la plus grande partie de son trajet, mais il peut cependant chemin faisant perdre momentanément son enveloppe médullaire (Schiefferdecker). Enfin, au voisinage de sa terminaison la fibre nerveuse perd sa myéline. La gaine de Schwann subsiste alors seule ; puis elle disparaît à son tour et le cylindraxe reste, jusqu'à sa terminaison ultime, nu, comme il était à son origine.

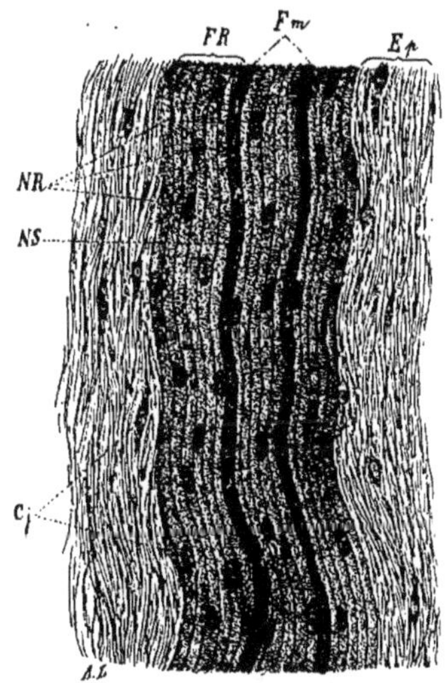

Fig. 47. — (D'après Schieffendecker et Kossel). — Fragment du tronc du nerf grand-sympathique de l'homme, fixé par l'acide osmique.

Au sein d'un faisceau de fibres de Remak sont logées deux fibres à myéline *FM*. — *Cj*, cellules de tissu conjonctif ; *Ep*, gaine conjonctive ; *NR*, noyaux des fibres de Remak ; *NS*, noyau de la gaine de Schwann d'une fibre à myéline. *FR*, fibres de Remak avec leurs noyaux vus de face et alors ovalaires ou de profil, et alors aplatis.

1° Fibres nerveuses sans myéline et sans gaine de Schwann. — *(Cylindraxes nus).* Toutes les fibres nerveuses des organes centraux dans les premières phases du développement sont des cylindraxes nus. Petit à petit elles acquièrent une gaine de myéline, sauf chez les Vertébrés inférieurs (Amphioxus, Cyclostomes) où elles restent toujours dans cet état. Chez l'adulte les cylindraxes ne sont nus qu'à leur extrémité terminale, périphérique (muscles, muqueuses, glandes... etc.) ou centrale (substance grise, ganglions).

Les cylindraxes nus sont généralement caractérisés par un aspect variqueux, moniliforme, tout à fait spécial. On pense que ces varicosités sont dues au gonflement de la substance interstitielle qui accompagne les fibrilles cylindraxiles.

2° Fibres nerveuses sans myéline, avec gaine de Schwann. — Nous avons vu, à propos des enveloppes des cellules nerveuses, que la gaine de Schwann était une membrane mince formée par la juxtaposition d'éléments cellulaires aplatis, plus ou moins nombreux. Une membrane de ce genre recouvre seule les cylindraxes qui ont perdu leur enveloppe médullaire au voisinage de leur terminaison. Elle leur constitue un étui complet qui se moule exactement sur eux.

C'est là une des variétés de cette catégorie de fibres. Il en est une deuxième, plus importante, qui forme un groupe à part et que l'on connaît aussi sous le nom de *fibres nerveuses grises,* ou *fibres de Remak.*

Les fibres de Remak (fig. 47) se rencontrent dans toute l'étendue du système du grand sympathique ; on les trouve d'ailleurs aussi dans les troncs nerveux appartenant au système cérébro-spinal, mais en petite proportion, mélangées à des fibres à myéline. Le nerf olfactif en est exclusivement composé.

L'absence de myéline donne aux nerfs résultant du groupement de ces fibres une certaine translucidité, en même temps que cette coloration grise qui les fait distinguer facilement.

Leur constitution est assez simple. Chaque fibre est formée d'un faisceau de fibrilles à la surface duquel se trouvent, disséminés en quantité plus ou moins considérable, des noyaux ovalaires, indices de la présence d'une gaine. Le nombre des fibrilles étant variable il s'ensuit que les dimensions de la fibre elle-même différeront. De fait il en est de très fines paraissant ne renfermer que une ou deux fibrilles entourées de leur gaine. D'autres fois au contraire la fibre est volumineuse et comprend un certain nombre de faisceaux, tous renfermés dans une gaine de Schwann commune. Pour certains auteurs (Schiefferdecker) cette gaine serait incomplète, plus ou moins suivant les régions et suivant les espèces animales.

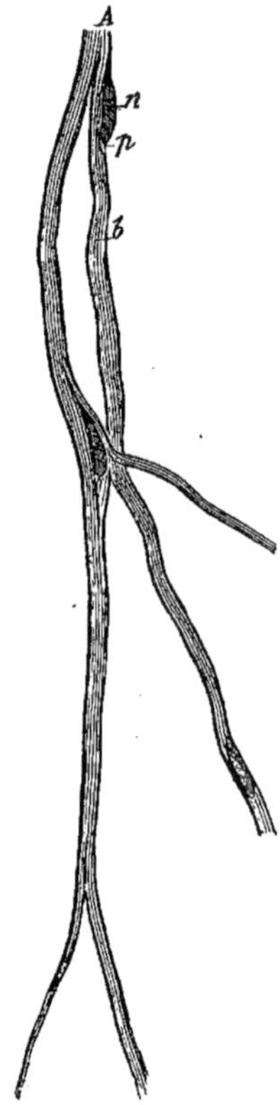

Fig. 48. (D'après RANVIER). — *Traité tech. d'Histol.,* 2e éd., 1889.

Portion du réseau des fibres de Remak du pneumogastrique du chien. — *n,* noyau *p,* protoplasme qui l'entoure ; *b,* stries qui correspondent à des fibrilles.

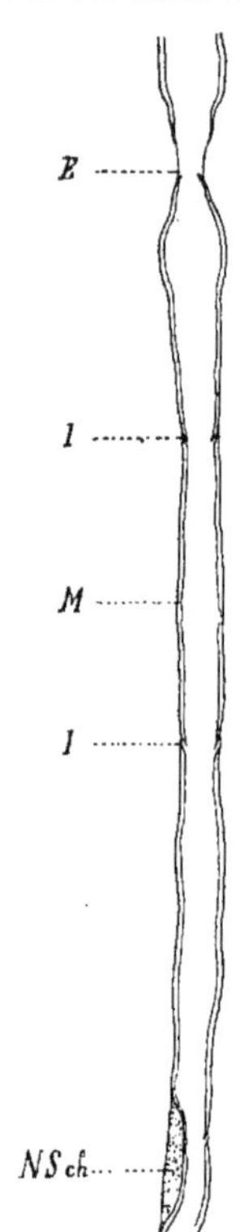

Fig. 49. — (D'après SCHIEFFERDECKER et KOSSEL). — Fragment d'une fibre à myéline du nerf sciatique de la grenouille, examiné à l'état frais.

E, Etranglement annulaire ; *M* gaine de myéline ; *NS ch,* noyau de la gaine de Schwann ; *II,* incisures de la gaine de myéline.

Quant à la manière dont les fibres de Remak se comportent les unes vis-à-vis des autres pour constituer un nerf elle n'est peut-être pas la même partout. Ranvier prétend qu'elles ne sont pas simplement placées les unes à côté des autres, comme le sont les fibres nerveuses à myéline mais « qu'elles forment l'intérieur du nerf, en s'unissant et en se divisant, un vaste plexus dont les mailles sont dans tous les plans (fig. 48) ». Quelques histologistes, sans nier la possibilité de ces anastomoses, n'ont pu en constater l'existence dans certains nerfs sympathiques.

3° et 4° **Fibres nerveuses à myéline, sans gaine de Schwann et fibres à myéline avec gaine de Schwann.** — Les fibres nerveuses de la substance blanche des organes centraux et celles qui constituent le nerf optique possèdent toutes une enveloppe de myéline; celles de ces fibres qui sortent de l'axe cérébro-spinal sont en outre munies, dès l'instant où elles quittent cet axe, d'une gaine de Schwann qu'elles conservent jusqu'à une faible distance de leur terminaison.

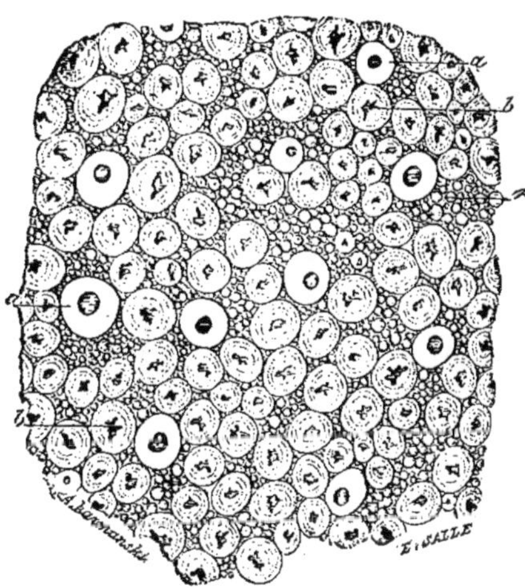

Fig. 50. (D'après Ranvier). — *Traité tech. d'Histol.*, 2e éd., 1889.

Section transversale de l'un des faisceaux du sciatique du chien. — *a*, tubes nerveux sectionnés dans le voisinage immédiat des étranglements annulaires; *b*, tubes nerveux sectionnés dans différents points de la longueur des segments interannulaires; *r*, fibres de Remak.

Les fibres de cette deuxième variété s'observent donc dans tous les nerfs périphériques, dans les ganglions spinaux et, mélangées à des fibres de Remak, dans les cordons et ganglions du sympathique. Ce sont elles que nous allons décrire. Nous indiquerons seulement après en quoi elles diffèrent des fibres centrales.

Les fibres des nerfs périphériques sont aussi désignées sous les noms de *fibres blanches*. En effet, vues en masse, elles présentent cette coloration, due à ce que la myéline réfléchit fortement la lumière. On les appelle aussi *fibres à double contour* à cause de l'aspect qu'elles présentent quand on les étudie à l'état frais. Examinées dans ces conditions elles apparaissent (fig. 49) comme des cylindres réguliers, clairs et transparents dans lesquels on distingue « une partie centrale qui devient légèrement obscure quand on éloigne l'objectif, et de chaque côté une bordure qui paraît brillante dans les mêmes conditions (Ranvier). » La partie centrale répond au cylindraxe, la partie périphérique à la gaine médullaire. On a cru autrefois (Leeuwenhoek), trompé par l'aspect que nous venons d'indiquer, que la fibre nerveuse était creuse, d'où le nom de *tube nerveux* qu'on persiste à conserver, malgré l'erreur qu'il consacre.

Le diamètre des fibres (fig. 50) varie notablement non seulement selon les espèces animales, mais, chez le même individu, selon les nerfs; il varie aussi selon l'âge : les fibres nerveuses de l'adulte ont une épaisseur beaucoup plus considérable que celles du nouveau-né (Schiller). Dans un même tronc nerveux on trouve à côté de fibres fines de grosses fibres et l'écart peut aller de 1,5 μ à 25 μ. Il ne semble pas y avoir de rapport entre le diamètre des fibres et leur signification fonctionnelle. On a dit pourtant que les fibres sensitives étaient plus grêles que les fibres motrices. De même on n'a pas trouvé de relation entre la taille de l'animal et le calibre des fibres. Par contre il paraît y en avoir une entre celui-ci et la longueur de la fibre, en ce sens que les fibres les plus longues sont en même temps généralement les plus épaisses (Schwalbe).

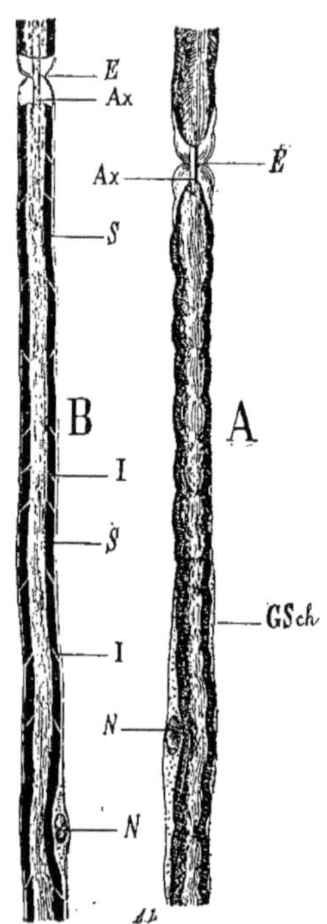

Fig. 51.
(D'après SCHWALBE).

Fibres nerveuses à myéline. — *Ax*, cylindre-axe ; *GSch*, gaine de Schwann. — *N*,*N*, noyaux de la gaine de Schwann entourés d'une mince couche protoplasmique granuleuse. — *E*,*E*, étranglements de Ranvier. A ce niveau, la gaine médullaire cesse brusquement d'un côté et de l'autre, de sorte que le cylindre-axe se trouve à découvert sur une petite étendue. — *I*, incisures séparant les segments cylindro-coniques *S*,*S*.

Gaine de myéline. — La myéline entoure le cylindre-axe comme un manchon et n'a avec lui que des rapports de contiguité (fig. 51). En dehors elle répond à la membrane de Schwann. Ce manchon n'est pas continu, en d'autres termes ne règne pas sur toute la longueur du cylindraxe. Il présente des interruptions qui se répètent de distance en distance à des intervalles plus ou moins réguliers et que l'on appelle des *étranglements annulaires* (Ranvier). Le segment de fibre nerveuse compris entre deux étranglements annulaires successifs s'appelle *segment interannulaire*. Les diverses questions que nous avons à examiner sont donc les suivantes : 1° Constitution de la gaine myélinique ; 2° Dispositions de la fibre nerveuse au niveau des étranglements annulaires. Nous verrons ultérieurement quelle est la signification du segment interannulaire.

Constitution de la gaine myélinique. La myéline est une substance éminemment altérable. Quand on fait agir sur elle de l'eau ou un liquide dont le pouvoir fixateur est insuffisant, elle subit une série de transformations que l'on a considérées longtemps comme le résultat de sa coagulation. Ces transformations varient du reste selon le réactif employé, et selon les conditions dans lesquelles il a agi. Sous l'influence de l'eau, la myéline (fig. 52), au niveau des brisures que la dissociation a produites « s'échappe sous la forme de bourgeons filamenteux. On dirait des fils transparents enroulés sur eux-mêmes. Ces fils se gonflent peu à peu, leurs contours deviennent moins nets, ils semblent se fondre les uns dans les autres et, au bout d'une demi-heure à une heure, les bourgeons filamenteux sont devenus des boules de dimensions variables avec un bord très réfringent et des stries concentriques rappelant incomplètement les fils qui les composaient... Finalement la myéline mise en liberté est transformée tout entière en sphères ou en boyaux plus ou moins allongés, limités par un double contour formant une bordure réfringente plus ou moins épaisse » (Ranvier). Traitée par l'eau faiblement salée ou le liquide de Müller (solution de bichromate de potasse et de sulfate de soude) la gaine de myéline se décompose en lamelles minces (Pertik) dont l'agencement irrégulier donne lieu à des images variées (état feuilleté). Nous nous bornerons à ces quelques indications, voulant simplement attirer l'attention sur la facilité avec laquelle la myéline se modifie et prend les aspects les plus divers, circonstance qui complique singulièrement l'interprétation des détails que l'on peut être à même d'observer.

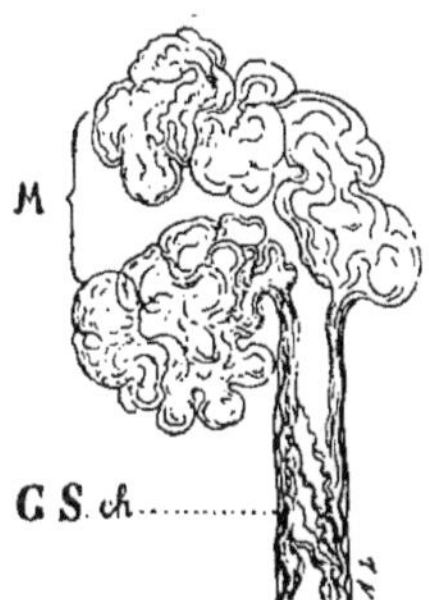

Fig. 52.
(D'après SCHIEFFERDECKER et KOSSEL).

Extrémité libre d'une fibre à myéline du nerf sciatique de grenouille examinée dans la solution d'eau salée physiologique (ou dans l'eau pure). La myéline fait hernie sous forme de boyaux irréguliers ou de boursouflures (M). *GSch*, gaine de Schwann.

En se plaçant dans des conditions déterminées on constate que la gaine de myéline, dans l'étendue d'un segment interannulaire, est interrompue par des fentes dirigées obliquement depuis la gaine de Schwann jusqu'à la surface du cylindre-axe, intéressant par conséquent, c'est le cas le plus fréquent, toute son épaisseur (fig. 53). Ces fentes connues sous le nom *d'incisures de Schmidt* ou de *Lantermann* forment donc des entonnoirs plus ou moins courts, suivant qu'elles sont plus ou moins obliques, et partagent la gaine médullaire en segments dits *segments-cylindro-coniques,* disposés à la suite l'un de l'autre. Habituellement le sommet tronqué d'un segment donné s'emboîte dans la base du segment suivant, en s'insinuant entre elle et la surface du cylindre-axe. La largeur des incisures de Schmidt varie. Quelquefois elles sont libres dans toute leur étendue, mais souvent aussi elles se montrent cloisonnées par de fines lamelles qui se présentent, quand on examine les bords d'une fibre, sous la forme de fibrilles parallèles tendues entre la face profonde du cône emboîtant et la face superficielle du cône emboîté (fig. 54. A).

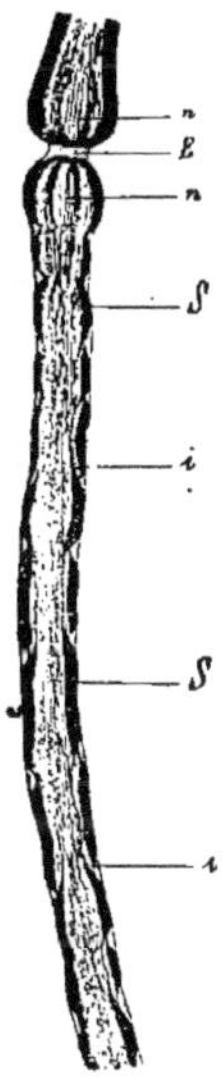

Fig. 53.
(D'après RANVIER). *Traité tech. d'Histol.*, 2e éd. 1889.

Tube nerveux du sciatique de la grenouille, dissocié directement dans une solution d'acide osmique à 1 pour 100. — *e*, étranglement annulaire; *rr*, renflements terminaux munis de côtes saillantes; *ii*, incisures obliques; *SS*, segments cylindro-coniques.

Pour pénétrer plus avant dans la constitution intime de la gaine de myéline il a fallu des recherches histochimiques délicates. On est arrivé, en dissolvant par des réactifs convenables certains de ses composants chimiques, ou en employant certaines matières fixatrices ou colorantes, on est arrivé, disons-nous, à déceler des détails de structure très complexes sur la valeur desquels on est loin d'être fixé.

Depuis longtemps divers histologistes, parmi lesquels nous citerons Stilling, Schmidt, Lantermann, Mac Carthy avaient signalé l'existence, dans la gaine médullaire, de fibrilles ou de réseaux. Les uns les avaient considérés comme des productions artificielles, les autres comme des formations normales. Ewald et Kühne, à la suite de recherches sur la digestibilité des différents tissus par le ferment pancréatique, démontrèrent ensuite la présence dans le tissu nerveux d'une substance qui montrait une résistance particulière à la digestion et possédait toutes les propriétés de la substance cornée des tissus épidermiques. Pour cette raison ils l'appelèrent *névrokératine*. Dans les fibres nerveuses

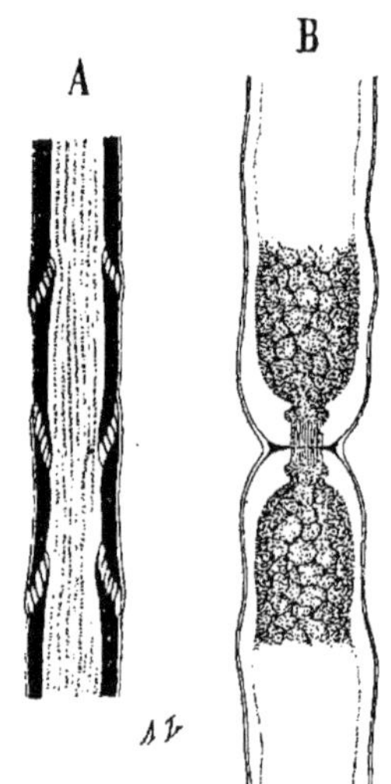

Fig. 54.
(D'après L. GEDOELST).

A. Fibre nerveuse de crapaud traitée par l'acide osmique. Coupe longitudinale microscopique. On voit, en coupe, les fines lamelles tendues dans les intervalles des extrémités des segments cylindro-coniques. — *B*. Fibre nerveuse du pigeon. Liqueur de Perenyi osmiquée, alcool à 70°, glycérine. — Fibrilles du cylindre-axe traversant la cloison qui sépare deux segments interannulaires.

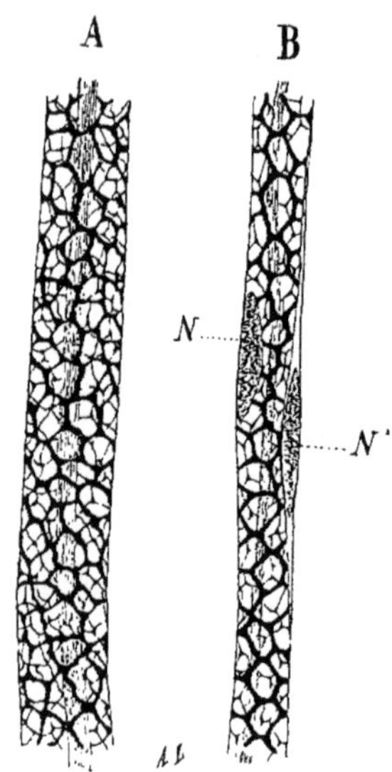

Fig. 55.
(D'après L. GEDOELST).

A. Fibre du nerf sciatique du crapaud ordinaire traitée successivement par l'alcool absolu, l'alcool bouillant puis l'éther. — *B*, Fibre du nerf sciatique du chat (nouveau-né) traitée de la même manière que la fibre *A*. — *N*, noyau de la gaine de Schwann ; *N'*, noyau de la gaine de Henle. — Ces deux figures montrent sous deux aspects un peu différents le réseau de névrokératine.

la névrokératine constitue une charpente qui occupe toute l'épaisseur de l'enveloppe médullaire (fig. 55) formant en dedans, au pourtour du cylindre-axe, une *gaine cornée interne*, et en dehors, sous la membrane de Schwann, une *gaine cornée externe*. Entre les deux gaines sont tendues des travées ramifiées plus ou moins délicates. Il va sans dire que pour mettre en évidence ce réseau de névrokératine il faut faire usage d'une méthode spéciale. Les observations de Ewald et Kühne furent confirmées, mais tandis que les uns considèrent la charpente cornée comme un produit artificiel résultant de l'action des réactifs coagulants, les autres se prononcent en faveur de sa préexistence (Schwalbe, Gedoelst) tout en n'acceptant pas cependant dans son intégrité la description de ces auteurs (fig. 55).

Enfin il nous reste à parler d'une disposition sur laquelle Rezzonico et surtout Golgi ont attiré l'attention. Ces auteurs ont observé l'existence de fils spirales qui, partant du cylindre-axe, s'enroulent autour de lui en formant des cercles de plus en plus étendus jusqu'à atteindre la membrane de Schwann où ils se terminent, Ces fibres spirales dessinent ainsi des entonnoirs dont le sommet entoure plus ou moins étroitement le cylindre-axe, tandis que la base correspond à la surface interne de la gaine de Schwann. Ceci, Mondino, Cattani, Marenghi et Villa, après Golgi, apportèrent de nouveaux renseignements sur ces formations remarquables qu'ils considèrent comme une disposition spéciale de la névrokératine.

Nature de la myéline. — La composition chimique de la myéline est encore imparfaitement connue. D'après les recherches de Gedoelst, le réseau de Kühne et Ewald est formé d'une substance congénère de la plastine, laquelle, on le sait, constitue le réticulum qu'on rencontre dans toutes les cellules. En outre la myéline contient au moins deux substances différentes par leurs propriétés physiques et chimiques. « Ces deux substances sont toutes deux solubles dans l'alcool bouillant et l'éther. La première noircit intensément sous l'action de l'acide osmique, se laisse attaquer par la pepsine, n'est pas détruite par la pancréatine. La seconde est inattaquable par la pepsine et la pancréatine ; elle ne réduit pas l'acide osmique, gonfle intensément sous l'action de l'eau et donne naissance à des figures myéliques. »

Gedoelst considère ces deux substances comme étant la première de la lécithine, la seconde de la cérébrine. Il est d'ailleurs très probable qu'elles ne forment pas à elles seules toute la masse de la myéline. En tous cas ces deux composés ne se trouvent pas mélangés : l'un, la lécithine, imprègne les travées du réseau de névrokératine (plastinien), l'autre, la cérébrine, en occupe les mailles.

Étranglements annulaires. — Les étranglements annulaires se manifestent, quand on examine des nerfs traités par l'acide osmique, comme des barres transversales claires qui partagent chaque tube nerveux en segments plus ou moins longs colorés en noir par le réactif. Au niveau de ces intervalles clairs il n'existe donc pas de myéline. La gaine médullaire s'arrête de part et d'autre en se limitant par une extrémité convexe, légèrement dilatée et bosselée tandis que le cylindre-axe seul traverse l'espace compris entre les deux segments de myéline (fig. 53).

Ces étranglements, d'autant plus accentués, on le comprend facilement, que la gaine de myéline est plus épaisse, sont en général d'autant plus rapprochés que la fibre nerveuse est plus fine et d'autant plus écartés qu'elle est plus volumineuse (Ranvier, Key et Retzius).

Ainsi Key et Retzius ont trouvé que, chez l'homme, pour des fibres larges de 2 μ l'écartement des étranglements est de 89 à 92 μ, tandis que pour des fibres épaisses de 16 μ la distance qui les sépare atteint 872 à 962 μ.

On a beaucoup discuté sur la constitution du tube nerveux au niveau des étranglements annulaires. Les uns ont prétendu qu'il existait là une substance disposée sous forme d'une sorte de disque (disque intermédiaire) percé en son milieu pour laiser passer le cylindre-axe (Schiefferdecker, fig. 56 A). D'autres y ont vu : d'abord un anneau périphérique, dépendance de la membrane de Schwann, à la présence duquel est dû l'étranglement (fig. 58, B); puis en dedans de cet anneau un corps en forme de lentille biconvexe (renflement biconique) traversé par le cylindre-axe qui lui adhère (Ranvier). L'opinion qui nous paraît la plus acceptable est que les segments interannulaires sont séparés les uns des autres par une membrane continue à sa périphérie avec la membrane de Schwann et traversée par les fibrilles du cylindre-axe (Gedoelst, fig. 54. A). Les aspects si variés que l'on a décrits résultent des conditions diverses dans lesquelles les auteurs se sont placés et des réactifs qu'ils ont employés.

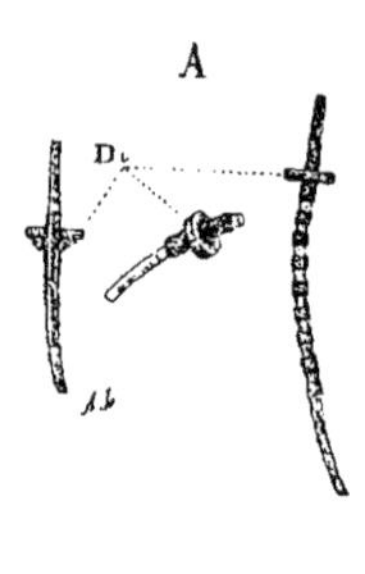

Fig. 56. — (D'après Schiefferdecker et Kossel.)

A. Fragments de cylindres-axe de la moelle épinière du bœuf, après traitement par une solution de nitrate d'argent a 1/4 pour 100, et destruction de la myéline par le chloroforme. On voit l'aspect qu'offre la précipité granuleux d'argent et la situation qu'il occupe au pourtour du cylindre-axe. — *Di*, Disques intermédiaires (vues de profil et de trois-quarts) de Schiefferdecker. — *St*. Stries de Frommann. — *B*. Coupe longitudinale de moelle épinière de grenouille après traitement par une solution de nitrate d'argent à 1/4 pour cent.

Gaine de Schwann. — La gaine de Schwann des fibres nerveuses à myéline est une membrane amorphe, transparente et douée d'une certaine élasticité. Elle est appliquée sur la gaine de myéline si intimement qu'elle se confond avec son contour et qu'on ne la voit bien, sous forme d'une ligne mince, que là où la moelle fait défaut, c'est-à-dire au niveau des incisures de Schmidt, et des étranglements annulaires.

On peut aussi, pour la mettre en évidence, se servir de procédés spéciaux.

A la face interne de la gaine de Schwann on aperçoit de distance en distance des noyaux allongés, ovalaires, logés dans des dépressions de la gaine médullaire. Ces noyaux, *noyaux de la gaine de Schwann*, sont entourés d'une mince couche de protoplasma granuleux. Leur nombre varie suivant les espèces animales. Chez les Vertébrés supérieurs il n'en existe d'habitude qu'un seul par segment interannulaire ; il est situé alors à peu près à égale distance des deux extrémités de ce segment. Chez les Poissons ils sont infiniment plus nombreux (5 à 16 chez le brochet d'après Key et Retzius).

La gaine de Schwann au niveau des étranglements annulaires cesse, naturellement, de recouvrir la myéline et s'incurve en dedans pour se rapprocher du cylindre-axe mis à nu par l'absence de celle-ci. C'est même à ce fait qu'est dû l'étranglement. Mais, à ce moment, comment se comporte-t-elle? Se continue-t-elle sur le segment interannulaire voisin? En d'autres termes la gaine de Schwann est-elle continue ou interrompue à chaque étranglement annulaire? Les avis sont partagés. Pour les uns chaque segment interannulaire possède une gaine de Schwann qui lui est propre et, au niveau de l'étranglement annulaire, chaque gaine se soude à sa voisine. Pour d'autres au contraire la gaine n'est pas interrompue par la présence de l'étranglement annulaire : elle passe comme un pont, d'un segment à l'autre. Du reste, qu'elle soit continue ou non, on n'est pas non plus d'accord sur les relations qu'elle contracte avec la cloison de l'étranglement, disque intermédiaire, renflement biconique, ou membrane. Nous pensons que la membrane perforée dont nous avons admis l'existence s'attache par sa périphérie sur la gaine de Schwann.

Cylindre-axe. — Ce que nous avons déjà dit à maintes reprises du prolongement cylindraxile nous permettra d'être bref ici. Sur des fibres nerveuses exa-

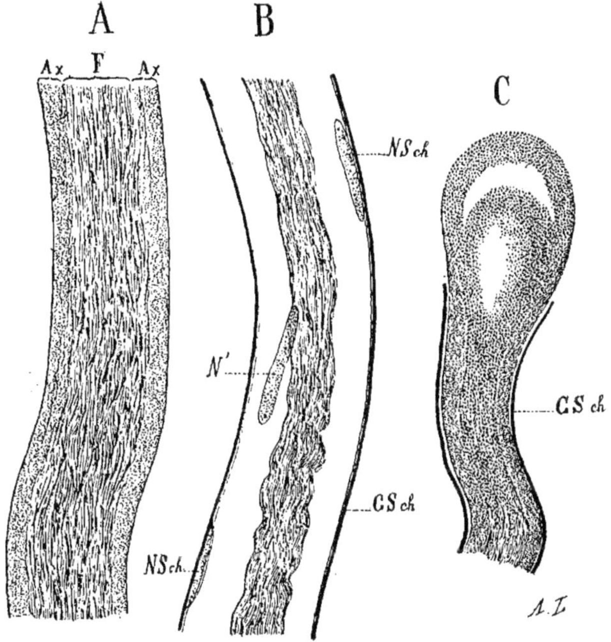

Fig. 57. — (D'après Schiefferdeker et Kossel).

Fibres nerveuses de *Petromyzon fluviatilis*. A, fibre à l'état vivant d'un nerf moteur du globe de l'œil ; *B*, fibre du nerf trijumeau fixée par le liquide de Hermann ; *C*, extrémité d'une fibre du nerf trijumeau examinée à l'état frais.

Ces figures montrent la constitution fibrillaire du cylindre-axe (*F*) et la couche homogène (*Ax*) (axoplasma de Schiefferdecker) qui entoure le faisceau de fibrilles. *GSch*, gaine de Schwann et son noyau vu de profil, *NSch*, ou de face *N'*. Dans la figure *C*, les fibrilles se sont décomposées, vers l'extrémité, en granulations et tout le contenu de la gaine de Schwann fait hernie sous forme d'une saillie ovoïde.

minées à l'état frais, le cylindre-axe se montre le plus souvent comme un cordon homogène ou très finement grenu, masqué plus ou moins complètement par la gaine de myéline. Il faut, pour reconnaître son individualité et pour étudier sa constitution, faire usage de méthodes spéciales ou s'adresser à des espèces animales particulièrement propres à ce genre de recherches (Poissons, Invertébrés).

Le cylindraxe possède une structure, c'est là un fait bien établi aujourd'hui. L'opinion la plus généralement répandue est qu'il est formé par un faisceau de fibrilles, fibrilles nerveuses primitives, plongées dans une substance fondamentale transparente, liquide suivant les uns (sérum nerveux de Kupffer), semi-fluide (neuroplasme de Kœlliker) ou molle comme une gelée (axoplasme de Schiefferdecker) suivant d'autres. Cette substance serait inerte et le rôle actif dans la conduction nerveuse serait dévolu aux fibrilles. Elle comble non seulement les interstices des fibrilles mais encore s'amasse à la périphérie du faisceau en une couche corticale, d'épaisseur variable, assez résistante, *l'écorce du cylindre-axe* (fig. 57).

Les fibrilles nerveuses sont très altérables et se décomposent facilement en fines granulations qui se fluidifient rapidement. Leur diamètre paraît être assez constant chez les Vertébrés et serait d'environ 0,4 μ. (Schiefferdecker).

Nous savons d'où proviennent les fibrilles du cylindre-axe. Elles ne sont que la continuation des fibrilles du corps d'une cellule nerveuse. Quand, dans le cours de son trajet, un nerf se divise, le faisceau cylindraxile se partage en deux ou plusieurs faisceaux secondaires égaux ou inégaux qui, à leur tour, sont susceptibles de se diviser plus loin.

On doit admettre que la somme totale des fibrilles primitives des branches de division reste toujours égale, quel que soit le nombre de ces branches, à la somme des fibrilles du prolongement cylindraxile. Dans ces conditions le cylindre-axe renfermera un nombre de fibrilles de plus en plus restreint, au fur et à mesure que les divisions du tube initial se multiplieront, et les ramifications terminales pourront être réduites à une seule fibrille.

A B

a m cy

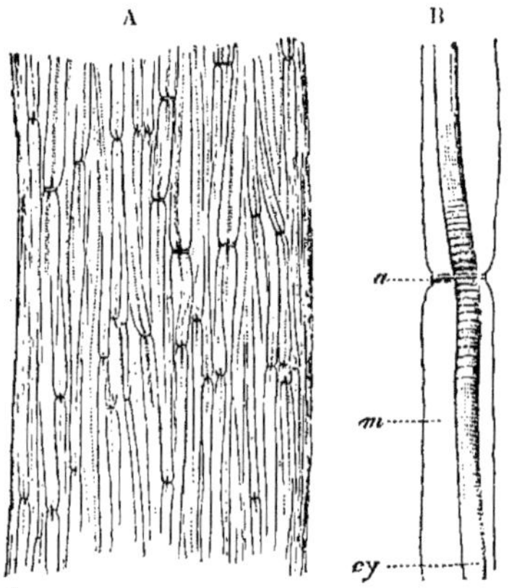

Fig. 58. (D'après RANVIER). — *Traité tech. d'Histol.*, 2e éd. 1889.

A. Nerf thoracique de la souris formé par un seul faisceau nerveux, imprégné par le nitrate d'argent. La gaine de Henle a été enlevée. Les étranglements annulaires dessinés par l'argent figurent des croix latines.
B Un tube nerveux du nerf sciatique du lapin adulte isolé après imprégnation d'argent : *a*, étranglement annulaire ; *m*, gaine médullaire ; *cy*, cylindre-axe.

La division des tubes nerveux en deux ou plusieurs branches se fait toujours au niveau d'un étranglement annulaire. En réalité ce n'est donc que le cylindre-axe qui se divise, chacune de ses branches se recouvre ensuite d'une enveloppe de myéline avec gaine de Schwann ou d'une gaine de Schwann seule.

Il nous reste à examiner un dernier point. A propos des cellules nerveuses nous avons montré que certains faits avaient conduit à les considérer comme non homogènes, sinon discontinues. La même opinion a été exprimée à propos des fibrilles des tubes nerveux.

Quand on traite des tubes nerveux par une solution de nitrate d'argent et qu'on les expose ensuite à l'action de la lumière, on constate que le sel d'argent s'est trouvé réduit au niveau des étranglements annulaires et dessine là des images noires ou brunes en forme de croix (croix latines de Ranvier) (fig. 58). La branche transversale de la croix correspond à la ligne de soudure des gaines de

Schwann (Ranvier) ou au disque intermédiaire (Schiefferdecker), ou encore à la membrane qui sépare les deux segments interannulaires. La branche verticale, de longueur variable selon qu'on a laissé le nerf en contact avec le réactif plus ou moins longtemps, est striée (stries de Frommann) dans le sens transversal par des bandes alternativement sombres et claires. Les stries sombres pâlissent de plus en plus à mesure qu'on s'éloigne de l'étranglement. L'aspect est en somme celui que prennent les cellules nerveuses placées dans les mêmes conditions et la même interprétation peut convenir. Il est à remarquer toutefois que, d'après de Moor, la constitution chimique du cylindre-axe ne serait pas la même au voisinage de l'étranglement annulaire et au milieu du segment, de sorte qu'il y a là des conditions différentes dont il faudrait tenir compte lorsqu'il s'agit d'apprécier la valeur des imprégnations argentiques.

On a soutenu que la striation n'intéresse nullement les fibrilles cylindraxiles elles-mêmes. Elles seraient dues à des précipités grumeleux déposés à la surface du cylindre-axe (Schiefferdecker) ou à la coloration d'anneaux périphériques de nevrokératine (Marenghi et Villa).

Quelle que soit la signification des croix latines, leur apparition au niveau des étranglements interannulaires indique, et c'est là une donnée importante, que ces endroits constituent des portes d'entrée que les liquides traversent facilement pour atteindre le cylindre-axe, tandis que la gaine de myéline complètement imperméable leur oppose une barrière infranchissable. On peut d'ailleurs arriver également à démontrer ce fait en faisant agir sur les nerfs des solutions de matières colorantes.

Signification du segment interannulaire. — Il est bien démontré aujourd'hui que le cylindre-axe est continu sur toute la longueur de la fibre nerveuse, il n'est donc question ici que de la gaine de myéline et de la gaine de Schwann du segment interannulaire.

Ranvier assimile le segment interannulaire à une cellule adipeuse qui entourerait comme un manchon le cylindre-axe. Cette cellule serait ainsi constituée. La couche de protaplasma que nous avons signalée autour du noyau de la gaine de Schwann s'étendrait en une lame mince à la face interne de cette gaine et dans toute son étendue. Au niveau des étranglements annulaires cette lame se replierait et passerait sur le cylindre-axe en lui formant une enveloppe distincte (soi-disant gaine de Mauthner). «Les choses ainsi comprises la lame protoplasmique d'un segment interannulaire circonscrit une cavité close, et le cylindre-axe, bien qu'il soit libre dans cette cavité, y est simplement contenu, à la manière d'un organe dans un sac séreux (Ranvier). » La myéline se trouve comprise entre la lame de protoplasme qui revêt le cylindre-axe et celle qui double la gaine de Schwann. « Quant à celle-ci elle est une formation secondaire, comme la membrane de la cellule adipeuse ; elle ne revêt que la surface du protoplasma qui est à découvert, et c'est ainsi qu'elle forme une enveloppe simple autour du tube nerveux » (Ranvier).

La conception de Ranvier, pour séduisante qu'elle soit, n'est pas à l'abri de toute critique, elle repose sur des dispositions qui ont été niées formellement : ainsi la lame protoplasmique péri-axiale n'est généralement pas admise ; la gaine de Schwann est considérée par beaucoup d'auteurs comme continue d'un segment à l'autre, etc.

Néanmoins il paraît très vraisemblable que la gaine de myéline avec la gaine de Schwann et son noyau représentent une formation ayant la valeur d'une cellule complète. Gedoelst a appuyé cette opinion sur des observations précises et montré que le segment interannulaire comprend : une membrane, la gaine de Schwann ; un noyau, le noyau de celle-ci, entouré d'une faible quantité de protoplasma non différencié ; enfin un réticulum plastinien, le réseau de Ewald et Kühne, renfermant dans ses mailles un enchylème. Chaque cellule ainsi constituée est séparée de sa voisine par une véritable « plaque cellulaire » que traverse le cylindre-axe. On pourrait comparer l'ensemble de ces cellules disposées bout à bout le long d'un cylindre-axe aux cellules d'un mycélium de champignon ou d'une algue filamenteuse. Le segment interannulaire de la fibre nerveuse possède donc l'organisation caractéristique de toutes les cellules tant animales que végétales (Gedoelst).

Quoique cette théorie soit encore passible d'objections, c'est celle que nous accepterons, car elle nous paraît le mieux en harmonie avec les faits.

Relativement à la signification fonctionnelle de la gaine de myéline on est réduit à des hypothèses. On dit volontiers qu'elle joue le rôle d'un appareil protecteur, qu'elle a pour but d'isoler la transmission nerveuse, mais il suffit de faire remarquer qu'une multitude de nerfs ne possèdent ni cette gaine ni quelque autre enveloppe qui pourrait la remplacer et cependant l'indépendance de ces nerfs au point de vue de la conduction paraît n'en pas moins exister. Est-elle plutôt destinée à protéger le cylindre-axe contre l'action des milieux ambiants? Assure-t-elle à ce cylindre-axe l'apport de matériaux nutritifs spéciaux en régularisant les échanges qui ne peuvent se faire qu'à certains endroits? Ce sont là des questions qui, dans l'état actuel de la science, restent sans réponse.

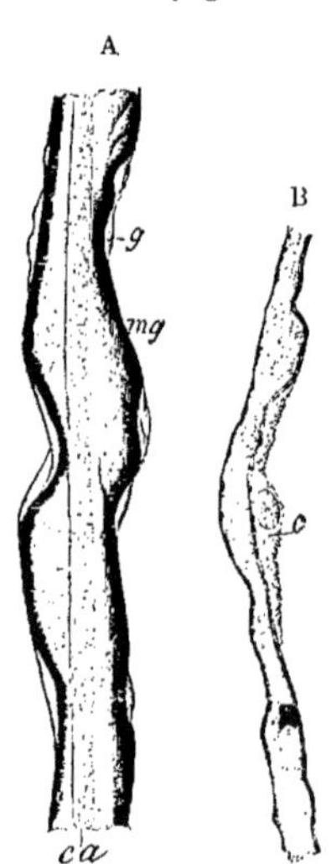

Fig. 59.
(D'après Ranvier). — *Traité tech. d'Histol.*, 2e éd., 1889.

Tubes nerveux des cordons antérieurs de la moelle épinière du chien : *mg*, gaine de myéline ; *g*, enveloppe périphérique ; *c*, noyau et protoplasma que l'on observe à la surface de quelques rares tubes nerveux.

FIBRES DES CENTRES. — Les fibres de la substance blanche des centres nerveux et celles du nerf optique ne possèdent pas de gaine de Schwann. A la surface de la gaine de myéline il existerait seulement une mince couche protoplasmique renfermant de distance en distance un noyau (fig. 59). Il n'est pas prouvé cependant que cette couche protoplasmique soit continue. En tous cas le noyau est bien l'homologue du noyau de la gaine de Schwann. Un autre caractère distinctif entre ces fibres et celles des nerfs périphériques serait qu'elles ne présentent pas d'étranglements annulaires. Cependant, à l'aide du nitrate d'argent, on a pu mettre en évidence (Tourneux et Legoff), sur le trajet des tubes nerveux, des anneaux transversaux noirâtres semblables à ceux qu'on produit, dans les mêmes circonstances, au niveau des étranglements des tubes nerveux périphériques. Schiefferdecker a réussi également à obtenir sur les tubes nerveux médullaires la production de croix latines (fig. 56, B). Malgré ces observations l'existence d'étranglements annulaires sur les fibres centrales est mise en doute par Kœlliker.

Rapports des fibres nerveuses avec les cellules nerveuses. — Nous nous sommes déjà, à propos de la destinée du prolongement cylindraxile et des prolongements protoplasmiques (voir p. 64), étendu sur cette question. Elle peut se résumer en quelques mots.

Il est prouvé, d'une façon générale, que la fibre nerveuse, par son cylindre-axe, est le prolongement direct d'une cellule nerveuse. Il s'agit de savoir si toutes les fibres nerveuses sont dans ce cas ou bien au contraire s'il en est qui ont une autre origine. Gerlach admettait que des fibres nerveuses dérivaient du réseau protoplasmique et pensait que ces fibres étaient sensitives. Golgi au contraire fait naître ces fibres aux dépens du réseau nerveux diffus, à la formation duquel elles prennent part, par convergence et groupement en un faisceau de fibrilles de ce réseau. Tous deux par conséquent reconnaissent qu'à côté des fibres émanées directement des cellules il y en a d'autres qui n'en proviennent qu'indirectement. Aujourd'hui la majorité des histologistes n'admettent pas ce second mode d'origine. Toute fibre nerveuse, c'est-à-dire tout cylindre-axe, fait suite à un prolongement de cellule, que ce prolongement soit cylindraxile ou protoplasmique (Dogiel). Les fibrilles que Golgi a décrites comme donnant naissance à des fibres doivent être interprétées autrement : ce sont des *terminaisons* de fibres.

Les fibres nerveuses en effet affectent avec les cellules nerveuses des relations non seulement à leur origine, relations à ce moment tout à fait étroites, mais encore à leur terminaison. Nous en parlerons dans le paragraphe suivant.

Terminaison des fibres nerveuses. — La description des terminaisons nerveuses doit être faite à propos de chaque tissu et de chaque organe, aussi voulons-nous donner simplement ici un aperçu d'ensemble sur leur manière d'être.

Il n'y a pas encore bien longtemps on distinguait deux grandes catégories de terminaisons : 1° les terminaisons par des extrémités libres, 2° les terminaisons dans des cellules spéciales. Actuellement on tend de plus en plus, depuis l'emploi des méthodes de Golgi et d'Ehrlich, à admettre qu'il n'existe absolument que des terminaisons libres. Quand une fibre nerveuse se continue à la périphérie avec une cellule, ce n'est pas parce qu'elle s'y termine, mais c'est parce qu'elle y prend naissance. Il n'y a donc pas là un mode de terminaison, mais une origine aux dépens d'une véritable cellule nerveuse.

Pour les fibres motrices nous savons qu'elles émanent de cellules de la substance grise de l'axe cérébro-rachidien ou de cellules ganglionnaires du sympathique. Les fibres qui ne quittent à aucun moment les centres proviennent toutes, cela va sans dire, de cellules situées dans toute l'étendue de ceux-ci. Les unes et les autres se ramifient pendant leur trajet, chacune des branches se résolvant en fin de compte en fibrilles terminales qui entrent en relation soit avec les éléments contractiles soit avec d'autres cellules nerveuses. Mais ces relations ne sont que des relations de contiguïté. La fibrille motrice vient se mettre au contact, souvent par une sorte de bouton terminal, avec la substance contractile ; la fibrille centrale au contact du protoplasma d'une cellule nerveuse. On a constaté par exemple en divers endroits des centres nerveux (lobe olfactif, écorce cérébelleuse... etc.), des terminaisons affectant la forme d'une sorte de houppe qui s'étale sur une cellule nerveuse en l'entourant de toutes parts d'un lacis serré de fibrilles délicates. Du reste on admet qu'il peut ne pas y avoir contact, à proprement parler, et qu'alors la transmission de l'excitation nerveuse se fait par l'intermédiaire d'une substance interstitielle diffuse (His).

Les fibres sensitives dérivent, ainsi que l'embryologie nous l'a appris, ou bien des cellules des ganglions spinaux, ou bien des cellules qui sont restées à la surface de l'organisme, logées dans un revêtement épithélial, ou bien enfin de cellules plus ou moins profondément situées et dont les relations avec la surface se sont maintenues grâce à des prolongements qui les relient à cette surface. Le second cas est le plus simple : la cellule sensorielle superficielle donne *naissance* à une fibre qui a sa *terminaison* plus loin, dans un ganglion ou dans les centres. C'est aussi, à ce qu'il semble, peut-être le plus rare, car des fibres que l'on croyait autrefois se continuer avec des cellules d'un épithélium sensoriel, paraissent en réalité se terminer seulement à leur contact par des extrémités libres (cellules gustatives, cellules auditives, cellules tactiles). S'il en est ainsi des fibres sensitives se *terminent à la périphérie*. Toutefois si l'on tient compte du sens de la transmission nerveuse, si l'on considère que la cellule (ganglionnaire ou spinale) est le centre physiologique de la fibre, on arrive à reconnaître qu'à proprement parler il ne s'agit pas d'une terminaison mais bien d'une origine. Ce n'est une terminaison qu'au point de vue génétique. Il faut chercher la terminaison physiologique véritable, génétique aussi celle-ci, à l'extrémité de la fibre dite centrale qui va se ramifier soit dans un ganglion soit dans la substance grise à proximité des cellules des noyaux désignés à tort sous le nom de noyaux d'origine et qui sont réellement, pour les nerfs sensitifs, des lieux de terminaison.

§ III. — ÉLÉMENTS DE SOUTIEN

Sous cette dénomination dont le sens est purement physiologique, nous comprenons à la fois les éléments d'origine ectodermique qui, dans les centres nerveux, sont associés aux cellules et aux fibres nerveuses pour leur constituer une charpente, et les éléments conjonctifs des nerfs périphériques et des ganglions. On remarquera que la gaine de myéline et la gaine de Schwann font partie, en somme, du système de soutien, mais leurs relations si étroites et si caractéristiques avec les éléments nerveux nous autorisaient à les étudier en même temps que ceux-ci.

A. — ÉLÉMENTS DE SOUTIEN DES CENTRES NERVEUX.

Le tissu de soutien des centres nerveux est connu depuis Virchow sous le nom de *névroglie*. Son origine et ses caractères anatomiques ont fait l'objet de nombreuses discussions et aujourd'hui seulement l'accord s'est établi à peu près unanimement sur les points principaux. Nous envisagerons ici uniquement les éléments de ce tissu en les considérant soit isolément soit dans leurs connexions avec les éléments voisins. L'étude de leur répartition sera faite à propos des diverses régions des centres.

Les éléments de la névroglie sont représentés par des cellules de forme généralement étoilée, munies de prolongements nombreux et richement ramifiés. On les rencontre dans toute l'étendue de la substance blanche et de la substance grise de même que dans la rétine qui est, on le sait, un dérivé des vésicules cérébrales. Ces éléments peuvent être partagés en deux catégories : 1° les cellules épendymaires, 2° les cellules de Deiters.

La plupart d'entre eux, sinon tous, dérivent de l'épithélium de la plaque médullaire, ou mieux des spongioblastes de His, et sont les homologues des éléments de soutien des organes sensoriels (auditif, gustatif et olfactif).

1° Cellules épendymaires. — Les cellules épendymaires (fig. 60 et 61), comme leur nom l'indique, tapissent les cavités du tube encéphalo-médullaire, formant une seule couche qui a tous les caractères d'un épithélium cylindrique à cils vibratiles. Par son extrémité profonde, chaque cellule émet un prolongement qui s'enfonce radiairement dans la profondeur. La méthode de Golgi a montré que ce prolongement, au moins chez les embryons et les animaux jeunes, traversait toute l'épaisseur de la paroi médullaire ou cérébrale et se terminait à la surface de celle-ci sous la pie-mère, soit par une espèce d'extrémité en crochet (Retzius), soit par un épaississement conique. Pendant son trajet chaque prolongement émet de petites branches latérales variqueuses, surtout abondantes dans la substance grise. Jamais il ne s'anastomose avec les prolongements des cellules voisines.

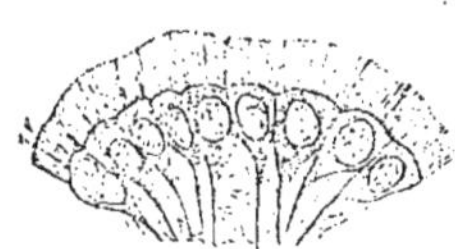

Fig. 60.
(D'après SCHIEFFERDECKER et KOSSEL.
Epithélium de revêtement du ventricule latéral du chat.

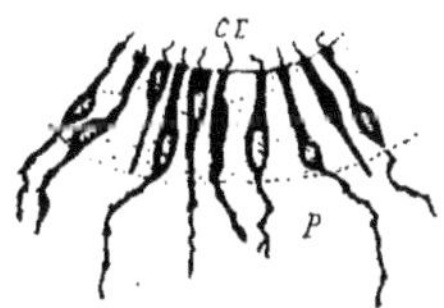

Fig. 61.
Cellules épendymaires de la moelle d'un embryon humain de 23 cm. (d'après v. LENHOSSEK), méthode de GOLGI.

CE. Cavité ventriculaire. — *P.* Prolongements périphériques des cellules épithéliales. — Les cils vibratiles sont agglutinés en un bâtonnet plus ou moins onduleux.

Au niveau de la moelle épinière et dans les régions qui correspondent aux sillons longitudinaux antérieur et postérieur les cellules épendymaires présentent des dispositions particulières, résultant de ce qu'elles sont serrées les unes contre les autres.

Cellules de Deiters (fig. 62). — Appelées encore « cellules-araignées » (Jastrowitz), ou « cellules en pinceau » (Boll). Ces cellules sont disséminées dans toute l'étendue des centres nerveux. On les a réparties en deux groupes qui diffèrent par leur situation : le premier groupe comprend des *cellules superficielles*, logées tout à fait à la périphérie soit de la moelle, soit du cerveau (et cervelet) et en rapport par des prolongements radiés avec la pie-mère. Le second groupe comprend des *cellules profondes*, lesquelles n'ont pas de relations avec la surface et envoient leurs prolongements dans toutes les directions.

Les cellules superficielles, comme les cellules profondes, n'ont donc aucune connexion avec le canal central. Ramón y Cajal et v. Lenhossék les considèrent comme des cellules épendymaires déplacées et privées secondairement de toute relation avec la surface épendymaire, mais tandis que Ramón y Cajal pense que c'est le cas pour toutes, Lenhossék et Kœlliker sont d'avis que seulement celles qui se forment dans les premiers stades du développement ont cette origine. Celles qui naîtraient plus tard proviendraient des cellules de la couche germinale de l'ébauche médullaire.

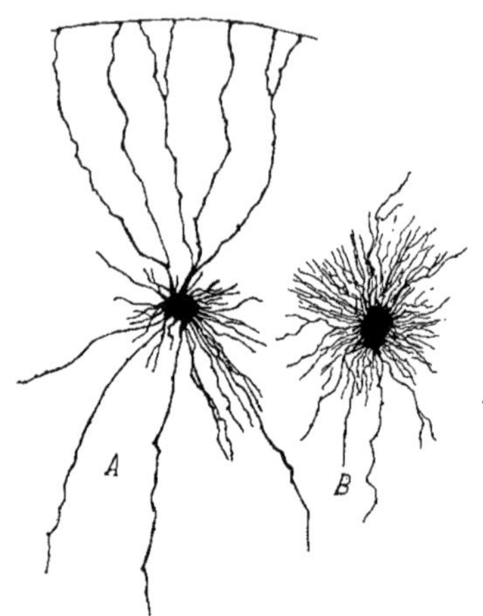

Fig. 62. — Cellules de la névroglie (méthode de Golgi) de la moelle d'un embryon humain de 30 cm.

A. Cellule superficielle. — B. Cellule de la substance grise.

Les cellules de Deiters possèdent un corps cellulaire relativement petit et un noyau assez volumineux. Elles émettent des prolongements fibrillaires parfois extrêmement nombreux. C'est là l'opinion la plus généralement répandue, mais certains auteurs décrivent tout autrement les relations des cellules et des fibrilles. D'après Ranvier les fibrilles de la névroglie ne partent pas des cellules, mais ne font que les traverser (fig. 63). « Elles passent à côté du noyau et sont plongées dans le protoplasma qui l'entoure. Lorsqu'elles émergent de la cellule, le protoplasma les accompagne encore sur une certaine longueur et souvent en unit deux ou trois qui se séparent ensuite (Ranvier). »

Les cellules névrogliques seraient donc simplement en contact avec les fibrilles. Il paraît probable cependant que cette absence de connexions entre cellules et fibrilles est secondaire et que, originellement, celles-ci ne sont que des prolongements cellulaires. Plus tard ces prolongements, subissant une différenciation particulière, tendent à s'individualiser de plus en plus. En même temps la cellule s'atrophie peut-être, en tous cas perd de plus en plus de son importance par rapport aux fibrilles et ne semble plus avoir avec elles que des rapports de voisinage.

Quoiqu'il en soit les cellules de Deiters sont logées entre les cellules nerveuses et dans les interstices des fibres (fig. 63). Leurs prolongements se répandent de toutes parts et s'entrelacent de façon à former un feutrage délicat. Elles affectent avec les vaisseaux des relations étroites, les accompagnent en leur constituant des sortes de gaines. Il paraît même établi qu'elles entrent en contact avec les capillaires et jouent ainsi un rôle dans le transport et la dissémination des liquides nutritifs (fig. 64).

B. — ÉLÉMENTS DE SOUTIEN DES NERFS PÉRIPHÉRIQUES ET DES GANGLIONS NERVEUX

Nerfs périphériques cérébro-spinaux. — Les éléments de soutien des nerfs et des ganglions sont tous d'origine et de nature conjonctives.

Dans les nerfs les fibres nerveuses (fig. 65) sont groupées en faisceaux (*faisceaux secondaires* de W. Krause) dont le nombre varie selon la taille du tronc nerveux. Ces faisceaux, orientés dans la direction même du nerf, s'envoient de distance en distance des anastomoses qui s'échappent à angle aigu et vont re-

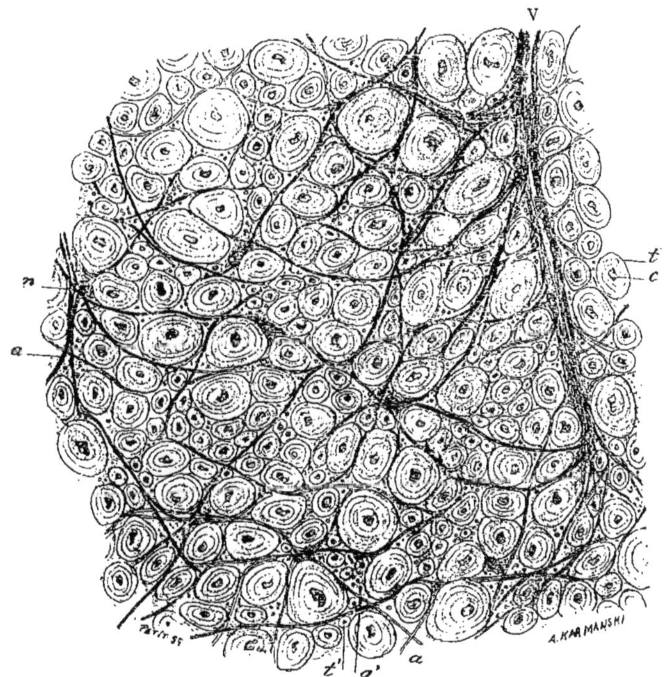

Fig. 63. (D'après Ranvier). — *Traité tech. d'Histol.*, 2e éd., 1889.

Coupe transversale d'un cordon antérieur de la moelle épinière du bœuf. — *a*, fibres de la névroglie; *t*, tubes nerveux coupés transversalement; *c*, cylindre-axe; *t'*, tube nerveux de petit diamètre; V, vaisseau sanguin entouré d'un manchon de névroglie.

joindre plus ou moins loin un faisceau voisin. Il s'ensuit qu'un nerf ne résulte pas du groupement de faisceaux parallèles et indépendants mais représente plutôt une formation plexiforme (W. Krause).

Chaque faisceau nerveux secondaire est entouré directement par un système de lamelles concentriques (fig. 65, Gp), le *périnèvre* ou *gaine lamelleuse* (Ranvier).

Les lamelles de la gaine lamelleuse sont plus ou moins abondantes suivant les nerfs. « Les nerfs les plus fins (il en est qui, au voisinage de leurs terminaisons périphériques, sont réduits à un seul tube nerveux) possèdent une gaine lamelleuse extrêmement simple constituée par une membrane connective enroulée en forme de tube (*gaine de Henle*). Sur les faisceaux nerveux d'un diamètre notable, cette gaine est formée par plusieurs lames superposées. Enfin sur les plus gros faisceaux nerveux et même quelquefois sur de petits nerfs situés superficiellement ou dans des régions qui sont soumises à des frottements ou à des pressions (la main, les doigts, la plante du pied), cette gaine acquiert

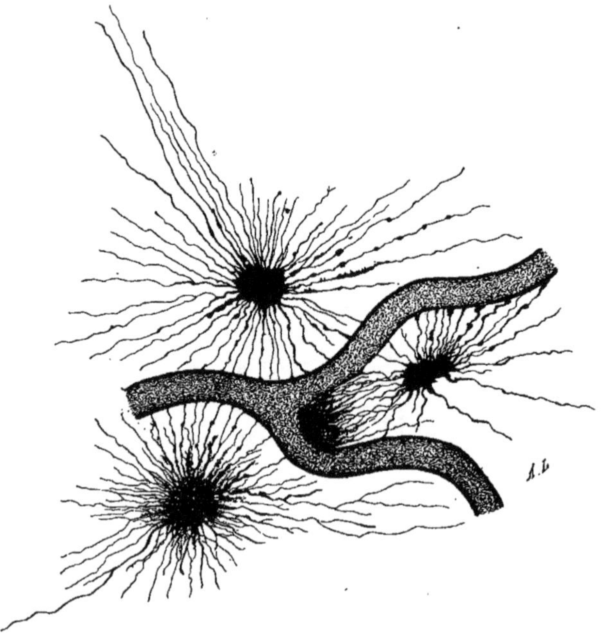

FIG. 64. — (D'après M. LAVDOWSKY).

Cellules névrogliques de la moelle épinière du chat en connexion par leurs prolongements avec des vaisseaux capillaires.

une épaisseur considérable, et se montre composée d'un grand nombre de couches concentriques » (Ranvier).

Quel que soit d'ailleurs le nombre des lamelles leur structure est toujours essentiellement la même. Des faisceaux conjonctifs aplatis placés les uns à côté des autres ou entrecroisés, mélangés à des éléments élastiques, se groupent de façon à former une membrane d'épaisseur variable, souvent percée de trous. Sur chacune de ses faces, ou seulement sur une seule, cette membrane est revêtue d'une couche continue de cellules plates. La gaine lamelleuse des dernières ramifications nerveuses est même réduite à cette simple couche endothéliale (gaine de Henle) (fig. 66). L'existence d'éléments élastiques (grains, fibres ou plaques) dans la gaine lamelleuse rend compte de l'aspect moiré particulier que prennent les faisceaux nerveux frais quand on les isole. La rétraction de ces

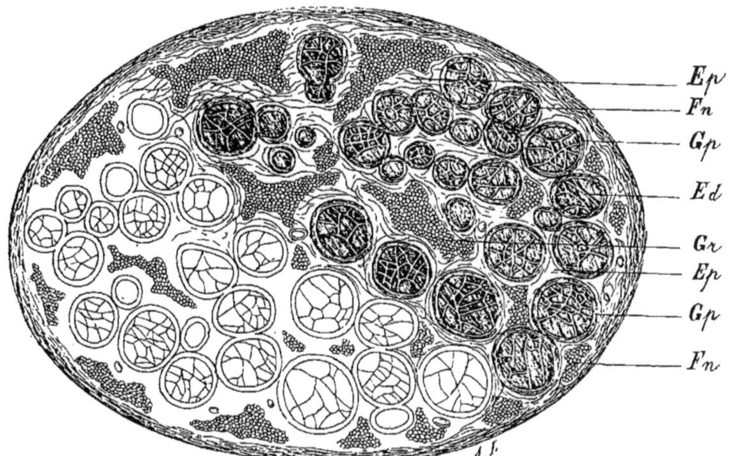

Fig. 65. — (D'après KEY et RETZIUS, emprunté à SCHWALBE).

Coupe transversale du sciatique de l'homme.

La partie inférieure gauche de la figure a été laissée inachevée. On reconnait les faisceaux de fibres nerveuses (*Fn*) entourés de leur périnèvre ou gaine lamelleuse, *gp*. Le tissu conjonctif péri-fasciculaire ou épinèvre, *Ep*, renferme de la graisse, *Gr*. A l'intérieur des faisceaux de fibres nerveuses les travées anastomosées représentent le *tissu conjonctif intra-fasciculaire* ou endonèvre, *Ed*.

éléments plisse délicatement la gaine dans le sens transversal et produit ces stries faciles à constater à la lumière réfléchie.

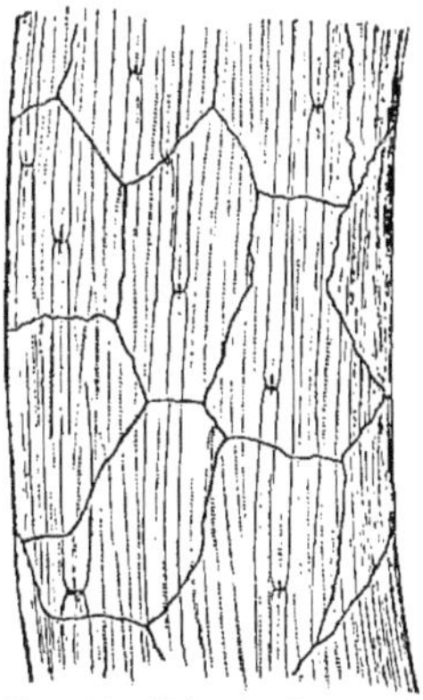

Fig. 66. (D'après RANVIER). — *Traité tech. d'Histol.*, 2e éd., 1889.

Nerf thoracique de la souris, formé par un seul faisceau nerveux, imprégné d'argent. Endothélium de la gaine de Henle.

Ajoutons enfin que les diverses lamelles ne sont pas indépendantes mais s'unissent les unes avec les autres par des feuillets irrégulièrement disposés et recouverts eux aussi d'un endothélium (système de tentes de Ranvier).

Le tissu conjonctif pénètre à l'intérieur des faisceaux nerveux où il prend le nom d'*endonèvre* (Key et Retzius) ou de *tissu conjonctif intrafasciculaire*. Il est disposé : soit sous forme de lames qui partent des couches les plus internes de la gaine lamelleuse et décomposent le faisceau secondaire en une quantité plus ou moins considérable de *faisceaux primaires* (W. Krause) ; soit sous forme de fibrilles distinctes et de cellules connectives qui s'insinuent dans les interstices des fibres nerveuses auxquelles elles constituent des gaines, *gaines fibrillaires*, souvent incomplètes et situées en dehors de la membrane de Schwann. L'endonèvre ne renferme pas de fibres élastiques.

Enfin tous les faisceaux nerveux (secondaires) sont entourés et réunis ensemble par une masse commune de tissu conjonctif, l'*épinèvre* de Key et Retzius, *tissu conjonctif périfasci-*

culaire de Ranvier, dont la structure est semblable à celle du tissu conjonctif lâche. On y rencontre en effet des faisceaux connectifs de diamètre variable orientés dans le sens longitudinal, des fibres élastiques agencées en réseau, des cellules conjonctives plates et munies de prolongements, enfin des cellules adipeuses disséminées ou groupées en amas plus ou moins abondants. Il est à remarquer que le tissu périfasciculaire dans les points les plus voisins des faisceaux nerveux prend peu à peu la forme de lames. « Seulement ces lames, au lieu d'être minces et constituées par un treillis de fibres fines comme celles de la gaine lamelleuse, ne sont, comparativement à ces dernières, que des nattes grossières » (Ranvier).

Ganglions spinaux. — Les ganglions spinaux sont entourés par une capsule conjonctive continue avec la gaine piale des racines postérieures et d'où partent des cloisons qui s'enfoncent dans l'intérieur du ganglion pour y délimiter des loges incomplètes où sont placées les cellules. Capsule et cloisons sont d'épaisseur variable suivant les espèces animales.

Nerfs et ganglions sympathiques. — « Les cordons sympathiques, leurs branches périphériques, leurs rameaux communiquants, ont tous une gaine lamelleuse. Cette gaine s'étale et se poursuit à la surface des ganglions sympathiques, qui se trouvent ainsi munis d'une gaine lamelleuse, exactement comme les faisceaux nerveux qui en émanent. Le tissu conjonctif intrafasciculaire des cordons sympathiques ne diffère pas de celui des nerfs cérébro-spinaux. Dans les ganglions on observe des cloisons connectives résistantes qui donnent à la charpente du ganglion une très grande solidité et en rendent la dissociation difficile » (Ranvier).

§ IV. — VAISSEAUX SANGUINS

Nerfs périphériques et nerfs sympathiques. — Les nerfs les plus fins ne possèdent pas de vaisseaux propres, mais les faisceaux isolés, ou groupés en nerfs plus volumineux, renferment des artères, des veines et des capillaires. Ces vaisseaux forment un *système intrafasciculaire,* c'est-à-dire compris dans l'intérieur même du faisceau nerveux en dedans de la gaine lamelleuse et un *système périfasciculaire,* bien entendu dans les nerfs composés de plusieurs faisceaux. Les branches qui viennent constituer le système intrafasciculaire traversent la gaine lamelleuse (ou en sortent). Toutes affectent une direction générale longitudinale, elles courent soit entre les tubes nerveux, soit entre les faisceaux et s'envoient des anastomoses transversales ou obliques. Les artérioles et les veinules du système intrafasciculaire sont comprises dans des lames intrafasciculaires, tandis que les vaisseaux capillaires sont en rapport avec les tubes nerveux ou en sont seulement séparés par quelques fibres de tissu conjonctif (Ranvier).

Ganglions. — Les vaisseaux sanguins des ganglions sympathiques des mammifères présentent une disposition très intéressante mise en lumière par Ranvier. « Les artères sont petites, se divisent, se subdivisent et viennent se perdre dans un réseau capillaire dont les mailles, assez larges, renferment chacune plusieurs cellules ganglionnaires. »

Les veines, non seulement sont très volumineuses, mais elles sont tortueuses, variqueuses et se terminent le plus souvent par des culs-de-sac, dans lesquels viennent se jeter quelques-unes des branches efférentes du réseau capillaire. Les autres branches aboutissent à d'autres points du plexus veineux. Ranvier appelle ces veines dilatées « *sinus veineux des ganglions sympathiques* » et les compare aux sinus veineux de la dure-mère et aux plexus veineux rachidiens.

Dans les ganglions spinaux les mailles du réseau capillaire sont petites et ne circonscrivent qu'une seule cellule ganglionnaire. Les veines ne présentent rien de particulier, sauf chez certains animaux (Amphibiens).

Centres nerveux. — Nous n'aurons qu'un mot à dire des vaisseaux des centres nerveux. Leurs dispositions diffèrent dans la substance blanche et dans la substance grise. D'une façon générale, dans la substance blanche les réseaux capillaires forment des mailles allongées dans le sens des faisceaux de fibres, tandis que dans la substance grise ces mailles sont beaucoup plus étroites et de dimensions à peu près égales dans tous les sens. La substance grise est infiniment plus vasculaire que la substance blanche, et cela se conçoit aisément puisque c'est dans son épaisseur que se trouvent les cellules, éléments actifs. Les échanges nutritifs doivent s'y faire beaucoup plus énergiquement qu'au niveau des conducteurs nerveux.

§ V. — VAISSEAUX LYMPHATIQUES

Il n'y a pas dans toute l'étendue du système nerveux de vaisseaux lymphatiques à proprement parler. Il n'y a que des espaces virtuels, des interstices qu'on peut mettre en évidence par divers procédés d'injection et qui représentent les voies de circulation habituelles des liquides nourriciers. Ces espaces, espaces ou fentes lymphatiques communiquent sans doute avec de véritables vaisseaux lymphatiques. Ranvier a démontré le fait pour les nerfs périphériques. Cependant certains auteurs (Key et Retzius) considèrent le système des espaces lymphatiques des nerfs périphériques comme étant complètement clos et seulement en communication avec les espaces séreux du système nerveux central, espaces sous-dural et sous-arachnoïdien.

Dans les nerfs périphériques les fentes lymphatiques sont comprises dans le tissu conjonctif intrafasciculaire entre les fibres nerveuses qu'elles entourent complètement, puis entre les lamelles de la gaine lamelleuse. De là elles communiqueraient avec les interstices ou les mailles du tissu conjonctif périfasciculaire dans lesquelles prendraient alors naissance les vaisseaux lymphatiques du nerf.

Les échanges nutritifs entre ces espaces et les fibres nerveuses elles-mêmes se font au travers des étranglements annulaires, les liquides pouvant peut-être circuler autour du cylindre-axe dans un *espace péri-axial* qui le sépare de la gaine de myéline.

Dans les ganglions et dans les centres nerveux on a décrit des *espaces lymphatiques péri-cellulaires* qui se prolongeraient même tout autour des prolongements de la cellule (Obersteiner, Rossbach et Sehrwald, Friedmann, Paladino). Les voies les mieux connues sont certainement celles qui accompagnent les vaisseaux, artérioles, veinules et capillaires, *espaces péri-vasculaires* (Key et Retzius, Boll, His, Schwalbe), et qui débouchent à la surface des centres dans les espaces sous-arachnoïdiens ou épi-cérébraux.

CHAPITRE III

ENVELOPPES DES CENTRES NERVEUX OU MÉNINGES (1)

La masse nerveuse encéphalo-médullaire est recouverte par des enveloppes que les anciens ont appelées *méninges,* c'est-à-dire membranes, et qu'un anatomiste arabe a qualifiées du nom de *mères,* dans le sens de membranes protectrices et nourricières.

On n'a longtemps distingué que deux méninges, la méninge dure ou épaisse qui est la dure-mère, et la méninge molle ou mince qui comprenait l'arachnoïde et la pie-mère. Il en est ainsi d'ailleurs pendant un stade de la vie embryonnaire, où le tissu mésenchymateux qui entoure la capsule nerveuse est disposé

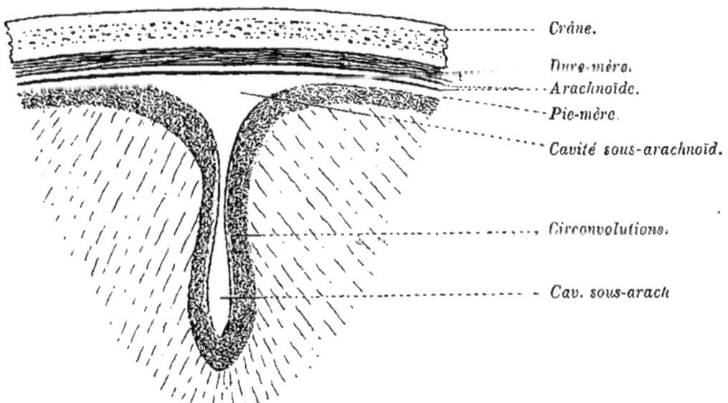

Fig. 67. — *Les trois méninges.* Coupe schématique passant par une scissure de l'écorce cérébrale.

sur deux couches, une externe et une interne, séparées par un espace lymphatique. Plus tard on a reconnu que la méninge molle était formée de deux feuillets de structure différente, unis entre eux par le tissu sous-arachnoïdien.

Il y a donc autour de la moelle et du cerveau trois membranes ou méninges, qui sont de dehors en dedans : une membrane fibreuse, la dure-mère — une membrane séreuse, l'arachnoïde — une membrane vasculaire, la pie-mère.

(1) La disposition des méninges ne peut être bien comprise que si l'on connaît la disposition des centres nerveux qu'elles enveloppent. Nous engageons donc les débutants à réserver ce chapitre et à ne l'aborder qu'après avoir acquis une connaissance suffisante des formes extérieures de la moelle et du cerveau.

Entre la dure-mère et l'arachnoïde est une cavité séreuse, dite cavité intra-arachnoïdienne ou subdurale ; entre l'arachnoïde et la pie-mère se dispose un tissu aréolaire, dit tissu sous-arachnoïdien, dont les mailles communicantes constituent l'espace sous-arachnoïdien et renferment le liquide céphalo-rachidien.

« C'est grâce à ces enveloppes, auxquelles il faut ajouter la boîte osseuse « crânienne et rachidienne, qu'un organe dont aucun autre n'égale la délica- « tesse de tissu, peut rester impassible au milieu des mouvements les plus « actifs du corps, et qu'il faut, pour lui communiquer des commotions dange- « reuses, des chocs assez violents pour rompre les os eux-mêmes (Leuret). »

DURE-MÈRE

La dure-mère dans son ensemble reproduit la forme de la boîte crânienne et du canal rachidien ; isolée, elle figure une capsule terminée par un tube. Elle a l'aspect typique du tissu fibreux strié et nacré, et ressemble à une aponévrose épaisse ; c'est la pachyméninge, par opposition à la leptoméninge ou méninge mince. On la divise en dure-mère crânienne et dure-mère rachidienne.

§ I. — DURE-MÈRE CRANIENNE

La dure-mère crânienne épouse rigoureusement la forme du crâne, car elle sert de périoste à sa face interne ; de là son ancien nom d'endocrâne, le périoste externe étant le péricrâne.

Sa face externe n'est pas lisse, mais rugueuse, hérissée de prolongements de deux espèces, les filaments vasculaires et les canaux fibreux. Les *filaments vasculaires* se voient bien sous l'eau ; ils sont pleins, contiennent des vaisseaux et quelquefois des nerfs au milieu de leur tissu conjonctif et s'engagent à travers les sutures ou dans les fins pertuis de la surface osseuse, entrées des canaux de Havers. Les *canaux fibreux* sont des prolongements tubulés qui tapissent les parois des grands trous vasculaires et nerveux, accumulés surtout à la base, tels que les trous ovale, grand rond, optique, déchiré postérieur, condylien, auditif, etc... Au sortir de ces orifices ou conduits osseux, la dure-mère se continue d'une part avec le périoste externe du crâne, d'autre part avec la gaîne externe des nerfs dont elle devient la gaîne durale. En certains points, comme dans la voûte des fosses nasales, la dure-mère est prolongée par le feuillet périostique de la muqueuse; mais dans toutes ces transitions, il y a des changements dans la structure histologique.

C'est par ces prolongements externes que la dure-mère adhère à la face interne du crâne. L'adhérence est toujours beaucoup plus forte à la base. A la voûte, elle n'est sensible que sur les lèvres de la gouttière sagittale et au niveau des sutures, tandis qu'à la base elle est générale, avec des points maximum comme la gouttière ethmoïdale, l'arête des petites ailes du sphénoïde, le bord supérieur du rocher, la gouttière basilaire, le trou occipital. La raison de cette différence est dans ce fait qu'à la base du crâne sont accumulés les sinus et les trous de passage; ainsi les ailes du sphénoïde contiennent en arrière le sinus sphéno-pariétal, l'arête du rocher loge le sinus pétreux supérieur, les apophyses clinoïdes sont à la jonction de veines et de sinus importants, et quant aux nombreux trous de passage où la dure-mère s'enfonce et s'insère, il en est qui contiennent des nerfs particulièrement délicats qui ne pourraient s'accommoder de la moindre oscillation des membranes. Chez l'enfant, les adhérences de la voûte sont beaucoup plus nombreuses et plus résistantes que chez l'adulte, car la dure-mère, fonctionnant comme périoste, envoie de partout à la table interne de

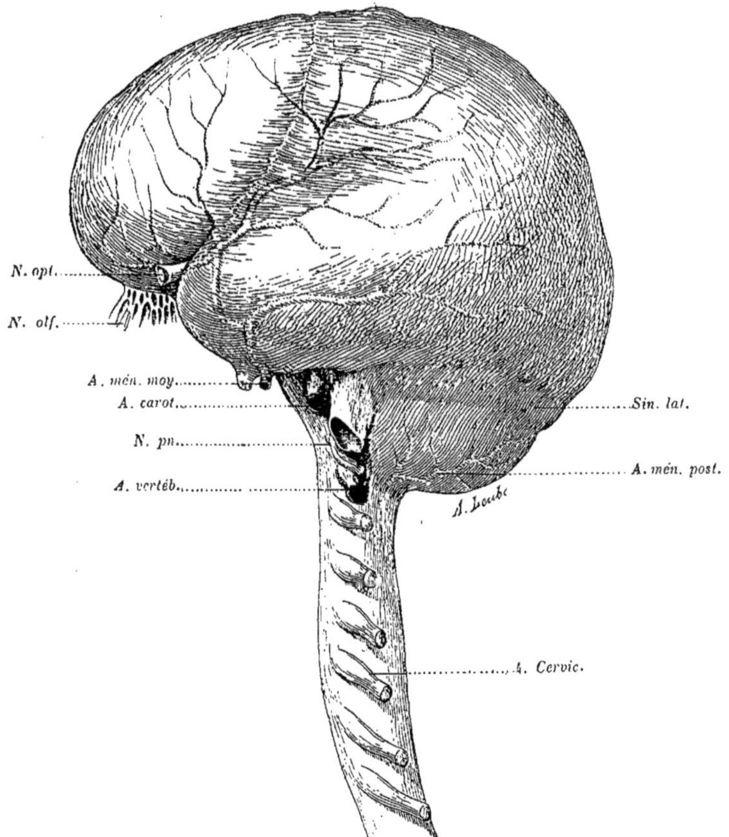

Fig. 68. — Le sac dural (figure imitée d'Hirschfeld).

l'os des prolongements nutritifs fibro-vasculaires. Chez le vieillard il est de règle que la voûte adhère plus ou moins, quelquefois au point de rendre impossible l'ablation de la calotte crânienne ; cette adhérence anormale est due à des tractus fibreux denses, qui pénètrent dans les lacunes osseuses, surtout au voisinage des lacs et des sinus, et sont une expression de la sclérose sénile; les granulations de Pacchioni, quand elles sont volumineuses et incrustées dans l'os, augmentent encore l'adhésion.

Il résulte de cette disposition que sur les parties latérales de la convexité, la dure-mère n'est que très lâchement fixée à la surface osseuse et peut facilement s'en détacher ; c'est la *zone décollable* (*G. Marchant*), qui s'étend d'arrière en avant sur une longueur de 13c, depuis le bord postérieur des ailes du sphénoïde jusqu'à 2 ou 3 c. de la protubérance occipitale, et de haut en bas sur un trajet de 12 c. commence à quelques centimètres de la faux du cerveau pour finir au-dessus de la branche horizontale du sinus latéral et de la jonction du sphénoïde avec le rocher. Le sang s'épanche à ce niveau dans les fractures du crâne, surtout dans le cas de rupture des vaisseaux méningés moyens ; la quantité de cet épanchement extra-dural est de 150 gr. en moyenne.

C'est dans ces mêmes régions à faible adhérence filamenteuse qu'on a admis

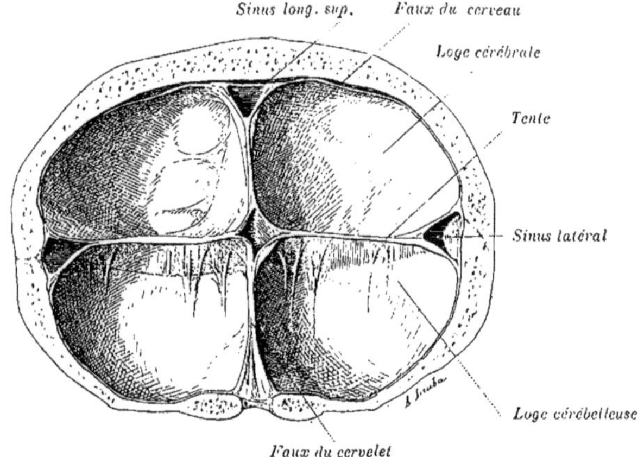

Fig. 69. — Prolongement crucial de la dure-mère.
Coupe frontale, passant par la tente du cervelet; au centre, le pressoir d'Herophile.

autrefois et redécrit plus récemment un *espace épidural*, compris entre la face externe de la dure-mère et la face interne de la voûte crânienne. Cet espace cloisonné serait recouvert d'endothélium, comme les cavités séreuses; il communique avec les fentes lymphatiques creusées dans l'épaisseur de la dure-mère, par elles avec la cavité subdurale, et y déverse normalement sa lymphe, par conséquent de l'extérieur à l'intérieur, autant qu'on en peut juger par les résultats des injections expérimentales (*Michel*). La plupart des anatomistes décrivent cet espace épidural, sans l'avoir contrôlé, je crois ; il est bon d'ajouter que Key et Retzius n'ont pu en aucune façon en constater l'existence.

La face interne de la dure-mère, face pariétale de la séreuse arachnoïdienne, est lisse, humide, brillante, excepté vers la base de la grande faux où elle prend un aspect criblé, trabéculaire. Elle n'est pas, comme la dure-mère spinale, unie au feuillet viscéral par des ponts ligamenteux ; la cavité n'est interrompue que par le passage des nerfs et des vaisseaux allant au cerveau ou en provenant.

La dure-mère crânienne contient dans son épaisseur des cavités endothéliales ; les unes canaliculées, à section triangulaire, arrondie ou irrégulière, abondantes surtout à la base, sont les *sinus veineux;* les autres, disposées en espaces aplatis, localisées à des points restreints, sont les *lacs sanguins.*

Elle émet de sa face interne des replis de grandeurs différentes qui cloisonnent la cavité générale et la divisent en loges secondaires. Les grands replis sont représentés par deux lames, l'une antéro-postérieure et médiane, l'autre transversale, qui se coupent à angle droit au niveau de la protubérance occipitale interne, en formant le *prolongement crucial* (processus cruciatus) ou grande-croix de la dure-mère. La branche transversale de la croix est la tente du cervelet, la branche verticale supérieure est la faux du cerveau, la branche inférieure, la faux du cervelet. Les petits replis comprennent : la tente pituitaire, la tente des nerfs olfactifs, le sac endolymphatique et la cavité de Meckel.

1° Faux du cerveau ou Grande faux. — C'est un repli de la dure-mère

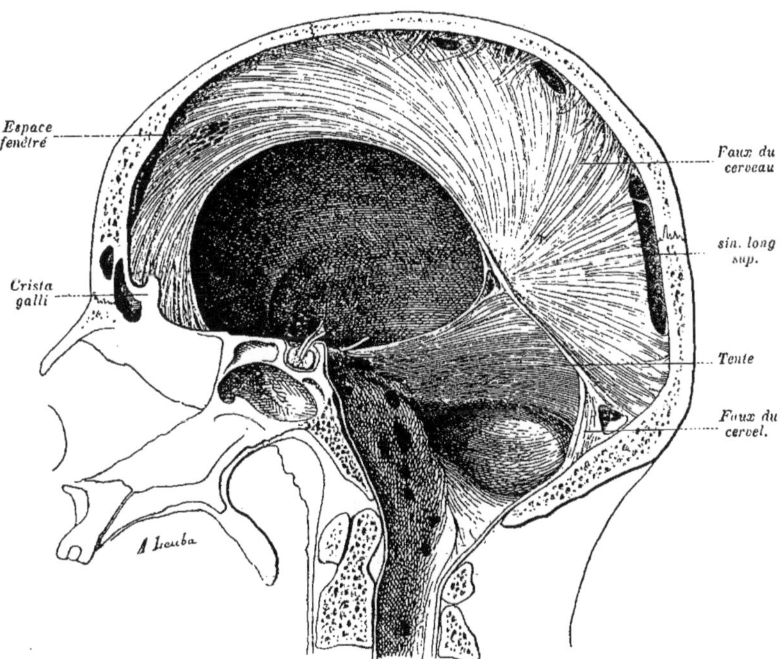

Fig. 70. — La faux du cerveau et la faux du cervelet.

Vue de côté; la faux du cervelet montre la face inférieure de sa moitié droite; dure-mère basilaire et rachidienne.

tendu dans le sens sagittal, à travers la fente interhémisphérique, depuis l'apophyse crista-galli, attache antérieure, jusqu'à l'arête de la tente cérébelleuse, attache postérieure. La faux mérite ce nom à tous les points de vue, par sa forme et par l'épaississement de sa base et de son bord convexe. La base, longue de 4 à 5 c., située en arrière, très inclinée en arrière et en bas, s'insère perpendiculairement sur la tente du cervelet qu'elle tient tendue ; elle renferme le sinus droit et reçoit en avant la veine de Galien. La pointe ou sommet, tronquée, s'attache à l'apophyse crista-galli qu'elle enveloppe et en avant d'elle s'enfonce dans le trou borgne qu'elle tapisse ; ce petit cul-de-sac ampullaire est l'origine du sinus lon. supérieur ; il reçoit quelquefois, et encore chez l'enfant seulement, une veine ethmoïdo-frontale. Le bord supérieur, convexe et large, s'étend sur la ligne médiane depuis le trou borgne jusqu'à la protubérance occipitale interne, et correspond successivement à la crête frontale, à la gouttière sagittale et à la gouttière occipitale ; il contient le sinus lon. supérieur. Le bord inférieur, concave, mince, coupant, surtout en avant, est en rapport avec le corps calleux dont il est séparé par un espace de 2 mm. en moyenne ; il en est plus éloigné en avant, tandis qu'en arrière il le touche presque au niveau du bourrelet et de l'abouchement de la veine de Galien. Il contient le sinus lon. inférieur ou lui envoie des tractus pour l'envelopper ; à son extrémité postérieure il se dédouble pour entourer la veine de Galien. Les deux faces sont en rapport avec la face interne des hémisphères. Leur largeur est de 15 mm. en avant, de 45 à 50 en arrière. Elles sont presque toujours fenêtrées à l'union du tiers antérieur avec les tiers postérieurs ; tantôt c'est une surface grillagée résultant de la raréfaction des fibres, tantôt c'est un trou complet, ovalaire de 1 à 3 c., accompagné ou non de lacunes plus petites. A travers ces vides, les faces correspondantes des hémisphères sont au contact ; même normalement elles peuvent contracter certaines adhérences, à plus forte raison dans les états inflammatoires.

Le rôle principal de la faux est de protéger les hémisphères dans le sens transversal, soit en limitant les déplacements latéraux, soit en empêchant la pression d'un hémisphère sur l'autre dans le décubitus sur le côté. Accessoirement elle sert à maintenir la tension de la tente du cervelet. Peut-être même contribue-t-elle à suspendre le cerveau par ses attaches avec la pie-mère qui lui est fixée en plusieurs points, sur ses bords surtout, à l'aide de prolongements filamenteux, de veines et de granulations pacchioniennes (*Trolard*).

2° **Tente du cervelet.** — Cette cloison transversale complète les fosses cérébrales inférieures. Elle figure un toit à deux versants, disposition qui soulage le cervelet en atténuant les pressions verticales du cerveau ; l'arête du toit, longue de 5 c., dirigée d'avant en arrière et très inclinée dans ce sens, contient le sinus droit et reçoit l'attache de la faux du cerveau. Ces deux membranes se tendent réciproquement, la section de l'une relâche l'autre. Sur la face supérieure, légèrement convexe, de la tente reposent les lobes occipitaux ; sa face inférieure se moule sur les hémisphères cérébelleux ; sous l'arête du toit ou sommet de la voûte membraneuse est logé le vermis supérieur.

La tente est fortement échancrée en avant et présente dans le sens horizontal une forme sémilunaire. Le *bord postérieur* ou bord convexe, grande circonférence, s'attache aux lèvres de la gouttière latérale de l'occipital et renferme à ce niveau le sinus latéral, puis il suit le bord supérieur du rocher, que longe aussi le sinus pétreux supérieur ; son extrémité va s'attacher aux apophyses clinoïdes postérieures, et ferme l'espace qui sépare ces apophyses du sommet du rocher et de son bord supérieur par une paroi membraneuse. Dans cette paroi sont creusés en dehors l'entrée de la cavité de Meckel, en dedans les orifices des canaux fibreux où s'engagent les nerfs moteurs de l'œil. Le *bord antérieur* ou concave, circonférence interne ou antérieure de la tente, est libre ; ses extrémités croisent en X celles du bord postérieur et vont s'attacher aux apophyses clinoïdes antérieures, constituant ainsi entre le sommet du rocher et la base des petites ailes du sphénoïde une cloison antéro-postérieure qui est la paroi externe du sinus caverneux. Entre ce bord antérieur et la gouttière basilaire est un orifice situé dans le plan horizontal, allongé dans le sens antéro-postérieur dans lequel il mesure de 40 à 50 mm., étroit en arrière, large en avant de 35 mm., comparé tantôt à une parabole, tantôt à une porte gothique ; il porte le nom de

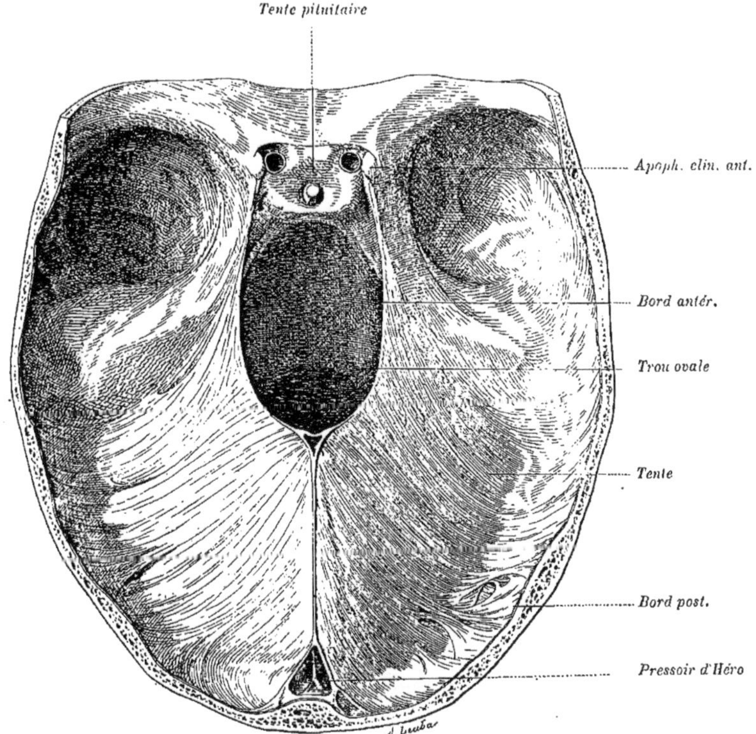

Fig. 71. — La tente du cervelet et le trou ovale de Pacchioni.

trou ovale de Pacchioni, ou trou occipital supérieur. Il correspond au passage du cerveau moyen, et il est rempli essentiellement par les tubercules quadrijumeaux et l'origine des pédoncules cérébraux, accessoirement par la glande pinéale l'extrémité du vermis cérébelleux supérieur, la fin de l'artère basilaire et la veine de Galien ; il fait communiquer la cavité cérébelleuse avec la cavité cérébrale.

La tente du cervelet, osseuse chez beaucoup d'animaux, notamment chez les carnivores, protège le cervelet contre la pression du cerveau. C'est aussi un réservoir du sang veineux, car elle contient des sinus et des lacs sanguins.

3° Faux du cervelet. — La faux du cervelet ou petite faux est, comme la grande faux dont elle semble la continuation, dirigée d'arrière en avant sur la ligne médiane depuis la protubérance occipitale interne jusqu'au trou occipital. Sa base qui regarde en haut se fixe à la face inférieure de la tente cérébelleuse sur une longueur de 20 à 25 mm.; son sommet finit en se bifurquant sur les côtés du trou occipital et contient dans ses branches de division les sinus occipitaux. Le bord postérieur convexe est attaché à la crête occipitale interne ; le bord antérieur, concave, libre, occupe l'échancrure postérieure du cervelet. Ses fonctions sont analogues à celles de la grande faux.

On a vu la faux du cervelet déjetée d'un côté, absente partiellement ou totalement, double, même triple, bifurquée en bas ou bien réunie dans ses deux branches par un repli falciforme. Plusieurs de ces anomalies sont en rapport avec la présence d'une fossette médiane sur l'occipital.

La nature et la disposition de ces grandes cloisons, faux et tente du cerveau et du cervelet, suggèrent deux remarques intéressantes. Tout d'abord nous

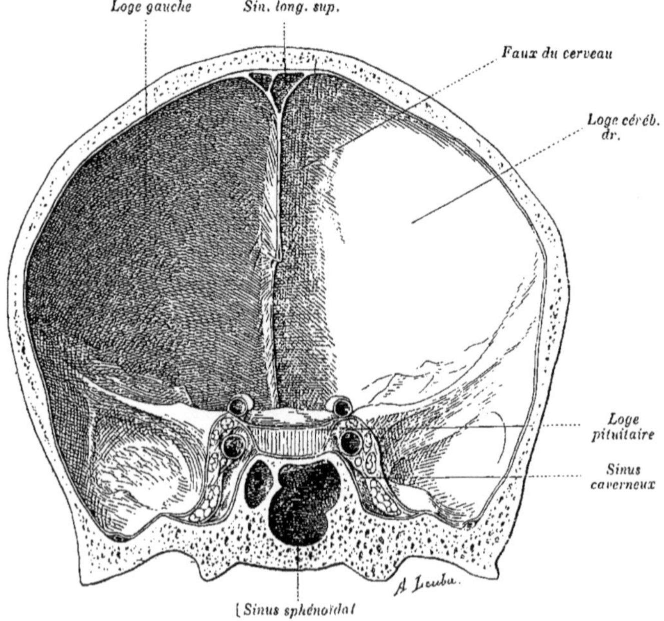

Fig. 72. — Les loges cérébrales, droite et gauche.

Vues sur une coupe frontale du crâne ; la faux du cerveau est coupée transversalement ; on voit en raccourci son attache antérieure.

devons les considérer comme des replis ou des émanations de la dure-mère totale, avec ses deux feuillets externe et interne ; car ces cloisons sont susceptibles de s'ossifier, la faux du cerveau est osseuse complètement chez le dauphin, partiellement chez le phoque ; la tente du cervelet l'est aussi chez beaucoup d'animaux, et même chez l'homme il n'est pas rare, dans certaines conditions, telles que la sénilité, l'aliénation, de rencontrer des ossifications plus ou moins vastes de la faux du cerveau. Aussi a-t-on pu dire que ces cloisons appartenaient à l'ossature crânienne. — En second lieu la grande cavité crânienne se trouve divisée en trois cavités secondaires ou loges, une inférieure ou cérébelleuse et deux supérieures ou cérébrales ; ce fait est important, comme l'a montré Niemeyer, pour l'interprétation des phénomènes des maladies en foyer, telles qu'une hémorrhagie, un abcès, une tumeur. La loge cérébelleuse est la mieux fermée par la gouttière basilaire, la tente du cervelet et la partie inférieure de l'occipital ; elle communique en bas avec la cavité rachidienne par le trou occipital (trou occipito-inférieur), en haut avec les loges cérébrales par le trou ovale de Pacchioni (trou occipito-supérieur). On conçoit qu'une affection évoluant dans cette loge fermée amène la compression des organes qui y sont contenus, et qu'en particulier sur le bord coupant et fibreux du trou ovale puissent se produire un étranglement du pédicule cérébral, une compression des veines de Galien. Les loges cérébrales droite et gauche ne sont complètement indépendantes qu'en arrière, où la base de la faux les isole sur une longueur de 4 à 5 c., et en avant, au point d'attache de cette même faux sur l'apophyse crista-galli ; partout ailleurs elles communiquent par dessous la faux ou même à travers elle, dans sa portion fenêtrée ; mais malgré cela la distinction des deux cavités reste encore très marquée, et ce n'est pas sans raison que les anciens anatomistes appelaient la grande faux, le médiastin du cerveau.

4° **Tente pituitaire**. — On appelle tente ou repli pituitaire, diaphragme de la selle turcique, opercule de l'hypophyse, la lame durale qui ferme en haut la selle turcique occupée par la glande pituitaire et lui sert de toit. La paroi antérieure, la paroi postérieure et le plancher de la selle turcique sont osseux et tapissés par la dure-mère servant de périoste ; la paroi latérale est constituée par le feuillet périostique de la dure-mère de la base du crâne qui se relève et ferme l'espace compris entre les apophyses clinoïdes antérieures et postérieures. La cavité a pour plafond une lame horizontale qui se continue sur son pourtour avec la dure-mère de la gouttière optique, de la lame quadrilatère et de la paroi supérieure du sinus caverneux, et qui épaisse sur sa périphérie, mince et déprimée vers le centre, est percée au milieu d'un orifice assez étroit où passe la tige pituitaire. Cette lame est la *tente* ou *diaphragme pituitaire*. Tantôt on la regarde comme constituée par la couche interne de la dure-mère passant comme un pont par-dessus la cavité que tapisse profondément la couche externe ou périostique ; tantôt on y voit une plicature de la dure-mère entière s'adossant à elle-même pour rentrer dans la selle turcique et se replier à nouveau du côté opposé. Au fond ce sont là de simples interprétations qu'il est difficile de démontrer. Ce qui est certain c'est que le feuillet périostique ou profond de la cavité est très épais, qu'il est creusé en avant d'un assez vaste canal transversal qui est la branche antérieure du sinus coronaire, en arrière d'un autre canal beaucoup plus étroit, branche postérieure du même sinus, et que dans toute sa partie profonde antérieure qui correspond au lobe épithélial de la glande pituitaire, mais non au lobe nerveux, sont incrustés des sinus constituant un réseau intercaverneux.

5° **Tente des nerfs olfactifs.** — Trolard a décrit sous ce nom un repli horizontal de la dure-mère qui s'avance en forme de toit sur la paroi antérieure de la gouttière olfactive. Ce repli dont le bord antérieur est convexe et adhérent, le postérieur concave et libre, limite avec l'extrémité de la gouttière olfactive revêtue elle-même par la dure-mère profonde une petite cavité de 3 à 4 mm. où

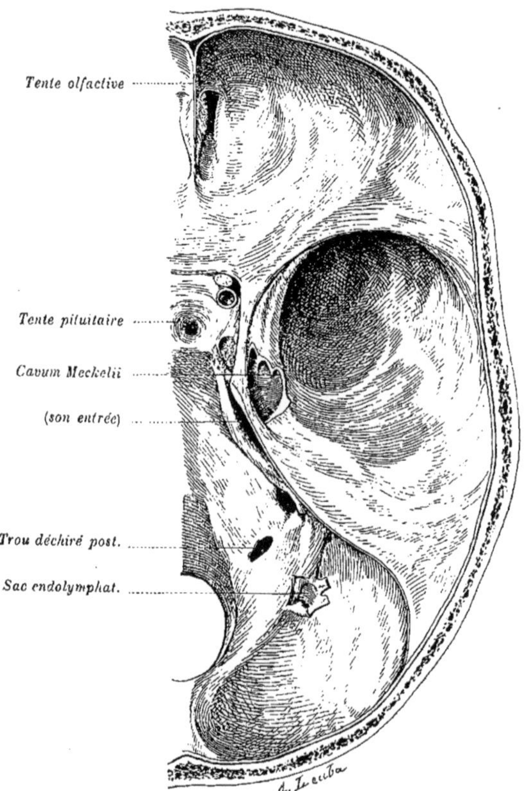

Fig. 73. — Les cavités intra-durales de la base du crâne.

vient s'insinuer la pointe du bulbe olfactif. La tente olfactive peut s'ossifier par expansion de l'apophyse crista-galli. Sur les sujets dont la gouttière ethmoïdale finit en fente étroite, le repli fibreux est à peine reconnaissable.

6° **Sac endolymphatique.** — L'extrémité en cul-de-sac du canal endolymphatique qui passe par l'aqueduc du vestibule et provient de l'utricule et du saccule apparaît sur la face postérieure du rocher, un peu au-dessus du golfe de la jugulaire interne et s'y étale en une cavité aplatie qui est le sac endolymphatique, décrit déjà par Cotugno sous le nom de cavité membraneuse de l'aqueduc du vestibule. Ce sac est formé par un dédoublement de la dure-mère qui constitue une petite cavité de 10 mm. sur 5, dont la paroi lisse, humide, est revêtue d'épithélium.

7° **Cavité de Meckel.** — La cavité de Meckel, *cavum Meckelii,* est une loge fibreuse aplatie, constituée elle aussi par un dédoublement de la dure-mère, et située sur la face antérieure du rocher près de son sommet. En arrière une large fente transversale, dont la lèvre supérieure est formée par l'extrémité de la grande circonférence de la tente cérébelleuse, donne accès dans la cavité et laisse passer le tronc du trijumeau qui est loin d'ailleurs de remplir toute la fente ; la cavité loge le ganglion de Gasser et l'origine de ses trois branches efférentes.

Structure. — La dure-mère crânienne, épaisse de plus d'un demi-millimètre, a un aspect fibreux, une teinte perlée, gris-rosée ; elle se rapproche beaucoup plus des aponévroses que du périoste. Elle est composée d'un grand nombre de lamelles conjonctives aplaties et superposées, fortement unies entre elles ; chaque lamelle comprend des faisceaux conjonctifs avec leurs cellules ordinaires, de nombreuses et grandes cellules plasmatiques de Waldeyer, et un petit nombre seulement de fibres élastiques. Aussi la membrane possède-t-elle une grande ténacité, une faible extensibilité, une très faible élasticité ; elle suffit à contenir la masse cérébrale dans de vastes pertes de substance osseuse, elle se déchire rarement dans les traumatismes, mais se décolle facilement.

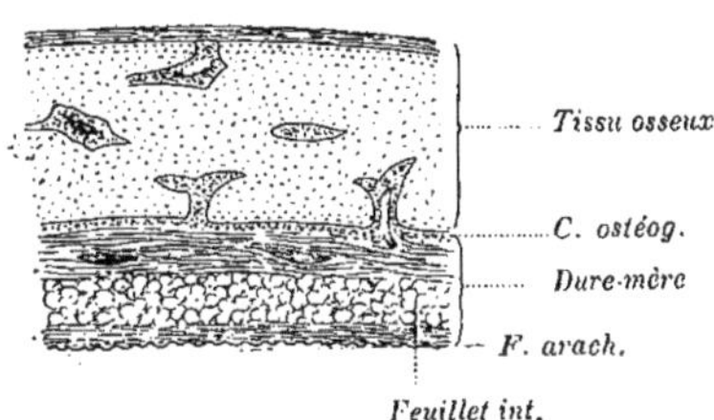

Fig. 74. — Structure de la dure-mère.

Coupe par la voûte crânienne d'un enfant ; faible grossissement.

Sa face externe est, d'après les anatomistes qui admettent un espace épidural, tapissée par un endothélium entre et sur les prolongements filamenteux. Sa face interne possède sûrement un endothélium, qui paraît être pourvu de stomates établissant des communications entre l'espace subdural et les fentes lymphatiques de la dure-mère. On discute encore pour savoir si cet endothélium repose ou non sur une membrane élastique fenêtrée, d'ailleurs très mince, qui serait analogue à la couche élastique des autres séreuses, et représenterait avec l'épithélium le feuillet pariétal de l'arachnoïde.

Dans un grand nombre de points les faisceaux conjonctifs n'ont pas de disposition fixe et régulière, mais dans certaines régions ils sont orientés en direction définie. Sur la convexité, les fibres profondes sont dirigées en arrière et en dehors, les fibres superficielles en arrière et en dedans ; de chaque côté de la ligne médiane, les fibres transversales, assez espacées, ont un aspect pectiné et sont facilement éraillées par les granulations de Pacchioni. Dans la faux du cerveau les fibres rayonnent de l'extrémité antérieure de la base sur tout le bord convexe et se croisent en avant avec d'autres irradiations venues de l'apophyse crista-galli; de ce même centre (base de la faux) partent les fibres qui se déploient de chaque côté en éventail sur la tente du cervelet.

Il semble bien que la dure-mère cérébrale soit formée de deux feuillets différents, intimement unis d'ailleurs et composés chacun d'une série de lames conjonctives, un feuillet externe ou périostique, un feuillet interne ou dural proprement dit. Le feuillet externe fonctionne comme périoste endocrânien, et concurremment avec le périoste externe ou péricrâne travaille à l'édification de l'os; cette propriété ostéogénique disparaît presque complètement à l'âge adulte, et on n'a pas à compter sur des régénérations osseuses après l'ablation d'une partie tant soit peu étendue de la voûte; mais assez souvent chez les vieillards, les aliénés, les femmes enceintes, des plaques osseuses qu'on trouve sur la convexité, dans la grande faux, dans la tente du cervelet, rappellent le caractère périostique de la dure-mère. Ce feuillet est aussi un peu plus mou et plus vasculaire, au moins chez l'enfant. Le feuillet interne est le feuillet dural propre; il se subdivise à son tour en deux couches très inégales, la couche durale interne, et le feuillet pariétal de l'arachnoïde comprenant pour les uns l'endothélium seul, pour d'autres l'endothélium et une membrane élastique.

Les raisons qui portent à admettre cette dualité de la dure-mère crânienne sont les suivantes : 1° Les deux feuillets peuvent se séparer sans trop de difficulté dans le bas-âge, l'externe est le plus épais et contient les gros vaisseaux. 2° Ils paraissent être normalement écartés et distincts dans certaines régions, telles que la cavité de Meckel, le sac endolymphatique. L'exemple des sinus est contestable. Trolard a cité un cas où sur toute la convexité, la région médiane exceptée, la dure-mère était dédoublée en deux feuillets de même structure histologique, faiblement adhérents. Nous verrons plus loin que dans le canal rachidien, le périoste et la dure-mère sont deux membranes distinctes, unies seulement au niveau du trou occipital. 3° La réaction pathologique n'est pas la même pour les deux feuillets (*P. Poirier*). C'est essentiellement aux dépens du feuillet externe que se développent les sarcômes, les ostéômes en plaque ou en tumeur. Les pachyméningites ont une évolution différente suivant qu'elles sont externes ou internes.

Vaisseaux et nerfs. 1° *Vaisseaux.* — Les *artères* de la dure-mère crânienne sont relativement nombreuses et importantes. Il faut compter en première ligne les trois artères méningées: la *méningée antérieure*, petite branche des ethmoïdales (ophthalmique), pour l'étage orbitaire — la *méningée moyenne* ou grande méningée, qui née de la maxillaire interne passe par le trou spléno-épineux, accompagnée quelquefois par la petite méningée du trou ovale; elles vont à toute la région latérale de la voûte — enfin la *méningée postérieure*, branche de la vertébrale (Cruveilhier), qui entre par le trou occipital et se distribue à la tente et à la dure-mère cérébelleuse. Les artères accessoires sont : les rameaux méningés de la carotide interne dans le sinus caverneux ou à sa sortie, de l'ophthalmique, de la stylo-mastoïdienne, la branche méningée de la pharyngienne ascendante, qui traverse le trou déchiré postérieur, et les artères que l'occipitale envoie à l'endocrâne à travers le trou pariétal, le trou mastoïdien ou même les trous de la base. Ajoutons encore de petits rameaux fournis par la cérébelleuse supérieure à la tente du cervelet, par la cérébrale moyenne à la région latérale, par les artères des circonvolutions à la dure-mère de la partie médiane, par la cérébrale antérieure au niveau du genou à la faux du cerveau (*Sappey, Langer*). Tous les gros troncs de ces artères sont situés dans le feuillet externe de la dure-mère et font relief à sa surface; il résulte de cette position qu'ils creusent dans les os des sillons vasculaires, et que quand ils sont rompus par un traumatisme l'épanchement sanguin se fait ordinairement entre la dure-mère et l'os. Les artères durales sont anastomotiques, et peuvent notamment être toutes injectées, y compris les artères cérébrales (au moins chez l'enfant), par la méningée moyenne.

Toutefois cette richesse artérielle n'est qu'apparente. La plupart de ces vaisseaux sont périostiques et s'épuisent en rameaux *perforants* qui pénètrent dans le tissu osseux ; les rameaux duraux proprement dits sont grêles et peu nombreux.

Le *système veineux* de la dure-mère comprend les réservoirs des veines cérébrales, sinus et lacs sanguins, et les veines durales propres. Nous ne nous occupons que de ces dernières. Si l'on veut se rendre compte de leur richesse, il faut examiner une tête d'enfant naturellement ou artificiellement congestionnée ; la dure-mère paraît noire et a l'aspect du tissu érectile. On distingue deux réseaux veineux, un superficiel et un profond. Le réseau profond occupe le feuillet interne ; il est peu développé, ses branches grêles limitent de larges mailles à dessin varié suivant les régions ; dans certains points ce sont de fines étoiles qui se montrent sur la face interne. Il présente une particularité remarquable : les capillaires et les radicules veineux montrent par places des dilatations ampullaires, qui injectées ont fait croire autrefois à l'existence d'un réseau lymphatique avec son aspect sacculaire caractéristique. Le réseau profond se déverse dans le réseau superficiel. — Le réseau superficiel est très différent. Il occupe la couche la plus superficielle du feuillet externe. Ici pas d'ampoules, mais un réseau de grosses branches limitant des mailles étroites, de formes très irrégulières, en buissons serrés sur la faux. Les vaisseaux efférents vont se jeter, les uns dans les veines satellites des artères, notamment dans les veines méningées moyennes, les autres dans les sinus de la dure-mère. La plupart de ces veines sont d'ailleurs d'origine osseuse, elles s'injectent par le diploé du crâne et restent en partie sur la table interne quand on décolle la dure-mère ; aussi le réseau diploétique et le réseau dural superficiel sont-ils largement communicants. Michel, chez le chien, et Langer, chez l'homme, soutiennent en se fondant sur leurs injections que le réseau veineux externe n'est pas relié au réseau artériel par des capillaires, mais que ces deux ordres de vaisseaux, artère et veine, passent directement l'un dans l'autre, à la façon des canaux dérivatifs, disposition qui permettrait une prompte évacuation du sang et serait une soupape de sûreté contre la stase sanguine.

On n'a pas démontré dans la dure-mère l'existence d'un véritable *réseau lymphatique* canaliculé, car les réseaux injectés et décrits comme tels ne sont vraisemblablement que les vaisseaux ampullaires capillaires et veineux dont nous venons de parler. Jusqu'à présent on ne connaît comme voies lymphatiques qu'un système de fentes communicantes creusées entre les lamelles conjonctives, et endothéliales au moins par places ; leur disposition rappelle celle des fentes cornéennes. Les injections montrent qu'elles communiquent avec l'espace subdural ou cavité arachnoïdienne et y déversent leur lymphe ; quelques auteurs admettent en outre une communication avec un espace épidural. Est-ce au système lymphatique qu'il faut rattacher ces réseaux endothéliaux qu'Obersteiner décrit et figure autour des vaisseaux sanguins, et qu'il tend à considérer comme une annexe de ces derniers ?

La question des lymphatiques de la dure-mère ne saurait être considérée comme épuisée ; car Mascagni, Fohmann, Arnold et récemment Poirier ont injecté des troncs lymphatiques sur le trajet de l'artère méningée moyenne.

Les *nerfs* sont de deux espèces, vasculaires et sensitifs :

1° Les nerfs vasculaires ou sympathiques accompagnent les artères autour desquelles ils s'anastomosent en plexus serré. Les antérieurs et les moyens, accolés à l'artère méningée moyenne, proviennent du plexus sympathique de l'artère maxillaire interne ; les postérieurs, du plexus de la carotide interne.

2° Les nerfs sensitifs ou nerfs propres, *nerfs récurrents d'Arnold*, proviennent des nerfs crâniens ; quelques-uns pourtant émanent des nerfs sympathiques vasculaires. Cruveilhier recommande pour leur étude des pièces ayant macéré dans une solution d'acide nitrique. On distingue : les nerfs *antérieurs*, très grêles, qui viennent du filet ethmoïdal de l'ophthalmique (trijumeau) et se répandent dans la dure-mère de la gouttière ethmoïdale ; les nerfs *moyens*, au nombre de quatre ou cinq de chaque côté, qui naissent du ganglion de Gasser (Cruveilhier), s'irradient sur la convexité, dans les régions sphénoïdale, temporale et pariétale, et arrivent au voisinage de la faux ; les nerfs *postérieurs*, au nombre de cinq ou six, Sappey dit un seul, qui viennent de la branche ophthalmique dès sa sortie du ganglion de Gasser, se recourbent pour suivre un trajet récurrent, passent dans la gaîne du pathétique et abordent la tente du cervelet par sa petite circonférence ; de ce point ils s'irradient dans la tente et dans la base de la faux du cerveau qu'ils remontent jusqu'à une hauteur de quelques centimètres. — A la base du crâne, Arnold a signalé un rameau issu du ganglion jugulaire du pneumogastrique qui, par le trou déchiré postérieur, va à la fosse occipitale et à la branche descendante du sinus latéral.

La description d'Arnold et de Luschka, qui ont étudié spécialement les nerfs de la dure-mère, est différente de celle de nos auteurs classiques. Ils distinguent : 1° le nerf récurrent de l'ophthalmique, qui va se distribuer au sinus latéral, au sinus pétreux supérieur, et à l'extrémité postérieure du sinus l. supérieur. C'est celui que nous avons décrit sous le nom de nerf postérieur, nerf de la tente ; — 2° le nerf récurrent du maxillaire supérieur, nerf qui s'unit au précédent ou bien suit une des branches de l'art. méningée moyenne ; — 3° les deux nerfs récurrents du maxillaire inférieur. Le premier, nerf *épineux* de Luschka, se détache au-dessous du trou ovale, rentre par le trou sphéno-épineux, suit l'a. méningée et se distribue à la dure-mère du rocher, du pariétal, de la grande aile du sphénoïde, en général à la fosse moyenne du crâne. Le second, né du lingual, suit la gaine de l'hypoglosse jusqu'au trou condylien antérieur, passe par ce trou et s'épuise dans la dure-mère occipitale et les sinus occipitaux.

Comme on le voit, si on excepte le rameau du pneumogastrique, c'est le trijumeau qui fournit la totalité des nerfs propres de la dure-mère. Luschka pensait que ces nerfs étaient exclusivement destinés aux os du crâne et aux sinus, d'où le nom de sinu-osseux qu'il leur donnait, de même qu'il appelait sinu-vertébraux ceux de la dure-mère rachidienne. Il pensait que les nerfs des sinus jouaient un rôle important dans les sensations de tension sanguine et par suite dans la régulation vasculaire, opinion corroborée par ce fait que Krause a découvert des corpuscules de Pacini dans les sinus et sur le trajet des nerfs pétreux. Mais il y a bien aussi dans la dure-mère elle-même des nerfs propres terminés par des plexus de fibres amyéliniques (*Alexander*) ; ils abondent surtout dans la région latérale de la convexité, avec cette particularité que les divers points de la surface sont inégalement desservis et qu'il y a des champs nerveux de valeur très différente. Du reste l'expérimentation et l'anatomie pathologique ont depuis longtemps démontré que la dure-mère est très sensible, et que son irritation provoque de la douleur, des convulsions, des contractures.

Les fonctions de la dure-mère crânienne sont multiples. Elle est le périoste interne du crâne ; elle est le réservoir veineux de l'encéphale, grâce aux sinus qu'elle contient dans son épaisseur ; par elle-même, par ses canaux fibreux extérieurs où passent les nerfs crâniens, par l'armature intérieure de la faux du cerveau et de la tente du cervelet, elle est un organe de soutien et de protection pour la masse nerveuse totale comme pour ses expansions périphériques.

§ II — DURE-MÈRE RACHIDIENNE

La dure-mère rachidienne diffère de la dure-mère crânienne par ce fait fondamental qu'elle n'est pas périostique et par plusieurs caractères secondaires.

Au niveau du trou occipital où elle commence, elle adhère encore intimement à la surface osseuse ; mais dès la troisième vertèbre cervicale, elle se dédouble en deux feuillets, un feuillet externe ou périostique mince, qui se moule sur toutes les saillies et les dépressions du canal rachidien, un feuillet interne plus épais, la dure-mère proprement dite, qui correspond à la couche interne de la méninge crânienne et se modèle sur la forme de la moelle, mais non sur celle du canal osseux. Cette différence dans la disposition des deux portions crânienne et spinale de la dure-mère tient à l'adaptation de l'organe à un squelette différent ; le cerveau est dans une capsule osseuse rigide et continue, la moelle dans un tube à pièces articulées et mobiles.

La dure-mère rachidienne, le périoste étant désormais mis à part, est un cylindre fibreux terminé en bas en entonnoir, et présentant des variations de calibre en relation avec celles de la moelle ; il est plus large au niveau des renflements, plus grand par conséquent à la région cervicale qu'à la région lombaire, il est plus étroit à la région dorsale. La coupe transversale montre que ce cylindre ne remplit pas la totalité de la cavité rachidienne, et qu'il est séparé de la face osseuse revêtue de son périoste par un certain espace renfermant des veines et du tissu cellulo-adipeux; à son tour, il est loin d'être rempli par la moelle, dont il est éloigné par l'interposition de l'arachnoïde et d'une couche épaisse de tissu sous-arachnoïdien infiltrée de liquide. Cette disproportion entre la moelle et son contenant, la membrane fibreuse, est surtout marquée dans les régions à mouvements étendus comme la région cervicale.

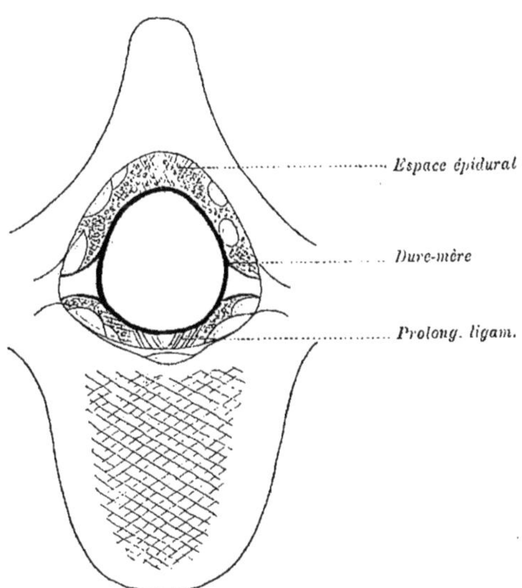

Fig. 75. — Dure-mère rachidienne. Coupe transversale.

La *face externe* de la dure-mère spinale n'est pas assimilable à celle de la dure-mère crânienne. Dépourvue d'adhérences sur la plus grande partie de son étendue, elle est lisse, tapissée d'endothélium, et limite en dedans l'*espace épidural,* que quelques auteurs, Waldeyer notamment, assimilent à un espace lymphatique. Cet espace compris entre le périoste de la dure-mère est vaste, en arrière surtout contre les lames vertébrales, mais il est en grande partie comblé par des plexus veineux intra-rachidiens, du tissu cellulaire et une graisse molle, fluide, rougeâtre, facilement déplaçable, gélatineuse chez l'enfant, abondante surtout à la région sacrée.

De cette face externe partent deux espèces de prolongements duraux, les prolongements ligamenteux et les gaines durales des nerfs rachidiens.

Les *prolongements ligamenteux* n'existent bien marqués que sur la face antérieure. Ce sont des lames assez denses qui de la ligne médiane antérieure du sac dural se portent obliquement de chaque côté en bas et en avant et se fixent au ligament vertébral postérieur. Courts et serrés à la région cervicale, à peine reconnaissables à la région thoracique, ils reparaissent plus longs et espacés à la région lombaire. A partir de la quatrième lombaire, ils commencent à se condenser et forment une cloison de champ, forte, fenêtrée, qui descend jusqu'aux dernières sacrées et fixe tout à la fois le cul-de-sac dural et le filum terminale : c'est le *ligament sacré antérieur* de la dure-mère, de Trolard, ou *ligament sacro-dural* (Fig. 76). Le rôle de ces prolongements, multipliés aux points à mouvements étendus (courbure cervicale, courbure lombaire) est d'immobiliser l'étui dural dans le sens antéro-postérieur et de l'amarrer à la partie antérieure du canal où sont les passages des nerfs rachidiens.

Les *gaines durales* des nerfs complètent ce système de fixation transversale. Un nerf rachidien est, comme on le sait, composé de deux racines, une antérieure et une postérieure qui est ganglionnée. Chaque racine traverse la dure-mère par un trou indépendant, et à sa sortie reçoit de la méninge une gaine fibreuse propre qui l'enveloppe jusqu'au delà du ganglion où elle se confond

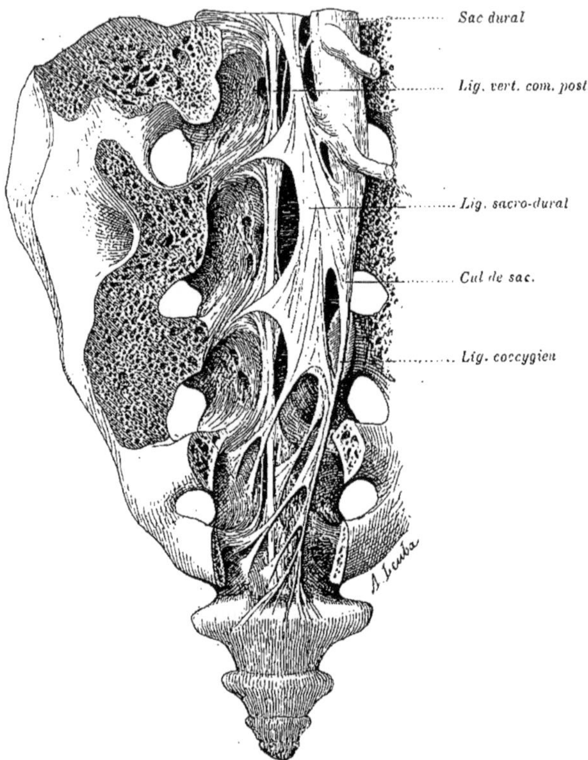

Fig. 76. — Ligament sacro-dural.

Le canal sacré est ouvert par sa face postérieure; le sac dural et le ligament coccygien sont tirés en arrière pour bien montrer le ligament (bleu) qui est placé de champ.

avec le névrilemme du nerf mixte; il y a donc deux gaines distinctes pour chaque nerf, jusqu'à la fusion des racines. Au niveau du trou de conjugaison, elles sont reliées au périoste par des tractus fibreux. Dans la région sacrée, où les nerfs ont un long trajet à parcourir pour aller de la dure-mère au trou sacré, ces gaines sont remarquablement longues.

La *face interne* de la dure-mère est lisse, humide, séreuse comme dans la région crânienne, mais avec cette différence qu'elle est reliée régulièrement à la moelle par des cloisons nombreuses, dont les principales sont placées latéralement (ligaments dentelés) et les autres sur la ligne médiane antéro-postérieure ; ainsi est empêché le ballottement de la moelle dans sa grande cavité fibreuse.

L'*extrémité supérieure* de la dure-mère nous présente la fusion des deux feuillets périostique et dural en une seule membrane qui adhère intimement non seulement au pourtour du trou occipital, mais encore à la face postérieure du corps de l'axis.

L'extrémité inférieure finit en cône mousse qui rappelle la forme du cône médullaire, mais ne lui correspond pas topographiquement. Tandis que le sommet de la moelle est au niveau de la seconde vertèbre lombaire, le sommet du *cône dural,* dont l'ascension a été moindre que celle de la moelle dans la période fœtale, correspond à la seconde vertèbre sacrée. C'est par erreur que quelques auteurs ont indiqué sa limite au commencement ou à la fin du canal du sacrum. Wagner (*Arch. f. Anatomie* 1890), qui a étudié le sac injecté, a trouvé sur cinq adultes, et conformément à Luschka, le cône dural à la seconde v. sacrée, le point le plus bas étant le bord inférieur de cette vertèbre. Il est un peu plus bas chez l'enfant. Sur vingt enfants de zéro à douze mois, le sac dural finissait entre l'extrémité inférieure de la seconde vertèbre sacrée et l'extrémité supérieure de la troisième ; ce dernier rapport existait dans les trois quarts des cas. Ces chiffres sont importants à connaître pour savoir jusqu'où peut s'étendre l'ablation du sacrum dans la méthode de Kraske. Pfitzner (*Morpholog. Jahrbuch*, 1884), qui a pris pour repère les trous sacrés, signale de notables différences individuelles. Chez l'adulte comme chez le nouveau-né, le sommet du cône dural est compris entre le premier et le troisième trou vertébral ; dix-sept adultes, hommes ou femmes, donnent huit fois le second trou sacré, sept fois le premier et deux fois le troisième ; cinq nouveau-nés une fois le premier, une fois le troisième et trois fois le second.

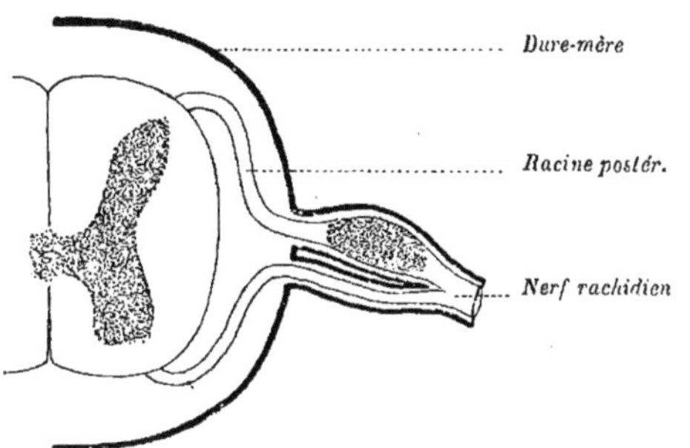

Fig. 77. — La gaine durale des racines rachidiennes. Coupe transversale.

Dans la réalité, la dure-mère ne finit pas au sommet du cône dural. Nous verrons en décrivant le filum terminale qu'elle fournit une gaine continue et se prolonge sur lui et avec lui jusque sur la face postérieure du coccyx où elle se fixe par des filaments en éventail. Là, comme chez l'embryon, est la vraie terminaison de la dure-mère rachidienne. Cette partie amincie et étirée du sac dural est le *ligament coccygien.*

Fixée ainsi à ses deux extrémités au coccyx et au trou vertébral, limitée en outre dans ses mouvements par ses attaches transversales à la cavité rachidienne (prolongements ligamenteux, gaines des nerfs), la dure-mère ne peut subir qu'une faible élongation. Celle-ci est à peine mesurable dans l'extension par suspension, elle n'est guère sensible que dans la flexion forcée où elle atteint de 5 à 8 mm., dont une partie seulement se répercute sur la moelle, ainsi que nous l'exposerons en traitant de la fixité de la moelle.

La structure de la dure-mère rachidienne diffère à plusieurs points de vue de celle de la dure-mère crânienne. Elle est, comme elle, une membrane fibreuse, épaisse, en arrière surtout, et composée de lamelles conjonctives superposées. Mais les fibres sont orientées dans un seul sens, elles sont parallèles et verticales ; les réseaux élastiques, rares au crâne, sont ici abondants. Les artères,

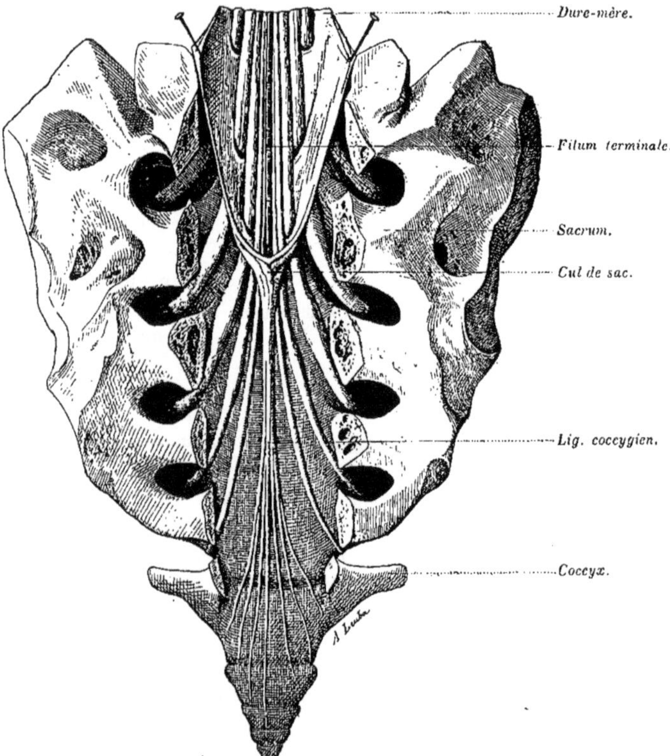

Fig. 78. — Le Filum terminale.

Le canal sacré et la dure-mère rachidienne sont ouverts par leur partie postérieure ; la dure-mère est en bleu.

fournies par les branches radiculaires des artères qui s'échelonnent sur le trajet de la moelle, sont peu importantes ; les mailles de leur réseau sont larges et verticalement dirigées, il n'y a pas de dilatation ampullaire des radicules veineuses, il n'y a ni lacs ni sinus. Les voies lymphatiques sont les mêmes. L'existence de nerfs, autrefois contestée, est aujourd'hui démontrée (*Rüdinger, Alexander*), et comme pour la dure-mère crânienne on admet des nerfs vasculaires et des nerfs sensitifs ; quelques filets paraissent se rendre à la moelle en longeant les dents du ligament dentelé.

Comme nous l'avons dit, les anciens anatomistes ne reconnaissaient que deux méninges, la méninge épaisse, pachyméninge, et la méninge mince, leptoméninge, devenues plus tard la méninge dure et la méninge molle. La découverte du feuillet viscéral de l'arachnoïde, et l'assimilation que fit Bichat de la cavité arachnoïdienne à une cavité séreuse ordinaire conduisirent à distinguer et à décrire trois membranes, la dure-mère, l'arachnoïde et la pie-mère. C'est contre cette conception classique que s'est élevée l'école allemande dans ces dernières années, avec Luschka d'abord, puis surtout avec Key et Retzius, tout récemment encore avec Merkel. La séreuse de Bichat n'existe pas ; l'arachnoïde et la pie-mère ne sont séparables à aucun point de vue, ni par l'embryologie, ni par leur structure, ni par leur fonction, ni par leurs maladies ; il n'y a qu'une seule membrane ayant pour corps le tissu sous-arachnoïdien, pour limitante externe l'arachnoïde, pour limitante interne la pie-mère. Il faut donc revenir à l'opinion ancienne et ne distinguer que deux membranes, la dure-mère et la méninge molle séparées par l'espace subdural.

Je resterai fidèle à la description classique et cela pour deux raisons : 1° Le changement proposé est surtout apparent. Il n'y en a pas moins une arachnoïde et une pie-mère, et ce n'est pas la peine de nier la cavité séreuse arachnoïdienne de Bichat pour la remplacer par l'espace subdural qui lui est identique. L'assimilation complète de l'arachnoïde à la pie-mère est contestable à tous les points de vue qu'on a invoqués, et s'il y a analogie, il n'y a pas identité ; sans compter que la structure histologique de ces membranes est loin d'être complètement connue. 2° Du moment qu'au fond les divergences portent plutôt sur la manière de grouper les couches, il y a intérêt pour l'exposition du sujet à choisir le groupement le plus clair, le plus intelligible, et à ce point de vue la distinction formelle d'une membrane séreuse, l'arachnoïde et d'une membrane vasculaire, la pie-mère, s'impose à qui écrit pour enseigner.

ARACHNOÏDE

L'arachnoïde est une membrane séreuse interposée entre la dure-mère et la pie-mère. Au témoignage de Ruysch, elle a été décrite pour la première fois par la Société anatomique d'Amsterdam (1664) qui reconnut le feuillet viscéral et lui donna le nom d'*arachnoïde,* membrane en toile d'araignée, nom jusque-là réservé à une des enveloppes de l'œil.

Elle se compose de deux feuillets, séparés par une cavité séreuse dont la coupe est une fente capillaire, et réunis en certains points, notamment au passage des nerfs et des vaisseaux ; il y a un feuillet pariétal et un feuillet viscéral. Le *feuillet pariétal* a été admis par Bichat qui, reconnaissant la nature séreuse de la cavité arachnoïdienne, fut conduit à la limiter extérieurement par une paroi continue avec la paroi intérieure ; mais ce feuillet ne se voit pas à l'œil nu et ne peut se disséquer, il fait corps avec la face interne de la dure-mère, sur laquelle il est représenté par une simple couche d'endothélium, suivant les uns, par un endothélium et une lame élastique suivant les autres. Le *feuillet viscéral* au contraire est isolable sous forme d'une membrane mince, transparente, invasculaire, de teinte blanc-grisâtre. Sa face externe est libre, lisse et humide, elle regarde la cavité séreuse. Sa face interne, celle qui regarde les centres nerveux, émet des prolongements filamenteux qui la relient à la pie-mère et constituent le *tissu sous-arachnoïdien ;* elle n'est donc libre et semblable à la face externe que par place, dans les intervalles en forme de voûte qui séparent les colonnettes sous-jacentes.

Il y a lieu de distinguer une arachnoïde cérébrale ou crânienne et une arachnoïde spinale ou rachidienne.

§ I. — ARACHNOIDE CÉRÉBRALE OU CRANIENNE.

Dans la description de sa disposition topographique, il n'est question que du feuillet viscéral, le seul qui soit anatomiquement isolable. L'arachnoïde cérébrale couvre en masse les organes, c'est-à-dire qu'elle se modèle seulement sur leur forme générale, mais non sur les accidents secondaires de la surface ; elle n'entre pas, comme la pie-mère, dans les fissures ou les sillons. Aussi Magendie

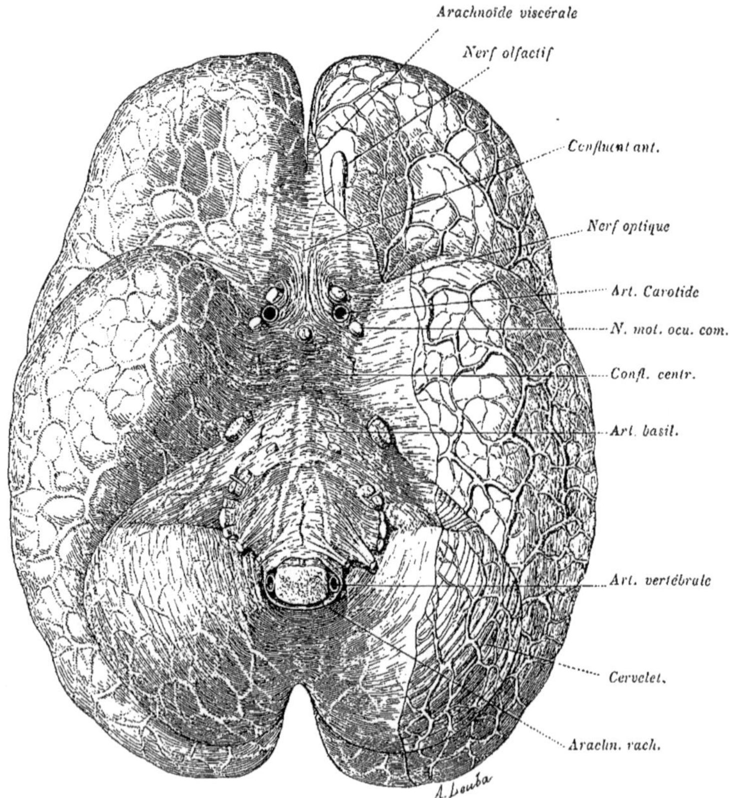

Fig. 79. — Arachnoïde crânienne sur la base de l'encéphale.

Le feuillet viscéral est seul représenté. A droite, ce feuillet, partiellement excisé, laisse voir le cerveau et le cervelet avec leurs veines, recouverts par la pie-mère (D'après HIRSCHFELD).

a-t-il eu raison de dire que l'arachnoïde s'adapte exactement aux formes de la dure-mère et non à celles des organes nerveux. Sur les parties en relief, comme le dos des circonvolutions, elle se colle en quelque sorte à la pie-mère dont elle est alors très rapprochée et difficilement séparable, et toutes deux s'appliquent étroitement sur le relief de la partie; dans les scissures et les sillons, elle laisse la pie-mère plonger au fond de la dépression et passe directement comme un pont d'une lèvre à l'autre de la fente ; dans les grandes inflexions et les grandes irrégularités de la surface, sur la ligne médiane, elle s'étend par dessus les creux et s'éloigne notablement de la pie-mère qui forme les parois de réservoirs dont l'arachnoïde est en quelque sorte le couvercle. Ces réservoirs sont les *confluents sous-arachnoïdiens*.

Nous l'étudions d'abord à la base, puis sur la convexité de l'encéphale.

1° Disposition de l'arachnoïde sur la base du cerveau. — 1° Sur la ligne médiane, d'avant en arrière, l'arachnoïde dédoublée s'enfonce entre les deux lobes frontaux, mais seulement dans la partie antérieure, là où la faux du cerveau sépare complètement les deux hémisphères. Dans la partie postérieure, à 1 c. en avant du bord antérieur du chiasma, elle passe en pont sur la dépression préchiasmatique au fond de laquelle est le bec du corps calleux, et ferme le confluent antérieur. Il en est de même pour la vaste anfractuosité losangique comprise entre le chiasma et les pédoncules cérébraux, au centre même de la base : l'arachnoïde limite le confluent inférieur d'où émerge la tige pituitaire qu'elle engaine. Puis elle passe sur la protubérance et le bulbe qu'elle enveloppe, soulevée par le tronc basilaire et les vertébrales.

Sur les côtés, l'arachnoïde couvre la face orbitaire des lobes frontaux ; elle applique sans l'envelopper le pédoncule olfactif dans le sillon qui le loge, mais enveloppe son bulbe terminal qui est d'ailleurs situé en partie dans une petite cavité durale, la tente des nerfs olfactifs. Du lobe frontal elle s'étend sur le lobe temporal par-dessus la scissure de Sylvius qu'elle clôt et transforme en un vaste canal, puis revêt la face inférieure des lobes temporal et occipital, et de leur bord interne passe directement sur le bord antérieur de la protubérance et le cervelet, recouvre la face inférieure du cervelet,y compris les dépressions qui circonscrivent le lobule du pneumogastrique, et du cervelet aborde le bulbe latéralement sur cette gouttière d'où émergent des nerfs crâniens échelonnés. Enfin, derrière le bulbe, la séreuse qui a tapissé les faces internes des hémisphères cérébelleux et a passé de l'une à l'autre en ne se déprimant que pour loger la faux du cervelet, se jette sur la face postérieure du bulbe et rejoint l'arachnoïde bulbaire sur les côtés postérieurs du 4e ventricule ; de là entre le cervelet et le bulbe un nouvel *opercule* arachnoïdien, formant un nouveau confluent, le confluent postérieur.

2° Disposition de l'arachnoïde sur la convexité. — Le trajet de l'arachnoïde est plus simple. Comme à la base, elle enveloppe uniformément la masse des circonvolutions du cerveau et du cervelet, sans pénétrer entre elles. Sur la ligne médiane, elle tapisse les faces internes des deux hémisphères ; l'interposition de la faux du cerveau sépare l'arachnoïde droite de l'arachnoïde gauche ; elles se rejoignent sous le bord libre de cette faux, et comme ce bord libre est d'autant plus éloigné du corps calleux qu'il se rapproche plus de son extrémité antérieure, il en résulte en avant un espace triangulaire où les faces internes des deux lobes frontaux sont au contact sur une hauteur de 5 à 6 mm., par leur deux pie-mères accolées, sans interposition ni de la faux, ni de l'arachnoïde ; cet espace sous-arachnoïdien en fente antéro-postérieure pointue en arrière, s'élargit en avant sur le genou du corps calleux et débouche dans le confluent antérieur.

A la jonction du cerveau et du cervelet, entre le bourrelet du corps calleux, les tubercules quadrijumeaux et le vermis supérieur, l'arachnoïde passant du grand sur le petit cerveau, en se réfléchissant sur le bord libre de la tente cérébelleuse, forme un nouveau pont, déprimé par l'émergence des veines de Galien, et couvre un nouveau réservoir, le confluent supérieur. A ce niveau le *sac arachnoïdien* du cerveau s'unit avec celui du cervelet par une partie rétrécie ou *col.*

Bien que le feuillet pariétal et le feuillet viscéral soient séparés sur la plus grande partie de leur étendue, il y a cependant des points où ils se raccordent sous forme de ponts jetés d'une face à l'autre; ces ponts sont les *gaines arachnoïdiennes* des vaisseaux et des nerfs, et la gaine de la tige pituitaire.

Peu d'artères traversent la cavité intra-arachnoïdienne pour aller au cerveau, on ne peut guère citer que la carotide interne, et les quelques artérioles que les artères cérébrales donnent à la dure-mère; mais de nombreuses et grosses veines émergent de la surface des centres nerveux pour aller se jeter dans les sinus. On en trouve notamment à la base au débouché des veines sylviennes dans le sinus pétreux, sur tout le bord sagittal où s'échelonnent les veines tributaires du sinus l. supérieur, à la base de la faux qui reçoit les veines de Galien, le long du sinus latéral qu'aborbent à la fois des veines cérébrales et des veines cérébelleuses. Ces artères et ces veines, quand elles traversent la cavité séreuse, sont enveloppées par un manchon, une gaine arachnoïdienne, de sorte qu'elles ne pénètrent pas dans la cavité.

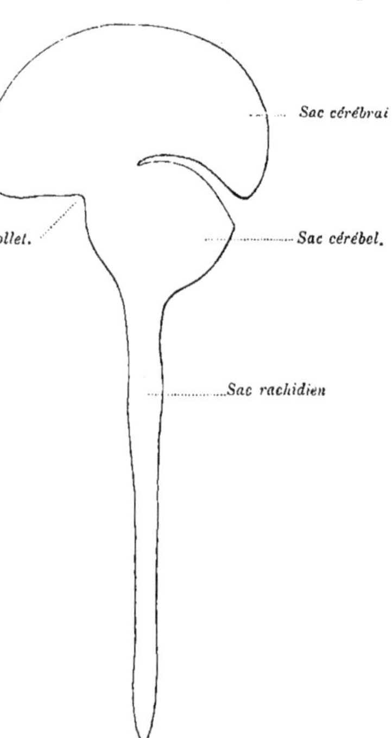

Fig. 80. — Le sac arachnoïdien.
Disposition d'ensemble du feuillet viscéral. Le sac rachidien a été raccourci à dessein.

Il en est de même des nerfs. Les nerfs crâniens émergeant à la surface des centres nerveux rampent d'abord sur cette surface sous l'arachnoïde viscérale qui les soutient et les applique contre la face profonde. Arrivés au niveau du trou osseux de la base crânienne par où ils doivent s'engager, ils quittent l'espace sous-arachnoïdien, traversent obliquement la cavité arachnoïdienne et atteignent leur canal de sortie ; le feuillet viscéral de l'arachnoïde se réfléchit sur eux, les emmanchonne et s'unit au feuillet pariétal en formant un cul-de-sac avec lui sur l'orifice interne du canal osseux. Ces *gaines arachnoïdiennes des nerfs* en forme de tuyaux membraneux sont très courtes et le cul-de-sac est à peine appréciable ; pour les voir, il faut soulever avec précaution le cerveau de la base crânienne et regarder les gaines qu'on étire sans les rompre, ou mieux encore enlever avec soin la pièce correspondante de la dure-mère. Il n'y a d'exception que pour les gaines de l'olfactif et du facial, qui sont plus longues. La gaine de l'olfactif s'étend sous la lame criblée de l'ethmoïde. La gaine du facial-auditif, car elle est commune à ces deux nerfs, se prolonge jusqu'au fond du conduit auditif interne, sur une longueur de plusieurs millimètres, et son cul-de-sac est près de la lame criblée du rocher. C'est à la déchirure de ces gaines et à la rupture de leurs culs-de-sac, qu'on attribue l'écoulement du liquide céphalo-rachidien dans les fractures de la base du crâne, notamment de l'ethmoïde et du rocher; il faut supposer alors que le liquide filtre non par la cavité ouverte du cul-de-sac qui mène dans l'espace subdural, espace vide, mais par l'intérieur de la gaine elle-même qui seul communique avec les réservoirs du liquide. Mais peut-être aussi y a-t-il dans ces cas des désordres plus graves que la simple déchirure d'une gaine; Luschka attribue l'écoulement du liquide c. rachidien dans les fractures du rocher à la déchirure de la vaste citerne sous-arachnoïdienne qui siège entre le cervelet et le bord externe de l'isthme, à l'union de l'occipital et du rocher.

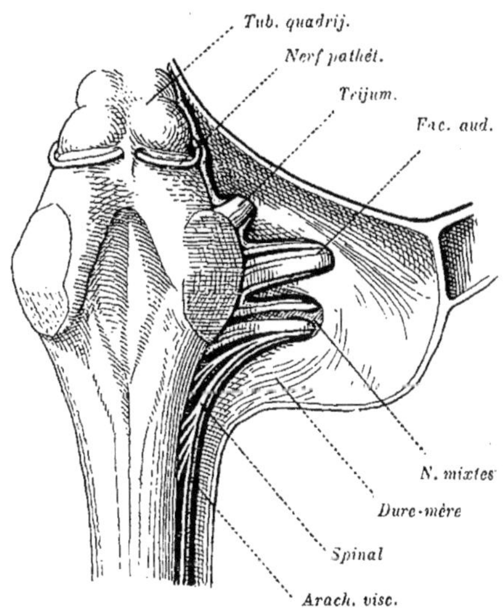

Fig. 81. — Gaines arachnoïdiennes des nerfs crâniens.

Le bulbe et la protubérance vus en place par leur face postérieure. Les nerfs crâniens et rachidiens émergent de ces centres nerveux en s'engageant dans les trous de la base du crâne.

La dernière gaine est la *gaine pituitaire*. Emanation du feuillet qui sert de plancher au grand confluent inférieur, elle entoure la tige pituitaire sortant du confluent, jusqu'à l'orifice de la tente durale de l'hypophyse où elle s'unit au feuillet pariétal.

L'arachnoïde crânienne, dans les points où elle est à l'état de membrane isolée, est une membrane conjonctive, non élastique. Elle est formée de faisceaux conjonctifs très minces, étendus sur un seul plan et s'entrecroisant en tous sens; de là un réseau plus ou moins serré, à mailles très irrégulières. Un tissu fibreux dense la double en certains points, comme au niveau des grands sillons, et surtout sur la périphérie du confluent inférieur, autour de l'hexagone artériel de Willis. Dans les régions où l'arachnoïde se confond avec la pie-mère, comme sur le dos des circonvolutions, les faisceaux conjonctifs prennent ordinairement une direction allongée dans le sens de la circonvolution ou du sillon. Les deux faces de la couche conjonctive sont revêtues d'endothélium ; la face externe, qui regarde la dure-mère, a le même epithélium que le feuillet pariétal, en nappe continue ; la face interne ou piale possède également un épithélium plat, à contours cellulaires peu distincts, qui se prolonge sur les trabécules arachnoïdiennes.

On ne connaît à l'arachnoïde ni vaisseaux sanguins, ni lymphatiques, ni nerfs. Elle est nourrie par le liquide céphalo-rachidien qui baigne sa face interne. On a bien signalé quelques éléments nerveux; Volkmann a trouvé un plexus chez les ruminants, Bochdaleck et Luschka des filets nerveux chez l'homme ; mais ces observations déjà anciennes sont restées isolées et auraient besoin de confirmation.

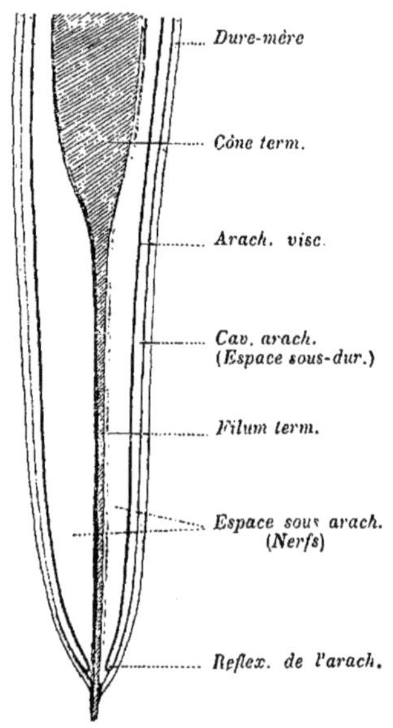

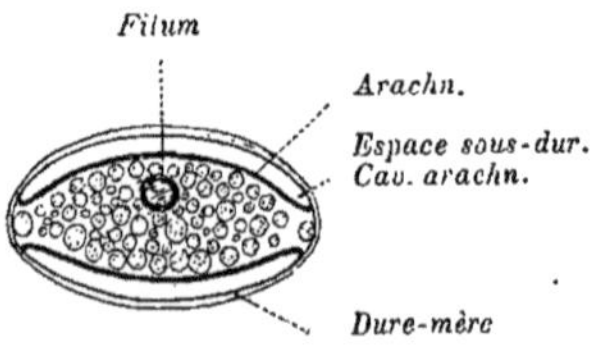

Fig. 82. — Disposition de l'arachnoïde à l'extrémité inférieure de la moelle (coupes schématiques longitudinale et transversale).

La coupe transversale passe par la queue de cheval. La pie-mère est en rouge.

§ II. — ARACHNOIDE SPINALE OU RACHIDIENNE

L'arachnoïde spinale (son feuillet viscéral) est la continuation directe de l'arachnoïde cérébrale qui entoure le bulbe. Elle aussi engaine en bloc la moelle et la queue de cheval et représente un long entonnoir cylindro-conique ; mais elle diffère de l'arachnoïde crânienne par plusieurs caractères importants.

Tandis que cette dernière est en somme appliquée sur le cerveau et le cervelet, l'arachnoïde spinale est juxtaposée plus étroitement à la dure-mère dont elle suit rigoureusement les variations de forme ; elle reste éloignée de la pie-mère et par conséquent de la moelle par un espace considérable, et sensiblement égal sur les divers points de la longueur et de la circonférence. Sa disposition est donc régulière, et sa capacité beaucoup plus grande que celle de la moelle. En second lieu sa face externe est moins libre qu'au crâne, elle est unie au feuillet pariétal par des filaments très déliés qui cloisonnent la cavité séreuse ; au contraire sa face interne ou piale est libre sur la plus grande partie de sa circonférence, et n'est reliée à la pie-mère, à distance comme nous l'avons dit, que dans quelques points définis, les racines antérieures et postérieures des nerfs rachidiens, les ligaments dentelés et la cloison médiane postérieure. Ces organes, tendus comme des rayons entre les deux méninges piale et arachnoïdale, sont engainés par du tissu sous-arachnoïdien. De là un vaste espace circulaire, entre l'arachnoïde et la moelle, à peine cloisonné, et rempli de liquide.

A la partie inférieure, l'arachnoïde se prolonge comme la dure-mère bien au delà de la moelle, jusqu'au sommet du cône dural (2e sacrée). Elle enveloppe en bloc la queue de cheval et au sommet du cône se réfléchit en cul-de-sac pour se continuer avec le feuillet pariétal.

La cavité arachnoïdienne ou cavité, espace subdural est traversée par les racines nerveuses antérieures et postérieures qui contiennent en même temps les artères et veines, et par le sommet des dents du ligament dentelé. Chacune

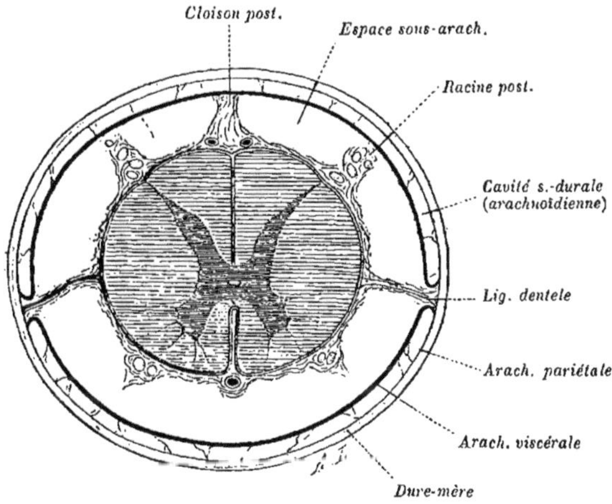

Fig. 83. — Arachnoïde rachidienne, vue sur une coupe transversale.

La dure-mère en bleu ; la pie-mère en rouge, recouverte par le tissu sous-arachnoïdien. La face antérieure de la moelle regarde en bas.

de ces parties reçoit, comme au crâne, une *gaine arachnoïdienne,* manchon infundibuliforme extrêmement court, qui sert de lieu de raccord aux deux feuillets de la séreuse.

L'arachnoïde spinale présente quelques particularités de structure. On distingue dans son feuillet viscéral, malgré sa minceur, deux couches différentes : une couche externe de fins faisceaux conjonctifs disposés longitudinalement et parallèles entre eux, mais non rigoureusement juxtaposés, d'où des fentes que comble le revêtement endothélial ; une couche interne, réticulée, riche en fibres élastiques, montrant dans la direction de ses trabécules une direction surtout transversale. Un endothélium recouvre les deux faces de la méninge. Il n'y a ni vaisseaux ni nerfs.

Elle est assez souvent le siège de *plaques ossiformes* beaucoup plus rares sur l'arachnoïde cérébrale. Ces plaques plus communes chez les sujets âgés et dans les maladies chroniques des centres nerveux, se rencontrent aussi chez des sujets sains. Sur vingt moelles de sujets normaux, Schulz les a rencontrées six fois, et quatre fois les sujets avaient de vingt-cinq à trente-cinq ans. Elles sont ordinairement multiples ; leur forme est étoilée. Elles sont formées de fibro-cartilage infiltré de sels calcaires.

PIE-MÈRE

La pie-mère est la plus interne des trois méninges. Elle se présente sous la forme d'une membrane mince, remarquablement vasculaire (matrix vasculosa), membrane nourricière de la substance nerveuse par les vaisseaux qu'elle porte, comparée par les anciens au chorion de l'utérus gravide. C'est un auteur monastique du moyen âge qui a traduit de l'arabe le mot membrane fine par membrane pie, religieuse, sans doute par opposition à la membrane rude et grossière, la dure-mère. A sa fonction vasculaire, il faut ajouter un rôle de contention ; Galien observe avec raison que sans elle la substance cérébrale s'affaisserait et se déformerait.

La pie-mère se comporte différemment sur la moelle et sur l'encéphale ; il y a avantage à commencer la description par la pie-mère spinale.

§ I. — PIE-MÈRE SPINALE OU RACHIDIENNE.

La pie-mère spinale enveloppe en fourreau la moelle épinière et épouse rigoureusement sa forme. Elle est beaucoup plus épaisse que sur le cerveau, elle est dense, résistante, demi-transparente ; isolée et détendue, elle est d'un blanc nacré. Quelquefois, à la région cervicale surtout, mais de préférence au bulbe, comme nous le dirons plus tard, elle prend une teinte ardoisée, produite par la pigmentation de sa couche profonde.

Elle contient la moelle qui la tend ; cette tension fait paraître la moelle plus consistante qu'elle n'est par elle-même, sans sa gaine, et elle est cause que sur une coupe transversale fraîche la substance nerveuse fait hernie. Bien qu'elle envoie dans la moelle sur toute sa périphérie de nombreux prolongements radiés, il n'y a cependant pas adhérence de tissu, autre que celle qui résulte de cette disposition mécanique ; on peut, sans déchirer ou entamer la surface de la moelle, enlever la pie-mère par grands lambeaux ou même la retrousser complètement, à la condition d'opérer sur une moelle très fraîche, ou une moelle de nouveau-né qui est plus ferme, ou une moelle qui a trempé dans l'alcool.

A la partie inférieure, la pie-mère entoure le filum terminale, prolongement atrophié de la moelle. Le filum comprend deux parties, une interne contenue dans le sac dural, une externe qui va de la dure-mère au coccyx. La pie-mère enveloppe le filament interne, intra-dural, et s'applique en haut sur la substance nerveuse que contient le filum ; en bas, dans les deux tiers inférieurs environ, où il n'y a plus de moelle, sur le cordon cellulo-adipeux qui la remplace et qui renferme des nerfs et des vaisseaux. Il n'en est pas de même sur le filament externe, extra-dural par rapport à la cavité du sac. La gaine fibreuse qui le constitue et qui porte le nom de *ligament coccygien* est un prolongement de la dure-mère, du sommet de son cône étiré en tube mince ; elle contient des nerfs et des vaisseaux très fins qu'entoure une lame celluleuse. Cette lame est-elle une formation continue, qu'on puisse considérer comme la suite de la pie-mère supérieure ? c'est une question douteuse.

La pie-mère spinale est composée de deux couches, externe et interne, que, depuis Retzius (1875), on décrit de la façon suivante : 1° La couche externe ou superficielle, très variable chez les animaux, atteint chez l'homme son plus grand développement. Elle comprend un plan de fibres conjonctives épaisses, serrées parallèlement, à direction longitudinale comme le grand axe de la moelle, et sur les deux faces de cette lame conjonctive un revêtement endothélial, l'un sur la face qui regarde l'espace sous-arachnoïdien, l'autre sur la surface qui confine à la couche interne. Cette couche est facilement séparable de la suivante, au moins chez le fœtus. 2° La couche interne ou profonde mince, mais ferme, est l'*intima pia* de Retzius. Malgré sa grande minceur, on y distingue un plan central de fibres conjonctives rigides, à direction circulaire, qui ne sont pas exactement parallèles entre elles mais se coupent en réseau ; sur les deux faces de ce plan un réseau élastique, et sur la face périphérique de chacun de ces réseaux un endothélium. C'est entre le réseau élastique profond et la couche des fibres circulaires que s'intercalent quelquefois des cellules ramifiées pigmentées, qui donnent à certaines parties de la moelle et de l'encéphale une teinte enfumée. Ce pigment est très abondant chez certains animaux, le mouton notamment ; il n'est pas en rapport avec la couleur des cheveux.

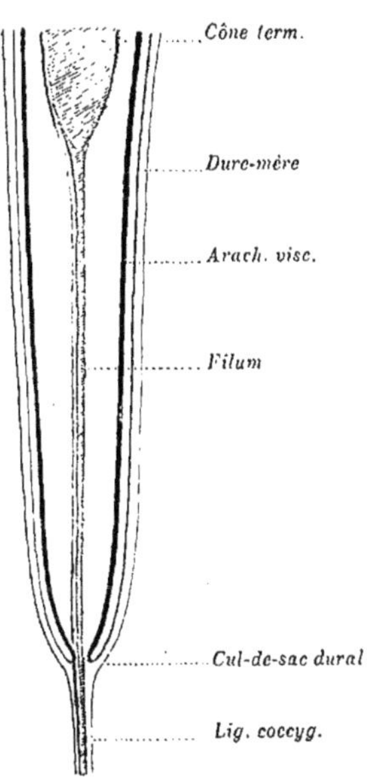

Fig. 84. — Pie-mère du filum terminale.

La pie-mère (rouge) enveloppe étroitement le cône terminal de la moelle et le segment interne du filum ; elle se perd sur le segment externe ou ligament coccygien.

On voit que les deux couches externe et interne de la pie-mère se regardent par une face endothéliale, et limitent un espace capillaire lymphatique, l'espace lymphatique de la pie-mère ou intra-pial. La face profonde ou médullaire de la couche interne, par conséquent de la pie-mère entière, est en rapport avec la mince couche marginale de névroglie qui entoure la moelle, et elle lui adhère, car sur la face interne de la pie-mère arrachée on retrouve souvent des lambeaux de névroglie. La grande majorité des observateurs n'admettent plus aujourd'hui qu'il y ait entre la pie-mère et le cerveau ou la moelle, ni la couche de très petites cellules que Fleischl a autrefois décrite à la surface de l'encéphale sous le nom de *cuticulum,* ni l'espace vide circulaire communiquant avec les fentes de la substance blanche, que His a appelé l'*espace épispinal.*

En résumé, la superposition des plans et des couches de la pie-mère est la suivante :

Pie-mère.
- Tissu sous-arachnoïdien.
- Couche externe
  - Endothélium.
  - Couche conjonctive à fibres verticales.
  - Endothélium.
- Espace lymphatique.
- Couche interne (intima)
  - Endothélium.
  - Réseau élastique.
  - Couche conjonctive à fibres circulaires.
  - — cellules pigmentaires.
  - Réseau élastique.
  - Endothélium.
- Névroglie marginale.

Les *vaisseaux sanguins* de la pie-mère ne sont autres que ceux de la moelle elle-même. Ils sont représentés par les artères radiculaires qui pénètrent avec les racines nerveuses antérieures et postérieures, et par les artères vertébrales que l'on peut assimiler à deux volumineuses radiculaires ; il en est de même des veines qui montrent une disposition très analogue. Arrivés à la surface de la moelle ces vaisseaux, par leurs branches transversales et de nouvelles branches longitudinales qu'ils émettent, constituent le réseau anastomotique artériel et le plexus veineux de la pie-mère, tous deux beaucoup plus développés sur la face postérieure de la moelle.

Il faut noter les points suivants : 1° Le réseau sanguin spinal n'a ni la richesse ni les gros vaisseaux de la pie-mère cérébrale. Aussi dit-on généralement que la pie-mère spinale n'est pas une vraie membrane vasculaire, mais plutôt une gaine fibreuse de contention, un névrilemme, le cerveau d'ailleurs exigeant plus de vaisseaux parce que son activité fonctionnelle surpasse celle de la moelle. Kadyi, au contraire, qui a injecté un grand nombre de moelles, estime que la pie-mère rachidienne est proportionnellement aussi vasculaire que la pie-mère crânienne ; si les vaisseaux sont moins nombreux et moins volumineux, c'est que la quantité de substance nerveuse à nourrir (environ un cm. carré par section) est bien inférieure à celle du cerveau. Nous ferons observer en outre que la surface extérieure de la moelle est de la substance blanche ; or dans tous les centres nerveux les surfaces blanches, de faible activité physiologique, ont un faible réseau vasculaire, la nutrition des parties grises profondes étant assurée par des artères directes venues des troncs mêmes et non du réseau. C'est donc avec la pie-mère de la base du cerveau qu'il faut comparer celle de la moelle, et il est probable que leur vascularisation est relativement égale. — 2° Le réseau est contenu entre les deux couches de la pie-mère, entre la couche externe et la couche interne, par conséquent dans l'espace lymphatique intra-pial qui les sépare ; c'est de là que partent les branches perforantes qui traversent la couche interne et s'engagent dans les fissures de la moelle. Les gros troncs sont comme au cerveau dans l'espace sous-arachnoïdien. Quant à l'artère spinale antérieure, logée à l'entrée du sillon médian, en dehors de la pie-mère qui s'invagine toute entière dans ce sillon, elle est fixée à la face externe de la pie-mère par une *bandelette ligamenteuse* qu'on voit sur toute la hauteur de la moelle, bien marquée surtout à la région lombaire. Cette bandelette me paraît être constituée par du tissu sous-arachnoïdien, car elle se prolonge sur les racines antérieures. La veine ou les veines médianes, plus profondes que l'artère, et primitivement extra-piales, se trouvent emprisonnées dans la méninge par la coalescence des deux feuillets. — 3° Le réseau vasculaire est uniquement artériel et veineux (*Kadyi*) ; il n'émet point de capillaires, ceux-ci ne se montrent que dans la moelle. La pie-mère se nourrirait donc par le liquide céphalo-rachidien et par le plasma qui exsude des vaisseaux du réseau ; elle servirait de support au réservoir vasculaire de la moelle, mais comme elle ne possède pas de capillaires propres, elle pourrait au sens strict être considérée comme une membrane invasculaire, au même titre que l'arachnoïde et le tissu sous-arachnoïdien.

L'existence de véritables *lymphatiques* dans la pie-mère est très discutée. Mascagni, mais surtout Fohmann et Fr. Arnold ont injecté autrefois un riche système lymphatique montrant des troncs gros et petits qui encadrent des réseaux serrés ; on en trouvera un dessin dans l'Anatomie de Krause. S'agit-il de lymphatiques réels, comme Poirier tend à le croire ? ceux-ci appartiennent-ils à la pie-mère ou au tissu sous-arachnoïdien ? ou bien faut-il admettre avec d'autres observateurs que l'injection a rempli uniquement les gaines périvasculaires, gaines d'ailleurs endothéliales et lymphatiques qui s'ouvrent dans les espaces sous-arachnoïdiens ?

Il y a des *nerfs* nombreux. La couche externe de la pie-mère renferme un riche plexus de fibres nerveuses dont les mailles sont allongées dans le sens de la moelle et contiennent des cellules ganglionnaires à leurs points nodaux ; on le désigne quelquefois sous le nom de *plexus de Purkinje.* Les branches afférentes lui viennent des plexus sympathiques qui entourent l'art. spinale antérieure et les artères radiculaires, peut-être aussi des racines postérieures. Ce plexus, qu'on peut suivre même sur le filum terminale, est très probablement formé de nerfs vasculaires, sympathiques ou spinaux ; Retzius a vu les fibres qui s'en détachent perdre leur gaine de myéline et s'accoler aux vaisseaux. Existe-t-il aussi des nerfs sensitifs propres pour la pie-mère ? Aronson aurait suivi des nerfs émanés directement de la moelle, et allant se terminer dans la pie-mère par des corpuscules analogues à ceux de Meissner ; Retzius indique des filets qui se perdent dans le tissu conjonctif. De toute manière la question des nerfs de la pie-mère reste très confuse, et on ne doit pas oublier que plusieurs des faits signalés n'ont été observés que sur des animaux.

La pie-mère émet par ses deux faces des prolongements les uns externes, les autres internes qui l'unissent aux tissus voisins.

Les *prolongements externes* sont représentés d'abord par les ligaments dentelés que nous allons décrire, puis par des cloisons tendues entre sa face externe et l'arachnoïde, cloisons que l'on considère maintenant comme formées plutôt par le tissu sous-arachnoïdien et que nous étudierons avec lui, enfin par de fines lamelles qui s'engagent dans les racines nerveuses, ainsi que nous le verrons quand nous parlerons des rapports des nerfs avec les méninges.

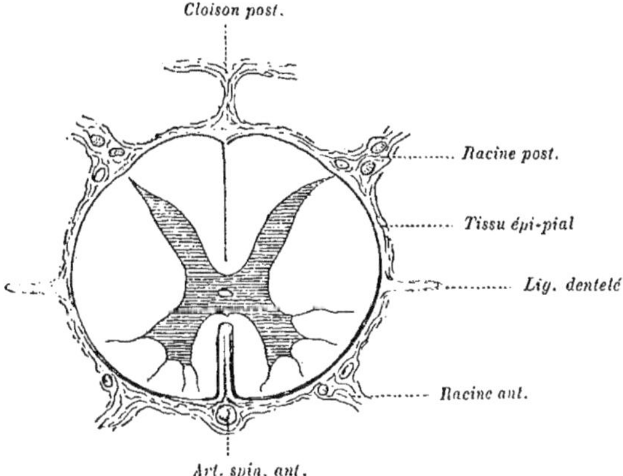

Fig. 85. — Pie-mère rachidienne, vue sur une coupe transversale.

La pie-mère (rouge) montre par places son double feuillet ; elle est entourée du tissu sous-arachn. épipial qui engaine les nerfs et les vaisseaux. Ni l'arachnoïde, ni la dure-mère ne sont figurées.

Les *prolongements internes* sont en revanche très nombreux ; nous les décrirons en détail avec la charpente conjonctive de la moelle. Nous verrons alors que sur toute la périphérie de la moelle, par toutes ses fissures et ses sillons s'engagent des lamelles de pie-mère qui se disposent en cloisons radiées, que ces lamelles pénètrent par des entonnoirs de la surface conduisant aux fissures, et qu'elles contiennent les vaisseaux médullaires auxquels elles fournissent une tunique adventice. Ces prolongements sont constitués essentiellement par la couche interne, l'intima pia ; mais il s'y joint aussi des fibres et des lamelles de la couche externe, qui s'enfoncent dans les parties évasées des sillons.

Il faut mettre à part le prolongement du sillon médian antérieur. Ce n'est pas un prolongement vrai ; c'est un reploiement, une invagination de la pie-mère toute entière dans un intervalle naturel, dû au type morphologique de la moelle et non à la pénétration de vaisseaux dans une masse pleine. Plus tard il est vrai, et même dès l'enfance, les deux pie-mères droite et gauche du sillon se soudent en un seul feuillet qui donne l'aspect d'une cloison ordinaire; la distinction originelle n'en est pas moins fondamentale.

Ligaments dentelés. — Les ligaments dentelés sont deux bandes fibreuses festonnées, étendues de chaque côté de la moelle et sur toute sa longueur, entre la pie-mère et la dure-mère. Ils sont placés dans le plan frontal; ils ont donc une face antérieure et une face postérieure, un bord interne et un bord externe; ils divisent la cavité cylindrique que circonscrit la dure-mère en deux demi-cylindres communicants, l'un antérieur, l'autre postérieur.

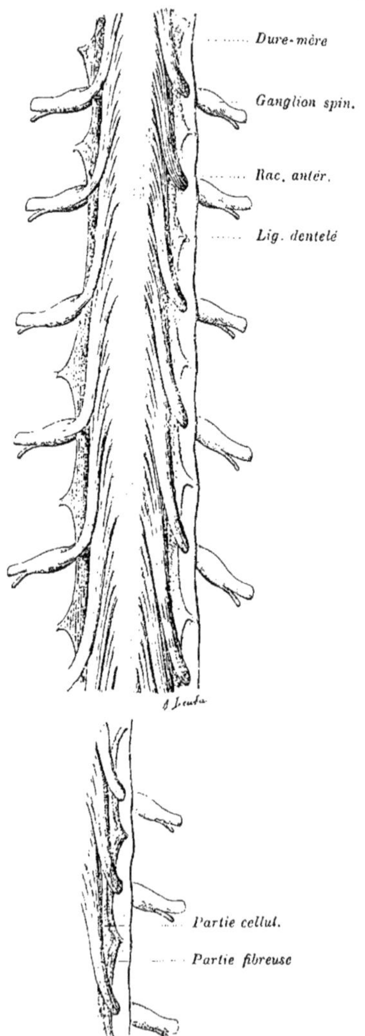

Fig. 86. — Les ligaments dentelés (rouge).

La dure-mère ouverte est rejetée sur les côtés ; la moelle est vue par sa face antérieure. (d'après Hirschfeld).

Le *bord interne* ou adhérent est rectiligne et mince ; il s'attache à la couche externe de la pie-mère, qui présente en ce point son maximum de densité et d'épaisseur ; la ligne d'insertion correspond à la face latérale de la moelle, au cordon latéral qui se trouve ainsi divisé topographiquement en deux moitiés, entre les racines antérieures et postérieures. *Le bord externe* ou libre est épais et festonné; il est découpé en une série de dents dont le sommet seul se fixe à la dure-mère, tandis que les arcades intermédiaires sont libres de toute adhérence. La *face antérieure* ou ventrale est en rapport avec les racines antérieures et leurs vaisseaux ; la *face postérieure* ou dorsale avec les racines postérieures et leurs vaisseaux, au cou avec les racines du spinal. Chaque dent ou feston, en forme de triangle à bords concaves, se fixe par son sommet quelquefois prolongé en languette à la face interne de la dure-mère ; ce point d'insertion est toujours situé entre les orifices que traversent les racines des nerfs rachidiens, sur la même ligne verticale et à égale distance de la paire rachidienne supérieure et de la paire inférieure ; il y a donc alternance régulière entre les points de sortie des racines et les dents du ligament. On compte ordinairement vingt-une dents, chiffre qui peut varier de dix-huit à vingt-trois. La première, qui est longue, s'insère immédiatement au-dessus du trou du 1er nerf rachidien et du passage de l'artère vertébrale ; la dernière est entre le douzième nerf dorsal et le premier nerf lombaire, par conséquent en haut du renflement lombaire ; mais le ruban ligamenteux de son bord inférieur se poursuit en liseré jusqu'au commencement du cône terminal. Toutes les dents ne sont pas identiques comme forme ni comme longueur ; il n'est pas rare non plus qu'il n'y en ait qu'une seule pour deux paires nerveuses superposées, et cette disposition irrégulière, assez commune à la région lombaire, influe sur le nombre total des festons.

La *structure* fibreuse du ligament dentelé et sa double insertion l'ont fait considérer tantôt comme appartenant à la dure-mère, tantôt comme une émanation de la pie-mère, ou enfin comme une formation mixte. C'est une membrane conjonctive où l'on distingue même à l'œil nu deux parties différentes. Tout le bord libre qui circonscrit les côtés de la dent, son sommet et le bord concave des arcades est un ruban épais, ferme, d'aspect tendineux, dont les fibres courent dans le sens des ondulations de ce bord et vont s'irradier dans les lamelles conjonctives de la dure-mère. Le reste, c'est-à-dire le bord adhérent, la base de la bande intermédiaire et la partie intérieure de la dent, est un tissu criblé, réticulé, où l'on distingue deux lames, une antérieure, une postérieure, émanées du feuillet externe de la pie-mère et séparées à leur origine par un petit intervalle triangulaire ; les faisceaux conjonctifs s'y croisent en sens variés, il semble cependant que la direction dominante est celle de fibres parallèles à la moelle coupées de fibres obliquement transversales. Cette disposition tend à faire considérer le ligament dentelé comme une expansion alaire, un soulèvement latéral de la couche externe de la pie-mère. La dent elle-même, triangle saillant de la bande ligamenteuse, reçoit de l'arachnoïde une gaine infundibuliforme, au moment où elle a à traverser l'espace subdural pour atteindre la dure-mère.

Par sa position dans le plan vertico-transversal, son parallélisme avec les racines nerveuses, le ligament dentelé fixe la moelle de chaque côté et l'empêche de ballotter latéralement, fixation d'autant plus nécessaire que la moelle est plongée dans une vaste cavité pleine de liquide (l'espace sous-arachnoïdien) et qu'entre la moelle et la colonne vertébrale sont suspendus les nerfs rachidiens et les vaisseaux radiculaires. En outre, le ligament dentelé sépare la grande cavité sous-arachnoïdienne en deux chambres antérieure et postérieure, communicantes sans doute entre les dents, mais ayant pourtant une certaine indépendance.

§ II. — PIE-MÈRE CÉRÉBRALE OU CRANIENNE

La pie-mère cérébrale se distingue de la pie-mère spinale par plusieurs caractères tranchés. Elle est beaucoup plus mince, étant constituée uniquement par la couche interne, par conséquent plus transparente et moins solide ; elle est aussi plus vasculaire. Au moins est-elle ainsi sur la convexité du cerveau et du cervelet, car on trouve à la base, sur les pédoncules cérébraux, la protubérance et le bulbe, régions où la membrane tapisse de la substance blanche, une pie-mère de transition, plus épaisse, moins vasculaire, intermédiaire entre le type cérébral et le type spinal. Dans ces mêmes régions, surtout au niveau de l'espace perforé antérieur et sur la face antérieure du bulbe, la pie-mère prend souvent une teinte sale, ardoisée ; nous avons dit que cette pigmentation, qu'on voit aussi sur la moelle, était très marquée chez certains animaux.

Son trajet est celui d'une toile collante rigoureusement appliquée sur la surface de l'encéphale. Elle ne couvre pas le cerveau en masse, comme l'arachnoïde, elle pénètre dans toutes les dépressions, notamment dans les scissures et les sillons ; elle s'y invagine, tapissant les deux faces et le fond, comme pour le sillon antérieur de la moelle, avec cette différence qu'au cerveau les parties adossées de la membrane ne se fusionnent pas, quoi qu'on en ait dit. La surface réelle de la pie-mère serait donc considérable si on la déplissait, beaucoup plus vaste que la surface apparente, et égale à l'étendue de l'écorce supposée elle-même étalée. La pie-mère cérébelleuse offre cette particularité qu'elle ne s'invagine pas dans les sillons, elle y envoie une cloison simple détachée de sa face profonde, comme dans les sillons ordinaires de la moelle ; cette disposition m'a paru exister même pour les grands sillons du cervelet, tels que le grand sillon circonférentiel. Je signale l'enveloppe que la pie-mère fournit à la tige et à la glande pituitaire, au moins à son lobe nerveux.

La *face externe* n'émet aucun prolongement comparable aux ligaments dentelés. Elle n'est libre qu'en partie, car elle donne attache aux filaments du tissu sous-arachnoïdien beaucoup plus nombreux ici qu'à la moelle, étendus même en couche dense sur les saillies des circonvolutions. Ce même tissu sépare au fond des sillons les faces opposées de la pie-mère. En certains points, au lieu d'attacher la pie-mère à l'arachnoïde, il l'attache à elle-même ; ainsi on voit quelquefois sous la faux du cerveau, dans la partie antérieure où l'arachnoïde manque, les pie-mères adossées des deux hémisphères adhérer entre elles, ou même à travers le trou de la faux, ou bien contracter des adhérences avec le bord inférieur de cette même faux ; de même la pie-mère cérébelleuse avec la circonférence antérieure de la tente.

La *face interne*, comparable en cela à celle de la pie-mère médullaire, donne naissance à un grand nombre de filaments qui pénètrent dans la substance cérébrale ; mais au lieu de lames ou cloisons étendues en membrane et s'engageant dans de longues fissures, ce sont des prolongements coniques qui entrent par les entonnoirs de la surface dans les canaux vasculaires ; ils portent avec eux les vaisseaux nourriciers de l'écorce. Si le cerveau est frais, normal, surtout s'il y a beaucoup de liquide céphalo-rachidien, la pie-mère se laisse détacher du cerveau avec la plus grande facilité, sans comparaison mieux qu'à la moelle, elle n'adhère en aucune façon ni en aucun point ; après le décollement on est surpris de voir qu'il ne reste pas trace sur le cerveau de l'arrachement des filaments ; on ne constate de trous appréciables, de piqueté ou de pointillé vasculaire que dans les espaces perforés antérieur et postérieur où les vaisseaux sont gros, ou bien ailleurs en cas de congestion réelle. Si la pie-mère s'enlève aussi aisément, c'est que les filaments vasculaires sont très fins, de forme conique, non anastomosés, et aussi que les vaisseaux sont entourés d'un système lacunaire qui les empêche d'adhérer à la substance nerveuse.

Structure. — La *structure* de la pie-mère cérébrale est bien simplifiée. Elle ne comprend que la couche interne de la pie-mère spinale, elle est réduite à l'intima pia, avec sa lame conjonctive, entre deux réseaux élastiques, et un revêtement endothélial sur les faces libres du réseau élastique. La lame conjonctive n'est pas formée de fibres circulaires; les fibres en quantité très variable s'entrecroisent en tous sens. La plupart des auteurs n'admettent sous l'intima ni le cuticulum cellulaire de Fleisch, ni l'espace épicérébral de His. Dans les régions où la pie-mère est plus épaisse et prend le type spinal, comme au fond des confluents sous-arachnoïdiens ou sur l'isthme de l'encéphale, une mince couche externe s'ajoute à la couche profonde. Il n'y a pas de tissu adipeux. Les lipômes qu'on a observés à la surface du cerveau et que Virchow regarde comme ayant leur origine dans la pie-mère ou dans le tissu sous-arachnoïdien, naissent d'un tissu graisseux accidentel, hétérotopique. Il est cependant fréquent de voir une mince traînée adipeuse sur le raphé du corps calleux et sur celui du trigone, et il est d'autre part remarquable que le raphé calleux soit un siège d'élection pour les lipômes du cerveau. On a signalé aussi de petits amas graisseux dans le confluent inférieur, au voisinage des tubercules mamillaires, encore un siège des lipômes.

Ce que nous avons dit des *vaisseaux* et des *nerfs* de la pie-mère spinale s'applique à la pie-mère encéphalique. Les gros troncs artériels sont situés dans les espaces sous-arachnoïdiens; le réseau des artérioles est non pas comme à la moelle entre les deux couches, puisque la couche externe fait défaut, mais appliqué sur la face externe de la pie-mère réduite à l'intima, par des lamelles sous-arachnoïdiennes. Ce réseau est formé de branches plus grosses et plus rapprochées que celles du réseau médullaire, et c'est ce qui a valu à la méninge le nom de matrix vasculosa, chorion du cerveau; mais cette prépondérance tient peut-être à la nécessité de nourrir une plus grande quantité de substance nerveuse; en tous cas la pie-mère de la base, qui recouvre de la substance blanche, est beaucoup moins vasculaire que celle de l'écorce grise. Il ne paraît pas y avoir de capillaires; la pie-mère n'a pas de vaisseaux propres, elle est littéralement invasculaire. Les veines sont grosses, nombreuses, peu flexueuses; elles n'accompagnent pas les artères. — Nous avons discuté la question des lymphatiques à propos de la pie-mère rachidienne.

Il en est de même des nerfs, Les plexus vasculaires des artères cérébrales, que Kœlliker a suivis jusque dans le cerveau sur des artères de 90 μ tirent leurs nerfs de deux sources: du sympathique, par les plexus de la carotide interne, de la vertébrale, de l'hexagone de Willis, et des nerfs crâniens de la base, notamment de l'ocul. mot. commun et du glosso-pharyngien, peut-être même directement de certains points du mésocéphale. Ces nerfs vasculaires ont-ils une double action physiologique? La pie-mère possède-t-elle des nerfs propres, sensitifs? Il faut faire les mêmes réserves que pour la moelle. Sur la pie-mère qui entoure le bulbe olfactif du lapin, Lœwe a décrit des cellules ganglionnaires, plus tard il les a interprétées comme cellules tactiles. Cet exemple montre combien il serait imprudent de généraliser des faits isolés.

Toiles choroïdiennes et plexus choroïdes. — De même qu'elle se replie et s'enfonce dans les sillons des hémisphères, de même la pie-mère se prolonge dans les deux grandes fentes transversales, dont l'une coupe le cerveau à sa base, grande fente de Bichat, et dont l'autre sépare en arrière le bulbe du cervelet, sur la voûte postérieure du quatrième ventricule. Ces replis qui s'avancent dans les ventricules constituent la *pie-mère interne* ou intérieure, par opposition à la pie-mère externe, que nous venons de décrire sur la surface extérieure; ils ne diffèrent pas au fond des prolongements qui tapissent une scissure quelconque de la convexité. Au premier abord il semble que la pie-mère interne est complètement libre dans les ventricules et sans rapport de continuité avec leurs parois, mais en réalité elle ne fait que s'invaginer dans ces cavités comme un organe dans une cavité séreuse; un feuillet viscéral épendymaire la recouvre toujours de son épithélium, reste lui-même de l'ancienne paroi d'une vésicule cérébrale. Non seulement la pie-mère interne est toujours appliquée intimement sur une surface nerveuse, mais il faut remarquer que cette surface nerveuse ventriculaire (le trigone excepté) a été extérieure à une certaine époque embryonnaire. La pie-mère interne est donc celle qui recouvre des parties de la surface primitive de l'encéphale, qui sont devenues profondes par les inflexions du cerveau en croissance, et qui sont sur leur plus grande étendue restées à l'état de structure élémentaire.

La pie-mère interne comprend : les toiles choroïdiennes et les plexus choroï-

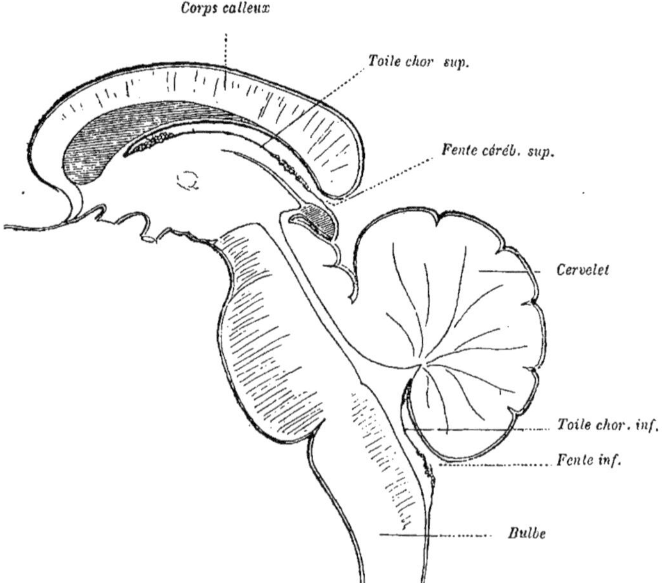

Fig. 87. — Invaginations de la pie-mère dans les fentes cérébrales ; formation des toiles choroïdiennes.

La pie-mère rouge. Vue schématique sur une coupe a-post.

des. Dans les ventricules cérébraux on trouve la toile choroïdienne supérieure ou du ventricule moyen et les plexus choroïdes des ventricules latéraux; dans le quatrième ventricule, la toile choroïdienne inférieure et les plexus choroïdes de ce ventricule. Les mots de choroïde ou chorioïde signifient en forme de chorion, par comparaison avec le chorion fœtal.

Toile choroïdienne supérieure ou du Ventricule moyen. — La toile choroïdienne supérieure ou voile triangulaire, est cette partie de la pie-mère qui recouvre le toit du ventricule moyen. C'est par la portion transversale de la fente de Bichat, sous le bourrelet du corps calleux, que s'engage la méninge vasculaire pour s'étaler au-dessous du trigone, au-dessus du toit ou paroi supérieure du ventricule, paroi réduite à une lame épithéliale invisible à l'œil nu.

La toile choroïdienne a une forme triangulaire équilatérale, le sommet en avant; elle est sensiblement dans le plan horizontal. La face supérieure ou dorsale, convexe d'avant en arrière comme la courbe de la couche optique, concave transversalement, se moule sur la face inférieure du trigone qu'elle nourrit par de nombreux vaisseaux. La face inférieure ventrale repose sur la face supérieure des couches optiques et entre elles passe comme un pont par-dessus le ventricule moyen, fermé seulement par son invisible lamelle épithéliale. En arrière elle recouvre la glande pinéale et lui adhère sur sa partie postérieure. Les bords latéraux correspondent au sillon choroïdien de la couche optique; en dehors de ce sillon ils se renflent pour former les plexus choroïdes. Le sommet, placé en avant, est tronqué et bifide; il est en rapport avec la face postérieure des piliers antérieurs du trigone, entre les deux trous de Monro par où s'engagent ses deux pointes. La base, ou bord postérieur, s'étend en arrière le long de

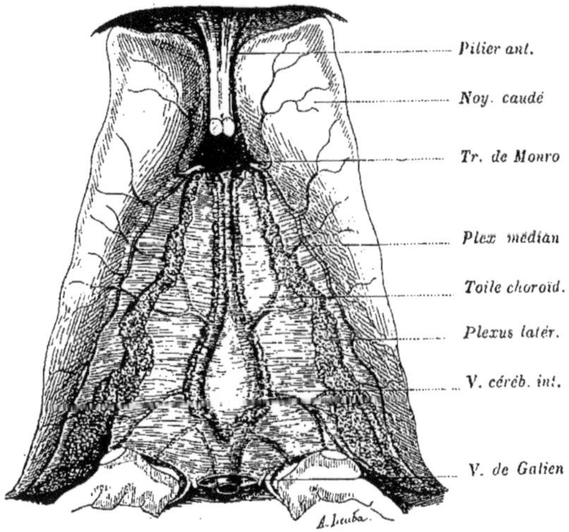

Fig. 88. — La toile choroïdienne supérieure ou du 3e ventricule.

Vue par sa face supérieure. Plexus choroïde en rouge. Le corps calleux et le trigone ont été enlevés; sous la toile chor. sont les couches optiques et le 3e ventricule.

la portion moyenne de la fente de Bichat, sous le corps calleux et sur les tubercules quadrijumeaux; elle se continue à ce niveau avec la pie-mère cérébrale et cérébelleuse.

Dans l'épaisseur de la toile choroïdienne, entre ses deux feuillets, on aperçoit d'abord les deux veines de Galien qui cheminent côte à côte d'avant en arrière, et se réunissent en un tronc unique, au niveau de la base après avoir momentanément divergé; elles reçoivent de chaque côté six veines dont les troncs s'irradient dans la toile, puis les plexus choroïdes du ventricule moyen.

Plexus choroïdes du ventricule moyen ou plexus ch. médians. — Les plexus choroïdes du ventricule moyen sont deux minces traînées de granulations rouges, qui suivent le bord externe des veines de Galien. On les voit bien sous l'eau en observant la face inférieure de la toile choroïdienne. Comme les veines qu'ils accompagnent, ces cordons sont d'abord parallèles et presque juxtaposés, puis divergents en ellipse. Ils font saillie sur la face inférieure de la toile qu'ils refoulent dans la cavité ventriculaire, et qui se trouve entre eux déprimée en poussière. En avant, les deux plexus sont réunis encore par un cordon de même nature ou cordon d'union qui joint leurs deux extrémités derrière le trigone sur une étendue de 5mm; puis chaque extrémité s'engage dans le trou de Monro, en devenant plexus choroïde latéral. En arrière, les plexus médians s'écartant comme les veines de Galien longent les bords de la glande pinéale à laquelle ils adhèrent (plexus chor. de la glande pinéale de Vicq d'Azyr), puis s'épaississent et s'unissent derrière la glande; en même temps la gouttière qui les séparait s'élargit en une niche dans laquelle s'encadre la glande pinéale, c'est le *recessus pinealis* de Reichert, diverticule supérieur de la gl. pinéale.

Plexus choroïdes des Ventricules latéraux. — Ces plexus choroïdes sont la partie de la pie-mère invaginée dans les ventricules latéraux dont elle a refoulé

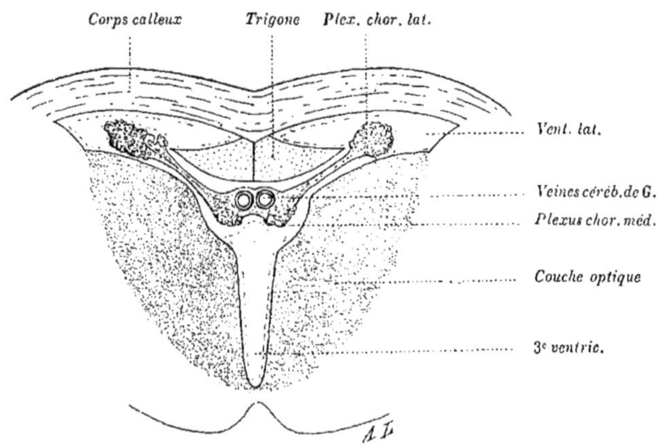

Fig. 89. — Disposition de la toile et des plexus choroïdes.

Une coupe frontale (vertico-transv.) a ouvert les trois ventricules et sectionné les plexus perpendiculairement. Une ligne pointillée indique l'épithélium des cavités et celui des plexus.

la paroi interne; ils se continuent en haut avec la toile choroïdienne, en bas avec la pie-mère de la base du cerveau.

Chacun d'eux, droit et gauche, occupe l'étage supérieur et l'étage inférieur du ventricule latéral; il est donc conformé en U placé de champ et ouvert en avant; les branches de l'U ne sont pas rectilignes, mais ondulées.

Dans l'étage supérieur ou corne frontale du ventricule, le plexus très étroit serpente d'avant en arrière, en rapport par sa face supérieure avec le corps calleux, par sa face inférieure avec la couche optique qu'il suit et qu'il recouvre sans lui adhérer. Le bord externe, frangé, découpé, est libre, quelquefois replié par-dessus le bord externe du trigone. Le bord interne est adhérent, ou plus exactement il est continu avec le bord externe de la toile choroïdienne, ce que l'on verra bien en enlevant avec précaution le trigone cérébral ; le plexus choroïde n'est donc à ce niveau que l'épanouissement latéral de la toile, il est son véritable bord externe renflé pour contenir les vaisseaux. A ce même point de jonction, l'épendyme du ventricule moyen et celui du ventricule latéral se réfléchissent et s'adossent pour se continuer, le premier sur le plexus choroïde, le second sur la toile choroïdienne ; entre les deux culs-de-sac la pie-mère du plexus

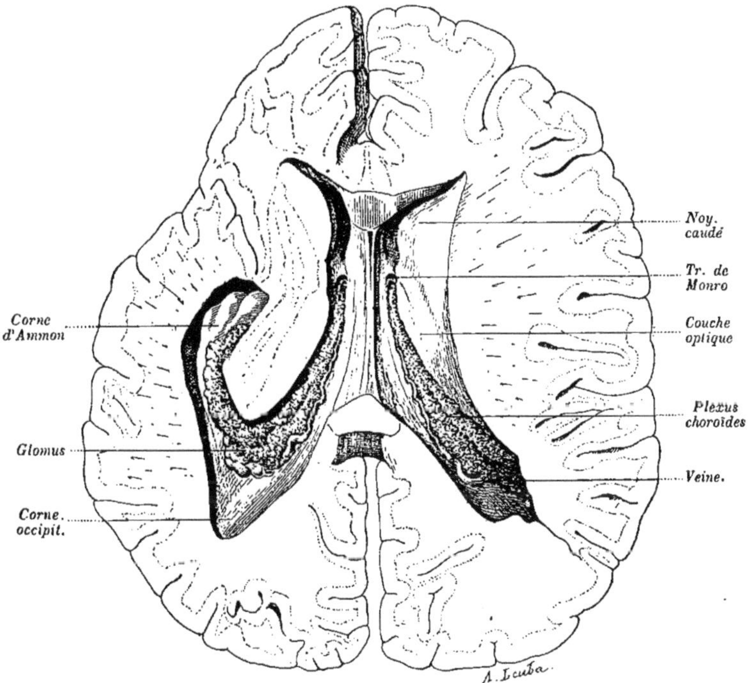

Fig. 90. — Plexus choroïdes des ventricules latéraux.

Les ventricules lat. sont ouverts par leur face supérieure ; au milieu le trigone laissé en place empêche de voir la toile choroïdienne sous-jacente.

adhère directement à la couche optique, elle lui donne et elle en reçoit de nombreux vaisseaux. Ainsi se trouvent clos et séparés l'un de l'autre le troisième ventricule et le ventricule latéral, occlusion fragile d'ailleurs, facilement rompue dans les grandes hémorrhagies qui inondent les deux ventricules. En avant, le plexus choroïde de plus en plus étroit passe par le trou de Monro, le longe si l'on aime mieux, et se réunit en arc à l'extrémité antérieure du plexus médian correspondant ; les plexus des deux ventricules forment donc un système continu en double triangle juxtaposé. En arrière, le plexus se réfléchit autour du pédoncule cérébral, sur lequel s'enroule le ventricule, pour passer dans l'étage inférieur.

Le plexus choroïde ne donne pas de prolongement à la corne occipitale, mais au moment où il se réfléchit il présente un renflement noueux, qui atteint jusqu'à 3mm d'épaisseur et par son bord postérieur épais, très convexe, fait saillie dans la corne occipitale. Ce renflement porte le nom de *glomus* (peloton); il correspond aux extrémités de la base de la toile choroïdienne. On y trouve assez souvent des kystes.

Dans l'étage inférieur, corne temporale, le plexus choroïde suit une direction antéro-postérieure, il est beaucoup plus large que dans sa partie supérieure et s'étale sur la corne d'Ammon qu'il recouvre en grande partie. Là encore son bord externe est libre, flottant; son bord interne est continu, non plus avec la toile, mais avec la pie-mère qui tapisse les deux lèvres de la fente de Bichat.

Structure de la toile choroïdienne supérieure. — La *toile choroïdienne* est composée de deux feuillets pie-mériens, puisqu'elle est un repli de la pie-mère extérieure. Il y a un feuillet supérieur qui n'est autre que la pie-mère du trigone; il provient d'ailleurs de la soudure de deux feuillets latéraux du cerveau embryonnaire; et un feuillet inférieur qui s'applique sur la paroi supérieure du ventricule moyen, paroi réduite à une couche épithéliale; c'est là l'épithélium de la toile, il ne lui appartient pas en propre. En avant et sur les côtés, les deux feuillets en se rejoignant circonscrivent entre eux un sac aplati. En arrière les deux feuillets s'écartent, l'un pour monter sur le corps calleux, l'autre pour descendre sur les tubercules quadrijumeaux; cet écartement, qui correspond à la base, laisse le sac ouvert en arrière, et c'est par là que pénètrent les artères et le tissu sous-arachnoïdien du confluent supérieur qui va remplir le sac, c'est par là aussi que sortent les veines de Galien.

Les artères viennent de trois sources : des choroïdiennes postérieures (branche des cérébrales postérieures), des cérébelleuses supérieures par des rameaux récurrents, et des branches terminales de la choroïdienne antérieure. Les veines se jettent dans la veine de Galien ou dans un de ses affluents. On ne connaît pas de nerfs.

Les *plexus choroïdes* sont des touffes vasculaires de la pie-mère des ventricules. Ils ont un aspect granuleux. Il faut les observer à la loupe et dans l'eau; on reconnaît alors que ces granulations, auxquelles la présence d'une anse vasculaire donne une teinte rougeâtre, sont des lamelles frangées, ou plus exactement des touffes de vaisseaux contenues dans des végétations conjonctives. Luschka a donné à cette végétation le nom de villosité choroïdienne. Le type est une inflorescence pédiculée, longue de 1mm5 à 2mm avec division en lobes et en lobules, ordinairement disposés en grappe. Il y a des villosités sessiles; il en est de courtes et peu ramifiées, d'autres avec des lobules tertiaires. Elles sont espacées ou serrées en velours.

La *villosité choroïdienne* est composée : 1° de tissu conjonctif lâche et mou, à fibres conjonctives minces, clair-semées, plus pauvre encore en fibres élastiques; c'est surtout à la périphérie que la structure est indécise; 2° d'une anse capillaire au milieu de l'atmosphère conjonctive; 3° d'un revêtement épithélial. Les anses capillaires très larges et très contournées donnent aux lobules de la villosité leur forme papillaire; elles naissent du réseau capillaire interposé entre l'artère et la veine principale, ou encore directement d'une branche artérielle. L'épithélium qui recouvre la surface libre du plexus choroïde et par conséquent de chaque villosité ne lui appartient pas originellement; c'est l'ancienne paroi de la vésicule embryonnaire hémisphérique qui ne s'est pas transformée en substance nerveuse et dont le revêtement épendymaire a seul persisté. Il est à une seule couche; les cellules cubiques ont des angles allongés par lesquels elles s'enchâssent; elles sont granuleuses, possèdent un noyau central très net et un gros grain réfringent que l'on présume être une matière grasse colorée. Chez les embryons de mammifères, ces cellules sont ciliées. En considérant cette persistance du revêtement épithélial en même temps que la transformation de ses cellules, qui ne sont pas identiques à celles de l'épendyme bien que continues avec elles, on a considéré la villosité choroïdienne comme une glande dévaginée, chargée de sécréter le liquide céphalo-rachidien des ventricules, opinion qui est sans démonstration directe.

Les artères des plexus choroïdes lui viennent de la choroïdienne antérieure pour la partie qui occupe la corne temporale, de la choroïdienne postérieure pour le plexus de la corne frontale. Ces vaisseaux ne fournissent pas seulement aux plexus, mais encore à la paroi nerveuse. Il y a une veine principale, la veine des plexus choroïdes, qui se rend dans la veine de Galien. Fohmann a décrit des vaisseaux lymphatiques dont le tronc collecteur longerait cette même veine de Galien. On ne connaît pas de nerfs.

Les *fonctions des plexus choroïdes* paraissent avoir leur plus grande activité dans la vie fœtale et se rapporter surtout à la nutrition et à l'accroissement du cerveau (*Luschka*). Ceci n'implique pas qu'ils soient sans usage dans la vie adulte, et probablement ils sont des organes sécréteurs du liquide ventriculaire. Mais leur plus grande activité à l'époque du développement cérébral est indiquée par ces deux faits, qu'ils sont alors proportionnellement plus vastes et plus vasculaires, et qu'ils subissent de bonne heure des dégénérescences semblables à celles de la glande pinéale. On y voit apparaître des granulations graisseuses, du pigment brun, des corps amylacés, des concrétions de cholestérine, des concrétions calcaires de carbonate et phosphate de chaux (sable cérébral, psammome) qui peuvent atteindre chez le cheval de vastes dimensions, enfin des kystes que nous avons dit être fréquents surtout dans le glomus de la corne occipitale.

Toile choroïdienne inférieure ou du quatrième ventricule. — La toile choroïdienne inférieure est un repli de la pie-mère invaginée dans la fente transversale qui sépare en arrière le bulbe du cervelet, fente cérébrale postérieure ou inférieure. Elle est obliquement dirigée en haut et en avant, plus près de la verticale que de l'horizontale, et située entre la mince voûte épithéliale du quatrième ventricule dans sa moitié postérieure et la face inférieure du cervelet qui proémine en arrière sur cette voûte ventriculaire.

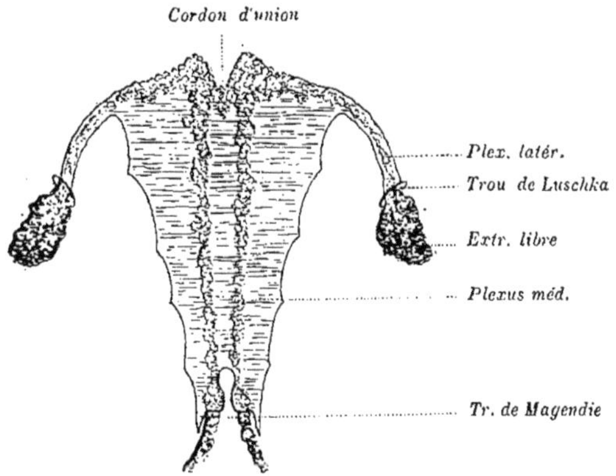

Fig. 91. — Toile choroïdienne inférieure ou du 4e ventricule.

La toile et ses plexus, vus par leur face supérieure, sont supposés isolés et étalés.

Sa forme est celle d'un triangle à base antérieure, tournée par conséquent en sens inverse de la toile choroïdienne supérieure. Elle mesure d'avant en arrière de 15 à 20 mm. Sa face inférieure, ventrale, est mince ; elle recouvre en pont le plancher du quatrième ventricule ou plus exactement le feuillet épithélial qui ferme en voûte ou en toit cette cavité, et qu'on appelle chez l'embryon la membrane obturante. Sa face supérieure, dorsale, tapisse le vermis inférieur et les tonsilles cérébelleuses. Les bords correspondent aux bords du plancher dans sa moitié postérieure, par conséquent aux corps restiformes. La base, dirigée en avant, est la ligne où se replie la pie-mère invaginée ; elle répond à la luette et au bord libre des valvules de Tarin. Le sommet est en arrière, à la pointe du calamus, au niveau de l'obex ; c'est là qu'est percé le trou de Magendie qui fait communiquer la cavité du ventricule avec l'espace sous-arachnoïdien postérieur.

Dans l'épaisseur de la toile choroïdienne rampe par place l'artère cérébelleuse postérieure et inférieure.

Plexus choroïdes du quatrième ventricule. — Luschka a bien montré qu'ils sont disposés comme ceux de la toile choroïdienne supérieure. Il a distingué des plexus médians et des plexus latéraux.

Les plexus médians sont deux minces traînées de granulations qui cheminent dans la toile d'arrière en avant, l'une à côté de l'autre, en relief sur la face inférieure qu'elles occupent. En arrière ils finissent par un léger renflement, ou bien sortent par le trou de Magendie et se prolongent sur la face inférieure du vermis. En avant ils sont reliés par un cordon d'union transversal, situé au niveau du nodule de la luette et tout à fait comparable au cordon qui unit les plexus médians du ventricule moyen. Du point de jonction partent les plexus latéraux.

Les plexus latéraux sont transversalement dirigés dans la base de la toile, depuis l'extrémité antérieure des plexus médians avec lesquels ils se continuent jusqu'aux angles latéraux du ventricule. A ce niveau c.-a.-d. dans le diverticule latéral (*recessus lateralis*), ils s'amincissent pour sortir du ventricule par le trou de Luschka. Leur extrémité externe, renflée en massue et contournée, est libre à l'extérieur (fig. 93). On voit sans préparation sa masse granuleuse sur le pédicule du lobule du pneumogastrique, car à ce niveau elle a rompu la mince paroi ventriculaire et produit le trou de Luschka par où elle est sortie. C'est à cette partie extérieure qu'on donnait autrefois le nom de *plexus ch. du pneumogastrique* ou encore celui d'*Ala* (*Reichert*). Elle correspond sur la dure-mère à la région du sac endolymphatique.

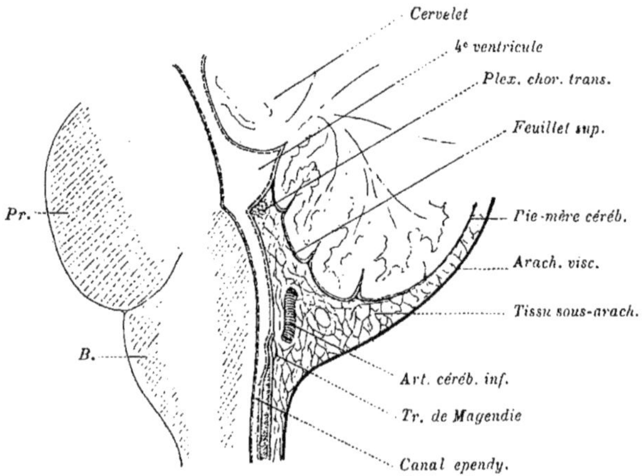

Fig. 92. — Toile choroïdienne du 4e ventricule (rouge), en coupe antéro-postérieure.
Les deux feuillets sont très écartés pour montrer le réseau sous-arachnoïdien et ses vaisseaux. Une ligne pointillée indique l'épithélium de la cavité ventric. et du canal de l'épendyme.

Schwalbe fait remarquer que les plexus choroïdes médians et latéraux du cerveau et du bulbe figurent de part et d'autre un T dont la branche verticale serait dédoublé; le T est régulier pour le quatrième ventricule, tandis que dans les ventricules latéraux les branches transversales s'inclinent en arrière. En outre, les trois extrémités du T des plexus choroïdes du quatrième ventricule sont libres extérieurement dans l'espace sous-arachnoïdien, car elles sortent en arrière par le trou de Magendie, sur les côtés par les trous de Luschka.

Structure. — La structure de la toile choroïdienne inférieure et de ses plexus est la même que pour ceux des ventricules du cerveau. Là aussi la pie-mère invaginée forme un sac plat à deux feuillets ; le feuillet supérieur est la pie-mère cérébelleuse, le feuillet inférieur est la pie-mère de la mince voûte épithéliale du ventricule, ce feuillet est donc sur sa face inférieure tapissé par un épithélium qui se continue avec l'épendyme. Dans le sac fermé en avant seulement, au niveau des plexus latéraux, sont contenus : d'abord du tissu sous-arachnoïdien, émanation de celui qui occupe le confluent postérieur, puis des artères, quelques veines et les lacis vasculaires des plexus choroïdes. Les artères nourricières viennent de la cérébelleuse inférieure et d'une branche ascendante de la spinale postérieure.

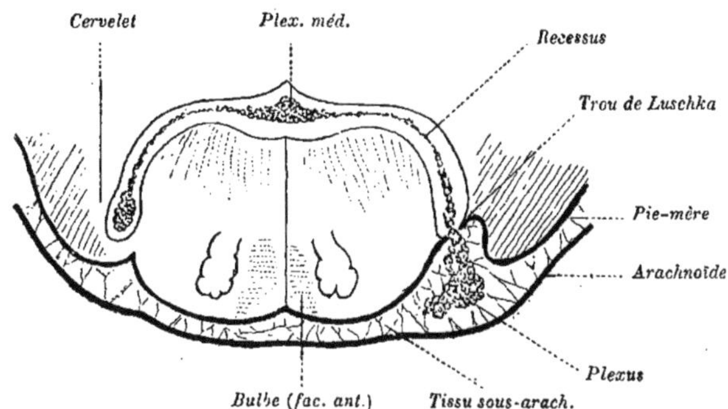

Fig. 93. — Plexus choroïdes du recessus latéral. Dessin schématique d'une coupe transversale passant par la base du bulbe (en partie d'après Hess).

Les plexus latéraux (rouge) sont coupés dans le sens de leur longueur ; à droite, ils sortent par le trou de Luschka, à gauche on les suppose n'ayant pas encore perforé l'écorce nerveuse.

Benedikt a décrit (1874) des nerfs dans la toile choroïdienne inférieure, mais il s'agissait probablement de ces formations nerveuses avortées que nous signalerons plus loin sous le nom de ligula, d'obex...

Les plexus choroïdes latéraux sont d'une manière générale plus développés chez les animaux que chez l'homme, ils sont énormes chez le cheval. Jusqu'au cinquième mois fœtal, les plexus occupent le demi-cercle postérieur du plancher ventriculaire, et sont constitués par de nombreux vaisseaux développés dans le tissu réticulé qui s'étend entre le bulbe et le cervelet. Cette forme et cette situation ne persistent que très rarement chez l'homme adulte, et chez quelques animaux (rat) ; l'enfoncement profond de l'artère cérébelleuse postérieure et inférieure dans le ventricule indique encore la situation originelle des plexus. Bientôt ceux-ci, refoulés par le cervelet, se rapprochent de la ligne médiane et de là s'étendent transversalement dans le sens de la moindre résistance ; ils repoussent la capsule nerveuse et la pie-mère, les perforent (trous de Luschka) et sortent sous l'arachnoïde emportant avec eux des restes de la paroi ventriculaire qu'ils ont détruite (tœniæ, ligulæ).

ESPACES OU CAVITÉS LYMPHATIQUES

En se superposant les méninges limitent entre elles des espaces ou cavités, remplis par du liquide. Entre la dure-mère et l'arachnoïde (feuillet viscéral) est la cavité subdurale ou cavité arachnoïdienne ; entre l'arachnoïde et la pie-mère, l'espace sous-arachnoïdien. Nous avons déjà fait observer que la pie-mère spinale contenait entre ses deux couches une mince fente lymphatique ; nous avons dit aussi que la plupart des anatomistes n'admettaient pas entre la pie-mère et la surface des centres nerveux les espaces épispinal et épicérébral décrits par His.

§ I. — CAVITÉ SUBDURALE OU CAVITÉ ARACHNOIDIENNE

Si nous adoptons le terme de cavité ou d'espace subdural, qu'il aurait mieux valu appeler sous-dural, au lieu des anciennes dénominations de cavité arachnoïdienne ou intra-arachnoïdienne, c'est que d'abord il tend à prévaloir par l'usage, et qu'ensuite il prête moins à la confusion avec l'espace sous-arachnoïdien. La cavité subdurale est comprise entre la dure-mère et l'arachnoïde. Pour Bichat et pour tous nos classiques à sa suite, c'est une véritable cavité séreuse; le feuillet viscéral est l'arachnoïde visible par-dessus la pie-mère, le feuillet pariétal est l'arachnoïde invisible qui réduite à un endothélium avec ou sans membrane

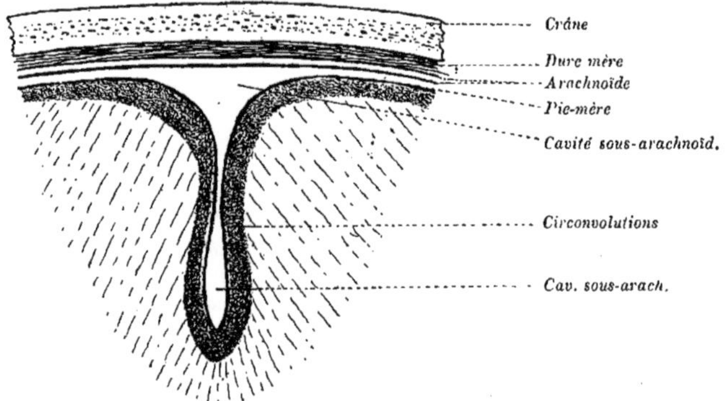

Fig. 94. — *Les trois méninges.* Coupe schématique passant par une scissure de l'écorce cérébrale.

basale tapisse la face interne de la dure-mère. Sa nature séreuse semble démontrée par ces faits, que la cavité est close, les deux feuillets se raccordent en certains points, grâce aux gaines arachnoïdiennes des vaisseaux et de la tige pituitaire, et que les injections qu'on y pousse aboutissent à de véritables lymphatiques, vaisseaux et ganglions, comme nous le verrons plus loin. Ajoutons que les gros vaisseaux en se plaçant et en se ramifiant dans l'espace sous-arachnoïdien séparent nettement l'arachnoïde de la pie-mère. Une partie de l'école allemande au contraire considère l'arachnoïde viscérale et la pie-mère comme inséparables, constituant la méninge molle ; elle n'en est pas moins obligée d'admettre entre la dure-mère et l'arachnoïde un espace endothélial, l'espace subdural, et de le décrire à peu près comme le décrivait Bichat. Si l'on veut généraliser, il paraît plus logique de réunir la dure-mère avec l'arachnoïde, et non celle-ci avec la pie-mère, et de considérer la dure-mère spinale et le feuillet interne de la dure-mère crânienne comme étant le feuillet pariétal de la séreuse, feuillet qui est toujours beaucoup plus épais que l'autre, comme on le voit pour le péricarde.

La cavité subdurale est comme toute cavité séreuse un espace capillaire, en simple fente sur la coupe ; les deux feuillets glissent l'un sur l'autre, à peine mouillés par le liquide arachnoïdien. Ce liquide n'existe donc qu'en très minime quantité ; il faut sur l'animal vivant râcler les parois de la cavité pour en recueillir un peu ; il est un peu plus abondant après la mort par transsudation cadavérique, encore n'est-ce pas lui qui coule quand on extrait un cerveau (c'est le liquide céphalo-rachidien) ; il peut augmenter notablement dans certains cas d'atrophie cérébrale, d'hydrocéphalie externe. Sa nature chimique est vraisemblablement celle des sérosités ordinaires de la plèvre et du péritoine, liquides légèrement visqueux, alcalins, coagulables par la chaleur. L'espace subdural du crâne se continue avec celui de la moelle qui s'étend jusqu'au sommet du cône dural. Tous deux sont semblables ; celui du cerveau est traversé par les vaisseaux et les nerfs qui vont de la surface cérébrale à la surface osseuse et sont engainés par un repli de la séreuse de sorte qu'ils ne sont pas au sens littéral contenus dans la cavité ; celui de la moelle par les racines nerveuses et par les dents du ligament dentelé, également engainées par l'arachnoïde ; Cruveilhier signale en outre entre les deux faces de nombreux et minces filaments d'union, plus abondants à la région cervicale ; on les voit surtout le long du raphé postérieur de l'arachnoïde,

La cavité arachnoïdienne est la vraie cavité séreuse des centres nerveux, celle qu'on peut assimiler aux cavités pleurale, péricardique, péritonéale, avec des différences notables toutefois : l'absence de hile vasculaire, l'absorption du feuillet pariétal par une membrane fibreuse autonome, l'interposition d'une autre membrane sécrétante entre le feuillet viscéral et l'organe nerveux. Cet espace séreux sert probablement à faciliter les mouvements du cerveau et de la moelle en permettant le glissement des deux feuillets l'un sur l'autre. L'origine du liquide arachnoïdien est inconnue. Ses voies d'écoulement ne sont pas nettement déterminées, et peut-être est-il simplement résorbé par les vaisseaux sous-jacents. En tous cas l'espace subdural ne communique pas avec la cavité sous-arachnoïdienne ; c'est ce que montrent les injections expérimentales, et aussi les hémorrhagies qui s'y produisent ; celles-ci n'envahissent pas l'espace sous-arachnoïdien ; elles donnent lieu à un caillot mobile et non adhérent comme ceux de ce dernier espace. Expérimentalement on a constaté que les injections poussées dans l'espace subdural trouvaient une issue et pénétraient : 1° dans les vaisseaux lymphatiques et les ganglions profonds du cou, et dans les lymphatiques de la muqueuse nasale. Rappelons à ce propos que les anatomistes qui ont cru avoir injecté de véritables lymphatiques dans la méninge molle auraient suivi ces vaisseaux le long des veines à travers les trous de la base du crâne, jusque dans les ganglions cervicaux supérieurs ; 2° dans les nerfs périphériques qui possèdent des espaces séreux continus avec ceux de la moelle et du cerveau, ainsi que nous l'exposerons plus loin ; 3° dans les lacunes et fentes lymphatiques de la dure-mère, par les stomates de l'endothélium. Toutes ces voies ont été observées chez les animaux ; il n'est pas démontré qu'elles existent chez l'homme ; chez lui les expérimentateurs, qui n'ont d'ailleurs opéré que sur le cadavre, pensent que le liquide s'écoule à peu près exclusivement dans les lacunes veineuses et les tissus de la dure-mère en passant par la petite cavité subdurale des granulations de Pacchioni.

§ II. — ESPACE SOUS-ARACHNOIDIEN.

Entre l'arachnoïde viscérale et la pie-mère, tantôt éloignées tantôt rapprochées l'une de l'autre, est disposé un tissu aréolaire, le *tissu sous-arachnoïdien ;* ses aréoles forment une sorte d'éponge creusée de cavités partout communicantes dont l'ensemble constitue l'*espace sous-arachnoïdien ;* celui-ci contient un

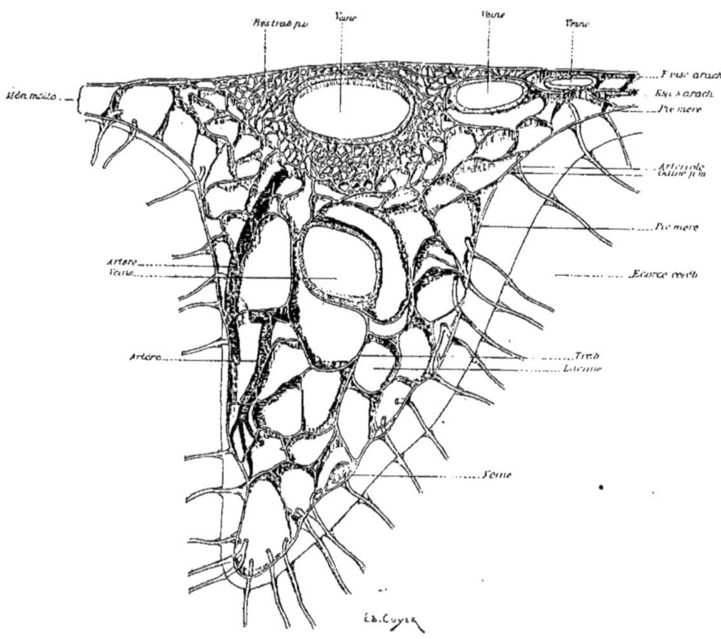

Fig. 95. — Espace sous-arachnoïdien ou cavité de la méninge molle (d'après Poirier, A. Key, et Retzius)

L'espace sous-arachnoïdien du cerveau a été injecté par l'espace sous-arachnoïdien de la moelle. — Coupe transversale d'un sillon avec les parties voisines. — On voit la méninge molle avec ses trois couches. — Injection de l'espace sous-arachnoïdien (*Esp. s. arachn.*) du cerveau humain fait par l'espace arachnoïdien de la moelle. — Coupe transversale d'un sillon avec les parties voisines. — On y voit la méninge molle (*Mén. Molle*) avec ses trois couches : lame externe ou feuillet viscéral de l'arachnoïde (*F. visc. arach.*), la lame interne ou la piale) (*Pie mère*) et la couche intermédiaire formant le tissu ou espace sous-arachnoïdien (*Esp. s. arach.* dont les trabecules (*Trab.*) très serrées autour des grosses veines où elles forment un réseau trabeculaire périveineux (*Res. trab. p. v.*) entourent les artères et limitent ailleurs des espaces lacunaires ou areolaires. La masse à injection (*gélatine et bleu de Prusse*) a été enlevée ; mais elle a coloré fortement les trabecules ; elle s'est infiltrée jusque dans les gaines que la pie-mère (*gaine p. m.*) envoie autour des artérioles (*Artériole*) qui pénètrent dans l'écorce des circonvolutions (*Écorce céréb.*)

liquide qui s'écoule en partie quand on extrait le cerveau, pour peu qu'on entame l'arachnoïde, c'est le *liquide céphalo-rachidien.*

Le tissu sous-arachnoïdien se voit bien par l'insufflation qui distend ses aréoles ; Henle l'a justement comparé au tissu cellulaire sous-cutané dans l'œdème. Les aréoles sont de grandeurs très diverses ; sur les parties saillantes de l'hémisphère, les cloisons incomplètes qui séparent les mailles sont étroites et serrées ; au niveau du bulbe et de la protubérance, ce sont des filaments rougeâtres, résistants ; dans les confluents, ils deviennent très longs et se condensent autour des vaisseaux. Les gros vaisseaux, tels que l'hexagone de Willis et les artères qui rampent à la surface, sont contenus dans le tissu sous-arachnoïdien et fixés par des travées qui s'attachent sur leur paroi externe, tandis que les petits vaisseaux, disposés en réseau étalé et non plus en troncs allongés, sont appliqués à la surface externe de la pie-mère au cerveau et entre les deux couches de la pie-mère à la moelle.

Malgré de longues recherches, la *structure* du tissu sous-arachnoïdien est encore mal connue. Il est constitué par un réseau trabéculaire, dont les filaments se fixent à la face profonde de l'arachnoïde viscérale et à la face externe de la pie-mère, reliant ainsi ces deux membranes qui semblent leur servir de limitantes. Les trabécules se présentent sous les deux formes de cordons ou de lamelles ; elles sont formées de minces faisceaux conjonctifs, tapissées par le même endothélium qui revêt la face interne de l'arachnoïde et la face opposée de la pie-mère.

L'espace cloisonné ainsi délimité, espace sous-arachnoïdien, peut être assimilé à une cavité lymphatique, car il est partout endothélial et il communique par des voies encore discutées avec des vaisseaux et des ganglions lymphatiques, notamment avec ceux du cou ; toutefois si on appelle lymphe le liquide qu'il contient, c'est à la condition de donner à ce mot un sens très général.

La disposition de cet espace est différent sur l'encéphale et sur la moelle.

1° Espace sous-arachnoïdien de l'encéphale. — Autour de l'encéphale, la couche liquide est irrégulière ; dans certains points elle n'a pas 1 mm. d'épaisseur, dans d'autres elle atteint 1 cm. Elle se dispose en nappes, en canaux et en confluents.

Elle est en *nappe* mince sur les parties saillantes des circonvolutions cérébrales et sur les hémisphères du cervelet. Le réseau qui cloisonne l'espace est étroit et serré ; aussi le liquide passe-t-il difficilement d'un côté à l'autre, et l'on voit souvent ces parties se détacher comme des îlots intacts dans les injections expérimentales ou dans les infiltrations purulentes.

Les *canaux* sont les espaces allongés qui correspondent aux dépressions de la surface. Leur forme est ordinairement celle d'un prisme à section triangulaire, les bords du triangle sont curvilignes à convexité intérieure. Les trabécules y sont longues et espacées. On distingue des canaux grands, moyens et petits. Les grands canaux ont été appelés *fleuves* par Duret, *citernes* par Retzius ; les plus remarquables sont ceux des grandes scissures, de Sylvius surtout, ceux qui contournent les pédoncules cérébraux, canaux circumpédonculaires, et ceux de la protubérance. Le large espace qui s'étend en avant de la protubérance est divisé en trois canaux parallèles, un médian qui contient l'artère basilaire et deux latéraux. Le canal sylvien est légèrement déprimé à sa base par les bords libres des petites ailes du sphénoïde.

Les *confluents* (*Magendie*) ont reçu des noms variés : sinus arachnoïdiens, espaces sous-arachnoïdiens (*Cruveilhier*), citernes (*Retzius*), lacs (*Duret*). Ce sont des réservoirs situés sur la ligne médiane antéro-postérieure, impairs par conséquent, constitués par le passage en pont de l'arachnoïde sur les grandes inflexions du cerveau ; ils reçoivent le débouché des grands canaux. Leur profondeur est toujours notable, elle atteint et dépasse un centimètre ; comme celle des canaux, elle augmente avec l'âge et l'atrophie cérébrale. Le réseau qui les cloisonne est à grandes mailles ; ils contiennent tous de gros vaisseaux, surtout

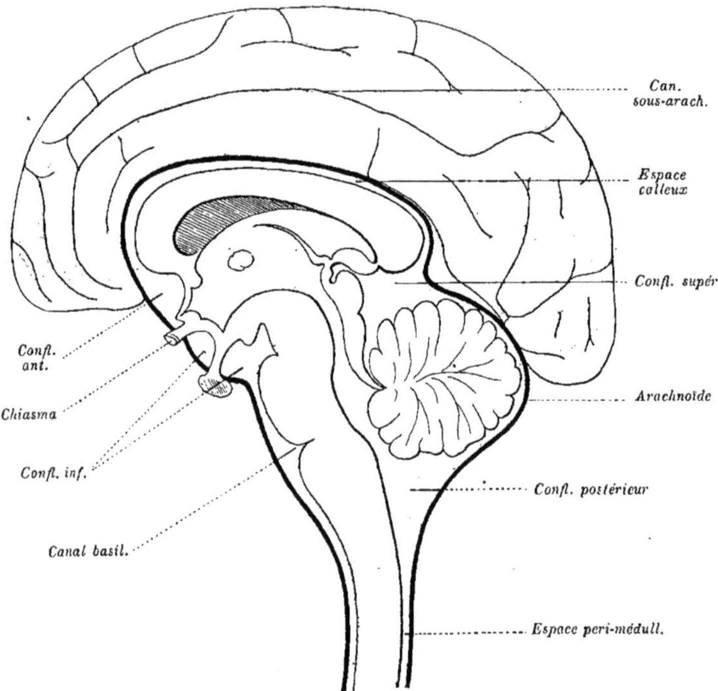

Fig. 96. — Confluents sous-arachnoïdiens, vus sur une coupe antéro-postérieure des centres nerveux.

Les confluents et les canaux sont injectés en bleu. — (Figure imitée de Retzius).

artériels. Ce sont naturellement des points d'élection pour l'accumulation du liquide ou des exsudats dans les hémorrhagies, les méningites purulentes ou tuberculeuses, les œdèmes cérébraux.

On distingue quatre confluents : antérieur, postérieur, supérieur, inférieur.

1° **Le confluent antérieur** est situé sur la face inférieure des hémisphères frontaux ; il est préchiasmatique. Sa forme est celle d'un triangle dont la base dirigée en arrière est indiquée par le bord antérieur du chiasma et les deux nerfs optiques, et les bords par les lèvres de plus en plus rapprochées de la scissure interhémisphérique ; le sommet correspond au bec du corps calleux. Il contient les deux artères cérébrales antérieures avec leurs rameaux perforants. A son angle antérieur débouche le *canal sous-arachnoïdien* du *corps calleux* qui résulte de l'éloignement de la faux du cerveau et de l'arachnoïde en avant et qui contourne le genou du corps calleux. Ses angles postérieurs communiquent avec les canaux sylviens et s'ouvrent dans le vaste confluent inférieur.

2° **Confluent inférieur.** — Le *confluent inférieur* ou *central* (sinus basal, espace s. arachnoïdien antérieur de Cruveilhier) situé immédiatement en arrière du précédent, est cet espace quadrilatère qui occupe le centre même de la base de l'encéphale. Il est limité en avant par le bord antérieur du chiasma, en arrière par le bord antérieur de la protubérance, de chaque côté par le bord

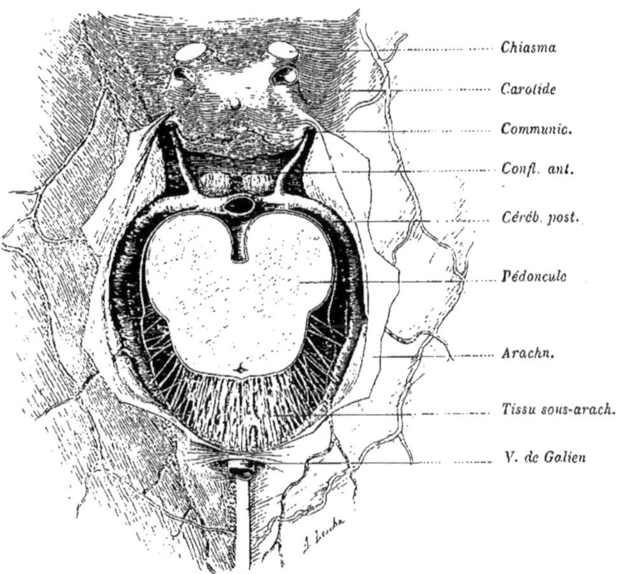

Fig. 97. — Confluent inférieur ou confluent central.

L'arachnoïde a été excisée au milieu pour montrer la loge postérieure du confluent, les canaux pédonculaires (ou citernes ambiantes) et le tissu sous-arachnoïdien du confluent supérieur au voisinage de la veine de Galien. — D'après Retzius.

interne du lobe temporal. C'est un vaste réservoir, assez profond pour que des tumeurs de la base du crâne aient pu s'y développer sans comprimer le cerveau. Il communique en avant avec le confluent antérieur et les canaux sylviens, en arrière avec les canaux circumpédonculaires et les canaux protubérantiels. Une cloison transversale incomplète assez résistante, tendue d'un nerf moteur ocul. commun à l'autre et contenant au milieu l'infundibulum avec l'origine de la tige pituitaire, le subdivise en deux loges secondaires. La loge antérieure renferme la partie ventrale du chiasma, les artères carotides et la communicante postérieure ; la loge postérieure s'enfonce entre les pédoncules du cerveau, où sont les tubercules mamillaires, les artères cérébrales postérieures et cérébelleuses supérieures, et la partie sous-arachnoïdienne du nerf moteur commun. Cette loge postérieure à son tour est traversée par une cloison imparfaite qui s'étend horizontalement de l'infundibulum à la bifurcation du tronc basilaire et délimite ainsi deux étages, un profond et un superficiel. L'insertion de ces cloisons et de fortes lamelles arachnoïdiennes sur les gros vaisseaux de la base donnent lieu à une sorte de cercle fibreux qui circonscrit l'hexagone de Willis.

On a signalé aussi dans le tissu sous-arachnoïdien de la base la présence de lobules adipeux qu'on a vus produire de petits lipômes.

3° **Confluent supérieur.** — Le *confluent supérieur* est situé au niveau des tubercules quadrijumeaux. Sa forme est à peu près losangique ; l'angle antérieur tronqué correspond au bourrelet du corps calleux, l'angle postérieur au vermis supérieur du cervelet, les angles latéraux aux canaux sous-arachnoïdiens des pédoncules. Il contient la terminaison des artères cérébrales postérieures et la veine de Galien. Le canal du corps calleux, les canaux d'une partie de la face interne des hémisphères et de la face supérieure du cervelet débouchent dans ce réservoir ; à son tour par les *canaux circumpédonculaires* il se déverse dans le grand confluent central. On a appelé *citerne ambiante* l'ensemble des canaux des pédoncules et de leur réservoir supérieur ; cette citerne, en forme de gorgeret moulé sur le bord libre de la tente cérébelleuse, longe toute la partie moyenne de la fente de Bichat. C'est le tissu sous-arachnoïdien du confluent supérieur qui s'enfonce abondant et serré entre les deux feuillets de la toile choroïdienne supérieure, et qui fournit une gaine adventice à la veine de Galien, déjà entourée à son origine par un repli de l'arachnoïde. Quant à l'arachnoïde qui recouvre le confluent, elle est remarquable par son épaisseur, par sa résistance, qui lui donne un caractère fibreux, et par son adhérence à la tente du cervelet.

4° **Confluent postérieur.** — Le *confluent postérieur* (espace sous-arachnoïdien postérieur, grande citerne cérébello-médullaire) placé au-dessus du bulbe et au-dessous du cervelet, est le plus vaste de tous. Sa forme est irrégulièrement pyramidale ; le sommet est dirigé en avant ; les quatre faces convexes sont représentées par le vermis inférieur, les amygdales et la face supérieure du bulbe ; la base est formée par la vaste toile arachnoïdienne qui s'étend verticalement en arrière entre le bulbe et les hémisphères du cervelet. Il contient l'artère cérébelleuse inférieure ; son tissu sous-arachnoïdien s'enfonce en avant entre les deux feuillets de la toile choroïdienne inférieure. Près de son sommet est ouvert le trou de Magendie qui le fait communiquer avec le quatrième ventricule. Il reçoit les canaux de l'échancrure et de la face postérieure du cervelet et communique en arrière avec l'espace périmédullaire et péribulbaire, sur les côtés avec le confluent inférieur par les espaces qui longent les pédoncules cérébelleux.

2° **Espace sous-arachnoïdien de la moelle.** — L'espace sous-arachnoïdien spinal se distingue de l'espace cérébral par plusieurs caractères : sa grandeur, son uniformité, la régularité de ses cloisons.

Il est très vaste, en effet, environ le tiers du diamètre du canal rachidien et la moelle est vraiment plongée dans un bain, ce qui lui permet de s'adapter aux mouvements étendus de la colonne. Il est uniforme dans sa disposition ; c'est une gaine cylindrique, modelée sur la forme de la moelle, dilatée comme elle au niveau des renflements et terminée par un cul-de-sac conique qui finit avec le cul-de-sac dural à la deuxième vertèbre sacrée. Cette dernière partie est très large, elle contient la queue de cheval et a mérité le nom *d'ampoule terminale* ou *réservoir terminal*. Le tissu sous-arachnoïdien qui le cloisonne est régulièrement disposé. Si l'on fait abstraction de quelques travées ou cloisons inconstantes jetées d'une face à l'autre, on voit que l'espace périmédullaire est divisé en deux moitiés, chacune hémicylindrique, par les ligaments dente-

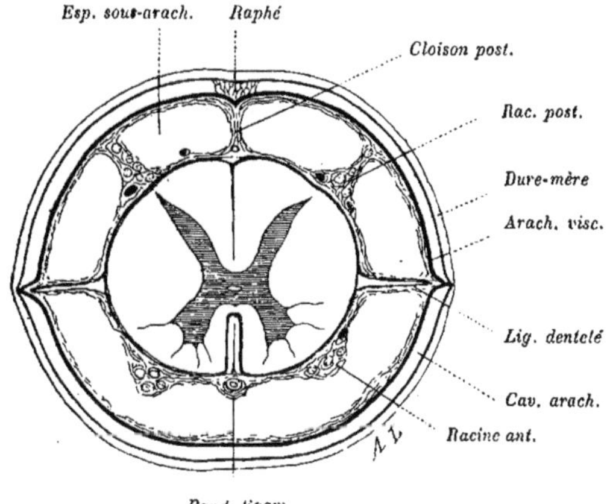

Fig. 98. — Espaces sous-arachnoïdiens de la moelle, vus en coupe transversale.

Les espaces partiellement cloisonnés sont injectés en bleu. La pie-mère, rouge, est recouverte par le tissu sous-arachnoïdien qui engaine aussi les vaisseaux. La face antérieure de la moelle est en bas. — Imitée de Retzius.

lés qu'accompagnent des lamelles arachnoïdiennes ; de là un espace antérieur et un espace postérieur, communiquant d'ailleurs entre les dents du ligament. L'*espace antérieur* est ordinairement libre ; les trabécules sont rares et ne forment pas de cloisons étendues ; il contient les racines antérieures avec leurs vaisseaux, appliquées en partie contre la moelle et le ligament dentelé. Le tissu sous-arachnoïdien tapisse en mince couche les quatre faces, il se condense sur la moelle pour soutenir les gros vaisseaux, notamment l'artère spinale antérieure, qu'il fixe contre le sillon médian à l'aide de lamelles condensées que nous décrirons à propos des vaisseaux de la moelle sous le nom de *bandelette ligamenteuse*. L'*espace postérieur* ou dorsal est différent. La couche de tissu sous-arachnoïdien qui revêt la face médullaire (tissu épipial de *Retzius*) et applique les gros troncs vasculaires contre la pie-mère est plus épaisse. Elle s'étend d'abord sur les racines postérieures sous forme de membranules fenêtrées ; puis sur la ligne médiane elle se condense en lamelles juxtaposées qui vont s'insérer à la face interne de l'arachnoïde, de là une cloison médiane longitudinale, *cloison postérieure,* signalée par Magendie (septum posticum des Allemands), dont l'attache excentrique est marquée par un sillon de l'arachnoïde viscérale (raphé médian de *Magendie*) ; elle sépare plus ou moins parfaitement l'espace postérieur en deux espaces latéraux contenant les racines postérieures. La cloison postérieure n'est représentée à la région cervicale supérieure que par de faibles travées, elle disparaît également dans la partie sacrée de la moelle, en sorte qu'en haut et en bas l'espace postérieur est unique.

A sa partie inférieure, au-dessous de la moelle et autour de la queue de cheval, l'espace sous-arachnoïdien forme une sorte de cylindre plat qui contient les nerfs et le filum. Ce segment élargi est l'*ampoule terminale* (réservoir, sinus terminal). La cloison postérieure et les ligaments dentelés n'existant plus à partir de la base du cône médullaire, il n'y a plus de séparation de la cavité générale. L'espace finit en cul-de-sac par un cône mousse qui correspond au sommet du sac dural ; Wagner, qui a injecté de l'air et de l'eau par la région cervicale, a vu que l'injection ne traversait jamais le sac dural au niveau de la sortie du filum, et que même avec des injections fortes on obtenait tout au plus un décollement de quelques millimètres. — A la partie supérieure, les ligaments dentelés cessent avec le premier nerf cervical, et la cloison postérieure plus tôt encore. Il en est donc comme de la partie terminale, l'espace sous-arachnoïdien n'est pas divisé en loges secondaires. C'est une gaine continue pleine de liquide dans laquelle est plongé le bulbe, et qui s'ouvre en avant dans l'espace sous-arachnoïdien de la face antérieure de la protubérance, en arrière dans le vaste confluent postérieur.

GRANULATIONS DE PACCHIONI

Les granulations de Pacchioni sont une dépendance du tissu sous-arachnoïdien. Connues déjà de Willis, décrites avec soin par Pacchioni (1721), qui les considéra comme des glandes, elles ont dans ces dernières années été étudiées par de nombreux observateurs, surtout par Faivre (1853), Key et Retzius (1875) et Trolard. On les a encore appelées glandes de Pacchioni, granulations méningées, villosités ou franges arachnoïdiennes.

La granulation pacchionienne est une petite saillie blanc grisâtre ou rougeâtre, du volume ordinaire d'un grain de mil (un à deux millimètres) jusqu'à celui d'un grain de blé, qu'on trouve dans certaines régions définies des méninges cérébrales, à l'exclusion complète des enveloppes rachidiennes. Molle à ses débuts, elle prend plus tard une consistance ferme et résiste longtemps à la putréfaction. Sa forme typique est pyriforme c'est-à-dire ovoïde avec un pédicule ; elle est quelquefois sessile, et quand elle est volumineuse elle s'aplatit par pression. Il y a des granulations solitaires, mais presque toujours elles sont agglomérées en plaques ou groupes qui mesurent de quatre à six millimètres de côté. Leur nombre total est très variable d'un sujet à l'autre et aussi suivant l'interprétation des observateurs ; on en trouvera souvent 200 à 300 chez un adulte, le double chez un vieillard.

Les anatomistes récents soutiennent que les granulations manquent il est vrai dans la première enfance, mais qu'elles apparaissent dès l'âge de dix ans, et qu'elles sont constantes chez l'adulte, à la condition qu'on les cherche avec soin dans les cavités de la dure-mère. Elles sont moins développées chez la femme. Avec l'âge, elles augmentent de nombre et de volume. Il y a toutefois des variations considérables et inexpliquées, tel sujet en est criblé, tel autre de même âge en présente à peine quelques-unes, au point qu'on peut les considérer comme absentes, si l'on ne s'en tient pas à la lettre.

Leur siège présente des points d'élection en dehors desquels elles sont très rares et peu développées. Elles naissent du cerveau et du cervelet. Sur le cerveau on les trouve : le long du bord sagittal de l'hémisphère, de chaque côté du sinus l. supérieur qu'elles envahissent, et surtout à la partie moyenne de ce bord — sur la face interne de l'hémisphère, vers le tiers moyen — sur la face convexe, un peu en dehors du bord sagittal et parallèlement à lui, avec maximum dans la fosse frontale — sur le pôle du lobe temporal. Sur le cervelet, elles occupent : le vermis supérieur, en petit nombre, autour des veines de Galien et le long de la base de la grande faux — la grande circonférence du cervelet, d'où elles envahissent, souvent en grand nombre, le sinus latéral et ses lacs adjacents, et même le sinus pétreux supérieur.

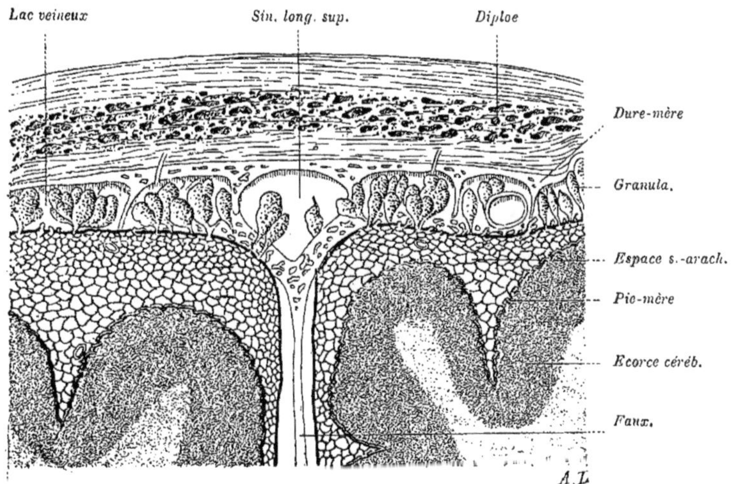

Fig. 99. — Granulations de Pacchioni.

Coupe transversale grossie, passant par la faux du cerveau, et intéressant le crâne, les méninges et l'écorce cérébrale. — Poirier d'après Retzius.

L'origine des granulations méningées est dans le tissu sous-arachnoïdien dont elles représentent une sorte d'évagination polypeuse. Elles ont la structure de ce tissu, c'est-à-dire celle d'un réseau trabéculaire avec ses minces faisceaux connectifs et l'endothélium péritrabéculaire. Cette boule spongieuse présente au centre des aréoles plus vastes qu'à la périphérie ; elle est gonflée de liquide céphalo-rachidien et sur toute sa surface extérieure elle est revêtue et close par l'arachnoïde viscérale qui lui fournit sa gaine arachnoïdienne. Il n'y a pas de vaisseaux sanguins, hormis dans certaines villosités complexes et transformées. Les granulations anciennes subissent diverses dégénérescences ; elles deviennent fibreuses, s'incrustent de sels calcaires ou bien renferment des corpuscules amylacés.

Une fois née dans la couche la plus superficielle du tissu sous-arachnoïdien, la granulation tend constamment à végéter et à émigrer vers l'extérieur, peut-être par la pression du liquide qui la remplit. De *tache* molle et opaline sur le feuillet viscéral de l'arachnoïde, elle devient *villosité* papillaire, ferme, opaque, saillante dans l'espace subdural. Dans une troisième phase, elle refoule le feuillet interne de la dure-mère en profitant ordinairement des éraillures naturelles, et vient se loger tantôt au milieu des lamelles de cette membrane, tantôt, et c'est de beaucoup le cas le plus fréquent, dans une des cavités veineuses intra-durales, telles que les sinus l. supérieur, latéral, droit, pétreux supérieur, les lacs qui avoisinent les sinus, les veines méningées. Elle est alors enclavée, et si on enlève la dure-mère sans précaution, on brise le pédicule fragile qui l'attachait à l'arachnoïde, et on peut croire que la granulation est d'origine durale.

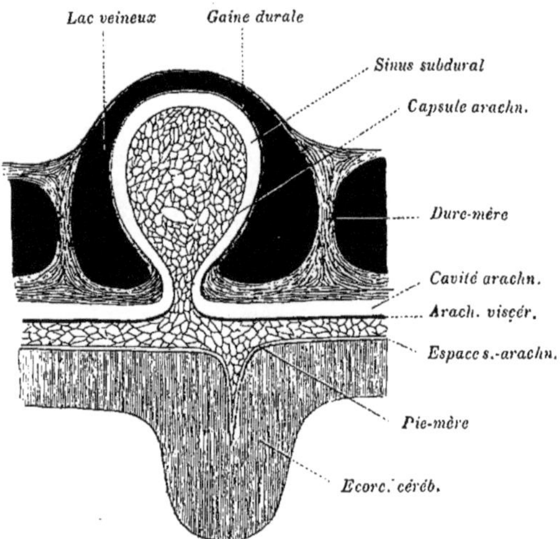

Fig. 100. — Structure d'une granulation de Pacchioni.

La dure-mère en bleu ; les lacs veineux injectés en noir. — Figure schématique d'après Schwalbe.

Enfin dans une dernière phase, la granulation perfore toute la dure-mère, ou plus exactement émerge hors de celle-ci avec sa mince gaine durale ; elle s'applique sur la face interne du crâne, creuse les os comme le ferait une tumeur et y détermine ces empreintes caractérisques de l'âge, fréquentes surtout sur les pariétaux, assez communes dans les fosses frontales, sur l'occipital, etc. On a vu l'os être complètement perforé et la granulation, c'est-à-dire le paquet de granulations apparaître à l'extérieur sous les parties molles.

La troisième phase qui paraît correspondre à la granulation adulte est la plus caractéristique. Le pied ou pédicule de la granulation plonge dans le tissu sous-arachnoïdien avec lequel il se continue, il est perméable aux liquides, même à des globules de pus ou à des globules sanguins ; la tête renflée en boule fait saillie dans la cavité d'un lac veineux ou d'un sinus veineux dont elle a refoulé le plancher. Outre l'arachnoïde viscérale qui lui sert de capsule, la villosité est donc entourée à distance par la dure-mère avec son feuillet arachnoïdien pariétal, c'est sa gaine durale ; entre les deux se prolonge l'espace subdural qui forme une sorte de coiffe séreuse autour de la granulation, *sinus subdural ;* ce sinus n'est pas fermé, il se continue avec la grande cavité subdurale ou arachnoïdienne autour du pédicule, mais à ce niveau il est en collerette si étroite qu'il y a une certaine indépendance entre les deux espaces séreux. La granulation ne baigne donc pas immédiatement dans le sang veineux ; elle en est séparée par son espace lymphatique et sa gaine durale ; le liquide qui s'exhale de son tissu spongieux traverse, pour venir se mêler au sang, l'enveloppe arachnoïdienne de la villosité, son sinus subdural, et la dure-mère revêtue sur ses deux faces d'épithélium pavimenteux, soit deux lames conjonctives et trois endothéliums. — Quand la granulation sort de la dure-mère pour se loger dans l'os, la gaine durale persiste très amincie, mais les endothéliums disparaissent par pression.

Le rôle des granulations méningées a donné lieu à des opinions très diverses. Pacchioni, qui leur attribuait une structure glandulaire, pensait qu'elles sécrétaient le liquide de l'espace subdural, assimilé justement par lui à la lymphe des cavités séreuses. Dans ce siècle, au contraire, on les a généralement considérées comme des productions pathologiques, des néoplasies végétantes d'origine irritative, liées aux phénomènes d'ectasie que l'âge amène dans les réservoirs veineux de la dure-mère. A l'heure actuelle on revient à l'opinion ancienne ; à la suite de Luschka, plus tard de Retzius, l'école allemande admet que ce sont des organes normaux, à fonction définie. On se fonde surtout sur ces faits : que les granulations sont constantes chez l'homme adulte, qu'elles existent chez les animaux domestiques, moins développées il est vrai et localisées de préférence à l'extrémité du lobe occipital, enfin que leur structure histologique est celle des méninges normales.

Leur fonction serait d'après Luschka celle des franges séreuses ordinaires ; pour Trolard, ce seraient des organes suspenseurs du cerveau, les granulations enchâssées dans les cavités veineuses servant de rivets. L'opinion la plus répandue est celle de Key et Retzius. En poussant des injections colorées par l'espace sous-arachnoïdien, ces anatomistes ont vu l'injection distendre la granulation, puis sourdre à sa surface et de là traversant la gaine durale remplir les lacs, les sinus et les veines de la dure-mère. Comme d'autre part la pression du liquide céphalo-rachidien est un peu supérieure à celle des veines, ils ont conclu de leurs expériences que pendant la vie le courant se faisait des granulations aux cavités veineuses, et que le liquide céphalo-rachidien trouvait là sa principale voie d'écoulement. De même la lymphe de la cavité subdurale peut, en pénétrant dans la coiffe séreuse qui enveloppe la villosité, s'échapper elle aussi dans les espaces veineux.

Au fond ce n'est qu'une hypothèse ; il lui manque la confirmation par des expériences physiologiques. On n'a pas non plus expliqué pourquoi chez certains sujets les granulations sont en nombre infime, pourquoi elles apparaissent si tardivement, comment fonctionnent celles qui ne sont pas dans une cavité veineuse, comment s'écoule le liquide de la moelle.

LIQUIDE CÉPHALO-RACHIDIEN

Le liquide céphalo-rachidien ou sous-arachnoïdien, indiqué par Haller, démontré sur le cadavre par Cotugno (1764), considéré alors par la plupart des anatomistes comme un liquide de transsudation cadavérique, mis hors de doute enfin par Magendie (1825) qui prouva son existence sur l'animal vivant, est un liquide qui baigne tout le système nerveux central et probablement aussi le système nerveux périphérique.

Sa quantité a été estimée de 125 à 155 gr., moyenne de 20 cadavres (*Cotugno*); mais elle paraît n'être que de 65 gr. en moyenne (60 à 70 gr., *Magendie* et *Luschka*). Comme il augmente à mesure que les centres nerveux diminuent, il est plus abondant dans les atrophies cérébrales, notamment dans l'atrophie sénile; il arrive alors au chiffre de 200 à 300 gr. et jusqu'à 400 dans des cas exceptionnels. On a vu des malades atteints de fracture de la base du crâne perdre chaque jour sans inconvénient 200 gr. de liquide, ce qui prouve sa rapide reproduction. Il disparaît par imbibition environ 72 heures après la mort.

La part qui revient au cerveau dans le liquide total n'est pas fixe. Un encéphale extrait qu'on laisse égoutter dix minutes sans toucher aux membranes perd 10 à 25 gr. de liquide; coupé en tranches parallèles et abandonné une heure ou deux, il donne 28 à 56 gr. de liquide total, périphérique et central (*Topinard*).

Les renseignements suivants sont empruntés à A. Gauthier, *Chimie biologique*, 1892. — Le liquide c. rachidien est limpide, incolore ou légèrement citrin, alcalin. Densité moyenne 1,005 (varie jusqu'à 1,020). Incoagulable par la chaleur. Il contient une très faible quantité de sérum-globuline, des matières minérales qui le rapprochent plus du plasma musculaire que du plasma sanguin, des traces de graisse, de cholestérine, et de pyrocatéchine, accidentellement de l'urée et du glucose.

C'est une humeur tout à fait particulière; l'appeler lymphe comme on tend de plus en plus à le faire, c'est enlever à ce mot un caractère chimique précis et vouloir dire seulement liquide dans lequel baigne un tissu.

Les deux analyses suivantes, dues la première à Ch. Robin, la seconde à Marchand, sont tout à fait concordantes entre elles ; elles sont très analogues à l'analyse ancienne de Lassaigne, citée dans nos classiques, ainsi qu'à d'autres analyses de Méhu et de Schmidt, provenant d'un liquide qui s'écoulait par l'oreille à la suite de fracture, et d'un liquide d'hydrocéphalie chronique.

Eau	987 00	986 54
Albumine	1 10	1 10
Graisses	0 09	0 05
Cholestérine	0 21	
Extrait alcool. et aqueux (moins les sels)	2 75	2 23
Lactate de soude		
Chlorures potassique et sodique	6 14	7 87
Phosphates terreux	0 10	0 10
Sulfate de potasse et de soude	0 20	0 11
Sel ammoniac	0 00	

Sources du liquide. — On ne connaît pas exactement l'origine du liquide céphalo-rachidien. Nous avons indiqué comme origine probable du liquide intraventriculaire les vaisseaux des plexus choroïdes, et sans doute aussi les vaisseau sous-épendymaires. Pour le liquide sous-arachnoïdien, sa source est dans les vaisseaux de la pie-mère et de l'écorce des centres nerveux. Ces vaisseaux, artères et veines, les artères surtout, sont enveloppés d'une gaine lymphatique qui est interposée entre le vaisseau sanguin et les tissus, et qui puise peut-être dans ces deux origines les éléments de son liquide ; les gaines à leur tour s'ouvrent dans l'espace sous-arachnoïdien. Mais la transsudation du plasma sanguin hors des vaisseaux de la pie-mère et des centres nerveux dans les gaines lymphatiques et les espaces sous-arachnoïdiens est loin de tout expliquer; le liquide céphalo-rachidien a une composition chimique spéciale, caractéristique, qui suppose l'intervention d'un tissu modificateur encore indéterminé.

Ecoulement du liquide. — Schwalbe, Key et Retzius ont conclu de leurs expériences soit sur le cadavre, soit sur l'animal vivant, qu'il existe plusieurs voies d'*écoulement* pour le liquide, bien qu'au fond ces expériences démontrent seulement des voies de *communication* entre les espaces sous-arachnoïdiens de l'extérieur.

Ces voies sont :

1° **Les gaines arachnoïdiennes des nerfs.** — Toutes les racines nerveuses et les nerfs émergeant du cerveau ou de la moelle sont entourées par une gaine arachnoïdienne, sous laquelle se prolonge le tissu réticulaire sous-arachnoïdien, en continuité avec l'espace des centres. On injecte donc le nerf en injectant l'espace sous-arachnoïdien. Il est à remarquer que ces voies séreuses périneurales aboutissent pour le nerf optique dans les tuniques mêmes du globe oculaire, pour le nerf olfactif dans les lymphatiques de la muqueuse nasale, pour le nerf auditif dans les espaces péri-lymphatiques de l'oreille interne. Flatau, de Berlin (1891), a constaté par de nombreuses injections sur le lapin que pour l'olfactif le liquide suit uniquement la voie des gaines périneurales, que de ces gaines il passe directement dans les réseaux lymphatiques de la muqueuse nasale, surtout au voisinage de la lame criblée, et que de ces réseaux il peut gagner les vaisseaux et les ganglions du cou ou de la cavité naso-pharyngienne ; mais jamais l'injection ne s'écoule à la surface de la muqueuse, comme l'a avancé Retzius qui a probablement eu affaire à des ruptures, par altération de l'épithélium.

2° **Les granulations de Pacchioni.** — Ce serait la voie de sortie la plus importante, voie indirecte d'ailleurs et supposant une filtration à travers deux membranes. Le liquide gonflant l'éponge de la granulation passe à travers son enveloppe arachnoïdienne dans l'espace subdural qui l'entoure en forme de coque, et de l'espace subdural à travers la dure-mère très amincie à ce niveau dans la cavité du sinus ou du lac sanguin où proémine cette granulation, par conséquent en plein sang veineux.

Le liquide céphalo-rachidien comprend non seulement le liquide péri-cérébral, mais aussi le liquide intra-ventriculaire et intra-épendymaire du cerveau et de la moelle.

Liquide intra-ventriculaire. Toutes les cavités des centres nerveux renferment un liquide identique au liquide extérieur.

Les anciens qui le connaissaient l'appelaient pituite, et supposaient qu'il se déversait dans la glande pituitaire par l'infundibulum du troisième ventricule. Sa quantité est très minime ; les faces opposées des ventricules sont au contact et seulement mouillées. Il augmente avec l'amaigrissement cérébral, il est donc un peu plus abondant dans les atrophies cachectiques et dans l'atrophie sénile ; on trouve alors les cavités ventriculaires, surtout les cornes frontale et temporale des ventricules latéraux, béantes à la coupe et contenant du liquide. Dans les hydrocéphalies aiguës il ne dépasse pas trente grammes.

Le liquide ventriculaire est partout communiquant dans l'intérieur des centres nerveux. Les ventricules latéraux communiquent en effet avec le troisième ventricule par les trous de Monro, le troisième ventricule avec le quatrième par l'aqueduc de Sylvius et le quatrième ventricule avec le canal central de la moelle qui débouche à son angle postérieur. Il est probablement sécrété ou exsudé par les vaisseaux sous-épendymaires, et parmi ceux-ci il faut compter en première ligne les plexus choroïdes des ventricules ; nous avons déjà dit que l'épithélium qui les recouvre n'est pas identique à celui de l'épendyme et qu'il a peut-être subi une transformation glandulaire.

Son rôle, comme celui des cavités qui le renferment, paraît être de régulariser la tension intérieure des centres nerveux et de l'harmoniser avec la tension extérieure sujette à de grandes variations. On ne peut songer à une circulation du liquide ventriculaire, liquide en quantité minime, qui mouille des surfaces ou des tubes capillaires et n'a point d'agent propulseur; mais le fait qu'il est continu à travers toutes les cavités, qu'il peut augmenter ou diminuer par exsudation ou résorption, et enfin que par certains orifices dont nous allons parler il peut se déverser dans les espaces sous-arachnoïdiens, lui permet de varier par places sa quantité et sa tension et de servir aux centres nerveux de milieu élastique. L'autonomie relative de chacun des réservoirs du liquide ventriculaire est démontrée par les observations d'hydrocéphalie chronique où les ventricules cérébraux peuvent contenir jusqu'à deux ou trois litres de liquide sans que celui-ci augmente dans la moelle.

Communication entre les cavités ventriculaires et les espaces sous-arachnoïdiens. — Les cavités ventriculaires n'étant que les anciennes vésicules cérébrales qui formaient un système de cavités closes, communiquant seulement entre elles, ne doivent pas avoir de débouché extérieur, et le liquide intra-ventriculaire est originellement sans relation avec le liquide céphalo-rachidien. Même dans leurs points les plus amincis, les parois des ventricules sont encore fermées par l'épithélium ancien et par la pie-mère qui le recouvre. Il faut donc que, dans le cours ultérieur du développement, l'épithélium et la pie-mère se résorbent en un point déterminé pour qu'il se fasse un trou dans la paroi et que les deux liquides puissent se mêler. On a décrit des perforations semblables et par conséquent des communications entre les espaces intérieurs et extérieurs dans quatre régions différentes : 1° dans la fente de Bichat, partie antérieure, 2° dans la fente de Bichat, partie moyenne, par un canal péri-veineux, 3° à l'angle postérieur du quatrième ventricule, trou de Magendie, 4° à ses angles latéraux, trous de Luschka.

1° Fente latérale de Bichat. — La partie latérale ou antérieure de la fente de Bichat qui s'étend le long de la corne d'Ammon est fermée par une invagination de la pie-mère dans la corne temporale du ventricule ; cette pie-mère, renflée en plexus choroïdes, est doublée par l'épithélium pariétal. Mierzejewsky et Merkel soutiennent d'après le résultat de leurs injections que la paroi ventriculaire se résorbe à ce niveau et qu'une communication s'établit entre l'intérieur et l'extérieur. Merkel dans son *Anatomie* de 1890 affirme à nouveau ce qu'il avait constaté en 1872. Nous devons dire que la très grande majorité des anatomistes soutiennent qu'il n'y a là aucun orifice naturel et qu'il s'agit de ruptures artificielles.

2° Canal de Bichat — Dans la partie transversale de la grande fente, entre le bourrelet du corps calleux et les tubercules quadrijumeaux, au milieu du confluent sous-arachnoïdien que traverse la grosse veine ascendante de Galien, Bichat a décrit un canal qui porte son nom. Suivant lui, l'arachnoïde forme autour de la veine de Galien un pli circulaire analogue à l'hiatus de Winslow ; c'est l'orifice externe du *canal arachnoïdien*, orifice ovalaire qui peut être réduit à une simple fente. Il mène dans un canal formé par l'arachnoïde qui engaine la veine et lui est unie par quelques adhérences filamenteuses ; l'orifice interne est situé sur la partie inférieure de la toile choroïdienne, au-dessous et en avant de la glande pinéale. L'introduction d'un stylet et l'insufflation démontrent que ce canal s'ouvre dans le troisième ventricule et qu'il fait communiquer ce ventricule avec la cavité générale de l'arachnoïde ou cavité subdurale. L'arachnoïde irait donc par ce prolongement creux se continuer avec l'épithélium de la toile choroïdienne.

Nous répéterons ici ce que nous avons dit pour l'orifice précédent. Le nombre des observateurs qui admettent l'existence du canal de Bichat est très restreint; pour le grand nombre, l'arachnoïde forme bien autour de la veine un repli plus

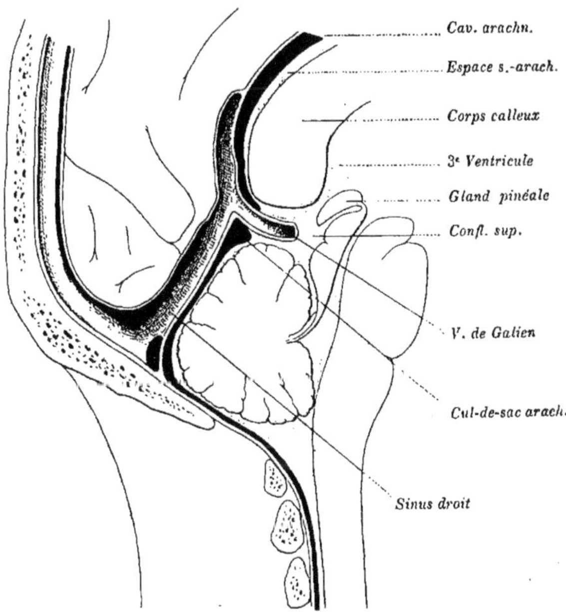

Fig. 101. — Disposition de l'arachnoïde sur la veine de Galien.

Une injection bleue remplit les espaces s. arachnoid. du corps calleux, du cerveau et du confluent supérieur, et entre dans le 3e ventricule entre les deux feuillets de la toile choroïdienne. La cavité arachnoïdienne (noire) s'enfonce en cul-de-sac autour de la veine de Galien, mais ne communique pas avec les espaces sous-àrachn. ou ventricul. (bleu). Imité de Retzius.

ou moins profond, de 5 à 6mm de long, mais ce repli, cette gaine est un cul-de-sac qui ne mène nulle part; au delà la veine de Galien est engainée par le tissu sous-arachnoïdien (mais non par l'arachnoïde) qui lui sert d'adventice et se fond peu à peu dans le tissu cellulaire de la toile choroïdienne.

On aurait tort toutefois de rejeter d'une façon absolue et définitive les orifices de communication par la partie moyenne et les parties latérales de la fente de Bichat; je veux dire par là que ces communications peuvent n'être pas la règle et ne correspondre qu'à une minorité de cas. On ne peut pas en tout cas invoquer l'invraisemblance anatomique, car nous allons voir qu'aux trois angles du quatrième ventricule, superposables aux points en question des ventricules cérébraux, la paroi ventriculaire et la pie-mère se résorbent et se trouent sur presque tous les sujets.

3° **Trou de Magendie**. — Haller et Cotugno admettaient la communication des liquides extra et intra-ventriculaires, mais sans pouvoir localiser le lieu de passage. Ce fut Magendie qui découvrit à l'angle postérieur du quatrième ventricule un orifice mettant en relation la cavité de ce ventricule avec le confluent postérieur sous-arachnoïdien. On a depuis lors publié de nombreux travaux sur cette question et plusieurs fois contesté l'existence même de l'orifice. Un des plus importants est celui de Hess (*Das foramen Magendii,* Morph. Jahrb., 1885) qui a étudié trente cerveaux d'adultes, dix de nouveau-nés et 7 d'em-

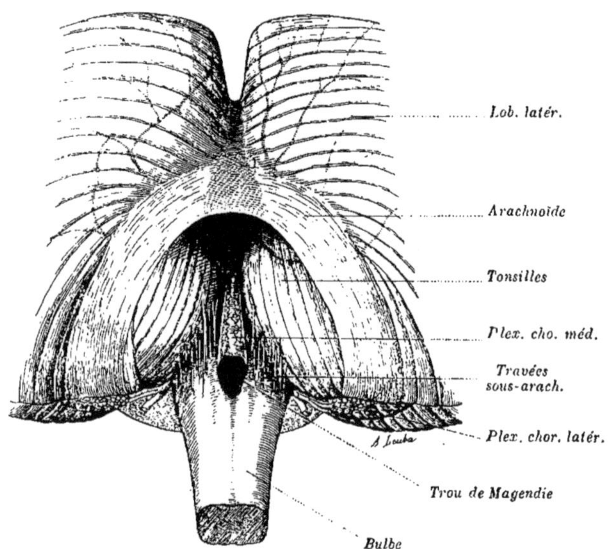

Fig. 102. — Trou de Magendie.

Le cervelet et le bulbe sont vus par leur face postérieure ; l'arachnoïde du confluent postérieur a été excisée. — D'après Retzius.

bryons, extraits avec un soin minutieux et durcis au liquide de Muller pour permettre des coupes fines.

Le *trou de Magendie* est un orifice naturel percé dans le sommet de la toile choroïdienne inférieure, au niveau du bec du calamus qui occupe l'angle postérieur du plancher ventriculaire. Pour le bien voir, il faut inciser et détacher l'arachnoïde qui ferme en arrière le confluent postérieur et observer la partie antérieure de ce même confluent en soulevant doucement le cervelet ou le bulbe. On aperçoit alors sur la ligne médiane, à la naissance de la pie-mère qui s'élève du bulbe vers le cervelet (feuillet inférieur de la toile choroïdienne), une lacune circonscrite par la pie-mère et plus en dehors par des filaments sous-arachnoïdiens. Tantôt c'est un véritable trou ovalaire, net, un cintre fibreux ayant de 4 à 8^{mm}, que Sappey compare à un bec d'oiseau ouvert; tantôt, et c'est le cas le plus fréquent, la pie-mère est fenêtrée, grillagée, avec un trou plus grand, dont les bords peuvent être formés par des faisceaux de tissu sous-arachnoïdien. C'est ce caractère lacéré des bords et cette fénestration de la pie-mère qui ont longtemps fait penser à une déchirure artificielle. A travers l'extrémité antérieure de l'orifice sortent les plexus choroïdes médians qui vont se perdre sur le cervelet.

Le trou de Magendie existe chez le chien, le chat, le beuf; mais il fait défaut chez le plus grand nombre des animaux, et est alors suppléé par les trous de Luschka. Chez le cheval notamment, la pie-mère rétro-bulbaire est d'une solidité insolite et résiste à une injection de mercure poussée par l'aqueduc de Sylvius (*Renault*). Chez l'homme adulte, il est constant; il ne manquait sur aucun des trente cerveaux de Hess; Cruveilhier l'a vu cependant faire défaut cinq ou six fois sur des sujets dont les centres nerveux étaient d'ailleurs parfaitement normaux. Il ne manquait qu'une fois sur dix nouveau-nés; des embryons au cinquième mois avaient déjà leur pie-mère largement trouée.

La formation de cet état lacunaire est due à une atrophie de la voûte ventriculaire et de sa pie-mère. Hess attribue cette atrophie, très précoce comme nous venons de le voir, à ce que chez l'homme et chez d'autres animaux, le cervelet s'éloigne fortement du bulbe et laisse la pie-mère intermédiaire sans vaisseaux, mais surtout à ce que la voûte, au lieu de s'épaissir en substance nerveuse, avorte presque complètement. Quoi qu'il en soit de ces explications, l'atrophie de la pie-mère et de sa paroi épithéliale entraîne un état lacunaire ou réticulé, qui est la forme commune du trou de Magendie chez l'adulte, ou bien un orifice unique et net, forme plus rare.

4° **Trous de Luschka.** Bochdalek le premier (1849) reconnut que les plexus choroïdes latéraux du quatrième ventricule sortaient par le diverticule latéral (*recessus lateralis* de Reichert). Luschka décrivit plus exactement les orifices de sortie que Hess a réétudiés récemment dans son travail cité plus haut.

Le trou de Luschka est un orifice semi-lunaire, qu'on voit sur la face inférieure du cervelet et par lequel sort le plexus choroïde latéral du quatrième ventricule (fig. 103). Il y en a un de chaque côté. Chacun d'eux a son grand axe, de 4 à 6 mm., en direction antéro-postérieure. Pour le voir, il faut rejeter en dedans les racines des nerfs mixtes qui le croisent et reconnaître le plexus choroïde qu'on écarte en dehors avec précaution. On observe alors que cette fente est limitée en dedans par le bord libre et concave d'une lamelle nerveuse (tœnia ou ligula antérieure), en haut et en avant par le lobule du pneumo-gastrique qui couvre en partie le plexus, en arrière par le lobe latéral du cervelet. Elle correspond du côté du bulbe à l'angle latéral du ventricule, du côté du crâne à la dépression du temporal qui loge le sac endolymphatique, et elle laisse passer sur son côté externe l'extrémité du plexus choroïde.

Le trou de Luschka établit une communication directe entre la cavité du ventricule et l'espace sous-arachnoïdien. Il n'est pas cependant constant, il manquait trois fois sur cinquante-quatre cerveaux examinés par Hess, et était fermé par la pie-mère intacte. Comme pour le trou de Magendie, c'est tantôt un orifice unique et net, tantôt une fenestration de la pie-mère plus ou moins atrophiée et lacunaire. Le tissu sous-arachnoïdien qui unit la pie-mère à l'arachnoïde au voisinage de l'orifice est très variable ; il peut être lâche ou ferme. Sur le plexus émergent on trouve des restes de formation nerveuse ancienne (*tœniæ* ou *ligulæ*), quelquefois une coiffe complète (deux fois sur cinquante-quatre), d'autres fois une bande médullaire enroulée en spirale autour du plexus qui ressemble alors à une corbeille de fleurs ou à une *corne d'abondance*

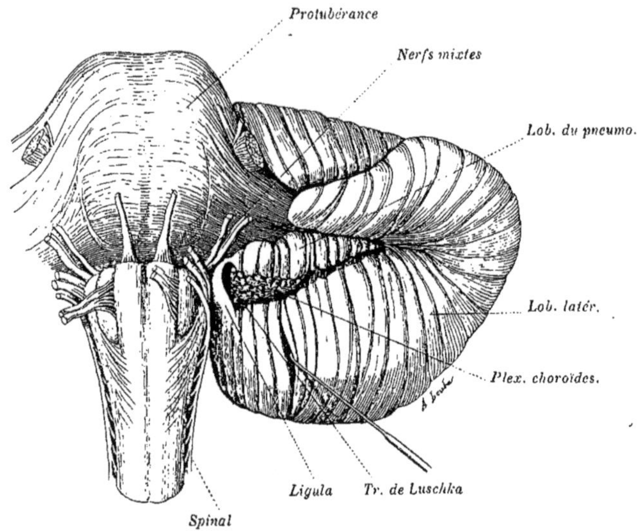

Fig. 103. — Le trou de Luschka.

Le bulbe, la protubérance et la moitié gauche du cervelet sont vus par leur face antérieure. Le plexus choroïde (rouge) sort par le trou de Luschka. — D'après Retzius.

suivant la comparaison de Bochdalek ; ordinairement, il n'y a qu'une simple lamelle non enroulée, mais qui, par sa disposition en entonnoir, peut encore justifier la comparaison précédente.

L'orifice existe chez les animaux comme chez l'homme ; il est surtout large chez ceux qui n'ont pas de trou de Magendie, ainsi chez le cheval les plexus choroïdes énormes traversent une ouverture nette à travers un sac pial très ferme. Chez l'homme, il apparaît plus tardivement que le trou de Magendie, car au cinquième mois embryonnaire, les plexus choroïdes ne sont pas encore arrivés à l'angle latéral du ventricule ; peu à peu en se développant transversalement ils refoulent la capsule nerveuse qui ferme le diverticule latéral, l'amincissent et la font disparaître par atrophie ; un même processus d'atrophie raréfiante atteint la pie-mère ; ainsi se produit un réseau lacunaire ou un large trou par où sortent les plexus, emportant avec eux des restes variables de l'écorce nerveuse qu'ils ont désagrégée (tœniæ, corne d'abondance...)

Sutton (*The lateral recess of the fourth ventricle, Brain*, 1887) attribue à l'occlusion du recessus latéral un certain nombre de cas pathologiques. Suivant lui, la non formation du trou de Luschka ou son oblitération pendant la vie fœtale provoquent l'apparition d'une ventriculo-méningocèle qui se projette dans la région occipitale, et l'occlusion de ce même orifice dans le cours de la vie extra-utérine, notamment par des tumeurs du plexus choroïde, donne naissance aux kystes latéraux du quatrième ventricule. Mais les cas qu'il relate comportent peut-être une pathogénie plus compliquée.

Il existe donc plusieurs points de communication chez l'homme entre les cavités encéphaliques et l'extérieur. Pour quelques auteurs il y en a six : trois autour du cerveau (les parties latérales droite et gauche de la fente de Bichat, et le canal de Bichat dans la partie transversale), et autour du cervelet, le trou de Magendie et les trous de Luschka droit et gauche ; on remarquera la symétrie de cette disposition. Pour le plus grand nombre il n'existe que les trois orifices cérébelleux, trous de Luschka et de Magendie. Si cette question n'est pas vidée au point de vue anatomique, elle l'est encore bien moins au point de vue physiologique. Quand même la fente de Bichat serait fermée, le liquide ne peut-il donc passer par filtration à travers la mince pie-mère qui ferme la fente, surtout si à un moment donné la pression n'est plus la même d'un côté de la membrane ? Il ne faut pas oublier non plus que cette fente est entourée d'espaces sous-arachnoïdiens importants. En résumé il y aurait lieu peut-être de distinguer des communications directes (orifices du quatrième ventricule) et des communications indirectes (fente de Bichat).

Magendie a rapporté des observations d'hydrocéphalie avec oblitération de l'orifice qu'il avait décrit ; mais ces observations sont bien discutables, puisque cet orifice peut normalement faire défaut chez l'homme et les animaux. Plus admissible est l'hypothèse de Duret dans le rôle qu'il fait jouer au liquide ventriculaire comme agent de transmission d'un choc extérieur ; on conçoit en effet que si une commotion violente ébranle le liquide intérieur, celui-ci, subitement chassé et ne pouvant s'échapper assez vite par les soupapes des orifices, produise de graves désordres dans le plancher ventriculaire.

Rôle du liquide céphalo-rachidien. — Le liquide ne remplit pas, comme on pourrait le penser, une fonction mécanique de *suspension*, analogue à celle du liquide amniotique. Le cerveau ne flotte pas ; car il ne peut être immergé dans les 25 ou 30 gr. de liquide qui l'entourent ; en nombre de points la lame liquide est même si mince qu'il y a adhérence capillaire et que le principe d'Archimède n'est pas applicable. Que serait un cerveau flottant, exposé au moindre mouvement à se heurter contre les parois du crâne, à déchirer ses vaisseaux et ses nerfs dont quelques-uns, comme l'olfactif, sont d'une extrême mollesse ? Seule, la moelle peut être considérée comme baignant réellement dans le liquide de sa vaste gaine sous-arachnoïdienne, disposition qui est sans doute en rapport avec la mobilité du rachis, laquelle explique à son tour l'épaisseur de la couche liquide protectrice.

Le liquide est-il un *coussinet protecteur* garantissant par son élasticité la masse cérébrale contre les chocs physiologiques ou anormaux qui peuvent l'atteindre ? On ne saurait nier qu'il en soit ainsi et que le cerveau ne voie par là ses mouvements d'expansion et de retrait et ses légers déplacements singulièrement facilités. Mais ce ne peut être qu'une fonction bien secondaire du liquide ; il suffit d'observer que le liquide n'est abondant que dans les creux du cerveau et que sur les parties saillantes, les plus exposées au choc, il est en nappe très mince.

Ce serait d'ailleurs supposer que le cerveau est mobile. Luys a cru pouvoir conclure d'expériences cadavériques qu'il y a une *locomobilité* réelle du cerveau, que celui-ci se déplace suivant les attitudes, et que quand il touche une paroi du crâne, la paroi opposée est séparée de la surface cérébrale par un vide de 5 à 6mm. A priori on ne comprend pas que l'encéphale puisse se déplacer ; il est immobilisé dans le sens vertical par la tente du cervelet, dans le sens latéral par la faux du cerveau ; ses hémisphères sont suspendus et attachés à la voûte par les nombreuses veines afférentes du sinus l. postérieur, et son étage inférieur est lui aussi fixé à la tente du cervelet par les veines de Galien. On se demande aussi ce qu'il arriverait dans un choc brusque, même avec un déplacement de 5mm seulement, s'il ne devrait pas se produire des déchirures de nerfs ou de vaisseaux, des contusions du cerveau contre les petites ailes du sphénoïde, le bord inférieur de la faux, la petite circonférence de la tente, toutes parties tranchantes et rigides. Des raisons plus positives empêchent d'admettre la locomobilité du cerveau. Les empreintes du plafond orbitaire attestent un contact exact, ces empreintes existent aussi sur la voûte, peu marquées chez l'homme à cause de l'épaisseur de la dure-mère, plus nettes chez les animaux. Dans les congestions artérielles du cerveau, les circonvolutions sont manifestement aplaties, comme écrasées, ce qui indique une compression par la paroi osseuse au contact. Enfin les expériences de Sappey et de M. Sée sur des têtes munies de fenêtres ont montré que même dans le renversement de la voûte en bas le cerveau restait collé à la base. On doit donc admettre que dans toutes les attitudes le cerveau est au contact exact de la paroi, sauf en des points restreints, comme les espaces sous-arachnoïdiens de la base ; il fait corps avec elle, par l'intermédiaire de son liquide c. rachidien et sans production de vide possible. Cette application résulte de la tension excentrique que déterminent la réplétion des vaisseaux et le liquide des ventricules.

La fonction du liquide céphalo-rachidien, au moins sa fonction principale, est d'ordre vasculaire : il aide à régulariser la circulation sanguine qui sans lui risquerait de comprimer les éléments nerveux ; il est la conséquence de l'inextensibilité des cavités crâniennes et rachidiennes.

On sait en effet que le cerveau, comme tout organe mou, est sujet à des mouvements alternatifs d'expansion et de resserrement, produits soit par les pulsations cardiaques, soit par les oscillations respiratoires. Ces changements de volume ne sont rendus possibles que par le déplacement d'une quantité de liquide égale à l'apport du sang artériel. Ce liquide est double, le liquide céphalo-rachidien et le sang veineux.

1° Le liquide céphalo-rachidien fait bomber les fontanelles de l'enfant, et si ces fontanelles sont ossifiées il fuit dans le sens de la moindre résistance, vers la moelle. Le canal rachidien est donc un tuyau d'échappement, grâce à l'ampoule terminale de la région sacrée, grâce surtout aux parties souples et élastiques que représentent les ligaments jaunes, les graisses fluides extra-durales, et plus encore les énormes plexus veineux, mous, dilatables, qui de chaque côté se vident par les trous de conjugaison. Je dois dire que cette hypothèse de l'échappement par le sac rachidien, hypothèse si bien défendue par Richet, est aujourd'hui combattue par plusieurs physiologistes, notamment par F. Franck. D'après eux le manomètre placé dans l'espace sous-occipital démontre que le déplacement du liquide céphalo-rachidien à ce niveau est très minime et ne se propage qu'à une très faible distance dans le rachis; le liquide rachidien et le liquide crânien bien que continus sont en grande partie indépendants; leurs déplacements sont partiels et l'on ne saurait parler d'un mouvement régulier de flux et de reflux.

2° Le sang veineux du crâne et du rachis s'évacue hors de ces cavités. Dans la systole artérielle, l'artère qui bat dans un espace sous-arachnoïdien communique ses pulsations à la veine voisine par l'intermédiaire du liquide céphalo-rachidien ; la veine projette son sang dans les sinus. Dans l'inspiration, c'est le thorax dilaté qui appelle le sang veineux des cavités crânienne et rachidienne. Pour les physiologistes précédents, l'évacuation veineuse est le fait principal, corrélatif de l'expansion artérielle ; l'évacuation de liquide céphalo-rachidienne est un fait accessoire, qui ne prend d'importance que si l'échappement du sang veineux est entravé. Le liquide sous-arachnoïdien joue donc un rôle d'auxiliaire de la circulation veineuse. Même réduit à ce rôle, il n'en resterait pas moins un régulateur de la tension intra-crânienne : son augmentation proportionnelle à l'atrophie cérébrale plaide dans le même sens.

RAPPORTS DES NERFS AVEC LES MÉNINGES

Les nerfs crâniens et rachidiens émergeant de la surface du cerveau ou de la moelle sont obligés, pour atteindre leurs canaux osseux, de traverser les méninges ou de les refouler. Les recherches de Key et de Retzius (1875) sur ce point difficile, sont restées classiques, bien qu'on ne les ait contrôlées que pour ce qui concerne le nerf optique.

Nous prendrons ce dernier comme type. Au moment où il se détache de la surface cérébrale, à l'angle antérieur du chiasma, il entraîne avec lui la pie-mère qui lui sert d'intima, puis du tissu sous-arachnoïdien en traversant l'espace sous-arachnoïdien qui contient le chiasma, puis l'arachnoïde qui enveloppe en manchon les membranes précédentes, et il arrive ainsi au trou optique dans lequel le feuillet interne de la dure-mère se prolonge sur lui, tandis que le feuillet externe se continue avec le périoste orbitaire. Ces enveloppes accompagnent le nerf optique jusqu'à sa terminaison, jusque dans les membranes de l'œil.

A partir du trou optique, on trouve donc autour du nerf les différentes gaines qu'il a successivement acquises en traversant les méninges, gaines continues avec les enveloppes du cerveau et comme celles-ci séparées par les mêmes espaces lymphatiques. Ce sont de dehors en dedans : la gaine durale, gaine externe, fibreuse, suite de la dure-mère — la gaine arachnoïdienne, suite de l'arachnoïde viscérale, et entre ces deux gaines, l'espace subdural, ici cloisonné — la gaine piale, qui prolonge la pie-mère ; entre les gaines piale et arachnoïdienne, l'espace sous-arachnoïdien occupé par le même réseau trabéculaire. Ce qu'on appelle l'espace intervaginal du nerf optique s'étend entre la gaine durale et la gaine piale et comprend deux espaces secondaires, un très étroit, le subdural, l'autre beaucoup plus vaste, le sous-arachnoïdien.

Les injections, poussées entre les méninges de la moelle vers le cerveau et le nerf optique,ou inversement entre les gaines du nerf vers le cerveau, montrent que les espaces subdural et sous-arachnoïdien du nerf ne communiquent pas entre eux, mais communiquent librement avec les espaces correspondants des centres nerveux. Le nerf optique n'est au point de vue de ses enveloppes qu'un prolongement cérébral. S'il en est ainsi, si l'espace subdural du cerveau se continue le long du nerf optique, cet espace n'est donc pas fermé par la réflexion de l'arachnoïde en cul-de-sac au niveau du trou optique. Retzius n'admet pas cette réflexion de l'arachnoïde viscérale sur la dure-mère, décrite par tous les classiques. Pour lui la cavité subdurale reste ouverte autour du passage des nerfs, ainsi que le montrent les coupes histologiques et les injections expérimentales ; seulement elle *paraît* fermée parce qu'elle est cloison-

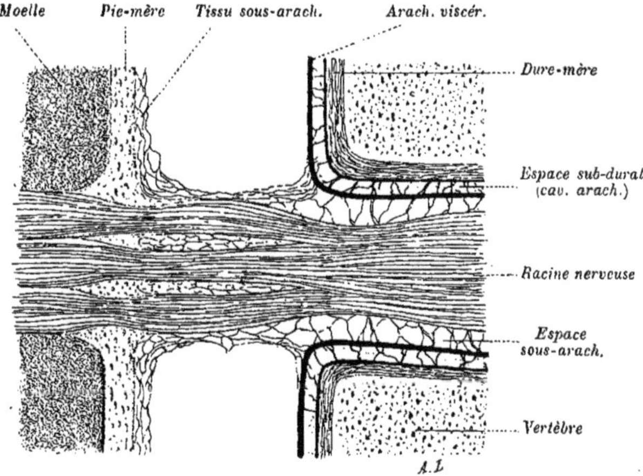

Fig. 104. — Rapport d'un nerf rachidien avec les méninges.

Un filet d'une racine rachidienne sort de la moelle à gauche, traverse l'espace sous-arachnoïdien et s'engage à droite dans un trou de conjugaison. La pie-mère en rouge, la dure-mère en bleu. — (Grossi. — D'après Retzius).

née autour du nerf et que ces cloisons peuvent être serrées et difficiles à séparer.

Cette description des gaines, on pourrait dire des méninges du nerf optique, s'applique avec de nombreuses variantes, du reste, aux autres nerfs crâniens ou rachidiens ; mais nulle part elle n'est aussi simple et aussi démontrable. Pour les nerfs rachidiens la disposition ordinaire est la suivante. A son émergence sur la périphérie de la moelle, la racine nerveuse, antérieure ou postérieure, présente un étranglement; elle est entourée à ce niveau par la pie-mère qui forme des anneaux conjonctifs autour de ses faisceaux et se prolonge extérieurement sur elle. Chacun des gros faisceaux ou filets de la racine traverse le vaste espace sous-arachnoïdien accompagné par des lamelles piales et une mince couche de tissu sous-arachnoïdien ; près du trou de conjugaison, il subit un nouvel étranglement, en même temps que ses faisceaux se rassemblent en un seul tronc ; l'arachnoïde viscérale se réfléchit sur lui, l'engaine et le suit jusqu'au ganglion, il en est de même de la dure-mère. Ainsi dans l'espace sous-arachnoïdien, la racine nerveuse a une gaine piale et autour d'elle du tissu sous-arachnoïdien ; au delà de cet espace, elle possède en plus une gaine arachnoïdienne et une gaine durale. Comme sur le nerf optique, les espaces subdural et sous-arachnoïdien sont cloisonnés, mais communiquent avec ceux de la moelle. Cette distinction nette des gaines et des espaces cesse après un court trajet, déjà avant le ganglion pour la racine postérieure ; les trois gaines méningées tendent à se confondre et se transforment pour constituer les enveloppes du nerf périphérique.

La continuité de structure sur toute la longueur du nerf périphérique paraît exister au moins pour l'espace sous-arachnoïdien ; car plusieurs expérimentateurs ont constaté que si l'on injecte sur l'animal vivant une matière colorante en grains dans le liquide céphalo-rachidien, on retrouve ces grains quelques jours plus tard dans les nerfs intercostaux, dans les nerfs lombaires, surtout dans les nerfs optiques ; inversement les injections dans les nerfs périphériques arrivent sous l'arachnoïde des centres. Si cela est vrai, les nerfs, c'est-à-dire leurs faisceaux constitutifs, sont plongés tout entiers, de leur origine à leur terminaison, dans le même liquide qui baigne les centres nerveux, fait important, car il doit entraîner une certaine solidarité fonctionnelle et pathologique de la transmission dans les deux sens d'actions physiques ou chimiques primitivement localisées.

La littérature anatomique, en dehors des questions de physiologie qui concernent le liquide céphalo-rachidien et des chapitres consacrés dans les traités classiques à l'étude des méninges, comprend sur ce sujet un certain nombre de travaux de peu d'étendue, mentionnés pour la plupart dans la Névrologie de Schwalbe (p. 775 et 798), et un ouvrage capital, celui de Key et Retzius (*Studien in der Anatomy des Nervensystems und des Bindegewebes*, Stockholm, 1875 et 1876). On trouvera dans cette œuvre monumentale, un peu diffuse peut-être, une bibliographie critique de tous les travaux antérieurs, des recherches originales devenues classiques et des planches magnifiques. Plusieurs de nos figures sont imitées ou inspirées des beaux dessins que la science doit aux anatomistes suédois.

CHAPITRE IV

CONSTITUTION CHIMIQUE DU TISSU NERVEUX — MÉTHODES D'INVESTIGATION EN NÉVROLOGIE — PRÉPARATION ET CONSERVATION DES CENTRES NERVEUX.

§ I. — CONSTITUTION CHIMIQUE DU TISSU NERVEUX

Les détails suivants sont en grande partie résumés d'après la *Chimie biologique* d'A. Gauthier (1892).

Petrowski a trouvé la composition centésimale suivante pour les parties grises et blanches du cerveau frais :

	Substance grise	*Substance blanche*
Albuminoïdes et collagènes.	10 19	7 80
Lécithine.	3 16	3 14
Cérébrine	0 10	3 01
Cholestérine et graisses	3 44	16 64
Kératine et substances diverses. . . .	1 23	1 07
Sels	0 26	0 18
Eau	81 62	68 25

Les *principes albuminoïdes* se rapprochent de la musculine, de la sérine et de la caséine. Ils constituent le protoplasma des cellules nerveuses et le cylindre-axe qui en est l'émanation directe. Leur part est de 7 à 9 p. 100 du poids de la substance grise, 10 p. 100 de celui de la substance blanche, et 8 p. 100 des nerfs.

La *lécithine,* substance grasse phosphorée, paraît unie à la *cérébrine,* principe azoté non phosphoré, pour constituer le protagon, dont Liebreich a étudié les variations sous l'influence du repos ou de l'excitation des centres nerveux. A ces corps se joint la *cholestérine,* qui semble être un produit de désassimilation de la matière nerveuse, ainsi que l'a montré Flint.

La lécithine, la cérébrine et la cholestérine, mélangées ou peut-être combinées, forment la partie principale de la myéline, qui entoure les cylindre-axes d'une couche isolante. Aussi prédominent-elles dans la substance blanche des centres ; on en trouve 5 à 6 p. 100 dans la substance grise du cerveau, 15 à 19 dans la substance blanche, 25 dans la moelle épinière.

La *kératine* (neurokératine de Kühne) est la substance fondamentale du névrilemme des nerfs, des filaments qui entourent le cylindre-axe et du stroma des cellules nerveuses. Elle est remarquable par sa richesse en soufre.

Les *sels* sont principalement des chlorures et des phosphates de potassium. Le phosphore vient de deux sources, de la lécithine surtout, et aussi de la nucléine, substance très peu abondante d'ailleurs dans le cerveau (0,20 à 0,30 p. 100).

L'*eau* est contenue dans les proportions suivantes : cerveau entier 79 pour 100 (78 à 80, d'après 7 cerveaux. *De Regibus*) — substance grise : 85 en moyenne (77 à 88) — substance blanche : 70(65 à 75). — Bulbe et moelle : 76. — Nerfs : 68. La quantité d'eau augmente de 1 à 2 p. 100 dans la vieillesse. Chez les animaux, on a noté que le cerveau de l'embryon contient plus d'eau que le cerveau de l'adulte, et que chez l'adulte la quantité d'eau est d'autant plus considérable que l'animal est moins élevé dans l'échelle zoologique.

On admet ordinairement que la substance blanche est alcaline et la substance grise acide ; mais d'après Langendorff les deux substances sont alcalines dans la moelle et le cerveau chez l'animal vivant. La différence consiste en ce fait que la substance grise prend rapidement une réaction acide dans certaines circonstances, extraction de l'organe, asphyxie, exsanguification ; cette acidification due à un corps inconnu (ac. lactique, phosphate acide... ?) est un phénomène vital comme pour celle des muscles. La substance grise corticale des animaux nouveau-nés se fait remarquer par sa forte alcalescence, elle ne s'acidifie pas comme celle des animaux adultes (V. *Neurolog. Centralb.*, 1885).

Poids spécifique. — Le poids spécifique, qui nous sert à estimer la densité, a été évalué par différentes méthodes : la méthode du flacon, l'aréomètre de Nicholson, la balance hydrostatique. Nous ne donnerons ici que les résultats généraux ; on trouvera à chaque organe les chiffres particuliers indiqués par les observateurs. Le poids spécifique du cerveau entier est de 1035 en moyenne, avec variations de 1030 à 1040 ; celui de la moelle épinière sensiblement le même. Mêmes chiffres encore pour le ganglion cervical supérieur, 1037 ; les nerfs périphériques, 1034 à 1038. Cette densité est un peu inférieure à celle des muscles et des glandes salivaires ; elle se rapproche beaucoup de celle du thymus (1029 à 1035). La substance grise du cerveau a un poids moindre (1020 à 1035) que la substance blanche (1027 à 1040).

Les différences sexuelles ne sont pas très accusées ; il semble pourtant que les chiffres soient un peu plus élevés chez l'homme. Dans les deux sexes, le maximum est atteint à l'âge adulte ; puis le poids baisse au commencement de la vieillesse pour se relever dans un âge avancé.

Il faut bien observer que ces chiffres nous représentent une densité totale, c'est-à-dire celle d'un organe nerveux ou d'un fragment d'organe, avec son parenchyme, son tissu conjonctif et ses vaisseaux. La densité du sang étant de 1055 en moyenne, c'est-à-dire supérieure à celle du tissu nerveux, les résultats varieront suivant la réplétion vasculaire ; la congestion élève le poids spécifique, l'anémie l'abaisse. De même une infiltration fibreuse fera trouver un chiffre au-dessus de la moyenne.

§ II. — MÉTHODES D'INVESTIGATION

Tandis que l'anatomie de presque tous les autres organes a pu être constituée par l'observation directe du sujet, celle des centres nerveux a dû faire appel à des méthodes de recherches très différentes les unes des autres. La raison en est moins dans la complexité de structure, dont on serait venu à bout avec de la patience, que dans la ténuité des éléments, fibres et cellules, invisibles à l'œil nu, invisibles même dans leurs groupements ; tant de mécanismes précis, tant de croisements de fils rigoureusement orientés, ne nous présentent sans le microscope qu'une masse pâteuse, d'apparence amorphe, et déroutent le micrographe lui-même par la longueur de leur trajet et la multiplicité de leurs destinations.

Schwalbe a réparti en trois groupes les méthodes employées en neurographie ; il les distingue en morphologiques, physiologiques et pathologiques. Je suivrai sa classification, en la modifiant sur certains points ; les procédés d'observations seront groupés de la façon suivante :

I. Méthodes anatomiques	1° Anatomie humaine. 2° Anatomie comparée. 3° Embryologie.
II. Méthodes physiologiques.	
III. Méthodes pathologiques	1° Méthode des dégénérations. 2° Méthode des atrophies.

1° Anatomie humaine. — L'anatomie à l'œil nu ne nous révèle que les formes des centres nerveux, mais non leur agencement. Cette étude a commencé avec les anatomistes de l'antiquité, pour atteindre déjà à la fin du siècle dernier, avec Vicq-d'Azyr, un haut degré de précision. On doit à Burdach, dont les travaux ont paru de 1819 à 1825, une grande partie de la terminologie actuelle, souvent assez malheureuse. La morphologie des circonvolutions et la topographie crânio-cérébrale sont des conquêtes récentes ; de même la connaissance approfondie des méninges et du système vasculaire. — L'histologie, à son tour, est restée longtemps impuissante, même après que Deiters eut découvert le prolongement cylindraxile des cellules nerveuses ; on connaissait les éléments isolés, mais non les rapports exacts. Stilling, en 1859, a inauguré pour la moelle les *coupes en série*, aujourd'hui si faciles avec les microtomes perfectionnés, et il a ébauché les origines des nerfs crâniens. Dans ces dernières années, de grands progrès ont été réalisés par les nouvelles méthodes de coloration de Golgi et de Weigert. Golgi (1881) a découvert la *coloration noire*, c'est-à-dire l'imprégnation des cellules nerveuses et des cylindre-axes par le chromate d'argent ; Ramón y Cajal a perfectionné sa technique et l'a rendue rapide. Weigert (1884) a obtenu la *coloration violette* des fibres à myéline par l'hématoxyline ; Pal y a porté de notables améliorations. Ces deux grandes méthodes de coloration, dont l'une s'adresse au cylindre-axe et l'autre à son enveloppe protectrice, sont aujourd'hui la base de presque toutes les recherches histologiques sur le système nerveux ; elles se complètent réciproquement, car celle de Golgi ne s'applique qu'aux organes embryonnaires, avant leur myélinisation, et celle de Weigert aux tissus achevés, prêts à fonctionner, dont les fibres se sont entourées de leur gaine de myéline. Elle sont trouvé un contrôle précieux dans la méthode plus récente d'Ehrlich (1886) qui, par des injections intra-veineuses de bleu de méthylène, est parvenu à colorer le système nerveux en bleu sur l'animal vivant.

2° **Anatomie comparée.** — On doit à l'anatomie comparée de savoir ce qu'il y a de vraiment humain dans notre cerveau si différencié, d'en déterminer les caractères de perperfectionnement et de supériorité. C'est grâce à ses lumières que Gratiolet a pu aborder l'étude des circonvolutions et Broca celle de l'appareil olfactif si rétrogradé chez nous. C'est à elle surtout qu'ont eu recours Meynert et Edinger. On lui doit encore la signification des renflements de la moelle, la distinction de plusieurs faisceaux, et la découverte inattendue de la nature de la glande pinéale, œil atrophié, conservé encore à l'état plus ou moins imparfait chez les vertébrés inférieurs.

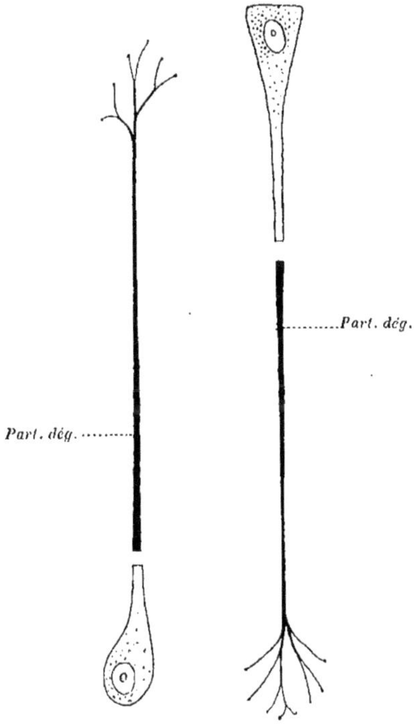

Fig. 105. — Schémas de dégénération.

Dégénérations ascendante à gauche, descendante à droite, de fibres nerveuses séparées de leurs cellules d'origine. — La partie dégénérée est en noir.

3° **Embryologie.** — Pendant longtemps les connaissances embryologiques sont restées sans application à la structure des centres nerveux. C'est en 1876 que P. Flechsig a montré que la formation des gaines de myéline, cette couche isolante qui entoure le cylindre-axe, est une formation systématique, qu'elle apparaît chez l'embryon ou chez l'enfant à une époque déterminée pour chaque faisceau de fibres semblables, et que dès lors il suffisait d'établir la chronologie rigoureuse de la myélinisation de chaque partie pour distinguer des voies en apparence confondues. C'est aujourd'hui le moyen le plus délicat que nous possédions pour l'analyse des faisceaux des centres nerveux. Nous devons encore à l'embryogénie, qui dans ses phases transitoires rappelle les phases définitives de la série des vertébrés, de contrôler les résultats de l'anatomie comparée et de hiérarchiser en quelque sorte les parties constitutives du système nerveux

4° **Méthode physiologique.** — Autant l'expérimentation physiologique, en procédant par excitation ou par section, a rendu de services dans le débrouillement des nerfs périphériques, autant elle est restée longtemps impuissante quand elle s'est adressée aux centres nerveux. On lui doit pourtant une grande découverte. Hitzig, en parvenant à exciter l'écorce cérébrale (1877), généralisait la découverte de Broca, et révélait dans l'écorce cérébrale, en apparence homogène, des territoires distincts, des centres de mouvements et de sensations, où aboutissent les nerfs des organes périphériques. Cette donnée capitale a conduit les anatomistes à rechercher le trajet intra-cérébral des nerfs, et grâce à l'embryologie et à l'étude des dégénérations secondaires, des résultats précis sont acquis dès maintenant.

5° **Méthode des dégénérations.** — Un médecin de Vienne, L. Türck, apporta en 1851 plusieurs observations de sujets chez lesquels, à la suite de lésions anciennes du cerveau ou de la moelle, il avait constaté à l'autopsie des dégénérations suivant des trajets précis, en sens ascendant ou descendant; il en conclut qu'il s'agissait de faisceaux anatomiques distincts, frappés de mort par leur interruption d'avec leurs centres, et il put ainsi, le premier, dans les cordons antéro-latéraux et dans les cordons postérieurs, isoler des systèmes de fibres centrifuges ou centripètes, notamment le faisceau pyramidal. Presque en même temps Waller démontrait, par l'expérimentation, que dans un nerf coupé la partie qui est séparée de son centre subit une dégénération consécutive. L'étude des dégénérations secondaires ou wallériennes, développée par Charcot et l'Ecole de la Salpêtrière, puis reprise dans ces dernières années au point de vue expérimental, a élargi le cercle de nos connaissances sur la constitution de la substance blanche des centres nerveux; elle a été longtemps la seule manière de séparer les voies conductrices du pédoncule cérébral et de la capsule interne; elle est encore aujourd'hui le réactif le plus sûr, surtout avec les procédés nouveaux de coloration des fibres dégénérées (Marchi).

Le principe de la méthode est donc celui-ci : tout nerf périphérique ou central, toute fibre nerveuse, tout membre cellulaire, protoplasmique ou cylindraxile, dégénèrent quand ils sont séparés de leur corps cellulaire, comme des branches frappées de mort quand elles ne tiennent plus au tronc. La cellule est le *centre trophique* de ses expansions, fonction qui n'implique pas nécessairement le sens de nutrition chimique, mais celui d'excitant fonctionnel; la dégénérescence est peut-être le simple fait de l'inactivité. Si la fibre dégénérée a son extrémité libre dirigée vers les centres nerveux, ou dans les centres nerveux vers le cerveau, ou dans le cerveau vers l'écorce, la dégénération est dite *ascendante;* elle est *descendante*, si la portion altérée de la fibre nerveuse est située entre le point lésé et la périphérie. L'observation attentive des dégénérations pathologiques ou expérimentales doit ainsi nous révéler où sont les cellules d'origine, où sont les extrémités libres, par conséquent quelle est la direction des fibres et des courants nerveux (Fig. 105).

6° **Méthode des Atrophies expérimentales.** — On savait que, lorsqu'un organe périphérique est depuis longtemps détruit ou supprimé, la partie des centres nerveux, où aboutissent les nerfs de cet organe, finit par s'atrophier : on peut donc de la localisation de l'atrophie conclure à la terminaison centrale des nerfs périphériques. C'est ainsi que dès 1855, Panizza, étudiant des sujets atteints d'anophtalmie congénitale ou morts longtemps après avoir perdu un œil, avait, d'après le trajet de l'atrophie ascendante, reconstitué en partie le trajet des fibres optiques et indiqué leur terminaison dans le lobe occipital. C'est ainsi encore qu'une partie de la moelle épinière s'atrophie chez les anciens amputés, et que certains de ses faisceaux ne se développent pas chez les sujets atteints d'anencéphalie. Gudden (1870), mort il y a quelques années, a transporté ces faits dans le domaine expérimental. Le type de sa méthode consiste dans l'observation des arrêts de développement consécutifs à l'énucléation de l'œil chez de jeunes animaux ; mais il l'a étendue à d'autres organes ou même à des portions de centres nerveux. De nombreux expérimentateurs l'ont suivi dans cette voie ; on a enlevé des portions de l'écorce, des lobes entiers du cerveau, le cervelet, etc.. Les résultats n'ont d'ailleurs pas été aussi satisfaisants que pour la détermination des voies optiques.

§ III. — PRÉPARATION ET CONSERVATION DES CENTRES NERVEUX

Il y a tout intérêt à pouvoir conserver les pièces anatomiques, moelle ou cerveau, le cerveau surtout, soit pour avoir le temps de les étudier, soit pour les utiliser plus tard comme pièces de démonstration et de collection. Un bon procédé doit remplir les conditions suivantes. Il faut que la pièce soit : 1° imputrescible; 2° plastique, c'est-à-dire qu'elle ait une consistance et une flexibilité suffisantes pour être maniée, explorée avec les doigts, sans être ni cassante, ni friable ; 3° qu'elle ait conservé son volume primitif ou tout au moins que la réduction soit minime ; 4° que les deux substances, grise et blanche, gardent leur couleur distinctive ; 5° que le procédé soit pratique, en ce sens qu'il n'exige pas une dépense trop considérable de temps ou d'argent.

Pendant longtemps on s'est contenté de déshydrater simplement le cerveau (je prends ce mot comme synonyme d'encéphale), procédé tout à fait imparfait ; le progrès dans ces dernières années a consisté dans la substitution à l'eau, qui représente 80 0/0 des centres nerveux, d'une matière solide ou liquide, paraffine, vernis, glycérine, qui maintient le volume et rend la pièce inaltérable. Aucun procédé ne répond encore à tous les desiderata que j'ai formulés plus haut ; on n'en trouve de satisfaisant, que si l'on a uniquement en vue l'étude des formes extérieures et surtout des circonvolutions. Autre chose est d'ailleurs une pièce de musée, autre chose une pièce qui doit passer dans les mains des étudiants. Dans nos salles de dissection, il n'y a que deux procédés pratiques : ou bien se servir simultanément d'une pièce fraîche et d'une pièce ayant trempé cinq ou six jours au plus dans une terrine contenant une solution d'acide nitrique à 10 0/0 ; il faut se garder d'enlever les membranes et de laver le cerveau avant de l'immerger dans la solution, car plus le cerveau est congestionné et plus les deux substances grise et blanche trancheront vivement l'une sur l'autre — ou bien, procédé bien supérieur, mais plus coûteux, faire tremper le cerveau pendant une ou deux semaines dans un mélange de glycérine ordinaire et de solution phéniquée à 50 0/00.

Voici maintenant les procédés spéciaux ; je les décris sommairement, l'indication bibliographique permettant de recourir à l'exposé détaillé.

Procédé à l'alcool. — Plonger le cerveau pendant quinze jours au moins, le double en général, dans de l'alcool à 95° qu'on renouvelle au moins une fois. Il est prudent d'injecter de l'alcool dans les ventricules à l'aide d'une petite seringue. Egoutter sur ouate ou sur crin, et sécher au grand air. — Les pièces peuvent se conserver indéfiniment dans le liquide, mais si on les monte à sec, le procédé est mauvais. Les membranes s'enlèvent difficilement ; le cerveau se déforme dans le bain, à moins de soins spéciaux ; séché, il devient dur et cassant et se réduit énormément. On possède encore à l'Institut de Kœnigsberg les pièces ainsi préparées par Burdach au commencement de ce siècle ; elles sont en très bon état, mais on ne les a jamais touchées, et elles auraient depuis longtemps disparu si on ne les avait conservées avec un soin extrême.

Ce sont des cerveaux durcis à l'alcool et vernis à la gomme élastique qu'Oré a métallisés par la galvanoplastie.

Procédé à l'acide nitrique. — Broca (*Momification des cerveaux.* — *Bullet. Soc. d'anthropologie*, 1865 et 1879) immergeait le cerveau pendant 20 à 30 jours dans une solution d'acide nitrique à 10 p. 100, ou bien deux jours dans une solution à 1 p. 5, puis deux autres jours dans une solution à 1 p. 2,5. Egoutter pendant quinze jours, et laisser sécher à l'air pendant un mois. — Le cerveau ainsi préparé est bon tout au plus pour l'étude des circonvolutions. Il noircit, se réduit des trois quarts, devient ligneux et cassant. L'acide nitrique qu'il contient le fait périr au bout de quinze ans. Plus tard Broca, instruit par l'expérience, a modifié son procédé. Le cerveau, sortant de l'acide nitrique, est plongé dans l'eau pour enlever l'acide, puis pendant trois jours dans de la glycérine, et enfin verni et séché sur un bain à mercure.

Procédé aux liquides conservateurs. — On a essayé tour à tour le chloral, l'ac. chromique, le chlorure de zinc, en solution marquant 18 à 20° à l'aréomètre Baumé, préconisé dès 1868 par Bischoff qui en avait reconnu les grands avantages, — le borate de soude dissous dans la glycérine (*Bouchard* de *Bordeaux.* — *C. R. Acad. des sc.* 1887 — l'acide phénique en solution aqueuse au 1/10. (*Rosenbach.* — *Centralblatt f. Nervenheilkunde*, 1889). Dans ces différentes solutions, on laisse en général le cerveau tremper pendant cinq jours.

Brissaud préconise le bichromate d'ammoniaque en solution saturée ; il faut un trempage de trois mois et renouveler trois fois le liquide.

Ces procédés sont simples, mais donnent de mauvais résultats dès qu'on veut faire sécher le cerveau et le garder un certain temps. Toutefois une pièce importante peut se conserver des années dans la glycérine boratée ou phéniquée.

Procédés à la glycérine. — Tous ces procédés ont pour but de substituer à l'eau du cerveau un autre liquide, la glycérine, qui ne s'évapore pas et ne se décompose pas.

1° **Laskowski**. (*Embaumement* et *Conservation des sujets*, 1886). Laver rapidement et enlever les membranes. Immersion pendant cinq à six jours dans solution alcoolique saturée de chlorure de zinc, puis quinze à vingt jours dans solution d'acide phénique dans glycérine, 5 p. 0/0 avec ou sans acide borique. —Les cerveaux se gardent des années ; ils sont résistants, élastiques, gardent leur couleur et se laissent facilement couper.

2° **Flesch**. (*Technik der Conservation von Gehirn præparaten.* — *Anat. Anzeiger* 1887). Le cerveau passe deux jours dans l'eau, quatre semaines dans l'alcool, deux semaines dans parties égales de glycérine et d'alcool, avec un gr. de sublimé p. 300, et enfin quatre semaines dans glycérine pure également sublimée. — L'auteur conserve ainsi depuis un an et demi, dans les salles de dissection, des pièces qui ont l'aspect de la cire, se laissent facilement couper et conservent leurs couleurs distinctes.

3° **Giacomini** (*Accademia di med. di Torino*, 1878, et *Circonvoluzioni cerebrali* 1883). Le cerveau reste cinq jours dans une solution de chlorure de zinc marquant dix-huit à vingt Baumé ; au deuxième jour on enlève les membranes ; puis dix à douze jours dans l'alcool ordinaire qu'on renouvelle au moins une fois, et dans lequel on pourrait d'ailleurs le laisser beaucoup plus longtemps, et enfin vingt à trente jours dans la glycérine, phéniquée ou non. Eviter de vernir la pièce. L'auteur trouve ce procédé excellent ; le cerveau garde sa flexibilité, sa couleur, son volume, son poids et même sa structure histologique. Stieda, qui a vu les collections de Giacomini, reconnaît que les pièces ont conservé leur volume et leur plasticité; elles sont très bonnes pour l'étude personnelle, mais non pour l'enseignement, car dès qu'on les manie elles deviennent poisseuses et engluent les doigts. Pour parer à ce défaut et permettre de faire passer les pièces entre les mains des étudiants, Giacomini a proposé, pour les pièces de cours, le procédé suivant : plonger onze à quinze jours dans ac. nitrique à 10 0/0 ; puis quinze jours dans solution de bichromate de potasse à 2 p. 0/0, et 15 jours dans solution à 4 p. 0/0 ; laver plusieurs jours dans l'eau, et transporter comme précédemment dans la glycérine, avec ou sans passage préalable dans l'alcool.

Procédés à la paraffine. — En 1876, Frédéricq (*Acad. roy. de Belgique*, 1876 et *Bullet. Soc. Anthrop. de Paris*, 1879) a eu l'idée de paraffiner le cerveau et d'autres organes. Les pièces passent successivement par l'alcool, la térébenthine et la paraffine. Broca les trouvait admirables; mais le procédé ne s'applique qu'à des organes de faible volume, à des cerveaux de petits animaux.

M. Duval (*Conserv. anat. du cerveau. — Bull. Soc. Anthrop.*, 1877 *et* 1879) a essayé d'appliquer ce procédé au cerveau humain, mais ne connaissant pas les détails de la technique, il a oublié l'immersion dans la térébenthine, et son trempage dans la paraffine (quinze à vingt minutes) est insuffisant. Les préparations se sont détruites au bout d'un an.

Schwalbe (*Uber Herstellung von trockenen Gehirnpræparaten.— Anat. Anzeiger*, 1886) a modifié ainsi le procédé de Frédéricq. L'encéphale, dépouillé de ses membranes, est divisé en quatre morceaux, les hémisphères, le cervelet, le mésocéphale. On les plonge dans un bain d'alcool à 96-97°, après les avoir ou non fait passer par le chlorure de zinc ; l'auteur ne dit pas le temps du séjour dans ces liquides. De l'alcool, dans la térébenthine pendant huit jours; de la térébenthine, dans un bain de paraffine, que l'on maintient à 60° pendant cinq à huit jours. Egoutter sur ouate. Le cerveau prend la consistance de la paraffine solide et ne perd à peu près rien de son volume. — Ce procédé nécessite une étuve; il exige en outre beaucoup de soin et d'expérience.

Procédé à la celloïdine. — Lenhossék (*Celloïdin-behandlung des Gehirns. — Anat. Anzeiger.*, 1887) durcit le cerveau dans l'alcool, et après l'avoir essuyé, le badigeonne au pinceau d'une solution demi-épaisse de celloïdine dans parties égales d'alcool et d'éther; il faut enduire avec soin les sillons et les tenir béants avec du papier ou de la toile. Au bout de quelques minutes, la celloïdine forme un glacis solide.

Ce procédé est assez pratique pour les pièces à démonstration. Il a l'inconvénient que les sillons sont masqués par le glacis, et en outre que la pièce doit être conservée dans l'alcool, et ne pas être exposée à l'air pendant plus de deux heures chaque fois.

Procédés à la résine Dammar et au vernis gras. — Teichmann (*Congrès intern. de médecine*, 1890) après avoir traité le cerveau par l'alcool et la térébenthine, selon la manière ordinaire, le fait tremper dans la racine Dammar. On obtient une pièce sèche, dure, bien maniable; mais la réduction de volume est très sensible, et le procédé est coûteux, car il faut 1500 gr. de laque Dammar pour imprégner le cerveau.

Stieda (*Zur Herstellung trokener Gehirnpræparate. — Anat. Anzeiger.*, 1891) a modifié la manière de faire de Teichmann. Le cerveau extrait est immédiatement plongé dans une solution saturée de chlorure de zinc; on l'y laisse deux à trois jours au bout desquels on enlève les membranes. Il passe de là dans l'alcool à 96° qu'on change deux à quatre fois, et y reste quatorze jours; puis deux à quatre semaines dans la térébenthine, en l'exposant à la chaleur d'un poêle ou du soleil; et de la térébenthine dans le vernis gras des peintres (œlfirnis) que je présume être le copal à l'huile, où il séjourne de deux à quatre semaines. Retiré, il est séché huit jours sur papier filtré. On obtient un cerveau sec, dur, bien maniable; on peut le glacer à la résine Dammar. La diminution de volume est d'environ un quart. Le vernis à l'huile, qui remplace ici la résine, coûte beaucoup moins cher.

LIVRE DEUXIÈME

MOELLE ÉPINIÈRE

CHAPITRE PREMIER

MORPHOLOGIE DE LA MOELLE

Les centres nerveux comprennent deux parties différentes : l'une qui est contenue dans la cavité crânienne, l'*encéphale;* l'autre qui est renfermée dans le canal rachidien, la *moelle épinière.*

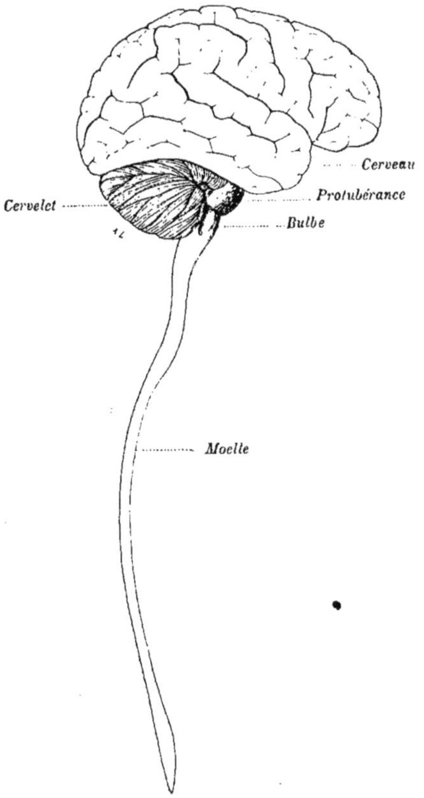

A son tour, l'encéphale se divise en plusieurs masses ou organes distincts par leur origine embryologique, leur conformation extérieure et leur structure intime. Ce sont d'abord le *bulbe* rachidien ou moelle allongée, la *protubérance annulaire,* mésocéphale ou pont de Varole, et les *pédoncules cérébraux,* tous les trois se succédant sur une même ligne de la moelle au cerveau, puis le *cervelet* situé derrière les organes précédents, et le *cerveau* qui termine et surmonte toutes ces divisions de l'encéphale. Le mot cerveau a souvent un sens plus large et devient synonyme d'encéphale quand on l'oppose à la moelle. Sous le nom d'*isthme* de l'encéphale, qui tend à disparaître, on désignait l'ensemble des pédoncules cérébraux et de la protubérance annulaire avec ses pédoncules moyens, c'est-à-dire la région intermédiaire au bulbe, au cervelet et au cerveau.

Fig. 106. — Les centres nerveux.

Définition. — La moelle épinière est la partie des centres nerveux qui occupe le canal rachidien. Le mot *moelle,* dérivé de mots grec et latin semblables, provient d'une ancienne comparaison avec la moelle des os, comparaison assez grossière contre laquelle Hippocrate avait déjà protesté ; *épinière* est synonyme de rachidienne, le mot épine vertébrale étant lui-même synonyme de colonne vertébrale. A un point de vue très général, la moelle de l'homme et des vertébrés est caractérisée moins par son inclusion dans le canal des vertèbres, que par sa situation sur la face postérieure ou dorsale du tube digestif. Chez tous les invertébrés, les tuniciers exceptés, la moelle est ventrale, c'est-à-dire placée en avant du tube digestif ; chez les tuniciers, l'amphioxus et tous les vertébrés, elle est dorsale, en arrière

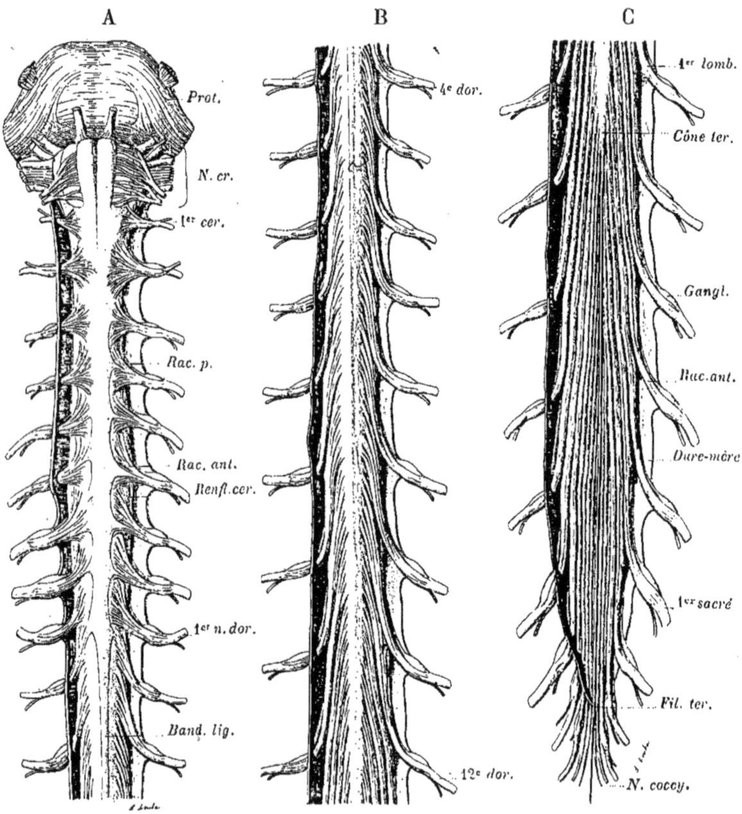

Fig. 107. — La moelle épinière ; divisée en trois segments, A. B. C.

La moelle est vue par sa face antérieure, avec toutes les racines des nerfs rachidiens ; la dure-mère ouverte et écartée, la pie-mère en place sur la moelle.

ou au-dessus du canal alimentaire ; la colonne vertébrale n'est qu'une formation secondaire interposée entre ces deux organes, servant d'abord et essentiellement de soutien à la moelle et plus tard d'attache au tube digestif.

Dimensions et poids de la moelle. — La moelle mesurée du collet du bulbe au sommet du cône terminal a une *longueur* de 43 cm. ; elle est de 45 chez l'homme, de 41 chez la femme. Il y a donc entre les deux sexes une différence dans la longueur absolue, mais la longueur relative, c'est-à-dire, rapportée à la taille totale, est la même. Il en est de même pour le poids. — La *largeur* moyenne est de 1 cm. — Le poids de 28 gr.

Sappey trouve 45 cm. comme longueur moyenne de huit hommes adultes. — Ravenel : 44 cm. 8, moyenne de onze sujets adultes du sexe masculin, avec écarts de 39 à 48 cm. ; et 41 cm. 3, moyenne de onze sujets du sexe féminin, avec écarts de 37 à 46 cm. — Lüderitz : 40 cm. sur deux femmes. — Pfitzner : 46 cm. 8, moyenne de six hommes, avec variations de 44 à 50 cm. — Les moelles que j'ai mesurées allaient de 38 à 46 cm.

Le nouveau-né a une moelle longue de 15 cm. proportionnellement beaucoup plus longue que celle de l'adulte (30 p. 0/0 de la longueur du corps au lieu de 26 p. 0/0). — Voici maintenant quelques chiffres recueillis par divers observateurs. Longueur de la moelle : Fœtus de huit mois, 12 cm. — Nouveau-né, 15 à 16 cm. — Garçons de trois mois : 17 ; d'un an et demi : 21, 2 ; de deux ans : 24, 5 ; de cinq ans : 30. — Fille de neuf ans : 28 cm.

La *largeur* de la moelle est en moyenne d'un centimètre si l'on se contente d'un chiffre approximatif. Mais la moelle n'est pas un cylindre régulier, même dans sa portion dorsale qui est la plus arrondie, et de plus elle présente deux renflements, cervical et lombaire. Le renflement cervical a un D. antéro-postérieur de 9 mm., un D. transversal de 13 à 14 ; le renflement lombaire, un D. antéro-postérieur de 9 mm., un D. transversal de 12 (11 à 13) ; le segment intermédiaire aux deux renflements, un D. antéro-postérieur de 8 mm., un D. transverse de 10.

Le *poids* moyen de la moelle épinière est de 28 grammes.

Sappey a trouvé sur huit sujets masculins de vingt-cinq à soixante ans, pour la moelle dépouillée de ses racines, la moyenne de 27 gr. avec variations de 25 à 30 ; Krause, 34 grammes et jusqu'à 38 ; Bischoff, chez l'homme 46 gr. avec les racines et 28 sans les racines ; Baistrocchi, chez six hommes adultes, 28 gr. 7. Ces chiffres recueillis dans trois pays différents sont tout à fait semblables. Les écarts paraissent compris entre 22 et 31, mais on a signalé aussi des poids exceptionnels de 42 et au-delà, dans lesquels la congestion entrait peut-être pour une certaine part. A la naissance, la moelle pèse de 3 à 4 gr. ; et de six à huit ans, de 15 à 16 gr.

Les variations sexuelles paraissent être dans les limites qu'on observe pour les autres organes. Bischoff indique 28 gr. pour l'homme et 26, 4 pour la femme ; Baistrocchi, 28 gr. 7 pour l'homme (moyenne de six adultes) et 26 pour la femme (moyenne de 12 sujets).

La moelle échappe presque complètement à l'atrophie sénile, et cette remarque s'applique également à son poids spécifique. Ainsi dans les relevés de l'auteur italien, je trouve que pour neuf vieillards de soixante à quatre-vingt-trois ans, le poids moyen est resté identique, 28 gr. 7, le même aussi pour des individualités de soixante-dix-huit ans et au delà ; et chez la femme (six sujets de soixante à quatre-vingt-deux ans) 25 gr. 2.

Le poids de la moelle, rapporté à celui de l'encéphale, va toujours en diminuant à mesure qu'on suit la série ascendante des vertébrés et atteint chez l'homme son minimum, ainsi que l'avait déjà fait observer Sœmmering. Il surpasse le poids de l'encéphale chez les Poissons, le surpasse encore ou l'égale chez les Amphibiens, n'en représente plus que les 20 centièmes chez les Mammifères, au moins chez les animaux domestiques observés, et tombe aux 2 centièmes chez l'homme et chez la femme. Il ne faut pas conclure de là que l'homme a une moelle très petite, mais qu'il a un énorme cerveau.

Ce chiffre est encore inférieur chez l'enfant. Danielbekof (*Ueber das Gewicht...*, St-Pétersbourg, 1885) a obtenu sur cent garçons et cent filles âgés d'environ un mois le poids moyen suivant : garçons, 3 gr. 9 ; filles, 3 gr. 8, qui rapporté au poids de leur encéphale donne à peine un centième (0,9). Un tel résultat est fait pour surprendre, car à la naissance la structure de la moelle est plus avancée que celle du cerveau, c'est un organe prêt à fonctionner, et en outre son poids spécifique est plus élevé. La cause en est peut-être dans un faible développement de la moelle en volume, sinon en structure, dû lui-même au faible développement des membres.

Peut-on dire avec quelques auteurs que si l'homme a la plus petite moelle par rapport à son encéphale, il a la plus grosse par rapport à son corps ? Cette assertion est en contradiction avec les recherches, malheureusement trop restreintes, de Leuret, car le poids de la moelle est au poids du corps :

comme 1 à 200 environ (lapins et porcs nouveau-nés).
1 à 400 ou 500 (lapin, rat, chien adultes).
1 à 1654 (cheval).
1 à 2000 ou 3000 (homme).

Remarquons d'ailleurs que notre moelle ne pèse que six fois celle d'un lapin, qu'elle pèse moins que celle d'un chien (35 gr.), presque une fois moins que celle d'une chèvre ou d'un mouton (50 gr.), animaux dont la masse est bien inférieure à la nôtre, et que Cruveilhier a tort de citer la moelle du bœuf comme à peine plus grosse que la nôtre, car elle a un poids de 220 gr., soit 8 fois plus élevé.

On a dit encore que le volume de la moelle est en rapport non pas avec la masse du corps, mais avec son activité vitale et plus spécialement avec la capacité sensitive des parties qu'elle anime (Gratiolet). Les chiffres précédents, et notamment le fait que le poids relatif au corps diminue à mesure que l'animal grandit, contredisent cette proposition.

En résumé la seule relation à peu près établie pour le moment, c'est que la moelle dépend avant tout du cerveau, et qu'elle diminue, qu'elle s'efface à mesure que celui-ci prend la prédominance dans les centres nerveux.

Poids spécifique. — W. Krause et Fischer ont trouvé comme poids spécifique de la substance blanche chez un homme de 48 ans : 1,0244 et chez une femme de 67 ans : 1,0219 ; comme poids sp. de la substance grise chez une femme de 35 ans : 1,0382.

Baistrocchi a étudié la densité de moelles entières, dépouillées de leurs racines et des vaisseaux de la pie-mère. Les recherches faites sur 43 sujets, à l'aide de la balance hydrostatique ont donné les résultats suivants :

Densité de la moelle totale.	Hommes (21 sujets).	Moyenne. . .	1.0387
		Maxim. . .	1.0909
		Minim. . .	1.0232
	Femmes (22 sujets).	Moyenne. . .	1.0348
		Maxim. . .	1.0513
		Minim. . .	1.0223

On voit que la moelle de l'homme est plus dense que celle de la femme. Relativement à l'âge, le même auteur a constaté ce fait singulier que le poids spécifique est à son maximum chez le fœtus (1,090 au troisième mois fœtal ; 1,078 au huitième mois), qu'il diminue chez l'enfant, et que de l'enfance à l'extrême vieillesse il se maintient à peu près au même niveau.

(*W. Krause et Fischer*. Neue Bestimmungen des specifischen Gewichts... in Zeitschrift für rationelle Medicin, 1866. — *Baistrocchi*. Del peso specifico... in Rivista sperim. di freniatria, 1884).

Consistance. — La moelle enveloppée par la pie-mère offre une certaine consistance ; elle est plus ferme que le cerveau et le cervelet. Chaussier prétend que d'après ses nombreuses autopsies, cette consistance est un peu moindre chez la femme et qu'elle diminue de l'enfance à la vieillesse. La moelle de l'enfant paraît en effet plus ferme que celle de l'adulte. Le ramollissement cadavérique se produit plus tardivement que sur le cerveau ; il est probable que l'écorce blanche de la moelle la protège momentanément contre l'action des liquides extérieurs. Ce ramollissement est une diffluence générale de l'organe, qui conserve sa couleur normale.

Couleur. — La couleur de la moelle est d'un blanc mat et opaque. Les taches ardoisées qu'on voit quelquefois à sa surface, chez les vieillards surtout, sont dues à une pigmentation de la pie-mère.

Situation et Rapports. — La moelle occupe le canal rachidien, qui lui sert de gaine protectrice et qu'on voit apparaître dans la série animale en même temps qu'apparaît la moelle ; mais ni chez l'homme ni chez un grand nombre d'animaux, la moelle n'occupe la totalité du canal. Elle s'arrête vers le haut de la région lombaire, et tout le reste du canal qui se poursuit jusqu'au coccyx est occupé par le filum terminale, vestige atrophié de la moelle embryonnaire, et par un gros faisceau de nerfs, la queue de cheval.

Elle remplit dans le sens de la longueur les 60 centièmes du canal (56 à 63) chez l'adulte, les 63 centièmes chez le nouveau-né ; pas tout à fait les deux tiers. Sa limite *supérieure,* marquée par le collet du bulbe, est le trou occipital ; plus exactement elle correspond à l'espace qui sépare l'atlas de l'occipital, au niveau du bord supérieur de l'atlas ; cette limite est fixe. Sa limite *inférieure,* marquée par le sommet du cône, offre moins de constance ; dans la majorité des cas, elle

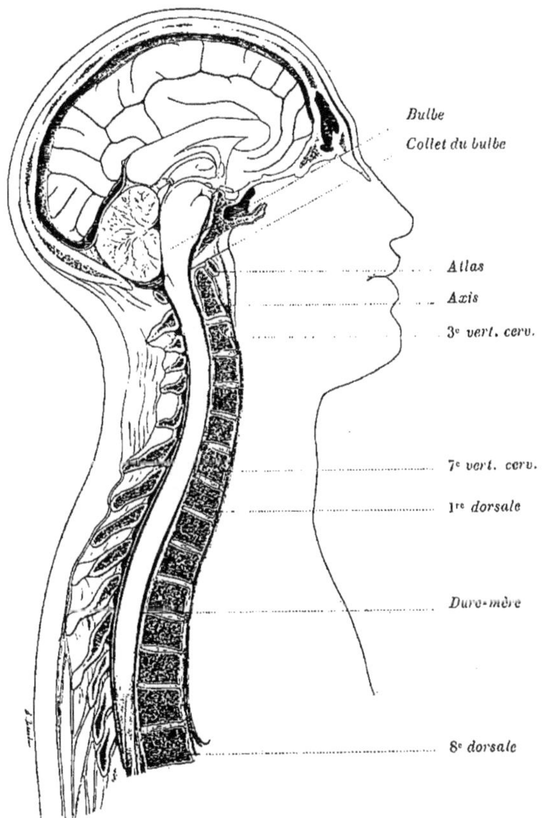

Fig. 108. — Rapports de la moelle (partie supérieure, d'après *Braune*).
Coupe antéro-postérieure de la moelle et du canal rachidien sur sujet congelé.

correspond au corps de la deuxième vertèbre lombaire, de sorte qu'un instrument passant entre la première et la deuxième lombaires, a les plus grandes chances, ainsi que l'ont montré les expériences de Longet et de Cruveilhier, de traverser la moelle, en général vers la base du cône terminal. Faisons dès maintenant observer que l'enveloppe fibreuse de la dure-mère, le sac dural, ne se termine pas à ce niveau, mais dans le canal du sacrum, au niveau de la deuxième vertèbre sacrée.

Ainsi des quatre portions de la cavité rachidienne, la moelle n'en occupe que deux : la portion cervicale et la portion thoracique ; les portions lombaire et sacrée ne contiennent que des nerfs périphériques.

Il existe certaines variations dans la terminaison de la moelle ; elles ne sont pas sans intérêt à connaître pour l'interprétation des blessures de la région lombaire et les précautions à prendre dans une intervention chirurgicale. Keuffel, cité par Cruveilhier, a vu chez un sujet la moelle descendre à la troisième lombaire, et chez

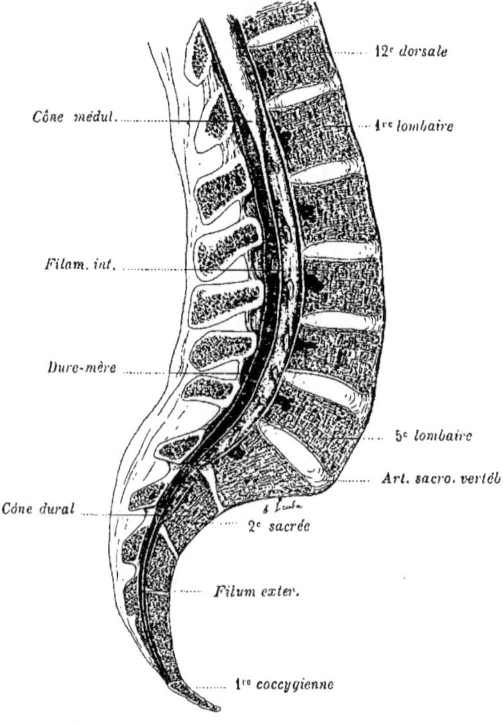

Fig. 109. — Rapports de la moelle (partie inférieure).

Coupe antéro-postérieure du canal rachidien lombaire et du canal sacré. Cône et filum terminale. La dure-mère en bleu.

un autre s'arrêter à la onzième dorsale. Les cas où elle s'arrête à la première lombaire sont assez fréquents. Pfitzner sur dix-sept sujets a vu le sommet du cône correspondre treize fois au premier trou de conjugaison lombaire, et quatre fois au second. — Outre les différences individuelles, il y a peut-être des différence de race, car Fest, qui a étudié la question sur des sujets Russes, assigne une limite un peu plus élevée, le milieu du corps ou le bord inférieur de la première lombaire, dans le sexe masculin. — La femme à ce point de vue paraît se rapprocher de l'enfant, quelques auteurs ayant trouvé que sa moelle descend un peu plus bas que chez l'homme, de la hauteur d'une demi-vertèbre environ. — On admet ordinairement que, chez le nouveau-né, la moelle n'a pas encore terminé son ascension et qu'elle atteint la troisième vertèbre lombaire. Il est bon d'observer que cette donnée est contestée, notamment par les observations de Pfitzner et de Sherrington.

Les différentes parties de la moelle présentent les rapports suivants. Le segment supérieur correspond aux deux premières vertèbres cervicales. Le renflement cervical, qui contient les nerfs du membre supérieur et le nerf phrénique, va de la troisième cervicale à la deuxième dorsale, et atteint son maximum de développement au niveau de la sixième. Le segment intermédiaire aux deux renflements s'étend de la deuxième à la neuvième ou dixième dorsales. Le renflement lombaire, source des nerfs du membre inférieur, commence à la hau-

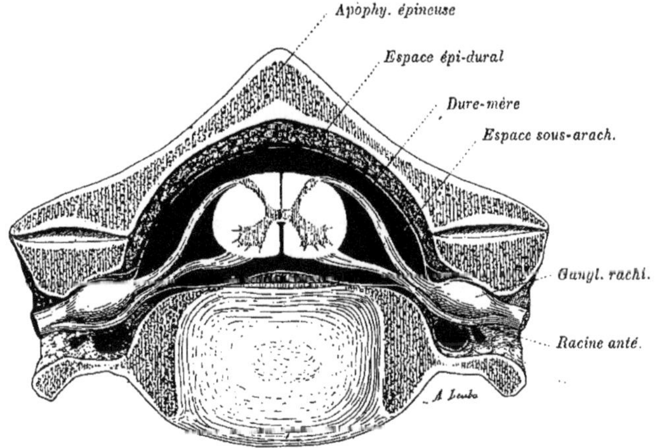

Fig. 110. — Rapports de la moelle.
Coupe transversale passant par une vertèbre cervicale, au niveau du trou de conjugaison.

teur de la neuvième ou dixième dorsales, présente son maximum vers la douzième et se termine avec la moelle à la deuxième lombaire.

Nous verrons plus loin dans quelles limites les mouvements de la colonne peuvent faire varier ces rapports.

Si nous étudions maintenant les relations de la moelle et du canal vertébral dans le plan transversal, nous remarquerons : 1° que le canal forme un étui osseux complet, malgré la multiplicité de ses pièces, car les lames et les apophyses épineuses se recouvrent partiellement dans la station debout, et l'on ne peut pénétrer dans leurs interstices que dans la flexion du tronc en avant ; — 2° que la cavité épouse la forme de la moelle en coupe horizontale, qu'elle est comme elle à peu près circulaire à la région dorsale, triangulaire à angles mousses, à base transversale tournée en avant dans les régions cervicale et lombaire ; mais qu'elle ne se moule pas exactement sur elle dans son profil longitudinal. Il n'y a pas de dilatation fusiforme correspondant aux deux renflements; la cavité osseuse est seulement plus large à la région cervicale et à la région lombaire, disposition que l'anatomie comparée montre comme étant en rapport avec la mobilité plus ou moins grande des divers segments de la colonne vertébrale. Les parties les plus mobiles ont la cavité la plus large pour ne pas blesser les organes nerveux qu'elles contiennent. Ainsi à la région cervicale inférieure, où la colonne est capable de mouvements étendus, la moelle n'occupe que les deux quarts internes ou si l'on aime mieux la moitié centrale du canal rachidien, tandis qu'à la région dorsale à peu près rigide elle en remplit les deux tiers; — 3° que la moelle ne remplit pas plus le canal osseux dans le sens de la largeur que dans le sens de la longueur. Elle en occupe suivant les points considérés les deux tiers ou la moitié, en mesurant les diamètres et non l'aire du cercle. La surface externe de la moelle est séparée de la paroi osseuse qui lui fait face par un espace de 3 à 6 mm. Elle peut ainsi échapper dans une certaine limite à la compression par des tumeurs, des fractures, des courbures pathologiques. La paroi osseuse est tapissée par des surtouts ligamenteux ou des rubans élastiques; le fourreau fibreux de la dure-mère ne lui est pas étroitement appliqué, car en plusieurs points des plexus veineux, abondants surtout vers les trous de conjugaison, et des graisses fluides l'en séparent. La moelle à son tour n'est pas en contact immédiat avec la dure-mère, elle en est isolée par le tissu spongieux sous-arachnoïdien imprégné d'un liquide dans lequel l'organe nerveux est immergé. L'espace entre la dure-mère et la paroi osseuse est l'espace épidural, celui qui s'étend entre la moelle et la dure-mère que double l'arachnoïde est l'espace sous-arachnoïdien.

Ascension apparente de la moelle. — Au premier mois de la vie embryonnaire, la moelle occupe la totalité du canal rachidien, y compris les vertèbres coccygiennes. Il en est ainsi jusqu'à la fin du troisième mois; la moelle et la colonne se sont accrues semblablement, ou à peu près, car la moelle n'atteint plus que la base du coccyx; les racines nerveuses naissent sur la moelle à des hauteurs égales et sortent à angle droit par le trou de conjugaison correspondant. Il n'y a pas de queue de cheval.

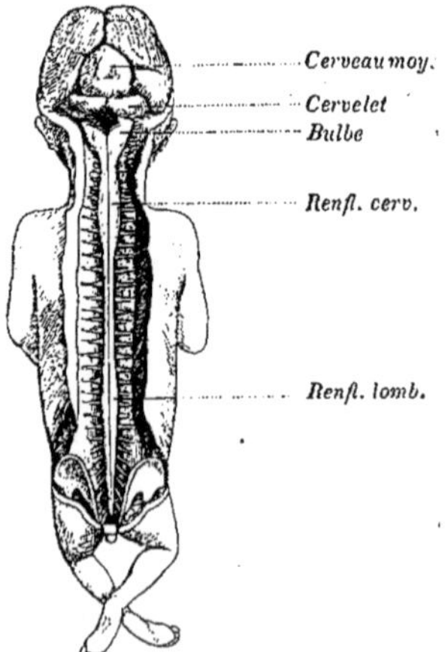

Fig. 111. — Moelle embryonnaire.

Embryon de 3 mois, grandeur naturelle. La moelle occupe tout le canal sacré (d'après *Kœlliker*).

Dès le quatrième mois, la croissance de la moelle et celle de la colonne ne sont plus parallèles. Les portions cervicales du contenant et du contenu marchent encore d'un pas égal, mais la colonne s'accroît beaucoup plus que la moelle dans ses parties dorsale et lombaire; de 8 c. de longueur totale elle arrive à 28 à un an, soit une croissance de 20 c., alors que la moelle de 7 c. atteint 21, soit 14 c. d'accroissement. De ces changements de rapports, il résulte 1° que l'extrémité inférieure de la moelle se trouve à un niveau de plus en plus élevé; au sixième mois fœtal elle atteint à peine encore le sacrum et je l'ai vue plusieurs fois à la quatrième lombaire; elle semble donc remonter dans le canal, c'est ce qu'on appelle l'*ascension de la moelle;* il vaut mieux dire *ascension apparente;* 2° que les racines deviennent de plus en plus longues et de plus en plus obliques, au point que les dernières sacrées sont presque verticales et parallèles à la moelle ; le rassemblement de ces paires nerveuses au-dessous de la moelle constitue la queue de cheval; 3° que la moelle en remontant étire son attache coccygienne. Cette attache comprend le mince tube médullaire primitif et les méninges qui l'entourent; l'étirement des enveloppes produit le filament externe ou dural, ainsi que la partie pie-mérienne du filament interne, et celui du tube médullaire, le filament interne nerveux qui dans sa partie supérieure prend un certain développement, mais ne tarde pas à s'atrophier et à disparaître, au moins chez l'homme, dans sa partie extra-durale. Le fil terminal est donc une formation nerveuse avortée; il en est de même du cône terminal que nous avons considéré comme la partie coccygienne ou caudale de la moelle.

Le nouveau-né nous présente déjà un état à peu près définitif. La moelle finit à la deuxième lombaire, plus rarement à la troisième. Les racines nerveuses sont plus obliques même que celles de l'adulte. La longueur du filum total est de 6 à 7 c.; dont 25 à 30 mm. pour le segment externe qui n'a déjà plus rien de nerveux. Le cul-de-sac est à la deuxième v. sacrée; s'il a subi une ascension beaucoup moindre que la moelle, c'est sans doute en raison de ses adhérences latérales avec le périoste du canal; d'ailleurs il conserve toujours son attache coccygienne.

Fixité et mobilité de la moelle. — La moelle n'a donc pas de contact immédiat avec sa gaine fibreuse, mais elle n'est pas pour cela flottante dans le liquide céphalo-rachidien qui lui sert de lymphe extérieure et remplit le vide péri-médullaire. Elle est fixée dans le sens longitudinal, en haut par sa continuation avec le bulbe, en bas par les nerfs lombaires et sacrés, adhérents eux-mêmes à la dure-mère; et dans le sens transversal, par de fines cloisons qui vont de sa face externe à la face interne de la dure-mère, surtout par les ligaments dentelés tendus entre les racines antérieures et postérieures. La dure-mère à son tour est attachée au périoste du canal et au névrilemme des nerfs périphériques par des prolongements qui la maintiennent tendue et la défendent contre les tractions périphériques. Grâce à ces moyens d'union, la moelle se prête aux mouvements de la colonne vertébrale et ne touche jamais les parois osseuses du canal; son élasticité propre et sans doute aussi le déplacement des nerfs et des gaines lui permettent un certain jeu, plus étendu dans le sens de la longueur, qui est également le sens de la plus grande mobilité vertébrale, plus restreint dans le sens diamétral où les racines nerveuses délicates ne subiraient pas sans danger une distension un peu marquée.

L'*élongation* de la moelle et des nerfs ayant été introduite dans la pratique comme moyen thérapeutique, on a recherché expérimentalement ses effets mécaniques sur le cadavre :

1° La traction sur le nerf sciatique allonge la moelle lombaire de 2 mm. seulement ; ce déplacement cesse d'être mesurable au niveau de la première dorsale (0mm, 3), et l'œil seul le poursuit jusqu'au trou occipital. L'effet est à peu près le même pour une traction faible ou forte, ce qui indique un déplacement facile, mais énergiquement limité. De même la traction sur le nerf médian produit quelques mouvements latéraux. Dans des limites aussi restreintes, on peut considérer les résultats comme négatifs. L'élongation des nerfs ne produit donc pas une élongation sensible de la moelle.

2° L'autosuspension, telle qu'on la pratique par la méthode de Sayre, redresse le rachis, la colonne osseuse cervico-lombaire s'allonge de 25mm; mais là encore l'allongement de la moelle est insignifiant, et les résultats thérapeutiques doivent être interprétés par d'autres phénomènes (traction sur les troncs nerveux et les racines, changements dans la vascularisation, dans la pression du liquide céphalo-rachidien...).

3° Seule, la flexion de la colonne vertébrale allonge notablement la moelle. Longet avait déjà observé qu'un instrument tranchant qui traverse le disque interposé à la première et à la deuxième lombaires atteint presque toujours le cône terminal quand le tronc et la tête sont en extension forcée et le manque souvent dans la flexion. Cruveilhier conclut également de ses expériences que l'écart, selon l'état de flexion ou d'extension de la tête et du tronc, atteint 27 à 30mm pour la limite inférieure de la moelle. Hegar a institué une série d'expériences précises pour résoudre cette importante question. Une flexion moyenne allonge le sac dural de 5mm seulement; une flexion forte, les jambes étendues et relevées contre la poitrine, produit un allongement de 8mm, dont 5 reviennent à la moelle même. Le déplacement ne retentit pas sur le cerveau, parce que la dure-mère cérébrale amortit la traction médullaire. On peut voir que dans la flexion de la colonne, la dure-mère s'aplatit, la moelle et ses enveloppes sont tendues sur la face postérieure des corps vertébraux, comme sur un cylindre autour duquel elles s'enroulent. Il est probable que sur le vivant la moelle comprimée par l'extension de son enveloppe fibreuse doit se vider de sang et de liquide céphalo-rachidien.

Enfin récemment Benedikt (Sem. méd. 91) a fait connaître le procédé de flexion forcée du tronc (distension forcée de la moelle) de Bonuzzi, qui consiste à porter en avant les pieds du sujet de façon que les genoux viennent toucher le front, la tête étant relevée par un coussin. Les effets obtenus sur le vivant sont importants. Sur le cadavre Bonuzzi aurait constaté que l'élongation de la moelle est trois fois plus considérable que par la suspension.

Voyez : Braün, *Prag. med. Wochenschrift*, 1882 — et Hegar, *De l'élongation de la moelle*. Traduit dans l'Encéphale de 1884).

Forme de la moelle. — La forme de la moelle est celle d'une tige sensiblement cylindrique.

Cette tige n'est pas rectiligne, comme pourrait le faire croire l'aspect de la moelle extraite du canal rachidien et qui grâce à sa flexibilité s'étale sur un plan horizontal. Non seulement la moelle en place s'adapte à la forme de la colonne vertébrale et présente la double courbure alternative des régions cervicale et thoracique, mais même isolée, elle présente une forme arquée qui lui est propre. Si en effet on suspend une moelle dans un liquide de même densité, comme le liquide de Muller, on remarque une courbure cervicale qui persiste même après l'ablation des enveloppes. Cette courbure, convexe en avant, siège à la hauteur du septième nerf cervical, par conséquent dans le renflement cervical. Elle existe même chez les fœtus qui sont encore dans toute leur longueur en position arquée et elle correspond à la fosse nuchale de l'embryon. Elle est antérieure à la formation de la colonne vertébrale, en sorte qu'ici, comme au crâne, c'est l'enveloppe qui se moule sur l'organe nerveux, et non celui-ci qui s'adapte à sa capsule osseuse. Flesch qui le premier a signalé ces faits appelle cette courbure la courbure cervicale inférieure; il l'a constatée chez l'homme, chez les mammifères, les oiseaux, les amphibiens (Arch. für Anatomie, 1885). — J'ai répété plusieurs fois l'expérience de Flesch. La moelle flottant dans le liquide de Muller y prend des inflexions exagérées, disproportionnées avec celles de la colonne vertébrale. Suspendue à l'air libre après avoir été bien imprégnée, elle montre des courbures réelles, qui lui sont

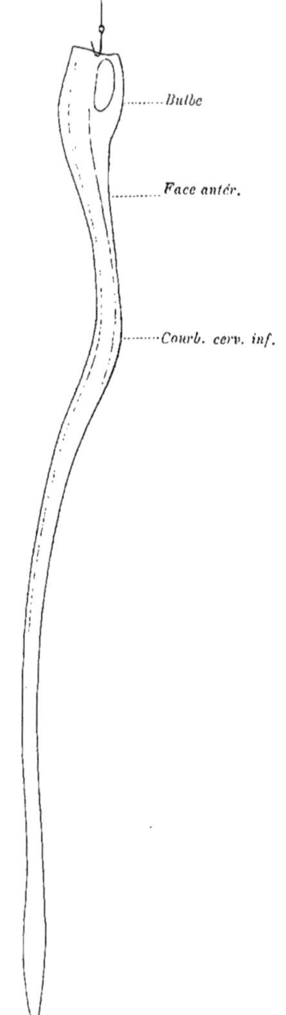

Fig. 112. — Courbures de la moelle.

Moelle d'enfant suspendue à l'air libre.

propres, et qui me paraissent identiques à celles du canal rachidien en attitude verticale. Flesch considère d'ailleurs la courbure propre comme la forme de la moelle au repos.

La moelle présente-t-elle une forme *segmentaire?* Gall soutenait que sur la moelle de l'homme et des animaux on reconnaissait nettement un renflement au point d'entrée des racines et entre chaque paire nerveuse un sillon transversal, divisant l'organe en segments distincts comme est la moelle ventrale des invertébrés. C'était une illusion; personne n'a jamais revu ces renflements et ces étranglements alternatifs. Plus récemment pourtant Lüderitz (1881) a avancé que, sur des coupes frontales de la moelle, on pouvait constater au milieu de l'espace réunissant deux paires nerveuses superposées une certaine réduction de diamètre, surtout de la substance blanche. His soutient au contraire que même chez l'embryon humain ni les coupes frontales ni les coupes sagittales ne montrent trace d'une segmentation correspondant aux vertèbres primordiales.

On ne peut méconnaître cependant dans la moelle l'indication d'un type segmentaire ou métamérique; mais les seuls caractères qui le révèlent sont : la division en paires nerveuses régulièrement sériées et offrant notamment dans les nerfs intercostaux une disposition franchement métamérique — la vascularisation par des artères et des veines radiculaires transversales et échelonnées — enfin la disposition en chapelet que prennent certaines colonnes de cellules nerveuses dans le sens longitudinal.

Si la moelle n'offre pas chez les vertébrés un aspect moniliforme régulier, en revanche chez la plupart d'entre eux elle présente deux renflements correspondant aux membres thoraciques et pelviens, ce qui permet de la diviser topographiquement en cinq régions ou parties : la partie supérieure, le renflement cervical, la partie dorsale, le renflement lombaire et le cône terminal ; au delà, elle se continue par le filament terminal.

1° **Partie supérieure.** — La partie supérieure ou initiale s'étend du collet du bulbe au commencement du renflement cervical, c'est-à-dire du trou occipital à la troisième vertèbre cervicale. Elle a une longueur de 20 mm. en moyenne (15 à 25) et correspond principalement à l'axis. Sa forme est cylindrique. Elle donne naissance aux trois premières paires cervicales peu volumineuses, destinées au cou et à la nuque; quelquefois la troisième paire est déjà sur le commencement du renflement cervical.

Carus fait observer que cette partie est très courte chez les animaux à cou court; leur renflement brachial semble se continuer avec le bulbe.

2° **Renflement cervical.** — Le renflement cervical, appelé encore brachial parce qu'il donne naissance aux nerfs du membre supérieur, est fusiforme vu de face ; mais sa section est celle d'un cylindre aplati d'avant en arrière, elliptique ou même cordiforme, la pointe arrondie regardant en arrière. Il s'étend de la troisième cervicale à la deuxième dorsale, sur une longueur de 10 à 12 cm. ; son plus grand D. (14 mm.) correspond aux cinquième et surtout sixième vertèbres cervicales. Sur lui s'insèrent : quelquefois la troisième paire cervicale, toujours la quatrième, origine principale du nerf phrénique, les cinquième, sixième, septième, huitième paires cervicales et la première paire dorsale, qui sont les nerfs du plexus brachial et par lui du membre supérieur.

3° **Partie dorsale**. — La partie dorsale ou thoracique est régulièrement arrondie, de calibre uniforme, sauf un léger étranglement qui marque vers sa partie moyenne le D. le plus étroit de la moelle. Elle s'étend de la deuxième vertèbre dorsale à la neuvième ou dixième, sur une longueur de 18 à 22 cm., et sur ce long parcours donne naissance aux onze derniers nerfs intercostaux.

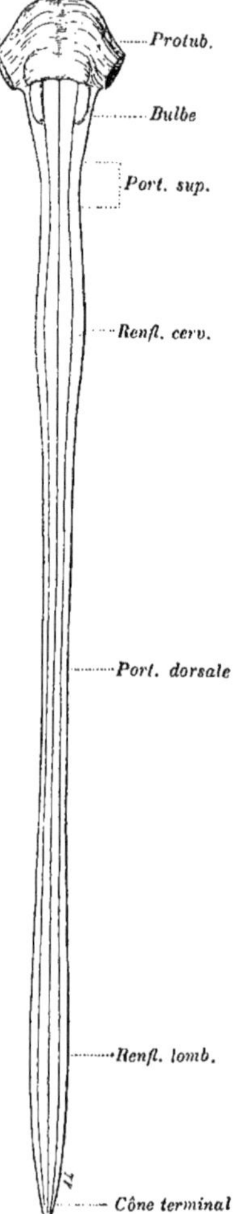

Fig. 113. — Les renflements de la moelle.

Cette partie est très longue et très fine chez les animaux à taille élancée. Elle est remarquablement grêle chez ceux dont le tronc est peu développé ou peu mobile, comme les oiseaux, les chéloniens.

4° **Renflement lombaire**. — Le renflement lombaire, dit encore crural, parce qu'il correspond aux nerfs du membre inférieur, s'étend de la neuvième ou dixième vertèbre dorsales à la première ou à la seconde lombaires. Il a en hauteur une forme bulbeuse et présente à la coupe une surface carrée à angles arrondis ; sa longueur est d'environ 7 à 9 cm., et son plus grand D. (12 mm.), moindre toutefois que celui du renflement cervical, est à la onzième ou douzième dorsale. La plus grande partie de ce renflement est donc contenue dans la colonne dorsale, et le terme de lombaire est à peine justifié. Moins volumineux que le renflement brachial, il donne naissance à des nerfs pourtant plus gros, aux nerfs du membre inférieur, c'est-à-dire aux cinq paires lombaires et aux cinq paires sacrées.

Il se termine assez brusquement en une extrémité effilée ou cône, que j'ai comprise avec le renflement lui-même dans les chiffres de longueur et de rapport cités plus haut.

5° **Cône terminal**. — Le cône terminal ou cône médullaire, qu'enveloppent de toutes parts les nerfs de la queue de cheval, est l'extrémité effilée du renflement lombaire et de la moelle. Il est difficile de bien préciser ses limites, car il se perd insensiblement en haut dans le renflement, en bas dans le filum terminale. Pfitzner adopte comme limite supérieure une ligne passant *au-dessous* de l'émergence du nerf coccygien. C'est à tort suivant moi, car d'abord il arrive assez souvent que ce nerf naît très près de la pointe du cône et on est conduit à dire que dans ces cas le cône a une longueur nulle, ce qui est inadmissible ; et d'autre part il est évident que cette partie atrophiée de la moelle correspond à l'origine d'un nerf atrophié, le nerf coccygien, d'autant plus que le sommet du cône donne naissance à une seconde paire nerveuse, plus atrophiée encore et confondue dans le filum, le deuxième nerf coccygien de Rauber. Krause fait rentrer dans la région du cône le cinquième nerf sacré qui est très grêle. Il est certain qu'il appartient à une région de transition, mais il vaut mieux adopter une limite précise bien qu'un peu schématique. Nous dirons donc : le cône terminal est la partie de la moelle qui donne naissance aux nerfs coccygiens ; il a pour limites en haut le

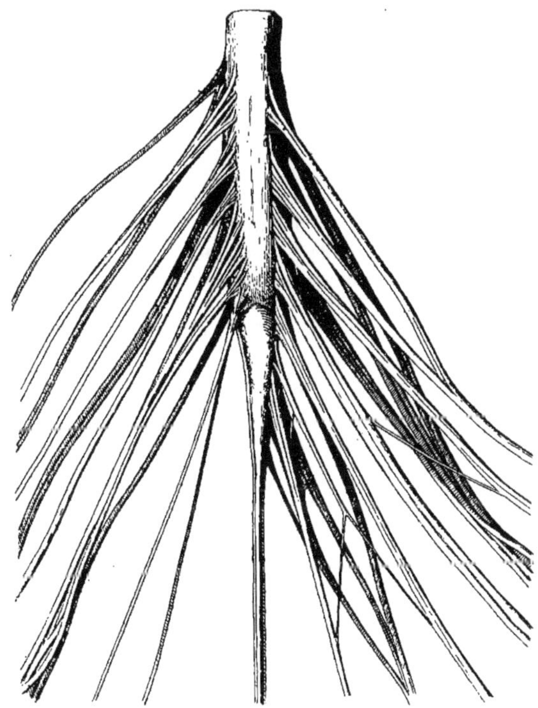

Fig. 114. — Le cône terminal de la moelle et le filament terminal.

Les nerfs de la queue de cheval dissociés et rejetés en dehors; sur le bord gauche du cône les racines nerveuses ont été enlevées.

plan qui sépare le cinquième nerf sacré du premier nerf coccygien, en bas le point où le filum montre une égale épaisseur. Il a une longueur moyenne de 10 mm., mais sa forme est quelquefois effilée et sa longueur atteint alors 2 c. Le cône médullaire est sujet à un certain nombre d'anomalies; on l'a vu bifide, ou bien formé de deux petits renflements superposés, ou encore, fait qui paraît assez fréquent, terminé par un renflement globuleux d'où part le filum terminale.

Filament terminal. — Le fil ou filament terminal, *filum terminale,* appelé encore *ligament caudal, ligament coccygien,* est un mince cordon qui prolonge la moelle et s'étend du sommet du cône terminal au sommet du coccyx. Il a une teinte grisâtre, une consistance faible ; son D. atteint à peine 2 mm. au point le plus large, sa longueur est de 25 cm. en moyenne. Il est comme perdu dans un paquet de racines nerveuses dont il occupe la partie médiane près de la face postérieure, et dont il se distingue par un aspect chatoyant. Ces racines volumineuses sont celles des nerfs du membre inférieur ; elles sont insérées obliquement sur la moelle dont elles masquent les faces et comme couchées sur elle ; de là elles descendent au milieu d'une graisse fluide, rougeâtre, dans le canal des lombes et du sacrum, en s'épuisant au fur et à mesure des trous de conjugaison qu'elles traversent. On donne à ce faisceau de nerfs disposé en éventail allongé le nom de *queue de cheval.*

La queue de cheval est contenue dans le fourreau fibreux de la dure-mère qui se prolonge jusqu'au niveau de la deuxième vertèbre sacrée, où il se termine en cul-de-sac conique. Les nerfs lombaires et sacrés perforent les parties latérales de ce fourreau, tandis que le filament terminal sort par le sommet du cône dural, accompagné des nerfs coccygiens ; à ce niveau il traverse un véritable détroit fibreux long de près de 1 c., auquel il adhère si intimement que les injections poussées dans le sac de la dure-mère ne passent pas au dehors. Il suit de là qu'on peut diviser le filament en deux portions, l'une interne qui est contenue dans le sac de la dure-mère, l'autre externe située en dehors.

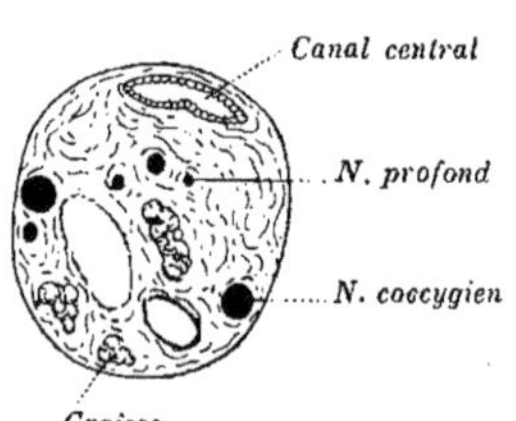

Fig. 115. — Structure du filament terminal.

Coupe transversale passant par la partie supérieure du filament interne, grossie (d'après *Rauber*).

Le *filament terminal interne,* intra-dural, s'étend du sommet du cône médullaire (deuxième vertèbre lombaire) au sommet du cône dural (deuxième vertèbre sacrée). Sa longueur est de 16 c. Il est accompagné par les racines antérieures et postérieures du premier nerf coccygien, sixième nerf sacré de quelques auteurs ; tantôt ces racines grêles sont simplement appliquées sur lui et se laissent facilement isoler, tantôt elles lui adhèrent. Ce segment du filum est le prolongement aminci de la moelle ; mais la substance nerveuse ne s'étend pas sur toute sa longueur, elle ne dépasse pas 8 c. soit la moitié, et le canal central épendymaire finit plus haut encore, à 5 c. de la moelle et même moins ; en sorte que la moitié inférieure de cette portion est non médullaire. Dans sa constitution entrent : au centre, et dans sa moitié supérieure seulement, le prolongement effilé de l'axe médullaire, à la périphérie la pie-mère et sous elle, dans une atmosphère celluleuse, une artère volumineuse, une grosse veine, des nerfs superficiels qui sont la deuxième paire coccygienne, et des filets nerveux profonds qui sont une troisième et peut-être une quatrième paires coccygiennes tout à fait atrophiées et méconnaissables.

Le *filament terminal externe,* extra-dural, s'étend du sommet du cône dural (deuxième v. sacrée) à la face postérieure du coccyx. Sa longueur est de 10 cm. (de 9 à 11 cm.). On le considère généralement comme formé par la pie-mère qui a perforé la dure-mère fibreuse et se prolonge avec quelques vaisseaux ténus jusqu'à la base du coccyx. Mais Luschka le regarde et avec raison, je crois, comme une émanation de la dure-mère elle-même. En effet sa largeur à son point d'origine, son aspect tendineux, sa grande résistance contrastent avec la ténuité et la mollesse du filament interne. Arrivé près de la base du coccyx, le cordon fibreux s'éparpille en éventail de fines lamelles, dont les unes se fixent sur la face dorsale de la première vertèbre coccygienne, tandis que les médianes peuvent être suivies jusqu'à la troisième ou la quatrième vertèbres, c'est-à-dire tout près du sommet de l'os. Il est en outre renforcé, le long de son trajet sur le sacrum, par des tractus fibreux qui unissent sa face antérieure avec le périoste; aussi est-il, malgré sa minceur, d'une grande solidité; il tend et fixe la partie terminale de la dure-mère rachidienne (Voyez les dessins des méninges rachidiennes). Dans le cordon fibreux du filament externe, il n'y a chez l'adulte aucune partie de l'axe nerveux, il n'en est pas de même chez l'embryon humain et chez les animaux. Mais on y retrouve quelques vaisseaux et surtout des nerfs, les nerfs coccygiens, que l'on suit jusque vers le coccyx ; ces nerfs et ces vaisseaux sont enveloppés d'une gaine conjonctive qui est peut-être un prolongement de la pie-mère. Tourneux a signalé dans le filament externe, sur une longueur de 1 centim. et commençant à 15 mm. du sac dural, la présence d'un tissu érectile caractérisé par des faisceaux de fibres musculaires lisses et des cavités vasculaires.

Si l'on admet avec nous que l'enveloppe extérieure du filament externe est un prolongement de la dure-mère, il faut formuler autrement la constitution et les rapports du filum terminale tout entier et dire : *Le filament terminal est constitué par un prolongement de la moelle et de ses vaisseaux, et par les nerfs coccygiens rétrogradés, le tout enveloppé par la pie-mère ; ce cylindre vasculo-nerveux est partout intra-dural ; mais dans sa partie supérieure (filament interne), il est flottant dans le vaste sac de la dure mère, tandis que dans sa partie inférieure (filament externe) il est étroitement engainé par le prolongement coccygien du cône dural.* C'est à cette seconde partie, vraiment fibreuse et résistante, qu'il conviendrait de réserver le nom de ligament coccygien.

(Voyez *Rauber*. Die letzten spinal Nerven... in *Morphologisches Jahrb*... 1877 — *Trolard*. Anatomie des méninges, in *Arch. de physiologie*, 1888. — *Tourneux*. Sur la structure du fil terminal, in *Soc. de Biologie*, 1892).

Signification des renflements de la moelle. — D'une manière générale, l'existence d'un renflement médullaire est en rapport avec la présence d'un membre qu'il dessert ou de son équivalent (aile, nageoire..). Les renflements ne se développent que secondairement sur la moelle de l'embryon quand apparaissent les membres ; ils avortent si les membres avortent (ectromélie) ; ils s'atrophient à la suite des amputations anciennes. Le lombaire manque chez les Cétacés ; il est si amoindri chez le phoque qu'il égale à peine en section la moitié de la moelle cervicale, en même temps que ses groupes cellulaires atrophiés sont représentés par de rares éléments, pauvres en prolongements protoplasmiques. Le cervical est énorme chez les Anthropoïdes aux longs bras, surtout chez le gibbon. Ce n'est pas seulement d'ailleurs le volume brut du membre qu'il faut considérer et ce n'est pas uniquement par l'augmentation numérique des nerfs que la moelle s'élargit ; l'activité physiologique, c'est-à-dire l'énergie motrice et surtout la vivacité des impressions sensitives ont une influence prépondérante. C'est pour cela que l'homme a un renflement cervical, celui qui dessert ses mains, plus gros que son renflement lombaire, affecté cependant à des membres plus volumineux. Le renflement lombaire est également bien développé chez les oiseaux aux pieds tactiles, les singes à queue prenante ; il l'emporte sur le cervical chez la plupart des mammifères.

Portions radiculaires de la moelle. — La moelle est l'origine apparente des paires nerveuses rachidiennes. On peut la diviser en tronçons, dont chacun comprend les nerfs de même nom ; dès lors les mots de moelle cervicale, dorsale, lombaire et sacrée, signifient la portion de moelle qui contient les sept paires cervicales, les douze paires dorsales, les cinq paires lombaires, les cinq paires sacrées. Le cône terminal doit logiquemement être considéré comme la partie coccygienne, bien que les auteurs le confondent avec la partie sacrée.

Voici les proportions de ces diverses parties.

	En chiffres absolus. — H.	F.	En chiffres centésimaux la moelle = 100. — H.	F.
Portion cervicale — *moyenne* =	9c 9	9c 6	22cc1	23cc9
Portion thoracique	26 2	22 9	58 5	55 4
Portion lombaire	5 1	5 7	11 4	13 7
Portion sacrée et coccyg.	3 6	3 1	7 9	7 6

Ces chiffres montrent que les segments radiculaires de la moelle ont des proportions différentes dans les deux sexes. L'homme a la moelle cervicale et surtout la moelle lombaire plus courtes que les mêmes parties chez la femme ; sa moelle thoracique est au contraire sensiblement plus longue, de trois centièmes ; quant à la portion sacrée, elle est neutre, de mêmes proportions de part et d'autre. — L'enfant, le nouveau-né, ont des proportions semblables à celles de la femme.

Ces différences de hauteur dans les parties radiculaires tiennent vraisemblablement aux proportions du corps lui-même.

(*Ravenel*. Die Maassverhæltniss der Wirbelsaüle.., in *Zeitschrift f. Anatomie*, 1877. — *Lüderitz*. Ueber das Ruckenmarksegment in *Arch. f. Anatomie*, 1881. — *Pfitzner*. Ueber Wachsthumsbeziehungen... in *Morpholog. Jahrbuch*. 1884).

CONFORMATION EXTÉRIEURE DE LA MOELLE

La moelle extraite du canal rachidien paraît finement plissée dans le sens transversal ; ces plis sont dus à la rétraction de la pie-mère qui n'est plus tendue par ses extrémités. Pour s'accommoder à l'allongement et au raccourcissement de la colonne, conséquences nécessaires des mouvements de flexion et d'extension, de l'augmentation ou de la diminution des courbures vertébrales, la moelle et son enveloppe intime jouissent d'une certaine élasticité ; elles se plissent ou s'aplanissent suivant qu'elles sont relâchées ou tendues. Nous avons déjà vu que, les organes étant en place, ces variations de longueur n'excédaient pas quelques millimètres dans les conditions normales.

Dans le sens longitudinal, la moelle est parcourue par plusieurs dépressions parallèles, *sillons* de la moelle. Deux de ces sillons sont situés sur la ligne médiane, l'un en avant, l'autre en arrière, *sillons médians ;* les autres, sillons *latéraux,* sont sur les flancs, de chaque côté.

1° Sillons médians. — Le *sillon médian antérieur* suit la face antérieure de la moelle, depuis le collet du bulbe, où il est presque complètement comblé par l'entrecroisement des pyramides, jusqu'à la fin du cône terminal. Il est peu profond, de 2 à 4 mm., et n'entame la moelle que d'un tiers de son D. antéro-postérieur ; mais il est large, facile à écarter. Un double prolongement de la pie-mère y pénètre avec des vaisseaux importants. Son entrée béante est conformée en gouttière à bords convexes pour recevoir les artère et veine spinales antérieures ; ses faces plates et lisses qui se regardent sans se toucher tombent perpendiculairement sur une rainure transversale dont le fond est la commissure blanche, surface où l'on remarque au milieu un raphé saillant et de chaque côté des faisceaux obliques séparés par des fentes vasculaires.

Le sillon médian postérieur s'étend sans interruption du plancher du quatrième ventricule à l'extrémité inférieure de la moelle. Extérieurement on ne voit qu'un trait délié à cause de l'affrontement des bords sans biseau, et sur la coupe une fissure très étroite, profonde de 4 à 6 mm., aboutissant à une surface grise, la commissure grise postérieure. Ce sillon, quelquefois coudé à sa partie profonde, ne peut s'ouvrir qu'artificiellement, car il est occupé par une cloison de pie-mère, placée de champ et soudée aux deux lèvres de la fissure. Il n'y a pas de gouttière à l'entrée, et on ne voit au fond ni le diverticule latéral, ni le raphé, ni les lignes vasculaires du sillon antérieur.

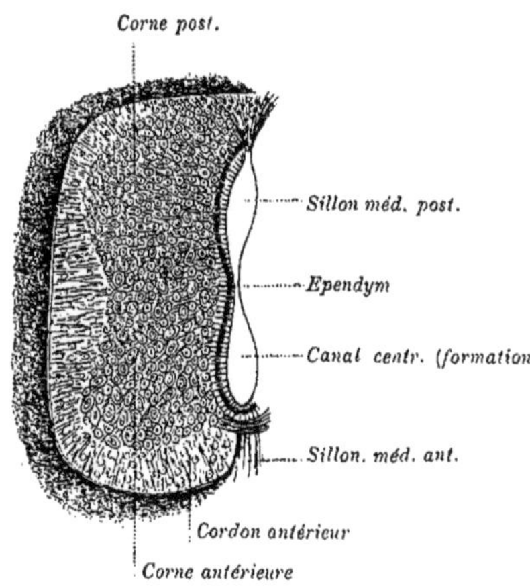

Fig. 116. — Origine des sillons médians de la moelle.

Le sillon postérieur formé aux dépens de la cavité épendymaire. Coupe transversale de la moelle d'un embryon de poulet (d'après *Balfour*).

Ces deux sillons médians ne sont pas seulement distincts par ces caractères de profondeur, de béance et de rapports extérieurs, ils le sont encore par leur origine embryonnaire. Le sillon antérieur est l'intervalle naturel que laissent entre eux les cordons antérieurs de la moelle dans leur croissance progressive en avant, tandis que le sillon postérieur est dès l'origine intra-médullaire; il représente la partie postérieure du tube médullaire primitif, isolée de sa partie antérieure qui devient canal de l'épendyme, et peu à peu transformée en une fente à parois purement conjonctives.

Quoi qu'il en soit, ces deux sillons médians séparent la moelle en deux moitiés, deux demi-cylindres symétriques ; il y a donc une moelle droite et une moelle gauche, comme il y a deux cerveaux. Le pont de substance nerveuse qui entre les sillons unit les deux moitiés de l'organe a une épaisseur de 2 mm. ; il constitue les *commissures* de la moelle.

2° **Sillons latéraux.** — Il y a de chaque côté deux sillons collatéraux constants et deux sillons intermédiaires accessoires.

Le *sillon collatéral antérieur* placé à 2 ou 3 mm., en dehors du sillon méd. antér. ne mérite pas le nom de sillon ; ce n'est pas une dépression de la surface, c'est la ligne d'insertion des racines antérieures. L'arrachement de ces racines laisse à nu sur la moelle un ruban de 2 mm. de large, criblé de petites fossettes au point d'implantation des filets radiculaires ; la succession de ces fossettes artificielles a fait admettre un sillon collatéral antérieur. On le suit en haut jusqu'à la protubérance ; plus on descend, plus ce sillon se rapproche de la ligne médiane ; il la touche presque à la fin du renflement lombaire, et disparaît avec l'émergence du nerf coccygien.

Le *sillon collatéral postérieur* est au contraire une dépression réelle, une rainure étroite chez l'homme, élargie en gouttière chez les grands animaux, qui à 4 ou 5 mm. du sillon méd. postér. reçoit les racines postérieures. Ces racines, bien que plus nombreuses et plus volumineuses que les racines antérieures, se ramassent dès qu'elles arrivent à la moelle en un cordon serré qui par des branches montantes et descendantes suit le sillon et le comble ; arrache-t-on ces racines, on voit que la rainure est peu profonde et qu'elle aboutit à la tête de la corne postérieure. Le sillon coll. postér. suit toute la moelle, en ligne un peu ondulée, courbe surtout au niveau des renflements, et finit à la base du cône terminal.

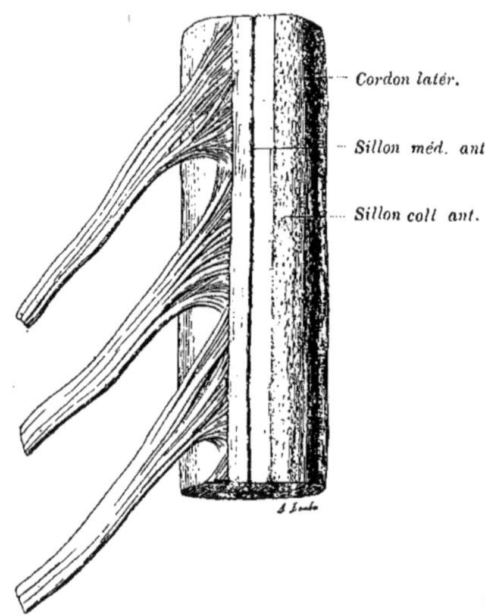

Fig. 117. — Face antérieure d'un segment de moelle.
A droite, les racines antérieures ont été arrachées.

Le *sillon intermédiaire postérieur* est une fente linéaire, située environ à 1 ou 2 mm. en dehors du sillon médian postérieur. Exceptionnellement il a une certaine profondeur, mais ordinairement il entame à peine la substance blanche. En haut il se prolonge sur le bulbe, en bas il finit vers le tiers moyen de la région dorsale ; il est donc surtout cervical. Chez l'embryon on le suit jusqu'en bas de la moelle ; déjà sur des fœtus de six mois, je l'ai vu ne commencer qu'en haut de la région thoracique.

On voit quelquefois à la région cervicale un petit *sillon intermédiaire antérieur,* placé tout près du sillon médian et marquant la limite externe du faisceau pyramidal direct.

Les sillons interceptent entre eux des faisceaux longitudinaux de substance blanche irrégulièrement prismatiques, appelés cordons de la moelle.

Entre le sillon médian antérieur et le sillon collat. postérieur est le cordon *antéro-latéral,* qui comprend la plus grande partie de la demi-circonférence de la moelle. Il a une certaine autonomie anatomique et fonctionnelle. Le *cordon postérieur* s'étend de la ligne d'insertion des racines postérieures au sillon m. postérieur.

Le cordon antéro-latéral est à son tour un peu arbitrairement subdivisé en deux cordons secondaires, le cordon antérieur et le cordon latéral ; la ligne de séparation est la limite externe de la zone de pénétration des racines antérieures, en d'autres termes les racines antérieures appartiennent au cordon antérieur.

Le *cordon antérieur* commence au bulbe avec les pyramides et finit en pointe au bout du cône terminal. Il n'occupe point la totalité de la face antérieure de la moelle, et tandis que celle-ci s'élargit au niveau des renflements, le cordon antérieur va toujours en se rétrécissant à mesure qu'il descend ; dans la partie inférieure du renflement lombaire, il est même réduit à la zone radiculaire. Sur la coupe, c'est un triangle dont le sommet tronqué adhère en partie à la commissure blanche, dont la base convexe se continue avec la courbe du cordon latéral.

Le *cordon latéral* occupe toute la face latérale de la moelle et déborde sur la face antérieure ; il s'étend entre les deux lignes d'insertions radiculaires. Sa surface extérieure très bombée montre de nombreuses fentes longitudinales à court trajet ; elle ne présente à la région dorsale aucune émergence de racines ; mais à la région lombaire elle laisse passer des filets ténus qui vont s'adjoindre aux racines antérieures, et à la région cervicale les origines du nerf spinal. C'est sur elle que s'insère le ligament dentelé. En coupe, c'est un quadrilatère d'une aire beaucoup plus grande que le cordon antérieur et dans laquelle on distingue à l'œil nu des fissures et des cloisons radiées recoupées par des cloisons concentriques.

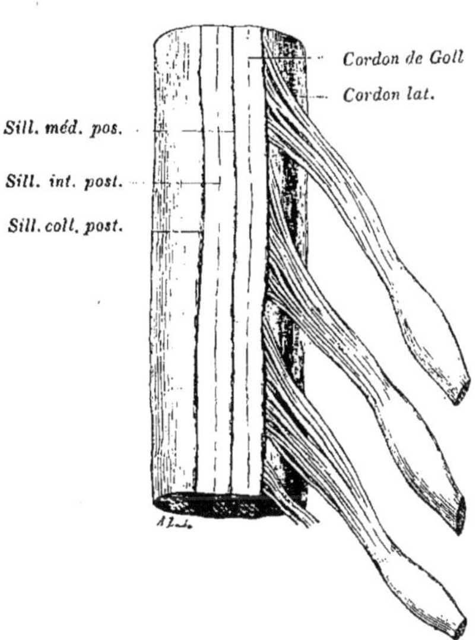

Fig. 118. — Face postérieure d'un segment de moelle.

A gauche, les racines postérieures ont été arrachées.

Le *cordon postérieur* correspond à la face postérieure de la moelle ; il comprend l'espace interradiculaire et les racines postérieures elles-mêmes. Il est inégalement large suivant les régions. Sa section montre une surface triangulaire dont la pointe mousse s'unit à la commissure grise, et dont la base extérieure se détache en relief sur la circonférence de la moelle, parce que sa courbe appartient à un cercle plus petit que celui du cordon antéro-latéral.

Dans la région cervicale et la dorsale supérieure, le sillon intermédiaire postérieur délimite, aux dépens du cordon postérieur et le long du sillon médian, un faisceau, large de 1 à 2^{mm} suivant les régions, qui va en augmentant à mesure qu'il s'élève vers le bulbe qu'il traverse. C'est le *cordon de Goll.* On ne le suit pas plus bas à l'œil nu ; mais, outre que chez l'embryon il est visible jusqu'au filum, chez l'adulte il se reconnaît sur toute la longueur de la moelle par sa réaction pathologique individuelle.

(Pour la vue en coupe des cordons, voyez plus loin la figure 142).

Schulz étudiant des moelles d'adultes durcies au liquide de Muller a mesuré les diamètres des différents cordons en coupe transversale. Les chiffres suivants, moyennes de plusieurs moelles, donnent le plus grand D. de chaque cordon ; pour le cordon antérieur, de la face interne de la corne antér. au sillon méd. antérieur; pour le cordon latéral la plus grande largeur; pour le cordon postérieur, du sillon coll. postérieur au sillon méd. postérieur.

	Part. cervicale.	P. thorac.	Part. lombaire.
Moelles D. transversal	12mm4	9.3	9.0
— D. ant. post.	9. 0	7.8	8.0
Cordon antérieur (D. transversal). .	1mm4	1.0	1.0
— latéral	4. 0	3,3	2.5
— postér.	3. 5	2.9	2.8

CONFORMATION INTÉRIEURE DE LA MOELLE

Terminologie. — Avant de décrire la disposition intérieure de la moelle, qui s'étudie uniquement sur des coupes, il est nécessaire de définir certains termes couramment employés. Les coupes se font sur trois plans correspondant aux trois dimensions; la coupe *frontale* (parallèle au front) passe par le plan vertico-transversal; la coupe *horizontale,* par le plan horizontal; la coupe *sagittale,* par le plan antéro-postérieur. On dit aussi : coupes vertico-transversale, transversale et antéro-postérieure, comme synonymes des termes précédents.

Distal signifie périphérique, *proximal* du côté du centre. *Caudal, capital,* partie dirigée en bas, vers la queue, ou en haut vers la tête. *Dorsal, ventral,* empruntés à la situation du corps chez les animaux, sont synonymes de postérieur et d'antérieur. *Médial,* du côté de l'axe du corps; *latéral,* du côté externe. *Hémilatéral,* du même côté; *contro-latéral,* du côté opposé.

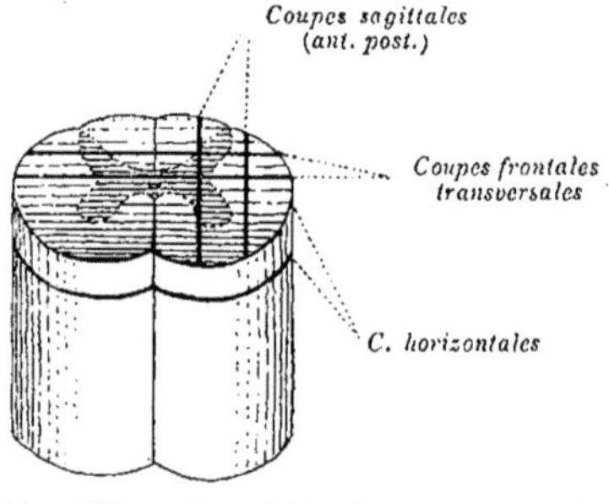

Fig. 119. — Orientation des coupes sur la moelle.

Schéma indiquant la direction des coupes sagittale, horizontale et frontale.

La moelle, telle que nous la montre une coupe transversale, est composée de deux substances, une grise et une blanche. La substance grise est entourée par la substance blanche, disposition inverse de celle du cerveau et qui a fait dire : la moelle est un cerveau retourné. La substance blanche est enveloppée à son tour par une membrane conjonctive et vasculaire, la pie-mère; la substance grise contient à son centre, le canal de l'épendyme. On a donc de dehors en dedans une succession de surfaces courbes emboîtées les unes dans les autres : la pie-mère, la substance blanche, la substance grise, le canal de l'épendyme.

1° **Substance grise.** — La substance grise doit sa couleur au pigment que renferment les cellules nerveuses dont elle est peuplée et aux cylindre-axes sans myéline qui la traversent; le gris tire sur le lilas à cause des nombreux vaisseaux qui s'y ramifient.

Elle est formée de deux moitiés symétriques droite et gauche, réunies par un pont transversal appelé la *commissure grise.* La commissure grise est placée derrière la commissure blanche qu'on voit au fond du sillon médian antérieur; le canal de l'épendyme, qui est percé au milieu d'elle, la divise en deux parties : une *c. grise antérieure* et une *c. grise postérieure,* cette dernière plus épaisse (D. antéro-post. au niveau des renflements 0mm, 13), visible sur une étroite surface au fond du sillon médian postérieur.

Chaque moitié de la substance grise a la forme d'une épée dite carrelet c'est-à-dire à trois arêtes, ou encore d'un croissant dirigé d'arrière en avant ; les convexités des deux croissants se regardant et étant unies par la barre de la commissure grise, il en résulte sur la coupe une figure en X ou en H.

La substance grise de chaque moitié est divisée en deux parties, par une ligne transversale conventionnelle qui passe par le canal de l'épendyme, une partie ventrale, corne antérieure, et une partie dorsale, corne postérieure.

La *corne antérieure* regarde en avant et en dehors. Sa forme générale est arrondie ou quadrangulaire avec un contour découpé en pointes ou en lobes.

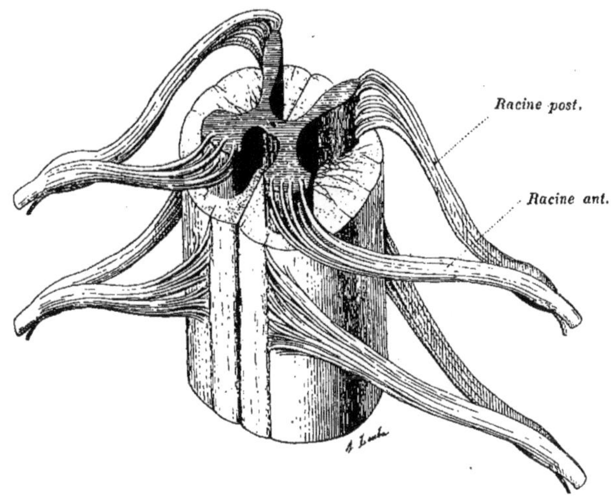

Fig. 120. — La substance grise de la moelle.

Figure schématique destinée à montrer la forme en H de la substance grise et ses rapports avec les racines nerveuses. La partie antérieure regarde en bas et à gauche. On a enlevé en haut un anneau de substance blanche.

Elle se distingue à l'œil nu de la corne postérieure par sa grande surface, par son éloignement de la circonférence de la moelle et par les nombreux prolongements qui s'irradient de sa périphérie. On la divise en deux parties, la *tête* et la *base*, sans qu'il y ait entre ces deux régions une ligne de démarcation bien reconnaissable.

La *corne postérieure* est toujours plus longue et plus mince. Elle est plus près de la surface extérieure qu'elle affleure presque à la région cervicale ; elle n'émet pas d'irradiations apparentes et elle est entourée par la *substance gélatineuse de Rolando*, substance transparente qui coiffe en V ou en croissant l'extrémité de la corne. La corne postérieure est partagée en trois parties : la *tête* (caput), renflement arrondi ou fusiforme, dont le sommet (apex) bien marqué dans les régions cervicale et thoracique, se voit au fond du sillon coll. postérieur — le *col* (cervix), étranglement qui manque à la corne antérieure — et la *base*. Les bases des deux cornes s'adossent et se pénètrent ; le point de rencontre s'appelle la région *intermédiaire*.

Dans la portion thoracique de la moelle, surtout dans la région supérieure de ce segment, on remarque sur le flanc de la substance grise une saillie triangulaire dont le sommet libre regarde directement en dehors ou bien un peu en arrière : c'est la *corne latérale* (corne moyenne, tractus intermédio-latéral). Elle fait défaut à la région lombaire ; on ne la reconnaît pas non plus à la région cervicale, où elle paraît être absorbée par le grand développement latéral de la corne antérieure qui se projette en dehors en saillie arrondie. Bien qu'elle appartienne topographiquement à la zone intermédiaire, on la rattache ordinairement à la corne antérieure dont elle fait manifestement partie chez quelques animaux. — L'angle rentrant formé par la corne latérale et le col de la corne postérieure est occupé par un réseau de substance grise dont les mailles plus ou moins grandes circonscrivent des îlots de substance blanche. Ce réseau est la

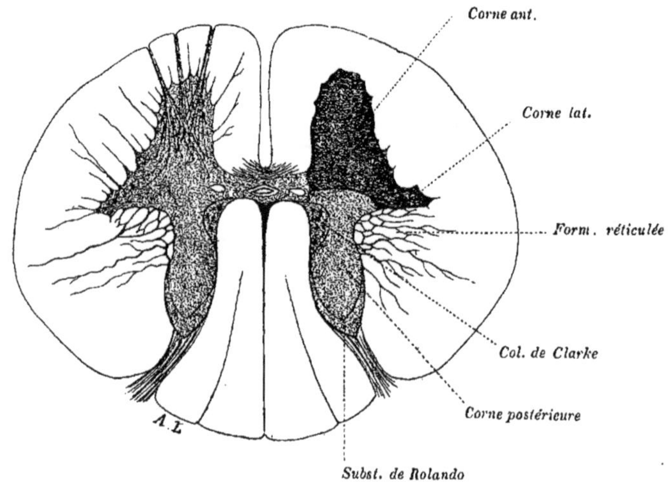

Fig. 121. — Les cornes de la substance grise.
Topographie schématique des cornes antér. et post. du côté droit.

formation réticulée, indistincte à la région lombaire, bien marquée à la région thoracique, et de plus en plus développée à mesure qu'on se rapproche du bulbe.

Les différentes cornes que nous avons décrites n'ont cet aspect que sur une coupe transversale ; si on regarde l'axe gris dans son entier, en élévation, on aura une colonne cannelée, composée de colonnes secondaires qui sont les cornes de la substance grise ; les colonnes antérieures sont essentiellement les colonnes motrices, et les postérieures, les colonnes sensitives.

2° Substance blanche.— La substance blanche doit sa couleur aux fibres nerveuses à myéline dont elle est essentiellement constituée. Elle forme autour de la substance grise une écorce ou *manteau* d'inégale épaisseur, que nous avons vue divisée en cordons antérieur, latéral et postérieur. La périphérie du manteau médullaire n'est pas continue; elle est entaillée d'abord de nombreuses incisures par où s'enfoncent des cloisons de la piemère, puis par les sillons déjà décrits. Au niveau du sillon antérieur, l'angle est arrondi; il est vif au contraire à l'origine du sillon m. postérieur. La substance grise est recouverte sur toute sa circonférence par la substance blanche, sauf en un point, au fond du sillon médian postérieur, où la commissure grise est à nu. On a dit qu'il en était de même pour le sillon collatér. postérieur; mais ni chez les animaux, ni chez l'homme, ni chez l'embryon, le sommet de la corne postérieure n'arrive jusqu'à la pie-mère; il en est toujours séparé par une couche de substance blanche. Il est juste d'ajouter que cette mince couche paraît être uniquement formée par le faisceau externe des racines postérieures, et que si on arrachait ce faisceau, on verrait le cordon latéral séparé du cordon postérieur et l'apex de la corne pointant au fond du sillon collatéral.

1°
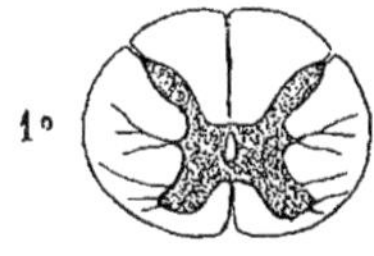

2°
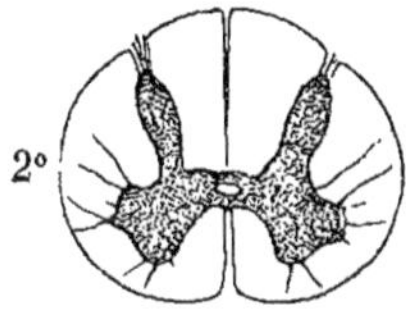

3°
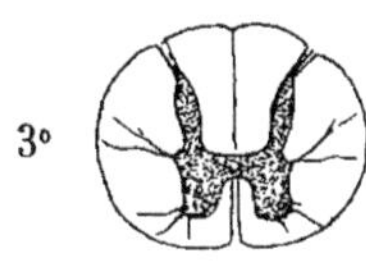

4°
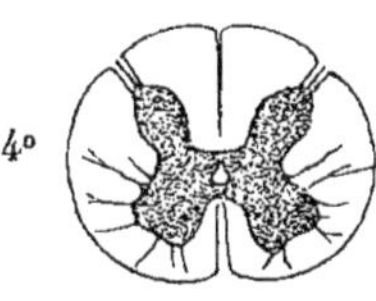

5°
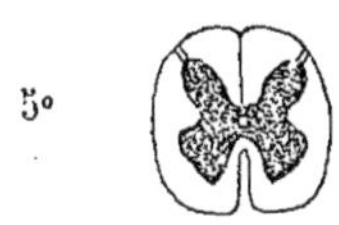

6°
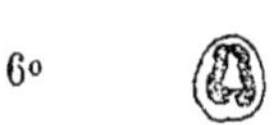

Fig. 122. — Formes de la substance grise aux différentes régions de la moelle.

Coupes transversales passant, de haut en bas, par : 1° la région cervicale sup.; 2° le renflement cervical; 3° la région thoracique; 4° le renflement lombaire; 5° la région sacrée; 6° le cône terminal.

Ni l'étendue, ni la forme, ni la structure des diverses coupes ne sont identiques sur toute la hauteur de la moelle. Non seulement chacune des cinq régions que nous avons admises a sa morphologie propre et constante, mais dans chaque région chaque segment de moelle avec sa paire rachidienne a une certaine individualité qui distingue les coupes des différents niveaux, et on a pu dire que la forme d'une section de la moelle est l'expression de la nature intime et de la valeur fonctionnelle de la région où la coupe a été faite. Le renflement cervical se fait remarquer surtout par l'énorme élargissement externe de sa corne antérieure qui absorbe la corne latérale et par sa forte formation réticulée ; la moelle thoracique, par sa corne latérale et le type en H de sa mince substance grise ; le renflement lombaire par sa corne antérieure uniformément agrandie, sa corne postérieure large et arrondie avec un col peu marqué, presque semblable à la corne antérieure, et non plus effilée, fusiforme comme aux régions dorsale et cervicale.

Dans le cône terminal, la disposition se modifie de plus en plus à mesure qu'on se rapproche du filum. Déjà à la partie supérieure du cône, la substance blanche s'est considérablement réduite, et la commissure grise postérieure montre un développement insolite (D. = 0 mm. 4). Au niveau du ventricule terminal, on reconnaît encore les cornes grises autour du canal épendymaire agrandi et changé dans sa forme (triangulaire, cordiforme, losangique), mais les cornes postérieures ne forment plus qu'une faible couche nerveuse. Au sommet du cône, la substance grise entourée d'une mince écorce blanche montre une masse uniforme dans laquelle la distinction entre les cornes antérieure et postérieure s'est effacée, en même temps que par la disparition du sillon m. postérieur les cornes postérieures tendent à former une masse unique. Enfin dans la partie nerveuse du filum terminale, c'est-à-dire sur une longueur de 6 à 8 cm. chez l'adulte, on voit diminuer progressivement l'axe médullaire représenté par le canal central avec une double écorce grise et blanche, où l'on distingue à peine une légère saillie à la place des cornes antérieures ; cet axe embryonnaire est plongé dans une atmosphère de tissu cellulaire et adipeux, que traversent d'assez gros vaisseaux avec les nerfs coccygiens atrophiés (deuxième et troisième paires coccygiennes), et qu'enveloppe le fourreau de la pie-mère.

Les rapports quantitatifs des deux substances grise et blanche varient suivant les régions considérées. Gratiolet avait déjà établi une estimation générale. Stilling, dont les chiffres diffèrent d'ailleurs sur plusieurs points de ceux de Gratiolet, a précisé ces rapports sur ses coupes en série et a établi leur loi de croissance et de diminution. Plus tard Flechsig a repris ces mensurations pour chaque faisceau des cordons. Des données de Stilling il résulte que : 1° La substance grise est sensiblement proportionnelle au volume d'ensemble de la moelle, très réduite à la région thoracique, très agrandie au niveau des renflements ; elle mesure sur la coupe 4 mm. q. 5 à la partie dorsale ; 24, 9 au renflement lombaire ; 19, 6 au renflement cervical. Elle s'accroît comme les nerfs qu'elle reçoit ou qu'elle émet. Mais cette loi de rapport entre la substance grise et les racines nerveuses n'est vraie que des cornes antérieures ; les cornes postérieures y échappent en partie ; elles sont peu influencées par les renflements, et leur volume qui est partout inférieur à celui des cornes antérieures le dépasse en deux points, dans la base du cône terminal, et dans la région dorsale (du neuvième n. dorsal au troisième n. lombaire). Peut-être cette dernière particularité est-elle due à la présence de la colonne de Clarke dans la corne postérieure. — 2° La substance blanche subit un accroissement presque régulier de bas en haut ; il n'est interrompu que par une légère décroissance entre le troisième nerf lombaire et le douzième dorsal, et une autre entre le quatrième nerf cervical et le bulbe. Elle est inférieure en surface à la substance grise dans le cône terminal, elle l'égale (22 mm.q. contre 21) au niveau du quatrième nerf lombaire et partout ailleurs lui est supérieure (24 contre 5 à la région dorsale, 42 contre 19 au renflement cervical).

3° **Canal de l'épendyme.** — Le *canal de l'épendyme* ou *canal central* est une cavité percée au centre de la moelle qu'elle traverse dans toute sa longueur. On appelle *épendyme,* de *épi,* sur et *enduma,* vêtement, le tissu qui forme la paroi du canal.

Le canal commence en haut à l'angle inférieur du quatrième ventricule, passe dans la partie inférieure du bulbe, puis dans toute la moelle, s'élargit en bas du cône médullaire pour former le ventricule terminal et de là très étroit se poursuit dans le filum terminale, où il finit en cul-de-sac, jusqu'à une distance de 8 cm., quelquefois beaucoup moindre, de 2 cm. seulement. Chez le fœtus il descend encore plus bas et atteint le cul-de-sac dural, c'est-à-dire la fin du segment interne du filum. Il ne représente pas l'axe géométrique du cylindre médullaire ; car placé près du tiers antérieur dans les régions cervicale et dorsale, il occupe le centre à la région lombaire et se dirige dans le cône terminal vers la face postérieure. Sa longueur est d'environ 50 cm. Large chez les vertébrés non mammifères et chez les mammifères inférieurs, large aussi chez l'embryon humain, il se rétrécit fortement dès le milieu de la vie fœtale, et n'a plus chez l'adulte qu'un dixième ou même un demi-dixième de millim. ce qui le fait à peine visible à l'œil nu ; il devient très apparent si on laisse sécher une coupe de moelle qui a trempé dans l'alcool. La forme de sa section montre de grandes variétés suivant le niveau considéré et aussi suivant les sujets, ordinairement en fente dorso-ventrale à la région cervicale supérieure, ovale transversale au renflement cervical, circulaire à la région thoracique, ovale antéro-postérieure à la région lombaire, avec des formes accessoires en cœur, en losange.

Le canal de l'épendyme n'est autre que le canal ou tube médullaire épithélial de l'embryon, rétréci par la formation nerveuse qui l'entoure. La forme large embryonnaire persiste encore chez l'adulte dans le cône terminal et constitue le *ventricule terminal* de la moelle, découvert par W. Krause en 1875. C'est le cinquième ventricule des centres nerveux, car le ventricule de la cloison ne mérite ce nom ni par son origine ni par sa structure ; mais d'autre part le ventricule de la moelle, bien que dérivé du canal neural embryonnaire, n'est pas entièrement assimilable à ceux du cerveau ; il est une persistance simple de l'état fœtal et non le résultat d'une dilatation de croissance, et peut-être eût-il mieux valu l'appeler le *sinus terminal*.

Quoi qu'il en soit, ce ventricule occupe la partie inférieure du cône terminal, au-dessous de l'émergence du nerf coccygien ; il correspond donc à la partie coccygienne ou caudale de la moelle que nous avons considérée comme frappée tout entière d'arrêt de développement. Quelquefois un renflement bulbeux au-dessus de l'origine du filum indique extérieurement sa présence. Il est en général triangulaire sur sa coupe et fusiforme en longueur ; ses deux bouts supérieur et inférieur se continuent avec le canal épendymaire. Sa longueur est de 8 à 10mm ; son D. transversal de 1mm à 0,5 ; son D. a. postérieur de 1 à 0,4 ; on le voit bien à l'œil nu sur une pièce durcie, et s'il a échappé si longtemps à l'attention, c'est que sa paroi postérieure rapidement altérée après la mort le laisse béant en arrière, ce qui avait fait croire à Stilling que le canal de l'épendyme s'ouvrait chez l'homme en arrière dans le sillon médian postérieur du renflement lombaire. Le ventricule affleure en effet le sillon médian postérieur ou plutôt, car celui-ci est déjà effacé, la face postérieure de la moelle dont il n'est séparé que par une mince couche d'épithélium et de substance nerveuse. Il a la même structure que le reste du canal, une couche d'épithélium cilié vibratile, reposant sur la substance gélatineuse centrale.

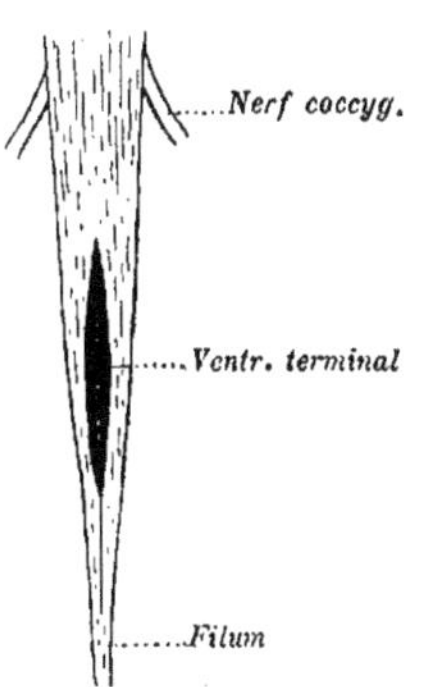

Fig. 123. — Le ventricule terminal.

Coupe frontale du cône et du ventricule terminal. Grandie du double (d'après *Krause*).

Le ventricule terminal reste sans changement et avec ses mêmes dimensions de la naissance à l'âge adulte. Vers quarante ans, il commence à s'oblitérer, mais on le retrouve encore dans l'extrême vieillesse. On l'a constaté chez les animaux au moins chez les jeunes, et même dans l'embryon d'amphioxus. Il ne faut pas le confondre avec le *sinus rhomboïdal* des oiseaux, qui siège à la moelle sacrée et non dans le cône, et qui est constitué par un épaississement de névroglie gélatineuse comblant le sillon postérieur et traversé par le canal normal.

(Sur le Ventricule terminal : *W. Krause. Der Ventriculus terminalis.* — Arch. f. microscop. Anatomie 1875, — et *Saint-Rémy, Portion terminale de l'épendyme.* Thèse, Nancy, 1887).

Le canal de l'épendyme est essentiellement un tube épithélial. Son épithélium, dérivé de l'ectoderme qui s'est invaginé pour former le canal médullaire, repose sur la substance gélatineuse centrale que nous décrirons plus loin. Il est constitué par une seule rangée de cellules épithéliales cylindriques ; il y en a cent sur une coupe du renflement cervical. La cellule cylindrique regarde le canal par sa base qui porte des cils vibratiles très délicats ; ces cils sont de bonne heure inertes et se transforment partiellement chez l'adulte en un plateau cuticulaire. La partie périphérique de la cellule est pointue et se termine en un prolongement filiforme qui se perd dans la substance grise pour les cellules latérales ; mais, au moins l'a-t-on vu chez le nouveau-né, celui des cellules ventrales et dorsales traverse en direction sagittale la commissure antérieure et la commissure postérieure pour se terminer sous la pie-mère des sillons médians de la moelle. Entre les grandes cellules épithéliales, on voit des cellules intercalaires plus petites et des fibres de névroglie qui arrivent jusqu'à la surface.

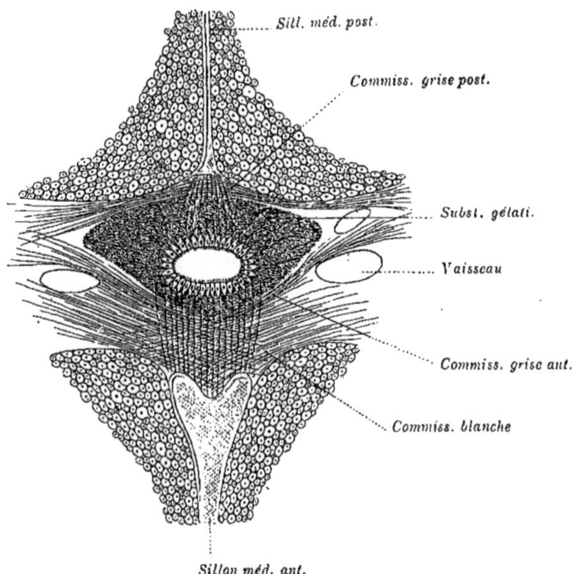

Fig. 124. — Structure du canal de l'épendyme.

Coupe transversale grossie, les prolongements périphériques des cellules épithéliales sont schématisés. On ne voit que la partie centrale de la moelle.

Le canal de l'épendyme contient du liquide céphalo-rachidien en communication avec celui du quatrième ventricule et avec celui qui entoure le bulbe.

Il est très fréquent de trouver chez l'adulte des oblitérations partielles du canal de l'épendyme ; elles sont produites tantôt par des amas épithéliaux provenant de la prolifération de l'épithélium normal, tantôt par des végétations névrogliques contenant des vaisseaux et englobant les cellules épithéliales désagrégées. Frommann en a constaté vingt-deux fois sur vingt-cinq moelles examinées, le plus souvent à la région cervicale. Quand elles sont longitudinales, fait qui semble plus commun dans la portion sacrée, le canal paraît double, en canons de fusil. On ne sait s'il y a des cas de canal normalement et originellement double.

Schulz, qui a étudié plus récemment (*Neurol. Centr.*, 1883) une série de vingt moelles d'adulte aussi normales que possible, a fait les constatations suivantes : quatre fois seulement le canal épendymaire était parfaitement libre et son épithélium normal (sujets de 15 à 35 ans) — quatre fois, canal libre mais avec amas cellulaires intérieurs — deux fois, lumière oblitérée à la région lombaire seulement — dix fois, par conséquent dans la moitié des cas, oblitération complète du canal dans toute sa longueur (sujets de 18, 22, 26, 28, 35, 52, 53, 56 et 76 ans). Ordinairement quand le canal renferme des amas cellulaires, sa paroi est mal délimitée et sa couche profonde est infiltrée de cellules nouvelles.

CHAPITRE II

STRUCTURE DE LA MOELLE

La moelle est un organe complexe qui ne possède pas seulement ses éléments fondamentaux, les cellules nerveuses et les fibres qui en émanent, mais aussi une charpente intérieure, des enveloppes et des vaisseaux. Réservant pour un chapitre spécial l'étude des méninges et celle du système vasculaire, nous décrirons ici le tissu de soutien et le tissu nerveux.

Le tissu de soutien, stroma ou squelette de la moelle, est composé d'éléments très différents comme forme et comme origine ; il comprend la pie-mère et ses prolongements centraux, l'épithélium épendymaire, la névroglie et le ciment interstitiel. La première est de nature conjonctive et dérive du mésoderme, tandis que l'épithélium du canal central et la névroglie proviennent, comme les éléments nerveux, de l'ectoderme embryonnaire.

§ I. — TISSU DE SOUTIEN

1° Pie-mère et ses irradiations. — La pie-mère, membrane conjonctive et vasculaire, qui entoure étroitement la moelle, est composée de deux couches, une externe et une interne. Ces deux couches s'enfoncent totalement dans le sillon m. antérieur, qui contient un double feuillet, une duplicature de la pie-mère; toutefois ces deux lames ne sont bien distinctes que sur une moelle jeune et se fusionnent en une seule à l'âge adulte. Il en est encore de même à l'entrée des principaux sillons longitudinaux, mais à leur partie périphérique seulement, où l'on voit pénétrer des injections poussées sous l'arachnoïde. Partout ailleurs c'est la couche interne seule, l'intima piæ de Retzius, qui s'enfonce entre les lèvres des sillons et se dirige vers la substance grise.

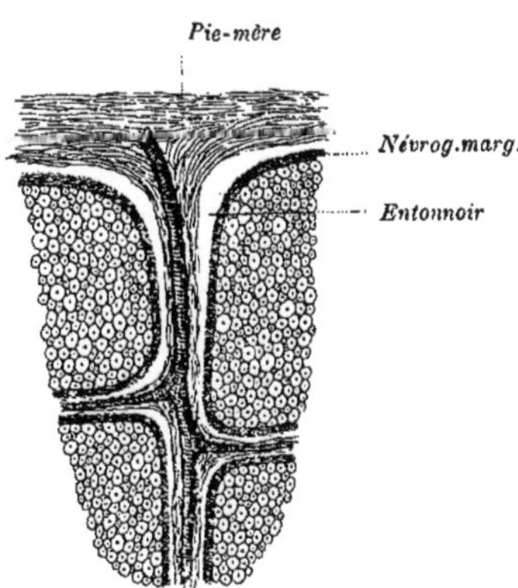

Fig. 125. — Entonnoir vasculaire à la surface de la moelle.

Une artériole pénètre par l'entonnoir et se ramifie dans les fissures entre les faisceaux de tubes nerveux. Figure très grossie. Imitée de Retzius.

La moelle est en effet coupée d'une infinité de fissures étroites ou larges qui viennent s'ouvrir à sa surface par un évasement ou *entonnoir*. Ce sont les vaisseaux qui ont creusé ces fentes en envahissant par la périphérie la masse embryonnaire en partie nerveuse, en partie épithéliale ; ils ont entraîné avec eux la couche profonde de la pie-mère qui s'est disposée en cloisons longitudinales. Par chaque entonnoir entre une artère ou sort une veine ; la pie-mère pénètre avec eux et s'appliquant sur leur paroi externe constitue leur gaine adventice ; ces gaines piales accompagnent non seulement les troncs vasculaires, mais aussi leurs principales ramifications. Il en résulte une sorte de charpente conjonctive et vasculaire qui soutient les éléments nerveux ; si on arrache un de ces vaisseaux pénétrants, on voit que des parcelles de substance blanche restent adhérentes à ses parois. Cette cloison piale n'est d'ailleurs au contact immédiat ni des faisceaux de tubes nerveux ni des vaisseaux ; elle est séparée des premiers par une couche de névroglie et des seconds par une invagination du tissu sous-arachnoïdien qui fournit aux vaisseaux une gaine spéciale lymphatique, interposée entre la paroi vasculaire et la gaine piale adventitielle.

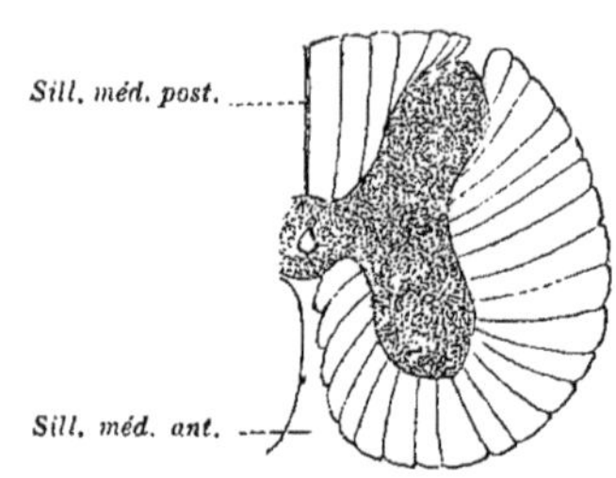

Fig. 126. — Cloisons rayonnantes de la pie-mère.

Embryon de lapin ; coupe transversale de la moelle.

De toute la circonférence du cylindre nerveux la pie-mère s'irradie en prolongements internes qui traversent et fragmentent la substance blanche ; ce sont les *cloisons* (septa) de la moelle. Les principales se voient à l'œil nu, en rouge sur une coupe colorée au carmin, en blanc sur une pièce traitée par le procédé de Weigert. On peut les répartir en trois groupes.

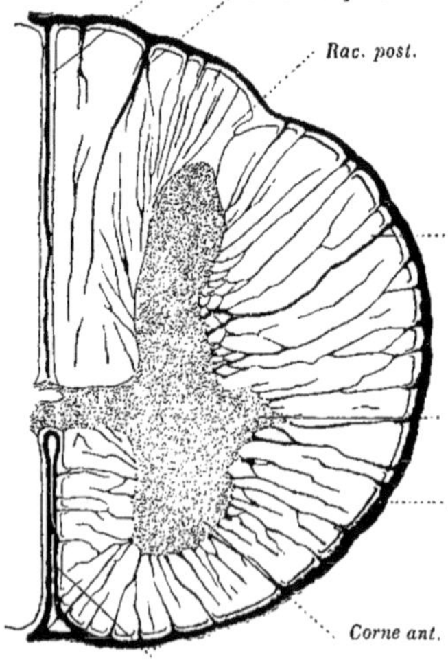

Fig. 127. — Charpente conjonctive de la moelle. — Irradiations de la pie-mère formant les cloisons.

Pie-mère en rouge ; coupe transversale de la moelle thoracique.

Les cloisons de premier ordre comprennent 1° la *cloison médiane antérieure,* dans le sillon correspondant ; au début c'est une lame double, une invagination de toute la pie-mère, mais plus tard la lame est unique et se bifurque seulement au fond du sillon pour engainer les artères centrales droite et gauche ; — 2° la *cloison médiane postérieure,* feuillet unique dès l'origine qui sur toute la hauteur de la moelle occupe le sillon postérieur et arrive à la substance grise. Chez l'embryon, la pie-mère passe d'une moitié à l'autre de la moelle, et le septum est uniquement constitué par les prolongements fasciculés des cellules de l'épendyme, disposition qui ne se retrouve plus chez l'adulte. — 3° la cloison *intermédiaire postérieure,* qui remplit le sillon de même nom, en séparant le cordon de Goll de celui de Burdach. Elle ne va pas toujours jusqu'à la commissure grise, et elle n'est constante qu'aux régions cervicale et dorsale supérieure de la moelle.

Les cloisons de second ordre traversent toute la substance blanche et aboutissent à la périphérie de la substance grise ; elles sont moins larges et moins constantes que les premières. Il y en a de 10 à 15 autour du cordon antéro-latéral. Les plus remarquables sont celles qui vont au sommet de la corne postérieure avec les vaisseaux correspondants, les lames épaisses qui accompagnent les racines antérieures et leurs vaisseaux, lames qu'on voit au nombre de trois à six ou même huit sur une coupe de moyenne épaisseur, et un septum que l'on rencontre sur la plupart des coupes abordant transversalement la corne latérale et la formation réticulée. — Dans les cloisons de troisième ordre se rangent tous les prolongements de la pie-mère qui pénètrent avec les artères courtes et se perdent promptement dans la substance blanche.

La disposition générale de toutes ces travées est radiée ; elles se dirigent en lignes droites, arquées ou ondulées, non pas vers le centre de la moelle, mais vers la substance grise du côté correspondant ; seules les cloisons de premier ordre et toutes celles qui occupent les cordons postérieurs ont une direction sagittale, c'est-à-dire antéro-postérieure. Une fois entrées dans la moelle elles émettent à angle droit ou aigu des cloisons latérales secondaires qui s'unissant aux cloisons voisines déterminent des espaces en triangle ou en trapèze ; la surface de la substance blanche se trouve ainsi divisée en un réseau à mailles polygonales, dont le champ est très variable. Il y a une certaine régularité dans le plan d'ensemble de ce cloisonnement de la moelle, et partout on retrouve des travées radiées et des travées transversales ; mais il n'y a pas uniformité et non seulement tous les segments, mais presque toutes les coupes d'un même segment présentent des différences. Elles sont dues à la rencontre de faisceaux nerveux obliques ou horizontaux, à la variation de volume et de position des faisceaux longitudinaux, et surtout aux changements de direction de la corne postérieure. Un certain nombre de lames semblent rayonner en sens inverse, de la périphérie de la substance grise à la surface de la moelle, de là sur les coupes cet aspect de feuille dentelée que prend la substance grise, dentelures qui en longueur sont des cannelures ; c'est ce qui arrive réellement pour quelques-unes qui accompagnent de gros vaisseaux situés accidentellement sur la limite des cornes et émettent une branche importante vers la substance blanche ; mais pour le plus grand nombre ce n'est qu'une apparence, la cloison d'origine périphérique étant oblique dans le sens de la hauteur, la coupe n'a rencontré et ne montre que sa partie interne, celle qui aborde la corne nerveuse.

Ainsi que nous l'avons déjà dit, les cloisons conjonctives de la moelle sont d'origine vasculaire, c'est-à-dire qu'elles représentent des émanations de la pie-mère entraînées par les vaisseaux pénétrants qu'elles enveloppent d'une tunique adventice ; dans les travées radiées on trouve des artères horizontales et dans les travées latérales qui recoupent les premières des artères longitudinales. Ces vaisseaux étant destinés à la nutrition des faisceaux nerveux, les lames piales deviennent ainsi des cloisons interfasciculaires qui soutiennent les groupes de fibres nerveuses et leur fournissent en même temps une atmosphère lymphatique où se trouvent notamment des globules blancs, avec tous leurs attributs de mobilité, de phagocytisme. La substance grise n'est pas cloisonnée, la disposition de ses cellules et de ses plexus étant toute autre que celles des cordons de la substance blanche, mais elle n'en renferme pas moins des espaces conjonctifs importants autour des gros vaisseaux centraux qui ont pénétré au fond du sillon antérieur.

Il est important d'observer que partout les cloisons conjonctives sont tapissées ou enveloppées par la névroglie, et que le tissu conjonctif cesse dans les minces cloisons ou autour des vaisseaux de petit calibre, pour être remplacé par le tissu névroglique seul. Chacun de ces deux tissus peut être altéré individuellement ; il y a des néoplasmes et des scléroses d'origine névroglique, il en est d'origine conjonctive ; les gliomes, les lésions de la maladie de Friedreich, la syringomyélie ressortissent du premier ; l'ataxie locomotrice, les scléroses irrégulières dépendent surtout du second.

2° **Epithélium épendymaire.** — Les cellules épithéliales cylindriques qui circonscrivent en bordure le canal central sont, pendant la période embryonnaire des vertébrés supérieurs et pendant toute la vie chez les vertébrés inférieurs (poissons, reptiles, batraciens), l'unique soutien de la moelle. Elles émettent par leur base un prolongement filiforme qui se dirige radiairement vers la périphérie, se dichotomise à mesure qu'il s'éloigne et finit par un renflement aplati qui s'insère à la face profonde de la pie-mère. La moelle est alors divisée en secteurs par ces expansions périphériques, figurant des fils tendus entre deux cadres et servant d'échafaudage provisoire. On a constaté ces prolongements sur des embryons humains de 38 cm. Plus tard les cellules névrogliques, nées peut-être de ces cellules épendymaires, apparaissent avec leurs fibres, en même temps que l'expansion radiée de la cellule épithéliale s'atrophie et se raccourcit. Dans cette seconde période, les expansions des cellules latérales se perdent après un court trajet dans la substance grise ; seules les expansions des cellules antérieures et postérieures se dirigent en sens sagittal vers le fond des sillons médians de la moelle et arrivent jusqu'à la pie-mère. Il est difficile de dire ce qui persiste sur une moelle adulte de ces formes primitives (v. fig. 124).

3° **Névroglie.** — Dès le commencement du siècle, Keuffel, en faisant macérer des coupes de moelle dans une solution étendue de potasse caustique et en les traitant ensuite par le pinceau, avait reconnu l'existence du stroma de la moelle, non seulement des prolongements irradiés et de leurs émanations latérales, d'origine piale et conjonctive, mais même du fin réticulum névroglique ; ces mailles grandes ou petites étaient pour lui la coupe de canaux fibreux, contenant la moelle fluide, et tout à fait comparables au névrilemme des nerfs périphériques. C'est Virchow qui a donné le nom de *névroglie*, glia ou ciment nerveux, à la substance d'aspect réticulaire ; plus tard on reconnut qu'elle était d'origine épithéliale, un dérivé du même ectoderme qui forme la moelle nerveuse et l'épithélium de l'épendyme.

Dans la substance blanche, la névroglie affecte trois dispositions : la névroglie marginale, qui entoure la moelle, la névroglie des sillons et la névroglie interfasciculaire. Les cellules y sont plus nombreuses et leurs prolongements plus étendus.

On a vu plus haut que la névroglie était composée de cellules, dites *névrogliques*, minces et plates, émettant de nombreux prolongements, les uns fibrillaires, les autres lamellaires, qui émanent du contour de la cellule et s'étendent à distance en se dichotomisant ou non à leur terminaison. Elles sont beaucoup plus nombreuses dans la substance blanche (Cajal). Les cellules adultes, *cellules arachniformes* de Deiters, paraissent avoir perdu leur jonction avec leurs fibres et sont elles-mêmes des sortes de points nodaux où s'entrecroisent des fibres de cellules voisines. Rappelons encore que toutes ces fibres névrogliques forment des plexus, c'est-à-dire des buissons, mais non pas un réseau, en ce sens qu'il n'y a jamais d'anastomose ni entre les fibres de deux cellules, ni entre les fibres d'une même cellule ; l'indépendance existe pour chaque élément issu de l'ectoderme, qu'il soit épithélial, névroglique ou nerveux.

La plupart des cellules adultes ont perdu leur orientation première, en rayon de cercle, allant de l'épendyme à la pie-mère. Leurs fibres se terminent par une extrémité élargie qui s'attache au tissu conjonctif plus solide qui forme la grosse charpente de la moelle, pie-mère et ses cloisons ; beaucoup viennent s'insérer sur la paroi externe des vaisseaux, artérioles ou capillaires, disposition qui a peut-être un double but de soutien et de nutrition.

Nous avons distingué la névroglie marginale, celle des sillons et la névroglie interfasciculaire.

La *névroglie marginale* forme autour de la moelle et sous la pie-mère une couche grise (*couche grise marginale*) qui peut atteindre un dixième de millimètre d'épaisseur, mais n'a ordinairement que la moitié ou même le quart de cette étendue (22 à 45 μ. *Kœlliker*). Le tissu y est plus compact, les cellules plus rares, les fibres plus grosses et plus rigides. A l'émergence des racines nerveuses elle s'enfonce entre elles en buisson, mais sur un court trajet seulement; c'est d'ailleurs au moment où les fibres nerveuses de ces racines s'engagent dans la couche marginale qu'elles perdent leur gaine conjonctive de Schwann.

La *névroglie des sillons* n'est que le prolongement interne, l'invagination en quelque sorte de la couche périphérique. Elle tapisse les deux faces opposées de chaque sillon et de chaque fissure, au centre desquels cheminent les vaisseaux engainés par la pie-mère. Le revêtement des lèvres du grand sillon antérieur est naturellement le plus considérable.

La *névroglie interfasciculaire* est le squelette des fibres nerveuses, grâce à ses innombrables filaments qu'elle projette sur de grandes longueurs en sens longitudinal et en sens transversal. Elle sépare les faisceaux et les fascicules par ses cloisons lamellaires, et dans leur intérieur va former de nouveaux plexus intrafasciculaires qui engainent les fibres nerveuses. Elle enveloppe aussi les petits vaisseaux quand disparaît leur gaine conjonctive piale. L'agencement est le même pour tout le cordon antéro-latéral, sauf que le tissu est un peu plus condensé au voisinage de la substance grise; la névroglie est plus abondante dans les cordons postérieurs, et surtout dans le cordon de Goll, qui prend une teinte rosée sur les pièces colorées au carmin.

Dans la substance grise, la névroglie se montre sous deux formes : la forme spongieuse et la forme gélatineuse.

La *substance spongieuse* névroglique occupe la presque totalité de la surface grise. Elle est molle, mais tenace ; les éléments y sont plus délicats, moins nombreux et à prolongements plus courts. Son nom lui vient de ce qu'elle présente à la coupe un aspect finement réticulé, à cause de l'entrecroisement, mais non de l'anastomose, de fibres nombreuses et rapprochées ; les mailles de ce réseau sont irrégulières de forme et de grandeur, car elles correspondent à des fibres nerveuses, des faisceaux, des cellules, des vaisseaux, très différents les uns des autres. Il n'y a pas autour des cellules nerveuses d'espaces réguliers et préformés, souvent une cellule névroglique est presque en contact immédiat avec une cellule nerveuse.

La *substance gélatineuse* se distingue à l'œil nu par un aspect pâle, transparent et brillant ; sa transparence paraît due à la rareté de fibres à myéline dans son épaisseur. Elle n'existe qu'en deux points : autour du canal central et dans la corne postérieure.

La *substance gélatineuse centrale* entoure le canal de l'épendyme et c'est sur elle que repose la couche épithéliale. Sa coupe est ronde, elliptique ou cordiforme. Nettement limitée en avant et en arrière par les commissures grises, elle se fond ordinairement sur les côtés dans la substance spongieuse. Son plus grand développement est à la région lombaire, son plus faible à la région dorsale ; son étendue est d'ailleurs sans rapport avec la substance gélatineuse de la corne postérieure, car sur certains animaux, la souris entre autres, cette dernière est très marquée, alors que la substance centrale fait défaut. Elle est finement fibrillaire. On y trouve des cellules névrogliques, cellules en araignée, plus robustes qu'ailleurs avec des fibres plus fines et plus rigides ; elles sont surtout situées latéralement. Mais il y a aussi au milieu d'elles des cellules nerveuses, en sorte que le plexus fibrillaire qui caractérise la substance centrale est un mélange d'éléments complexes : fibres névrogliques, prolongements radiés des cellules épithéliales épendymaires, prolongements nerveux et protoplasmiques des cellules nerveuses.

La *substance gélatineuse de Rolando*, signalée en 1828 par l'anatomiste de ce nom, fait partie de la corne postérieure dont elle constitue la bordure. Sa forme est celle d'un croissant; comme elle se modèle sur la corne nerveuse, elle prend un type allongé, angulaire à la région dorsale. Sa largeur est d'environ 0 mm. 3. Très étroite à la région dorsale où elle occupe à peine un quart de la surface totale de la corne postérieure, elle en représente un tiers au renflement cervical, les deux cinquièmes à la région lombaire. Sa surface en millimètres carrés est pour ces trois régions de 0,6 (neuvième nerf dorsal); 2,4 (cinquième et sixième n. cervical); 3,5 (niveau du cinquième nerf sacré). Stilling à qui l'on doit tous ces chiffres fait remarquer que la surface de la substance rolandique est proportionnelle aux racines postérieures; nous verrons en effet plus loin qu'un grand nombre de fibres de ces racines se terminent autour des cellules nerveuses de Rolando. Vue non plus en coupe, mais en longueur, la substance gélatineuse figure une lame plate et recourbée, ou mieux un demi-cylindre creux ouvert en avant dans lequel s'enchâsse la partie nerveuse de la corne postérieure. On a cru longtemps qu'elle était exclusivement de nature névroglique; on sait aujourd'hui qu'elle renferme plusieurs couches de cellules nerveuses, et mêlées à celles-ci des cellules névrogliques nombreuses et compliquées, émettant une grande quantité de filaments fins et friables.

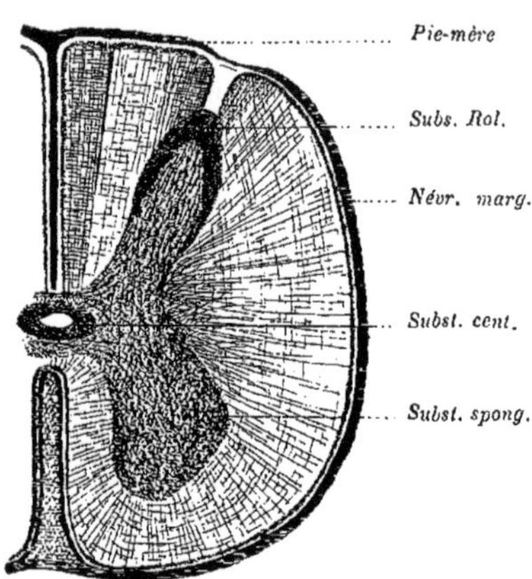

Fig. 128. — Charpente névroglique de la moelle.

Dessin schématique fait pour indiquer la distribution et l'orientation de la névroglie dans la substance grise et la substance blanche. La névroglie en noir, la pie-mère en rouge, sans ses irradiations.

Les fonctions de la névroglie sont multiples. Elle sert d'abord de tissu squelettique, surtout aux fibres de cordon qu'elle soutient par ses nombreux prolongements. Elle est peut-être un milieu nutritif, en ce sens qu'étant appliquée à la surface des fibres nerveuses, privées de leur gaine de Schwann, elle répartirait le plasma le long de ces fibres et autour des cellules (*Kœlliker*). Plusieurs particularités de sa disposition dans les centres nerveux ont fait émettre l'hypothèse qu'elle jouait le rôle de substance isolante, empêchant la déperdition du courant nerveux hors des fibres conductrices qu'elle entoure (*Cajal*). Enfin on lui a attribué des propriétés de phagocytose, qu'il semble plus naturel de reporter aux cellules migratrices du tissu conjonctif.

4° **Ciment interstitiel.** — On admet généralement qu'entre les éléments nerveux et les éléments névrogliques il existe un ciment d'union très cohérent. On se fonde surtout sur ce fait qu'il est difficile dans les centres nerveux, dans le cerveau surtout, de faire pénétrer des injections interstitielles. Ce ciment amorphe n'est d'ailleurs ni la névroglie, que Virchow appelait autrefois le ciment nerveux, ni la *substance ponctuée* de Leydig. Leydig a signalé chez les invertébrés et chez les animaux supérieurs une masse finement ponctuée répandue dans toute la substance grise ; il semble acquis aujourd'hui que chacun de ces points n'est que la coupe d'une fibre fine quelconque, fibre névroglique, fibre nerveuse, rameau protoplasmique, et que la substance de Leydig ne correspond pas à une entité réelle.

§ II. — TISSU NERVEUX

1° Éléments nerveux de la substance grise. — La substance grise comprend comme éléments nobles des cellules nerveuses et des tubes nerveux ; ces tubes sont les émanations des cellules médullaires elles-mêmes ou proviennent d'éléments éloignés, cellules du cerveau, cellules des ganglions spinaux.

Les cellules nerveuses de la moelle sont de forme et de taille diverses ; le plus grand nombre cependant sont ou étoilées ou fusiformes ; la taille est beaucoup plus variable, car on trouve toutes les transitions des plus petites au plus grandes, depuis les cellules minuscules de Rolando qui n'ont que sept à huit μ et qui ont longtemps été prises pour des noyaux de névroglie, jusqu'aux immenses cellules de la corne antérieure qui, dans les fortes espèces, atteignent 130 μ, soit plus d'un dixième de millimètre et sont visibles à l'œil nu sur les préparations colorées au carmin. Toutes ont des prolongements protoplasmiques s'étalant en ramifications simples ou composées (*dendrites* de His) et un prolongement nerveux ou de Deiters, que nous désignerons aussi sous le nom de prolongement cylindraxile ou simplement de cylindre-axe. Golgi, qui ne voit dans les prolongements protoplasmiques qu'un appareil nutritif, réserve le nom de pôle à la saillie d'où part le prolongement nerveux et regarde toutes les cellules de la moelle comme unipolaires. Mais il vaut mieux appeler pôle toute origine d'expansion cellulaire, car toutes les expansions ont des fonctions nerveuses, et le cylindre-axe lui-même peut naître d'un prolongement protoplasmique. Et dès lors toutes les cellules de la moelle sont multipolaires.

On a longtemps classé les cellules nerveuses en cellules motrices et cellules sensitives, d'après le rôle physiologique qu'on leur attribuait. Il y a bien en effet des cellules motrices, celles qui donnent naissance aux racines antérieures et par elles aboutissent à des fibres musculaires ; mais il n'y a pas de cellules sensitives proprement dites. Les cellules du type II de Golgi, cellules à cylindre-axe court, ramifié et terminé dans la moelle même, que cet histologiste considère encore aujourd'hui comme caractéristiques du type sensitif, ne sont que des éléments d'association, et toutes les cellules sensitives directes, celles qui reçoivent en premier lieu les impressions périphériques, sont situées dans les ganglions spinaux ou crâniens ou dans les membranes sensorielles ; elles sont en dehors de la moelle, extra-centrales. Adoptant avec Cajal une classification purement anatomique, nous distinguerons les éléments nerveux en deux catégories : les cellules radiculaires et les cellules des cordons ; les premières donnent naissance aux racines motrices, les secondes servent à la transmission dans la moelle même des excitations venues soit de la périphérie soit du cerveau.

Cellules radiculaires. — La cellule radiculaire est celle dont le cylindre-axe passe dans une fibre de racine. C'est là sa seule caractéristique absolue ; la grandeur du corps cellullaire et la richesse des expansions protoplasmiques en sont aussi des attributs ordinaires, sinon constants. Ces éléments sont presque toujours de grande taille, de 60 à 135 μ ; il y en a un certain nombre de petits, mais d'autre part les très grandes cellules sont toutes radiculaires. Leur forme est étoilée, polygonale ; multipolaire, puisque nous appelons pôle toute expansion de la surface. Le *cylindre-axe* gros, variqueux, traverse la moelle horizontalement en ligne droite ou arquée ; après un court trajet, il s'entoure d'une gaine de myéline souvent épaisse, et à sa sortie de la moelle, après avoir franchi la couche névroglique marginale, il s'adjoint la gaine conjonctive de

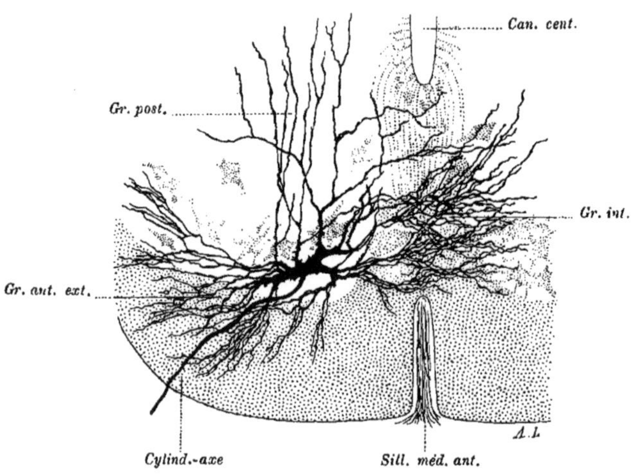

Fig. 129. — Cellule radiculaire de la corne antérieure.

Moelle de chien nouveau-né; imprégnation par la méthode de Golgi ; le cylindre-axe indiqué en rouge (d'après *Cajal*).

Schwann ; il n'est jamais branché et n'émet pas de collatérales ; exceptionnellement on en a vu partir une branche latérale qui rentrait dans la substance grise. Les *expansions protoplasmiques,* remarquables par leur volume et par leur terminaison en touffes ou panaches, se divisent en trois groupes : un groupe interne, dont les branches passent en avant de la commissure blanche en s'entrecroisant avec d'autres semblables et vont se ramifier dans la corne antérieure opposée ; un groupe antéro-externe, également très touffu, dont les rameaux se répandent entre les fibres du cordon antéro-latéral, qu'elles séparent par des cloisons protoplasmiques ; c'est du milieu de ces touffes qu'on voit ordinairement émerger le cylindre-axe ; enfin un groupe postérieur, à longues branches peu ramifiées dirigées vers la corne postérieure.

Les cellules radiculaires sont toutes situées dans la corne antérieure. L'immense majorité d'entre elles envoient leurs cylindre-axes aux racines antérieures. Un très petit nombre de cellules (10 à 15 sur plusieurs centaines de coupes), découvertes simultanément par Lenhossék et Cajal, cellules volumineuses, fusiformes, situées dans la région intermédiaire aux deux cornes, ont un cylindre-axe qui traverse la substance grise d'avant en arrière, sans émettre de collatérales et passe dans une fibre de racines postérieures. Ce sont les *cellules motrices des racines postérieures*.

Cellules de cordon. — Les cellules cordonales sont celles dont le cylindre-axe devient fibre de cordon. Ce cylindre-axe ne sort donc pas de la moelle, et sauf à ses extrémités est tout entier contenu dans la substance blanche.

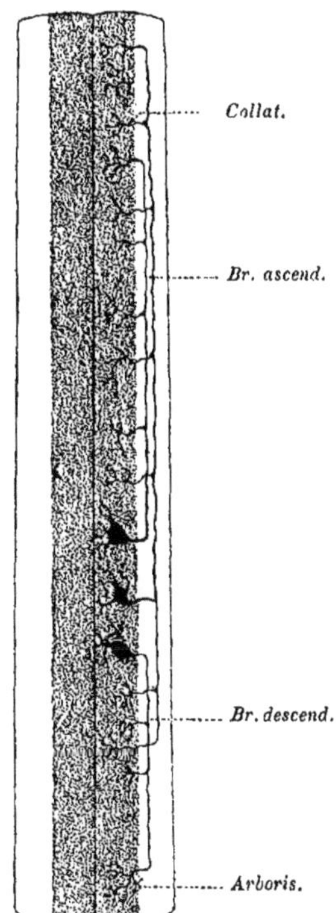

Fig. 130. — Cellules de cordon.

Dessin schématique montrant sur une coupe longitudinale les trois types des cellules de cordon, celui du milieu étant le type ordinaire. Les teintes grise et blanche correspondent aux deux substances de la moelle.

Ces cellules sont disséminées dans toute l'étendue des cornes et des commissures, elles habitent pourtant de préférence certaines régions, le groupe antéro-interne de la corne antérieure, la corne latérale, la région intermédiaire ; les cellules de la colonne de Clarke sont toutes des cellules de cordon. Il en est d'étoilées, de triangulaires, de fusiformes. Leur taille est de grandeur moyenne, mais dans certaines régions, notamment dans les substances dites gélatineuses, leur petitesse a fait longtemps méconnaître leur nature nerveuse, et d'autre part on en voit d'assez grandes pour les confondre avec des cellules radiculaires, dont elles se distinguent en général par une taille moindre, des expansions protoplasmiques moins abondantes, un cylindre-axe plus fin. Le critérium pour les reconnaître, c'est de constater le passage de leur prolongement nerveux dans une fibre de cordon. Le cylindre-axe émané du corps ou d'une grosse branche protoplasmique passe horizontalement dans la substance blanche, et là se coude à angle droit pour devenir fibre longitudinale. Le plus souvent il se bifurque en T, par conséquent en une branche ascendante et une branche descendante, celle-ci plus fine et plus courte, disposition analogue à celle des racines postérieures ; plus rarement il se coude en une branche unique ascendante ou descendante. Dans son trajet horizontal à travers la substance grise, le cylindre-axe émet ou non des collatérales, celles-ci pouvant être très nombreuses, et arrive indivis à son point de bifurcation ; parfois on le voit se partager en deux ou même trois branches qui deviennent autant de fibres de cordon. Le trajet longitudinal est de longueur indéterminée ; il est des fibres courtes qui ne dépassent pas un segment de moelle compris entre deux paires rachidiennes soit un ou deux centimètres ; il en est de moyennes, et enfin de longues, comme celles du faisceau cérébelleux direct, qui franchissent toute la hauteur de la moelle. Chaque tige ascendante ou descendante émet à angle droit un grand nombre de *fibres collatérales* qui rentrent dans la substance grise et s'y terminent par des arborisations cylindre-axiles sans myéline. Enfin l'extrémité de la fibre de cordon arrivée au bout de sa course finit semblablement par une *arborisation terminale* plus riche, de fibrilles variqueuses ramifiées mais non anastomosées. On comprend comment par ce système de plexus terminaux échelonnés sur tout son trajet et appliqués sur les cellules ou leurs expansions protoplasmiques, une même fibre de cordon transmet son excitation, non seulement au point extrême de son parcours, mais à tous les étages où pénètrent les collatérales. Les cellules de cordon ne sont directement ni motrices ni sensitives; ce sont des éléments intercalaires qui transmettent à d'autres cellules les excitations sensitives ou motrices qu'elles ont reçues de cellules plus importantes, placées au bout de la chaîne. Leurs fibres forment des commissures longitudinales arciformes unissant les divers étages de la moelle.

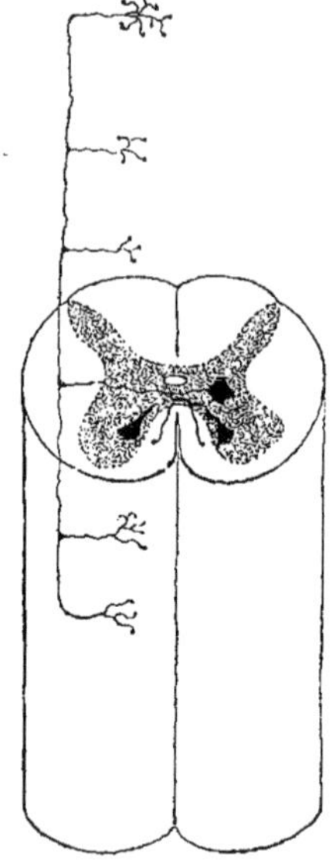

Fig. 131. — Cellules commissurales croisées.

Dessin schématique montant trois cellules commissurales avec leurs cylindre-axes croisés ; on voit, sur un de ces cylindre-axes, sa division en branches ascendante et descendante.

Parmi les cellules de cordon, il en est une catégorie dont le cylindre-axe va aux cordons du côté opposé, ce sont les *cellules commissurales croisées,* j'ajoute croisées pour les distinguer des cellules précédentes qui sont elles aussi des éléments commissuraux, mais unilatéraux. Disséminées un peu partout, sauf dans la substance de Rolando, habitant de préférence le voisinage des sillons antérieur et postérieur, ces cellules, semblables comme forme et comme taille aux cellules ordinaires des cordons, possèdent un cylindre-axe, qui après avoir émis une ou deux collatérales dans la substance grise passe par la commissure blanche antérieure dont la moitié opposée de la moelle, s'y divise en T en branches ascendante et descendante qui deviennent fibres du cordon antérieur ou du cordon latéral, avec la même disposition de coude, de trajet et de collatérales, que pour les fibres de cordon directes. Elles associent les deux côtés de la moelle et servent à des transmissions croisées.

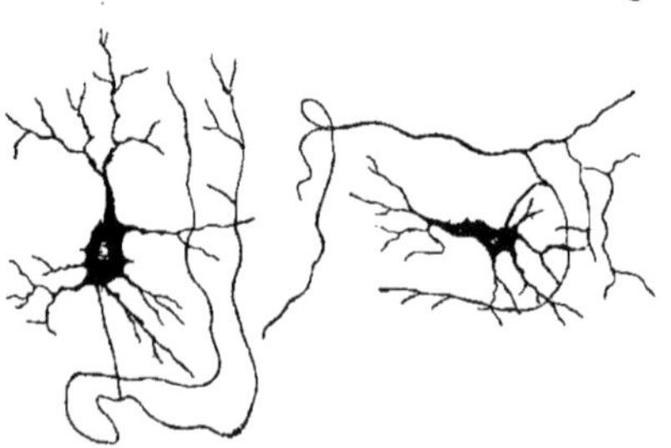

Fig. 132. — Cellules à cylindre-axe court.

Cellules du type II de Golgi. Imprégnation par la méthode de Golgi ; le cylindre-axe est vu en totalité et marqué en rouge (d'après *Van Gehuchten*).

Il est des cellules dont le champ d'action est beaucoup plus limité que celui de tous les éléments précédents. Golgi qui les a découvertes les a crues de nature sensitive, et leur a donné le nom de cellules du type sensitif ou du type II (le type I étant moteur); il a considéré que dans tous les centres nerveux leur présence caractérisait un centre de sensibilité. Cajal les appelle *cellules à cylindre-axe court.* Presque exclusivement confinés dans la corne postérieure, y compris la colonne de Clarke, accumulés surtout dans la substance de Rolando, ces éléments sont de petite taille ; leur cylindre-axe à peine sorti de la cellule se ramifie abondamment, au point de perdre de suite son individualité, et ses branches terminales ne finissent pas en arborisations buissonnantes comme celles des cordons. Il s'épuise sur place sans sortir de la substance grise et sans avoir pris de gaine de myéline ; quelquefois il traverse la commissure antérieure et va se perdre dans la corne antérieure opposée, d'autres fois la tige principale, après son émission de fibres, aboutit à un cordon voisin. Comme on le voit, ces cellules ne sont pas à proprement parler des cellules de cordon ni des cellules commissurales, puisque leur prolongement ne va pas d'ordinaire jusqu'à la substance blanche ; et cependant elles participent de leur nature, ce sont probablement des éléments d'association rapprochée, unissant des cellules d'un même niveau ou de deux niveaux superposés. Quant à leur nature sensitive, elle ne saurait être admise aujourd'hui, où nous savons que les cellules sensitives réelles, immédiates, sont situées dans les ganglions rachidiens.

Outre les cellules et leurs prolongements immédiats cylindre-axiles ou protoplasmiques, la substance grise renferme une énorme quantité de fibres nerveuses, les unes médullaires, les autres amyéliniques. Les fibres médullaires sont les collatérales des racines postérieures et des cordons, et quelques faisceaux longitudinaux, qu'on voit surtout dans la corne postérieure. Les fibres sans myéline, extrêmement nombreuses, représentent les arborisations terminales des collatérales précédentes ou de l'extrémité même des fibres, et les ramifications du prolongement nerveux des cellules à cylindre-axe court. Il résulte des entrecroisements répétés de tous ces filaments gris un *plexus nerveux* intriqué dans le plexus névroglique. Pendant longtemps on a pensé que ces fibres s'anastomosaient et formaient un *réseau* communicant ; mais il n'y a pas d'anastomoses, et seulement contact, comme entre des cheveux emmêlés ; chaque cellule nerveuse avec son cylindre-axe et son arborisation garde son individualité originelle, son indépendance anatomique.

2° **Éléments nerveux de la substance blanche.** — La substance blanche est composée de fibres nerveuses qui chez les animaux adultes sont toutes pourvues d'une gaine de myéline sans gaine de Schwann. Dans le cordon antérolatéral on rencontre aussi entre les fibres les prolongements protoplasmiques des cellules de cordon et des cellules radiculaires les plus proches de la substance blanche ; ces prolongements s'étendent très loin et entrent en relations avec des arborisations terminales de certaines collatérales du cordon postérieur qui arrivent jusqu'à ce niveau (*van Gehuchten*). Accidentellement des cellules nerveuses aberrantes peuvent habiter au milieu des cordons.

Stilling a compté chez l'homme 400,000 fibres nerveuses sur la coupe du renflement cervical, et Gaule 70,000 au même niveau chez la grenouille. Ces fibres sur les coupes se montrent groupées en faisceaux et fascicules, grâce aux cloisons névrogliques et conjonctives ; mais ce groupement fasciculaire n'est qu'apparent, car les cloisons ne sont pas continues sur toute la longueur de la moelle, celles des grands sillons médians exceptés, et la même lame de séparation qu'on a vue sur une coupe cesse ou se transforme dans une autre section très rapprochée de la première.

Si l'on met à part les fibres collatérales dont le D. mesure de 1 à 4 μ et qui sont toutes horizontales, on remarque que le calibre des fibres nerveuses est, comme celui des cellules, de grandeur très variée ; il oscille entre 2 et 15 μ, en moyenne de 5 à 6 (*Kœlliker*), et le cylindre-axe entre 1 et 7 μ : il n'y a pas un rapport constant entre le volume du cylindre-axe et celui de la fibre totale, bien que les plus grosses fibres aient les plus gros filaments nerveux. Flechsig a classé les fibres en quatre catégories : fortes, moyennes, fines, très fines.

Les fibres fines occupent en général la partie profonde des cordons ; elles ne sont nulle part aussi ténues que dans le faisceau latéral profond qui confine à la base des deux cornes et se mêle à la substance grise ; les cordons de Goll sont remarquables par l'homogénéité et la finesse de leurs fibres, au moins chez l'homme. Toute l'écorce des cordons antérieurs et latéraux est formée de fibres fortes qui lui donnent un aspect plus dense et plus opaque.

Voici la répartition des fibres dans les différents faisceaux, d'après Flechsig :

Faisceau fondamental antérieur	fibres fortes, prédominantes. fibres moyennes et très fines.
Faisceau de Türck	fibres fortes prédominantes.
Faisceau pyram. croisé	fibres moyennes et fortes prédominantes. fibres fines.
Faisceau cérébell. direct	fibres fortes.
Faisceau antéro-latéral	fibres très mélangées.
Faisceau latéral profond	fibres très fines.
Faisceau de Burdach	fortes, moyennes et fines. quelques-unes très fines.
Cordon de Goll	fibres fines.

Le classement des fibres chez les animaux, notamment chez la souris (Lenhossék), est analogue au tableau précédent, mais non identique.

Les matériaux nerveux, cellules et fibres, sont disposés dans la moelle, suivant un plan qui est fondamentalement le même chez tous les vertébrés. Chez tous se manifeste la tendance au groupement des éléments, des cellules pour former des noyaux ou des colonnes, des fibres pour constituer des faisceaux ; mais chez aucun le groupement n'est complet ; il existe même chez l'homme un grand nombre de cellules éparses et de fibres disséminées.

§ III. — GROUPEMENT DES CELLULES NERVEUSES

La plupart des cellules nerveuses sont réunies en amas qu'on appelle de préférence *noyaux* dans le bulbe et la protubérance, et *groupes* dans la moelle épinière ; les autres éléments épars sont dits cellules solitaires.

Les groupes cellulaires ont une certaine valeur anatomique, en ce sens qu'on les retrouve identiques ou peu modifiés sur des moelles différentes sectionnées au même niveau et qu'ils se poursuivent en sens longitudinal sur un trajet quelquefois très long. Mais leur signification physiologique est restreinte, ils ne sont pas formés d'éléments ayant tous la même fonction ; ainsi les groupes antérieurs sont des mélanges de cellules radiculaires, de cellules commissurales et de cellules de cordon ; la colonne de Clarke si nettement limitée envoie ses expansions nerveuses en des sens différents ; souvent un cylindre-axe qui se dirigeait dans un sens donné revient brusquement sur lui-même et prend un trajet récurrent, ou bien c'est une cellule de la corne postérieure dont le cylindre-axe bifurqué va par une branche au cordon postérieur homonyme et par l'autre au cordon antéro-latéral opposé, et inversement une cellule antérieure émettra son prolongement nerveux bi ou trifurqué dans le cordon antérieur droit et le cordon latéral gauche (cellule pluricordonale de Cajal). Il suit de là que la situation d'une cellule dans un groupe donné est insuffisante pour affirmer sa nature et ses relations terminales, le trajet complet du cylindre-axe est seul caractéristique, et sans cette notion on n'a que des présomptions plus ou moins justifiées, tirées de la grandeur de la cellule et du type dominant de son groupe.

Dans le sens longitudinal, les cellules groupées forment des traînées continues appelées *colonnes cellulaires*. Chez les vertébrés inférieurs, ces traînées ne sont point continues, des parties larges correspondant à l'entrée des racines alternent avec des parties rétrécies placées entre deux niveaux de paires rachidiennes ; il y a même chez la lamproie des points où la coupe ne rencontre aucune cellule nerveuse. C'est là une disposition en *segmentation métamérique*, qui correspond à la segmentation des vertèbres et des muscles, et qui rappelle la conformation en chapelet si nette dans la chaîne ventrale d'un grand nombre d'invertébrés.

Chez les Mammifères, le type segmentaire a complètement disparu ou du moins est très effacé. Nous avons déjà vu qu'extérieurement, on ne trouvait pas, malgré l'assertion de Gall, des traces de sillons ou de dilatations. Mais dans les colonnes cellulaires, la disposition moniliforme paraît être reconnaissable, au moins pour le groupe antéro-latéral ; on l'a reconnue chez le chien (*Schiefferdeker*), et Waldeyer prétend même que chez le gorille et chez l'homme, à l'état jeune du moins, toutes les colonnes cellulaires ont la conformation segmentaire. A un point de vue très général, les grands renflements cervical et lombaire présentent quelque chose d'analogue, car ils nous montrent que la moelle se renfle et que ses groupes cellulaires augmentent là où des racines plus grosses et plus nombreuses entrent dans la moelle ou en émergent.

Outre sa signification philosophique, la répartition en groupes concorde avec l'échelonnement longitudinal des centres réflexes dans la moelle.

Sous la réserve de n'accorder aux groupes qu'une signification topographique et non fonctionnelle, nous répartirons ainsi les cellules nerveuses de la substance grise :

- Corne antérieure
  - groupes antérieurs
    - antéro-interne.
    - antéro-externe.
  - colonne latérale.
  - cellules solitaires.
- Corne postérieure
  - colonne de Clarke.
  - groupe basal de la corne postérieure.
  - cellules solitaires.
  - groupes de la tête postérieure.
- — Groupe péri-épendymaire.
- — Cellules aberrantes de la substance blanche.

1° **Groupes antérieurs.** — Les groupes antérieurs occupent la tête de la corne antérieure. On en distingue deux : le groupe antéro-interne et le groupe antéro-externe.

Le *groupe antéro-interne* est situé dans l'angle antérieur et interne de la corne et sur sa face interne, celle qui regarde le sillon médian ; sa direction est sagittale, sur la coupe transversale. Il renferme surtout des cellules commissurales, un petit nombre de grandes cellules radiculaires, et quelques petites cellules également radiculaires dont les fibres fines vont peut-être aux ganglions sympathiques. — Le *groupe antéro-externe* ou antéro-latéral occupe l'angle externe et antérieur et se prolonge en arrière le long de la face externe de la corne. Il est formé de quelques cellules de cordon et surtout de cellules radiculaires de grande taille ; il est l'origine principale des racines antérieures, et son étendue est toujours supérieure à celle du groupe interne. A la région cervicale, à partir du sixième nerf cervical, il est la source du nerf spinal.

Dans les régions cervicale supérieure, dorsale moyenne et sacrée, où la corne antérieure est étroite, ces deux groupes sont ordinairement confondus en un seul. Au contraire, dans les parties cervicale moyenne et inférieure, dorsale supérieure et lombaire, chacun d'eux se divise en deux groupes secondaires (groupes antéro-interne, postéro-interne, antéro-externe et postéro-externe de Waldeyer), et ceux-ci à leur tour sont subdivisés, par la pénétration des nombreuses racines antérieures, en deux ou trois sous-groupes ; c'est ce qu'on voit surtout dans les noyaux latéraux.

Tandis que dans les segments longs et étroits de la moelle dorsale, en prenant pour limite du segment une ligne transversale passant à égale distance des émergences des racines voisines, les cellules s'espacent en hauteur et s'allongent dans le même sens, dans les segments courts et larges des renflements elles se serrent et s'étalent transversalement. Cette accumulation cellulaire est surtout visible dans le domaine du cinquième au huitième nerf cervical et du quatrième lombaire au deuxième nerf sacré. Les renflements, origines ou aboutissants des nerfs volumineux des membres, ont donc des cellules plus nombreuses, plus rapprochées et plus grosses. Goll a compté sur la coupe 28 cellules au niveau du deuxième nerf cervical, 42 au troisième et 140 au sixième nerf cervical. Pierret a montré de son côté que les cellules sont d'autant plus volumineuses que les fibres nerveuses qui en émanent ont un plus long trajet à parcourir; aussi les plus grandes cellules se voient-elles dans la région lombo-sacrée, car le nerf sciatique qui en provient est le nerf le plus long du corps. Lüderitz, qui a cubé une moyenne de 60 cellules, a trouvé que l'estimation du volume par des coupes transversales seules ne donne pas une idée exacte de leur grandeur totale, en raison de la forme élargie ou allongée des éléments, et il a trouvé comme valeur moyenne du volume d'une grande cellule de la corne antérieure : 10,25 au niveau du sixième nerf dorsal, 11,56 au sixième nerf cervical et 14,78 au quatrième nerf lombaire.

2° **Colonne latérale.** — La colonne latérale ou colonne intermédiaire (troisième colonne de Stilling, *tractus intermédio-latéral* de Lockhart Clarke) occupe la corne latérale, dépendance de la corne antérieure. La plupart des auteurs admettent que la colonne nerveuse n'existe que là où il y a une corne latérale, c'est-à-dire dans la région dorsale seule, que son maximum de développement est à la partie dorsale supérieure, et que dans les régions cervicale et lombaire, ces cellules disparaissent remplacées par les cellules les plus postérieures du groupe latéral qui prend à ce niveau un grand accroissement. Waldeyer soutient au contraire que la colonne n'est sans doute large et compacte qu'à la région thoracique, mais que sur tout le reste de la moelle, dans les parties cervicale, lombaire et sacrée, elle se continue par de petits groupes de cellules de forme caractéristique situées dans la base de la formation réticulaire et dans les travées du réseau, et qui ne se confondent jamais avec les cellules du groupe postéro-latéral. La colonne serait donc continue, mais en tous cas très amoindrie dans les renflements. Les cellules qui la composent sont ordinairement de taille moyenne, de forme étoilée, allongée en fuseau plat; elles se dirigent en sens parallèles, ou transversalement ou obliquement,

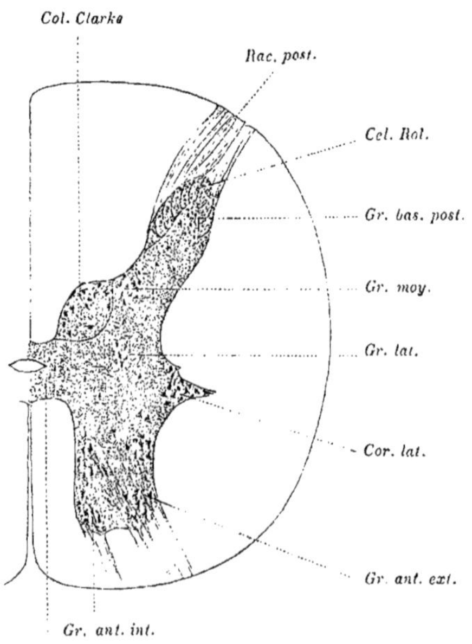

Fig. 133. — Groupement des cellules nerveuses.

La disposition des groupes et des cellules solitaires est schématisée sur une coupe de la moelle thoracique.

vers la pointe de la corne ; elles se colorent moins que les cellules antérieures.

3° **Cellules solitaires.** — Un certain nombre de cellules, de tailles diverses, sont disséminées dans la tête et dans la base de la corne antérieure. Quelques-unes d'entres elles donnent naissance aux fibres motrices des racines postérieures. Elles sont en général de petite taille.

4° **Colonne de Clarke.** — Découverte par Stilling qui l'appela le *noyau dorsal,* décrite avec soin par Lockhart Clarke qui lui donna le nom de *colonne vésiculaire postérieure,* cette colonne nerveuse occupe la face interne de la base de la corne postérieure, un peu en arrière de la commissure grise. On la voit bien à l'œil nu sur les coupes colorées. Sa coupe est ronde ou ovale. Elle est continue sur toute la hauteur de la région dorsale. Elle commence en bas au niveau du troisième nerf lombaire, et presque immédiatement volumineuse

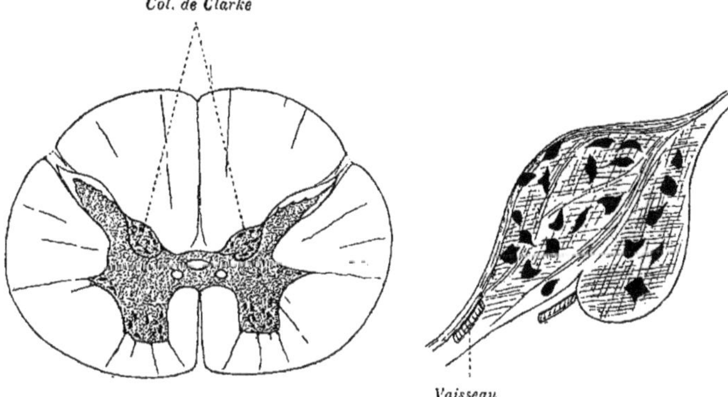

Fig. 134. — Colonne de Clarke.

Coupe transversale de la moelle thoracique. A gauche, la moelle vue à un faible grossissement ; à droite, la colonne de Clarke du côté droit vue seule en coupe et à un fort grossissement.

traverse le quart supérieur du renflement, atteint son maximum au douzième nerf dorsal, continue à peine diminuée jusqu'au neuvième dorsal, puis se réduit considérablement pour finir au premier nerf dorsal. Sa coupe est caractéristique de la région dorsale. Chez quelques animaux (souris), elle se disloque dès le milieu de la région thoracique. Elle est donc essentiellement lombo-dorsale ; mais elle ne paraît pourtant pas faire complètement défaut dans les autres régions. Stilling autrefois et Waldeyer tout récemment disent qu'à sa place caractéristique on retrouve des cellules éparses de même forme en traînées continues sur toute la longueur de la moelle, jusqu'au nerf coccygien ; et que même ces cellules se rassemblent en petits groupes dans deux points, en haut vers le troisième nerf cervical (noyau cervical de Clarke), en bas dans la partie moyenne et inférieure de la région sacrée (noyau sacré).

Les cellules de la colonne de Clarke sont en amas serrées ; leur taille est plutôt grande, de 45 à 90 μ ; elles sont ovales ou pyriformes, à grand axe sagittal. Cajal, qui a repris leur étude, dit qu'après les cellules de Rolando, ce sont les plus riches en expansions protoplasmiques flexueuses ; il reconnaît à la périphérie de grandes cellules curvilignes, au centre un mélange de grandes cellules étoilées, richement arborisées, à cylindre-axe dirigé en dehors, et de petites cellules fusiformes ou étoilées placées verticalement.

5° **Groupe basal postérieur.** — Ce petit groupe est situé un peu en dehors et en arrière de la colonne de Clarke. — Dans cette même région on trouve encore : 1° le groupe *latéral* de la corne postérieure, signalé par Bechterew comme constant, en arrière de la colonne latérale, sur la périphérie de la substance grise et sur le niveau transversal de Clarke ; 2° les *cellules moyennes* de Waldeyer (centrales de B.) situées au milieu de la base de la corne postérieure. Elles sont polygonales, de moyenne grandeur, fixes dans leur situation, mais bien groupées seulement à la région cervicale.

6° **Cellules solitaires de la corne postérieure.** Ces éléments, de forme et de grosseur variées, la plupart de grande taille, sont disséminés dans le col et la base de la corne postérieure. Beaucoup d'auteurs comprennent parmi elles les cellules du groupe précédent ; comme elles, elles sont un mélange de cellules de cordon et de cellules commissurales.

7° **Groupes de la tête de la corne postérieure.** — La tête de la corne postérieure est composée de deux parties, d'une partie périphérique disposée en croissant, substance de Rolando, et d'une partie centrale, ou noyau. Les cellules nerveuses périphériques ou de la substance de Rolando, entremêlées avec les cellules névrogliques dont nous avons déjà parlé, sont disposées sur trois couches concentriques qui sont d'arrière en avant : 1° la couche des cellules fusiformes dites marginales ou limitantes, parce qu'elles séparent Rolando de la zone marginale ; ces cellules volumineuses, placées transversalement en arc de cercle, ont des cylindre-axes à trajet latéral, dont l'ensemble constitue un faisceau arciforme autour de la corne ; 2° la couche des cellules fusiformes antéro-postérieures, à direction radiée ; 3° la couche des cellules étoilées ; ces cellules sont surtout des éléments à cylindre-axe court, ramifié dès son origine ; beaucoup de cellules et leurs prolongements sont verticaux, et Cajal présume que ce sont ces cylindre-axes ascendants qui constituent en avant de Rolando le *faisceau longitudinal* de la corne postérieure de Kœlliker, hypothèse combattue d'ailleurs par ce dernier auteur.

Outre ces cellules rolandiques, presque toutes petites, riches en expansions protoplasmiques qui les font ressembler à des cellules de névroglie, et appartenant aux types des cellules de cordon, surtout des éléments d'association rapprochée, il existe, dans la concavité du croissant de Rolando, un groupe de cellules centrales. Ces dernières occupent une région appelée spongieuse par les uns, plexiforme par les autres, noyau de la corne par Waldeyer ; les riches plexus de fibres nerveuses qui s'y ramifient lui donnent un aspect finement réticulé. De taille plutôt petite, elles émettent un grand nombre d'expansions protoplasmiques flexueuses ; leur cylindre-axe est ramifié, et sa distribution, encore mal connue, paraît devoir faire classer les cellules dont il provient tantôt parmi les cellules d'association sur place, tantôt parmi les cellules de cordon.

8° **Groupe périépendymaire.** — Des cellules nerveuses, grosses ou petites, plutôt petites, étoilées ou fusiformes, existent dans la substance gélatineuse centrale, surtout en dehors et en arrière, sur les flancs du canal ; leurs prolongements protoplasmiques affectent une disposition sagittale. Ce sont des cellules de cordon, et principalement des cellules commissurales.

9° **Cellules aberrantes de la substance blanche** — Plusieurs observateurs ont signalé la présence de cellules nerveuses dans la substance blanche, au milieu des cloisons interfasciculaires. Ces cellules, de grandeur variée, en général étoilées, sont plus fréquentes au voisinage de la corne latérale ou dans la partie postérieure du cordon latéral ; mais on peut les rencontrer partout, et à une distance notable, jusqu'à 300 μ de la substance grise.

Sur les groupes cellulaires, voyez Waldeyer dans son étude comparative de la moelle de l'homme et de celle du gorille. *Das Gorilla Rückenmark*, 1889.

§ IV. — GROUPEMENT DES FIBRES

Toute la substance blanche, le manteau de la moelle, est composée comme éléments nerveux de fibres à myéline qui sont pour la plupart longitudinales, parallèles au grand axe de la moelle; de là l'aspect en coupe de jonc que prennent les sections transversales. Ces fibres sont de deux ordres : les unes sont les fibres des cordons, reliant les segments de la moelle entre eux et avec l'encéphale ; les autres sont les racines des nerfs spinaux, et comme pour chaque nerf spinal il y a une racine antérieure et une racine postérieure, il y a deux sortes de fibres radiculaires, les fibres radiculaires antérieures qui ont leur noyau d'origine dans la moelle, et les fibres radiculaires postérieures pour lesquelles la substance grise est au contraire un noyau terminal, le noyau originel étant le ganglion rachidien. Nous étudierons successivement les racines et les faisceaux.

A. RACINES DES NERFS RACHIDIENS

Les nerfs rachidiens sont disposés par paires, c'est-à-dire échelonnés symétriquement deux par deux, un à droite et un à gauche ; il y a 62 nerfs formant 31 paires. Chaque nerf droit ou gauche naît de la moelle par deux racines, l'une, racine antérieure, qui sort du sillon collatéral antérieur, l'autre, racine postérieure, qui émerge du sillon collatéral postérieur. Toutes deux convergeant l'une vers l'autre traversent au même niveau la dure-mère et se réunissent en dehors d'elle pour constituer un nerf mixte, moteur par sa racine antérieure, sensitif par sa racine postérieure. Cette dernière offre en outre une particularité caractéristique, elle est ganglionnée ; à sa sortie de la dure-mère et avant de s'unir à la racine antérieure, elle se renfle en une boule ovoïde, amas de cellules nerveuses sensitives, qui porte le nom de *ganglion spinal* ou *rachidien*.

1° **Racines antérieures.** — Les racines antérieures ont leur origine dans la corne antérieure de la substance grise, ou si l'on veut dans sa moitié ventrale. Chaque fibre est le prolongement cylindraxile d'une cellule radiculaire qui est son centre anatomique et fonctionnel et par conséquent son centre trophique ; la cellule étant motrice, le courant nerveux qui traverse ce prolongement est toujours centrifuge et cellulifuge. Le cylindre-axe né d'un renflement conique de la cellule chemine d'abord nu, et de plus en plus fin, ordinairement au milieu des touffes protoplasmiques antéro-externes ; après un court trajet, il atteint sa plus grande minceur en un point où sa substance paraît être vitreuse et cassante, et de fait dans les préparations il est souvent brisé à ce niveau qui est son *col;* là il prend sa gaine de myéline, en même temps qu'il se renfle progressivement pour acquérir un calibre uniforme; il traverse la substance grise, puis la substance blanche au milieu d'une cloison névroglique où passent aussi des vaisseaux, et au sortir de la couche marginale de névroglie s'entoure de sa gaine de Schwann au sein même de la pie-mère, hors de laquelle il émerge.

Les fibres radiculaires sont en grande partie des tubes larges de fort calibre : leur diamètre moyen est de 16 μ dans la moelle et de 18 μ en dehors d'elle. Il en est aussi de fines, mesurant 10 μ seulement, qui, d'après Kœlliker, naissent des petites cellules radiculaires qu'on voit de préférence dans le groupe antéro-interne et dans la base de la corne antérieure, tandis que les grosses fibres proviennent surtout du groupe antéro-externe ; ces fibres fines sont suivant plusieurs auteurs les fibres motrices du grand sympathique. Les racines antérieures ne sont pas en effet destinées seulement aux muscles de la vie de relation, elles fournissent aussi aux ganglions sympathiques et sont une des sources de leur motricité. On a cherché à plusieurs reprises à localiser dans la corne latérale, dépendant de la corne antérieure, l'origine du sympathique ; cette opinion ne repose sur aucune preuve anatomique; en outre les cellules de cette corne qui constituent le tractus intermédio-latéral font presque complètement défaut à la région cervicale et à la région lombaire.

Le cylindre-axe radiculaire antérieur n'émet ordinairement aucune collatérale, contrairement à tous les autres cylindre-axes de la moelle, en sorte que l'incitation de sa cellule se transmet dans son intégrité à la plaque motrice musculaire. Parfois cependant, et avec une fréquence encore discutée, il s'en détache une collatérale, simple ou peu ramifiée, à trajet *récurrent,* qui rentre dans la substance grise et s'y termine; elle sert peut-être à entraîner dans un mouvement synergique les cellules radiculaires voisines (*Cajal*).

Stilling a compté sur une moelle le nombre total des fibres des racines antérieures ; il y en avait 302,265 ; ce chiffre nous donne par conséquent le nombre approximatif de cellules radiculaires motrices que renferme la moelle.

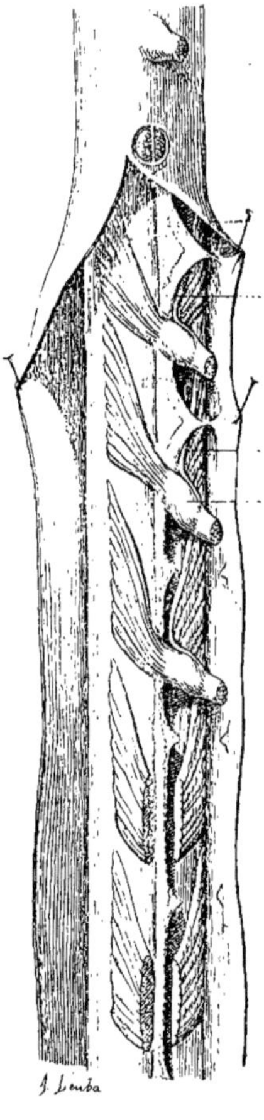

Fig. 135. — Racines antérieures et postérieures.

La dure-mère ouverte laisse voir la face latérale droite de la moelle avec les racines en position naturelle.

Les fibres nerveuses des racines antérieures ne sont point condensées en un seul faisceau comme celles des racines postérieures. Elles s'étalent transversalement et occupent un large espace, car elles naissent des groupes disséminés dans l'aire de la corne antérieure; éparpillées d'abord en pinceau autour de ces groupes qu'elles entourent et subdivisent, elles sortent sur le front de la corne, et se réunissent à la circonférence de la moelle en deux ou trois filets sur une largeur de 3 mm. en moyenne. A la région cervicale supérieure, elles sont déjetées en dehors, et à la région dorsale elles enveloppent davantage la substance grise. En raison de cette dissémination, une coupe transversale de moyenne épaisseur montre de trois à six racines, et jusqu'à huit aux renflements ; leur direction à travers la substance nerveuse n'est pas rectiligne, mais légèrement arquée à convexité interne ; elles ne sont pas non plus sur un plan tout à fait horizontal, mais descendent obliquement sous une assez faible inclinaison de leur origine à leur émergence, en sorte qu'une coupe exactement transversale ne peut montrer qu'une partie de leur trajet. Il faut ajouter que, par suite de la disposition des cellules du groupe latéral qui tendent à prendre en hauteur le type segmentaire moniliforme, les racines qui en proviennent ont elles aussi une tendance à se grouper en fascicules.

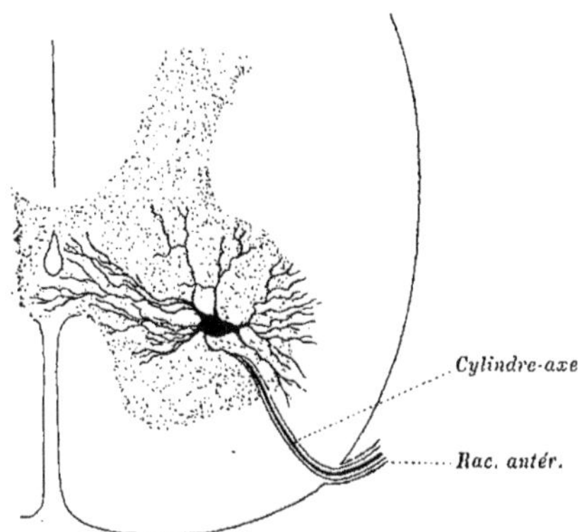

Fig. 136. — Type de racine antérieure.

Schéma montrant une fibre de racine antérieure naissant d'une cellule radiculaire ou motrice et s'enveloppant successivement de ses gaines.

Dans la partie supérieure de la moelle, depuis le premier jusqu'au quatrième ou cinquième nerf cervical, il s'adjoint aux racines antérieures d'autres racines motrices ; ce sont celles du nerf spinal qui, nées des cellules du groupe latéral, traversent le cordon latéral et viennent émerger en arrière du ligament dentelé, très près des racines postérieures.

Racines postérieures. — Les racines postérieures diffèrent des racines antérieures au triple point de vue de leur embryogénie, de leur morphologie et de leur fonction. Les racines antérieures sont des expansions de cellules nerveuses intra-médullaires ; elles croissent et se dirigent en sens centrifuge pour aller se terminer dans les organes périphériques ; leur conduction est exclusivement motrice. Les racines postérieures sont ganglionnées, elles sont les prolongements des cellules nerveuses des ganglions rachidiens, cellules extra-médullaires ; elles croissent et se dirigent en sens centripète pour aborder la moelle où elles se terminent ; leur conduction est sensitive.

Chaque fibre d'une racine postérieure naît d'une cellule nerveuse du ganglion spinal ou rachidien, situé dans le trou de conjugaison. Les cellules du ganglion sont bipolaires chez les poissons ; chez les autres vertébrés, elles sont d'abord également bipolaires à pôles opposés au début de la vie embryonnaire, puis se transforment en type à pôles géminés, et enfin par le rapprochement des deux fibres et leur enveloppement dans une seule gaine de myéline en cellules d'apparence unipolaire, avec séparation ultérieure des deux filaments suivant le type en T découvert par Ranvier. Mais au fond, sous cette apparence morphologique qui montre la fusion des deux pôles en un seul, il reste toujours deux prolongements distincts : l'un externe, plus gros, qui se dirige vers la périphérie (peau, muqueuse...) ou plutôt qui en vient, et que certaines particularités semblent devoir faire considérer comme un prolongement protoplasmique modifié, myéliné à cause de sa longueur et à conduction cellulipète (*Cajal*) ; l'autre interne, grêle, qui part de la cellule, se dirige vers la moelle et s'y termine après être devenu fibre de cordon postérieur. Ce sont ces derniers prolongements qui constituent les racines postérieures ; ils représentent probablement les vrais cylindre-axes, leur conduction est centripète par rapport à la moelle, cellulifuge par rapport à leur cellule d'origine. Par conséquent la section de la racine postérieure entraînera la dégénération du bout central, partie isolée de sa cellule, et laissera intact le bout périphérique qui reste uni à son élément générateur, et d'une manière générale tout bout gauglionnaire conservera, au moins un certain temps, son activité et son intégrité.

La racine postérieure émanée du ganglion spinal arrive à la moelle où elle se dispose par six à huit radicules en série linéaire, plus nombreuses et plus volumineuses que les radicules antérieures. Chaque radicule, unique sur son plan transversal, ramasse ses filets en un faisceau compact qui s'engage dans le sillon collatéral postérieur et le suit jusqu'à la rencontre de la tête de la corne postérieure qu'il semble envelopper. Stilling a compté sur une moelle pour la totalité des racines postérieures 504,473 fibres (contre 300,000 pour les racines antérieures). Leur diamètre moyen est de 16 μ (11-21) en dehors de la moelle et de 13 dans la moelle même. — Chez la grenouille, Birge a compté 9,404 fibres de racines antérieures et 10,702 de racines postérieures.

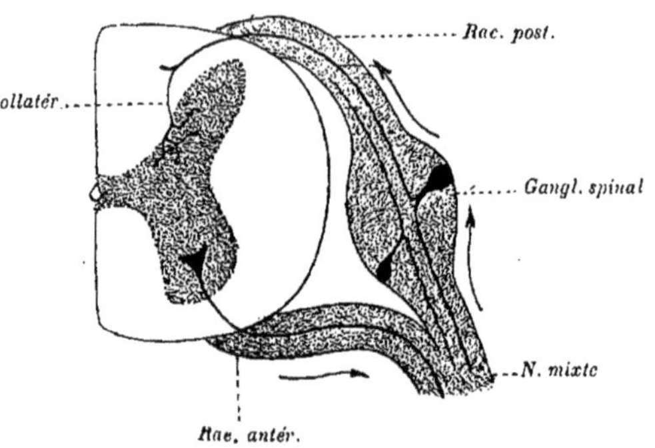

Fig. 137. — Origines des racines.

Schéma montrant l'origine des racines postérieures dans le ganglion spinal, en opposition aux rac. antér. qui naissent dans la moelle.

La racine postérieure monte obliquement dans le sillon et presque immédiatement chaque fibre se divise sous un angle de 150 à 160° en deux branches terminales longitudinales, l'une descendante, l'autre ascendante. Cette bifurcation en fourche, en Y, est un fait d'une très grande généralité, puisqu'on l'a constatée non seulement chez tous les vertébrés, mais encore chez les vers et chez les crustacés. Tout le faisceau se divise au même niveau en entrelaçant ses branches; le territoire où s'opère cette division est l'espace compris entre le cordon latéral, la partie moyenne du faisceau de Burdach, la tête de la corne et la périphérie de la moelle.

La *branche descendante* suit le faisceau de Burdach et se porte vers la partie de la moelle sous-jacente. Son trajet est court, ainsi que le montrent la constatation directe, puis le fait que le cordon postérieur n'augmente pas en descendant, et enfin la faible étendue en longueur de la dégénération secondaire *descendante* consécutive à la section des racines postérieures, Après un parcours de quelques centimètres, la branche radiculaire se courbe à angle droit et se termine par arborisation dans la corne postérieure.

La *branche ascendante* monte verticalement dans le cordon postérieur. L'étendue de leur trajet permet de classer ces branches en plusieurs catégories, les longues, les courtes et les moyennes. Les longues montent jusqu'au bulbe, et se terminent dans les noyaux de Goll et de Burdach ; peut-être même en est-il qui vont directement jusqu'au cerveau ; les courtes ne paraissent pas dépasser cinq ou six centimètres, après quoi elles s'enfoncent transversalement dans la corne postérieure où elles déploient leur arborisation terminale ; les moyennes sont intermédiaires aux deux autres comme longueur et d'étendue très variée. Cette conception résulte de l'observation des dégénérations *ascendantes* des racines postérieures, dégénérations qui s'étendent jusqu'au bulbe mais vont toujours diminuant et s'épuisant de bas en haut. Anatomiquement, on n'a pas suivi des cylindre-axes ascendants au delà de quatre paires nerveuses chez l'embryon, espace correspondant à six ou sept centimètres de longueur chez l'adulte.

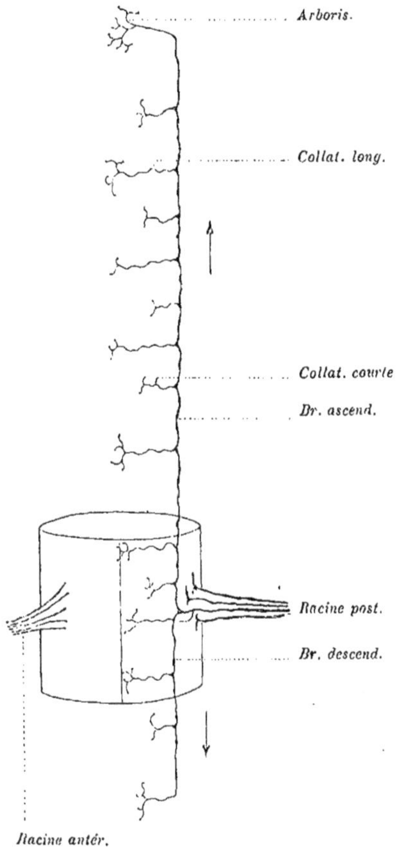

Fig. 138. — Type de racine postérieure.

Vue longitudinale schématique de la face latérale gauche de la moelle. Les deux branches d'une fibre de racine postérieure et ses collatérales.

Toutes les tiges radiculaires et leurs branches de bifurcation forment autour de la tête de la corne postérieure une masse de fibres, les unes transversales, les autres longitudinales, qu'on peut répartir en deux groupes, un groupe interne et un groupe externe. Il existe bien un groupe intermédiaire, mais insignifiant chez l'homme, et pouvant être rattaché au grand faisceau interne.

Le *groupe interne* des racines postérieures, à fibres grosses et à développement précoce, correspond à la moitié interne de la substance de Rolando, en plein faisceau de Burdach dont il constitue la partie externe. Il est le plus gros des trois ; ses fibres sont fortes, mélangées de quelques fibres minces, et leur myélinisation est précoce. Le groupe *moyen* ou *intermédiaire* est celui qu'on appelait le groupe externe avant la découverte de Lissauer. Il est petit chez l'homme, et peu séparé du groupe interne, sauf chez les animaux et chez le fœtus. Il correspond à la pointe ou apex de la corne postérieure, pointe qui n'est d'ailleurs bien marquée qu'aux régions dorsale et cervicale.

Le *groupe externe* ou *latéral*, à fibres grêles (f. de Lissauer) a été découvert en 1885 par Lissauer, élève de Weigert. Il fait face à la moitié externe de la substance de Rolando, et occupe un espace appelé par cet observateur la *zone marginale*.

Cette zone, que Foville avait entrevue chez le nouveau-né et que récemment Waldeyer désignait sous le nom de *pont médullaire*, a pour limites : en avant la partie externe de Rolando, en arrière la périphérie de la moelle, en dehors le cordon latéral dont elle se distingue très difficilement, en dedans le faisceau de Burdach qui s'en détache assez nettement. Sa forme varie suivant celle de la tête postérieure ; elle a sa plus grande étendue, en même temps qu'une forme en bordure allongée transversalement, à la région lombaire, tandis qu'elle est très réduite à la région dorsale où la corne postérieure est petite et éloignée, et elle y prend un aspect en rectangle, étroit, allongé d'arrière en avant. On la confondait autrefois avec la partie la plus postérieure du cordon latéral, représentée suivant les régions par le faisceau cérébelleux direct, le faisceau pyramidal ou même le faisceau latéral profond. Elle s'en distingue chez le nouveau-né par une teinte gris clair. Lissauer l'a reconnue par sa dégénération localisée dans le tabes.

Elle a pour charpente une forte cloison conjonctive de la pie-mère d'où s'irradie en avant et en dehors un riche réseau névroglique à fibres surtout verticales. Dans les mailles de ce réseau sont contenues les fibres nerveuses longitudinales remarquables par leur finesse à peu près uniforme, par leur époque de myélinisation (moitié du huitième mois) plus tardive que celle des autres groupes radiculaires et enfin par leur dégénération élective au début du tabès. Ces fibres fines proviennent de la partie externe de la racine postérieure ; d'abord disséminées, elles se réunissent à leur passage dans la pie-mère en un faisceau compact qui monte en colonne longitudinale dans la partie postéro-externe de la région radiculaire. Leur trajet paraît être très court et ne pas s'étendre au delà de la distance qui sépare deux racines. Les collatérales rares et courtes se perdent dans la corne postérieure.

Bechterew a essayé de localiser dans le groupe interne des racines postérieures la conduction des impressions du sens musculaire et dans le groupe externe les impressions cutanées sensitives ; mais cette attribution physiologique est encore bien hypothétique.

Collatérales des racines. — La terminaison des deux branches de la racine postérieure ne représente qu'une faible partie de leur distribution, et de même que sur le conduit principal qui longe une rue viennent se brancher des conduits secondaires qui distribuent l'eau à chaque maison, de même les branches radiculaires ascendante et descendante émettent des rameaux qui s'enfoncent dans la moelle à des intervalles réguliers, et établissent des communications avec chaque étage médullaire sur toute la longueur de la racine postérieure. Ces *collatérales* ou fibres de connexion, entrevues par Golgi, décrites à fond par Cajal, sont des fibres myélinées, plus petites que la branche principale, qui naissent de celle-ci à angle droit ou à angle aigu, du sommet d'un petit renflement triangulaire que présente le cylindre-axe de distance en distance ; elles s'enfoncent horizontalement dans la substance grise et se terminent autour de ses cellules par une touffe arborisée, mais non anastomosée, de fibrilles sans myéline finissant en bouton. On présume que toutes les fibres radiculaires en possèdent et sur toute leur hauteur. Kœlliker en a compté neuf sur une tige de 6 centimètres de longueur. Ce sont ces collatérales qu'on avait prises de tout temps pour la racine postérieure, sans prendre garde qu'elles sont beaucoup plus petites que ces dernières.

Topographie de la corne postérieure. — Pour bien comprendre la distribution des collatérales, il faut d'abord préciser la topographie de la corne postérieure. Celle-ci présente une base, un col et une tête. La tête arrondie à la région lombaire, petite et bulbeuse avec une pointe ou apex à la région dorsale et cervicale, est séparée de la périphérie de la moelle, en dehors par la zone marginale (groupe externe des racines postérieures), en dedans par la partie externe du faisceau de Burdach (groupe interne et moyen de ces racines). Elle comprend de la périphérie au centre les trois couches suivantes concentriques : 1° la *couche limitante* (*Cajal*), appelée par Gerlach et Lissauer *zone spongieuse* de Rolando, et par Waldeyer *couche zonale ;* elle se distingue par sa forme en mince croissant à teinte pâle, coiffant extérieurement la substance de Rolando. Elle est formée de fibres fines, les unes verticales, les autres transversales et arciformes courant sur les deux côtés de la tête de la corne, depuis la colonne de Clarke jusqu'au faisceau latéral profond. Ces deux espèces de fibres sont constituées en partie par des collatérales obliques du cordon postérieur, en partie par les cylindre-axes des cellules qui peuplent les couches périphériques de Rolando ; les cylindre-axes se dirigent soit en dedans soit en dehors, en trajet curviligne, puis se recourbent pour devenir fibres longitudinales du cordon postérieur ou du cordon latéral. — 2° La *substance de Rolando* qui s'étend de chaque côté jusqu'au col, et dont nous avons décrit les trois couches de cellules nerveuses. — 3° La partie centrale de la tête que Lissauer appelle *zone spongieuse postérieure,* Cajal *zone plexiforme*, et pour laquelle Waldeyer a proposé le nom de *noyau* de la tête, terme que nous adopterons. Ce noyau qu'entoure Rolando de toute part, sauf en avant, renferme : un plexus très fin et très serré de fibres nerveuses, qui lui a valu la dénomination de Lissauer et de Cajal ; un assez grand nombre de petites cellules nerveuses, et enfin des faisceaux verticaux. Ceux-ci de grosseur variée, contenant soit des fibres fines, soit surtout des fibres fortes, et parmi lesquels on en remarque un principal, ont reçu de Kœlliker le nom de *faisceaux longitudinaux* de la corne postérieure ; ils paraissent contenir des fibres, les unes ascendantes, les autres descendantes, qui à la région lombaire où ces faisceaux sont très marqués s'infléchissent en dedans pour se perdre dans le faisceau de Burdach, tandis qu'à la région cervicale ils se dirigent en dehors et s'éparpillent dans le cordon latéral. Jusqu'à présent on les a considérés comme le tronc même des racines ou d'une partie des racines postérieures qui monterait et descendrait à l'intérieur de la substance grise ; cette manière de voir n'est plus soutenable aujourd'hui ; Cajal présume que ces faisceaux sont constitués par les cylindre-axes verticaux des cellules nerveuses qu'on trouve dans la couche interne de Rolando, et ne sont dès lors que des fibres longitudinales d'association. Kœlliker objecte que ces fibres sont longues et parallèles, et laisse la question indécise.

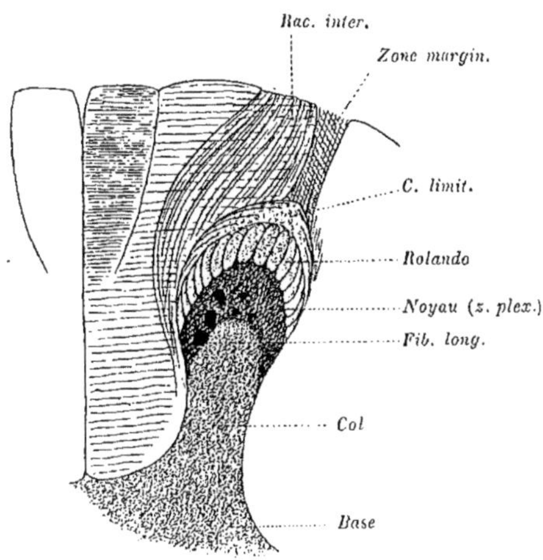

Fig. 139. — Topographie de la corne postérieure.

Les deux groupes des racines postérieures et les zones concentriques de la tête de la corne postér. Côté droit.

Les collatérales étudiées sur un même plan transversal, émanant quelques-unes de la tige radiculaire avant sa bifurcation, la plupart des branches de division, appartiennent aux trois groupes des racines postérieures ; celles du groupe externe sont très fines, celles du groupe interne sont volumineuses et se voient par tous les procédés de coloration, aussi les a-t-on depuis longtemps décrites sous le nom de *fibres irradiées*, fibres rayonnantes, du faisceau de Burdach. On peut répartir les fibres collatérales en fibres courtes, moyennes et longues.

1° Les collatérales courtes traversent en ligne droite ou courbe, par faisceaux de cinq à quinze fibres, la couche limitante puis la substance de Rolando qu'elles découpent en tranches (*fibres méridiennes*) ; elles se terminent autour des cellules nerveuses de Rolando et du noyau de la corne postérieure, dont elles contribuent à former le plexus caractéristique.

2° Les collatérales moyennes proviennent toutes du groupe radiculaire interne. Je range dans cette classe les fibres qui vont à la colonne de Clarke et celles qui passent par la commissure grise. Le *faisceau collatéral de Clarke*, faisceau médial de quelques auteurs, est un groupe de fibres de connexion qu'on voit émerger du cordon de Burdach, le traverser en direction arquée ou flexueuse et pénétrer dans la colonne cellulaire de Clarke, tantôt par sa partie interne, tantôt en ligne diamétrale séparant ses cellules en deux moitiés. Ces fibres, les unes grosses, les autres fines, forment autour des cellules un plexus très serré, richement arborisé ; elles apportent à ces éléments les excitations sensitives des racines postérieures, et par le faisceau cérébelleux qui émane des cellules propagent ces excitations jusqu'au cervelet ; leur atrophie est précoce dans le tabes, tandis que les cellules nerveuses et les fibres du faisceau cérébelleux qui en émanent ne sont atteintes qu'à une époque reculée de la maladie. — Les *collatérales commissurales* proviennent des fibres qui sont contenues dans le cordon postérieur, et principalement dans la partie externe du faisceau de Burdach. Elles passent par la commissure grise postérieure et vont aboutir au noyau de la corne postérieure opposée. C'est là l'entrecroisement sensitif des racines postérieures, entrecroisement constaté par l'anatomie et la physiologie, constaté aussi par les dégénérations bilatérales à la suite d'une section des racines postérieures d'un seul côté ; cet entrecroisement n'est que partiel, et il est accompli par des collatérales et non par les branches mêmes des racines.

3° Les collatérales longues ne sont autres que le *faisceau collatéral réflexe* de Kœlliker (*f. sensitivo-moteur de Cajal*). Né du groupe interne des racines postérieures, par conséquent du cordon de Burdach et de Goll, le faisceau réflexe passe en dehors des collatérales et de la colonne de Clarke dont le sépare un triangle de substance grise ; il traverse en direction antéro-postérieure, un peu inclinée en dehors, le col de la corne postérieure qu'il semble amputer et va s'épanouir dans la corne antérieure. Ses fibres sont grosses et ne se ramifient pas dans leur trajet postérieur, mais arrivées au niveau des cellules radiculaires, elles donnent des arborisations très étendues qui enlacent de mille manières le branchage protoplasmique des cellules motrices. Leur terminaison principale semble être dans le groupe cellulaire latéral, et surtout dans le groupe postéro-latéral qui s'atrophie si nettement après la section du sciatique. Tout porte à croire que le faisceau collatéral réflexe est bien en effet la voie qui dans l'arc réflexe associe le ganglion spinal sensitif aux cellules motrices antérieures ; l'excitation sensitive pourra, grâce à ces faisceaux étagés, se transmettre aux éléments moteurs de la moelle et provoquer le mouvement réflexe, non seulement sur le plan d'arrivée de la racine postérieure, mais sur toute la longueur de sa branche ascendante et de sa branche descendante. — Toutes ces collatérales s'atrophient dans le tabes alors que les cellules de la corne postérieure et les fibres de cordon restent intactes.

Les racines postérieures sont les voies de conduction sensitive. Les impressions qui viennent de la surface ou de l'intérieur des organes, recueillies par les nerfs rachidiens

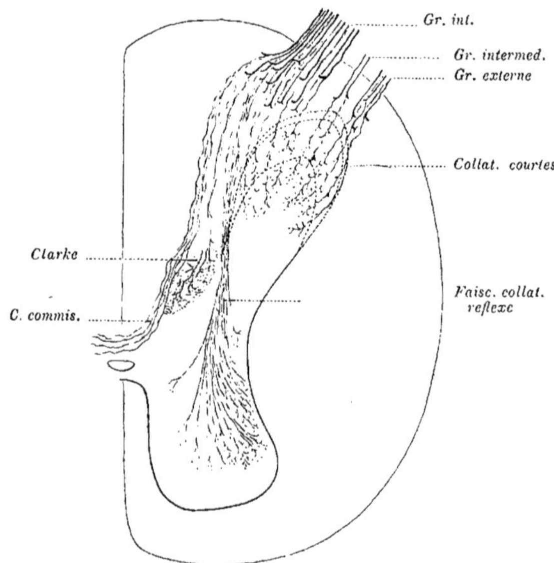

Fig. 140. — Collatérales des racines postérieures.

Groupes des racines post. émettant à leur entrée dans la moelle leurs collatérales courtes, moyennes et longues. Dessin schématique.

et les nerfs sympathiques, arrivent à la cellule du ganglion spinal, cellule essentiellement sensitive, et de là par la racine postérieure sont conduites à la moelle et au bulbe.

Fibres motrices des racines postérieures — A côté de ces voies centripètes fondamentales, il existe dans la racine postérieure des voies centrifuges motrices qui n'en constituent d'ailleurs qu'une très minime partie. Lenhossék et Cajal ont découvert simultanément dans la corne antérieure des cellules en tout semblables aux grandes cellules radiculaires, dont le cylindre-axe, émettant ou non une collatérale, se dirige en arrière sans se brancher au milieu de la corne postérieure, suit la racine postérieure, traverse le ganglion sans s'unir à ses cellules, et se continue dans le nerf mixte périphérique. Ces cellules, *cellules motrices des racines postérieures*, sont très peu nombreuses et très disséminées ; elles siègent toujours à la base de la corne antérieure, aussi bien en dedans et près du canal qu'en dehors. La terminaison de leur cylindre-axe est inconnue ; Kœlliker présume qu'il va aux ganglions sympathiques ou directement aux vaisseaux.

Il est bon d'ajouter que jusqu'à présent les observations (Cajal, Lenhossék, van Gehuchten) n'ont porté que sur les oiseaux et qu'elles attendent leur confirmation chez les mammifères.

La présence de voies motrices centrifuges dans les racines postérieures nous explique deux faits : 1° Joseph (1887) a constaté qu'après la section de la racine postérieure, il y avait un groupe de fibres qui ne dégénérait pas dans le bout central et qui dégénérait dans le bout périphérique ou ganglionnaire ; cette dégénération indiquant des fibres dont le centre trophique est dans la moelle avait échappé à Waller et à Cl. Bernard à cause de l'imperfection de la technique histologique à leur époque. 2° Stricker en 1877, confirmé

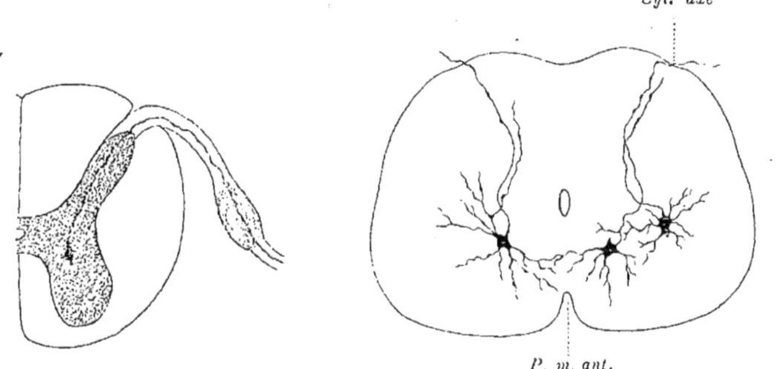

Fig. 141 et 141 bis. — Fibres motrices des racines postérieures.

A droite, dessin d'après nature (Van Gehuchten, sur l'embryon de poulet) ; à gauche dessin schématisé.

par Gærtner, a reconnu dans les racines postérieures du chien des fibres vaso-dilatatrices agissant sur le membre inférieur ; on croyait avant lui que toutes les fibres dilatatrices étaient contenues dans les racines antérieures.

B. — FAISCEAUX DE LA MOELLE

Quand on a mis à part les racines antérieures, qui d'ailleurs n'appartiennent pas aux systèmes de fibres longitudinales, et les racines postérieures avec leurs branches verticales, il reste autour de l'axe gris une masse de tubes nerveux de grosseur très variée. Stilling sur une moelle adulte et dans un point relativement étroit, au niveau du deuxième nerf cervical, en a compté 401,694 ; il est vrai que dans ce nombre il a fait entrer les cordons de Goll et de Burdach qui sont en grande partie formés par les racines postérieures elles-mêmes ; mais le chiffre à retrancher serait certainement inférieur au quart du chiffre précédent. Au même niveau, une moelle de grenouille renferme dans sa substance blanche un peu plus de 60,000 fibres (*Gaule*).

Toutes ces fibres sur la coupe transversale sont distribuées par groupes carrés ou en trapèze, grâce aux cloisons radiées et aux cloisons concentriques que la pie-mère et la névroglie émettent à travers la substance blanche. Ces groupes ne correspondent en rien aux véritables faisceaux anatomiques et physiologiques. Les faisceaux ne peuvent pas être reconnus sur la moelle normale adulte. Ils n'ont été distingués et ne deviennent apparents que lorsqu'ils sont en voie de développement, parce qu'ils se forment chacun à une époque spéciale de la vie fœtale, ou bien lorsqu'ils sont atteints d'une affection systématique, inflammation ou dégénération. C'est par ces deux méthodes, embryogénique et pathologique, qu'on est arrivé dans ces dernières années à diviser tout le champ de la substance blanche en territoires de fibres, constituant les faisceaux. On a donné d'abord à chacun un nom logique, anatomique ; puis, par la force de cette déplorable manière de faire qui envahit toute la nomenclature médicale, on a pris l'habitude de les désigner par un nom propre, qui est pour l'esprit une image vide, bien que ce nom soit celui de l'observateur qui a découvert ou mieux décrit le faisceau correspondant.

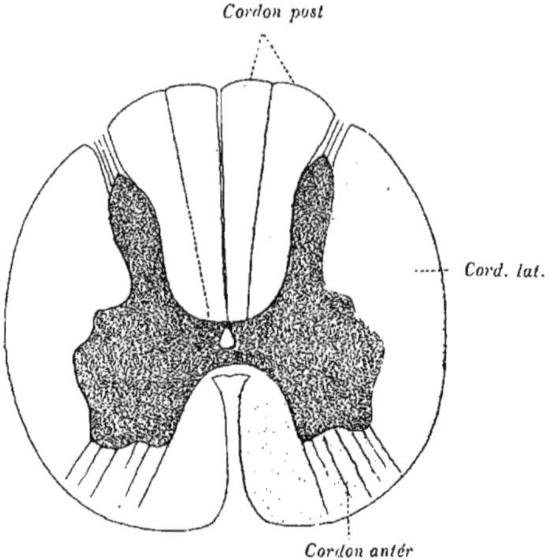

Fig. 142. — Cordons de la moelle.
Le cordon antéro-latéral et le cordon postérieur avec leurs divisions, figurés sur la moitié gauche d'une coupe transversale.

Le travail de délimitation était à peine terminé, aboutissant à une systématisation qui semblait précise et définitive, quand de nouvelles recherches sont venues tout remettre en question et montrer combien le groupement des fibres est complexe et loin d'être complètement connu. En premier lieu une étude plus attentive du développement fœtal et des localisations de dégénérescence a montré qu'il fallait rediviser chaque

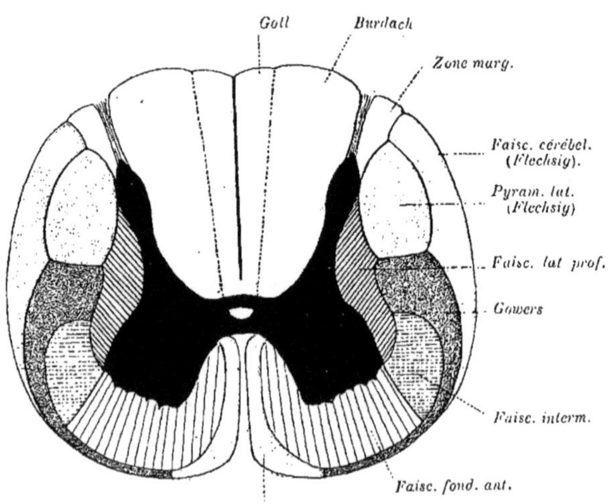

Fig. 143. — Faisceaux de la moelle.
Topographie des faisceaux à la région cervicale. Le faisceau pyramidal, rouge ; le cérébelleux direct, en pointillé bleu.

faisceau en deux ou trois portions différentes. En second lieu, on a constaté qu'une fibre de cordon pouvait traverser la moelle et aller se continuer avec un faisceau différent du côté opposé, ou même avec deux faisceaux différents et de côté dissemblable ; en d'autres termes une de ces cellules que Cajal a appelées *cellules pluricordonales* ou à cylindre-axe complexe peut envoyer son cylindre-axe bifurqué au cordon antérieur droit et au cordon latéral gauche. Enfin on s'est assuré qu'aucun faisceau n'était homogène. Dans chacun des faisceaux classiques, il y a une partie des fibres qui se développent à une époque différente et qui ne dégénèrent pas quand la masse principale du faisceau est atteinte. Le faisceau cérébelleux et celui de Gowers, voies ascendantes, renferment des fibres à direction inverse ; les voies pyramidales sont infiltrées d'éléments étrangers qui équivalent presque au tiers de leur surface totale. Il y a dans tout le cordon antéro-latéral des fibres cérébelleuses descendantes. En d'autres termes tous ou presque tous les faisceaux sont *hétérogènes*, et le sens qu'on leur attribue ne représente que la majorité de leurs fils conducteurs, non la totalité.

Si l'on ajoute à ces faits que la fonction est pour plusieurs en grande partie hypothétique, à tel point qu'on ne saurait affirmer le chemin détaillé de la conduction sensitive, on comprendra qu'il serait prématuré de vouloir établir une classification réellement anatomique, basée sur la nature et la distribution des faisceaux. Il faut s'en tenir à une énumération topographique, dans l'aire des deux grands cordons antéro-latéral et postérieur.

Les faisceaux se répartissent de la façon suivante :

Cordon antéro-latéral	Faisceau fondamental antér. Faisceau latéral profond	voies courtes.
	Faisceau intermédiaire	
	Faisceau pyramidal — voie cérébrale motrice.	
	Faisceau cérébelleux direct — voie cérébelleuse.	
	Faisceau de Gowers.	
Cordon postérieur	Faisceau de Burdach Cordon de Goll	voies sensitives.

Collatérales des cordons. — Il en est des fibres des cordons comme des fibres

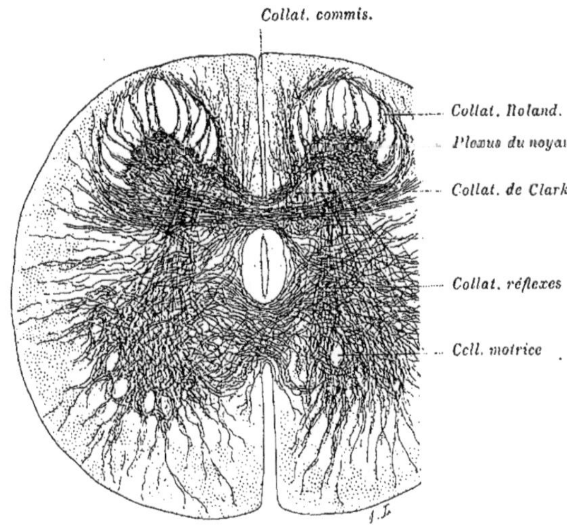

Fig. 144. — Fibres collatérales de la moelle.

Collatérales des cordons et des racines vues sur une coupe transversale de la moelle thoracique. Chien nouveau-né. Imprégnation par la méthode de Golgi (d'après *Cajal*).

des racines postérieures, elles émettent sur leur trajet des collatérales qui pénètrent dans les divers étages de la moelle. Ces collatérales sont myélinées chez l'adulte, on les reconnaît à leur direction horizontale et à leur petitesse (1 à 4 μ). Il en est de deux ordres, de directes et de croisées.

Les collatérales *directes* suivent en gros ou petits paquets les cloisons vasculaires de la substance blanche au milieu des fibres névrogliques ; arrivées dans la substance grise ou un peu avant d'y pénétrer, elles se dispersent, se ramifient sur de larges surfaces en plexus également myélinés et entourent les cellules nerveuses de nids filamenteux (*Cajal*). Un certain nombre, plus courtes, se terminent en pleine substance blanche, dans les fissures des cloisons où pénètrent aussi les prolongements protoplasmiques des cellules marginales, avec lesquels elles peuvent entrer en relation. Les collatérales *croisées* vont à la substance grise du côté opposé ; celles du cordon antérieur passent par la commissure grise antérieure, celles du cordon latéral et du cordon postérieur par la commissure grise postérieure.

Les plus grosses collatérales sont celles du cordon antérieur qui possède d'ailleurs les plus gros cylindre-axes ; elles se dirigent d'avant en arrière vers la corne antérieure. Les fibres plus fines du cordon latéral vont dans la région centrale et dans la corne postérieure. Celles du cordon postérieur ne sont autres que les collatérales des racines postérieures déjà décrites.

Faisceau fondamental antérieur. — Ce faisceau a été appelé aussi *zone radiculaire antérieure ;* les racines antérieures le traversent en effet perpendiculairement, mais elles n'ont aucun rapport avec ses fibres ni par elles-mêmes ni par des collatérales.

Il est situé sur le front de la corne antérieure et se prolonge sur sa face interne. En dedans il a pour limite le faisceau de Türck, et quand celui-ci fait défaut, comme à la partie inférieure de la moelle, il s'étend jusqu'au sillon médian antérieur et à la commissure blanche ; en dehors il ne couvre pas la face externe de la corne, sa limite est marquée par la limite même de pénétration des racines antérieures, et il a pour points de contact le faisceau latéral profond, le faisceau intermédiaire et le faisceau de Gowers ; en avant, on l'a décrit comme arrivant jusqu'à la périphérie de la moelle dans tout le champ d'entrée des racines rachidiennes, mais il semble que toute l'écorce blanche à ce niveau jusqu'au faisceau de Türck doit être rapportée soit au faisceau de Gowers soit à un système de fibres spéciales, le faisceau marginal antérieur.

Le faisceau f. antérieur contient des fibres mêlées, fortes, moyennes et très fines ; les grosses fibres prédominent à la périphérie de la moelle, il n'est pas sûr d'ailleurs qu'en ce point elles appartiennent réellement à ce faisceau. Les collatérales que ces fibres émettent sont grosses ; elles se dirigent d'avant en arrière et vont se terminer en partie dans la corne antérieure et jusque dans la corne postérieure du même côté, en partie dans la corne opposée en traversant la commissure blanche.

Il appartient au système des voies courtes, comme tous les faisceaux qui entourent étroitement la moelle. Cette opinion se base sur les faits suivants : 1° Il n'a pas un accroissement continu d'une extrémité de la moelle à l'autre ; il croît et décroît au contraire comme l'épaisseur de la corne antérieure. Très réduit à la région dorsale, il triple de volume à la région lombaire et est encore plus considérable au renflement cervical. Bien que les chiffres centésimaux donnés par Flechsig soient sujets à réserve, cet auteur n'ayant pas à ce moment distingué des fibres qui lui sont simplement mêlées, le fait général n'en reste pas moins vrai. 2° Sa dégénération est à court trajet, et décroît de bas en haut. 3° Dans la microcéphalie même très prononcée il persiste et ne subit qu'une faible réduction, contrairement à ce qui arrive pour les faisceaux cérébraux ou cérébelleux.

C'est donc un système de commissures intersegmentaires unissant entre eux les étager voisins des cornes antérieures. Les fibres naissent des cellules de cordon ; elles se bifus quent en branches ascendante et descendante, la première étant la plus longue et la plus volumineuse, aussi la dégénération prédomine-t-elle dans le sens ascendant (*Auerbach*). De la substance blanche elles rentrent dans la substance grise pour se résoudre en leur arborisation terminale, après avoir émis les collatérales que nous avons signalées. Un certain nombre de fibres sont croisées, on le constate par l'observation directe et par les dégénérations expérimentales ; elles traversent dès leur origine la commissure antérieure, montent dans le faisceau opposé et se terminent dans la corne correspondante.

Les origines réelles des fibres du faisceau fondamental antérieur, c'est-à-dire les cellules nerveuses d'où émanent ses cylindre-axes sont avant tout les cellules du groupe antéro-interne de la corne antérieure ; mais tous les autres groupes cellulaires, y compris ceux de la base des deux cornes, de la région périépendymaire et même la portion périphérique de la colonne de Clarke d'après Cajal peuvent contribuer à sa formation.

Sur la périphérie du faisceau fondamental antérieur et se prolongeant le long de la scissure médiane, Lœwenthal a signalé un système de fibres spéciales qu'il a appelé le faisceau *marginal antérieur*. Ce faisceau existe chez tous les vertébrés, et se fait remarquer par la grosseur de ses fibres, c'est là notamment que passent les fibres colossales des vertébrés inférieurs ; il diminue d'importance à mesure que l'organisation de la moelle est plus élevée et que s'accroît le faisceau pyramidal, d'origine cérébrale. Il est encore à peine connu chez l'homme, et n'occupe probablement dans sa moelle qu'une place très restreinte. L'origine et le rôle de ses fibres sont tout à fait hypothétiques ; il semble cependant contenir un grand nombre de fibres cérébelleuses descendantes.

Faisceau latéral profond ou couche limitante. — Appelé par Flechsig *couche limitante latérale,* ce faisceau est collé contre les flancs de la substance grise, couvrant la face externe de la corne postérieure et celle de la corne antérieure, avec sa corne intermédiaire dans les régions où celle-ci se présente. Dans la région cervicale supérieure, il est repoussé en avant contre le flanc de la corne antérieure. Ses fibres sont les plus fines de toutes les fibres de cordons ; les plus minces ont un diamètre inférieur à 5 μ. Isolées en certains points, elles se groupent ailleurs en fascicules, notamment dans la formation réticulée où les groupes de fibres occupent les mailles que forment les travées de substance grise. Sur les limites de cette dernière, elles s'irradient en direction arquée dans la corne correspondante.

Le faisceau latéral profond est vraisemblablement un système de voies courtes, de commissures longitudinales intersegmentaires. Il dégénère à court trajet principalement ascendant. Son origine n'est pas déterminée ; peut-être a-t-elle lieu surtout dans les cellules de la colonne latérale, celle qui occupe la corne intermédiaire et les travées de la formation réticulaire.

Faisceau intermédiaire. — Flechsig appelait *reste du cordon latéral,* ce qui reste dans ce cordon quand on en a extrait le faisceau pyramidal croisé et le faisceau cérébelleux. On a successivement distingué dans ce territoire d'abord le faisceau latéral profond, puis celui de Gowers et cette délimitation a eu pour effet de laisser inoccupé en quelque sorte un champ de substance blanche entre les deux faisceaux précédents et le faisceau fondamental antérieur. Bechterew reconnut qu'il avait une époque spéciale de myélinisation et le désigna sous le nom de faisceau fondamental latéral. Ce champ me paraît correspondre, sinon à la totalité, au moins à la masse principale du groupe de fibres que Lœwenthal a appelé *faisceau intermédiaire latéral.* La dégénération de ce faisceau est surtout descendante. Peut-être contient-il des fibres cérébelleuses descendantes, à cylindre-axes issus des cellules du cervelet, car une partie des fibres dégénérées que Marchi a observées sur toute la longueur de la moelle à la suite de l'extirpation du cervelet semble cantonnée à ce niveau. Toutefois ces assimilations sont encore incertaines ; Bechterew notamment admet que ce faisceau se termine dans les noyaux gris de la formation réticulaire du bulbe et de la protubérance, et Lœwenthal se demande s'il n'aurait pas pour origine les cellules de la colonne de Clarke.

Faisceau pyramidal. — Le faisceau pyramidal ou *faisceau cérébral* est la voie motrice cérébrale. Issu des circonvolutions centrales, il descend vers la base du cerveau, passe par le pied du pédoncule, disparaît sous l'arche du pont de Varole et réapparaît au bulbe où il constitue les pyramides antérieures, d'où son nom de faisceau pyramidal. Là il se divise en deux faisceaux inégaux, réciproquement proportionnels et complémentaires : l'un le faisceau principal qui passe du côté opposé (*entrecroisement des pyramides*) et va se placer dans le cordon latéral ; l'autre plus étroit et moins long, qui continue le trajet primitif, et reste dans le cordon antérieur du même côté. Le premier est le *f. pyramidal latéral,* l'autre le *f. pyramidal antérieur* ou de Türck. Nous préférons ces dénominations allemandes aux noms français de f. pyramidal croisé et f. pyramidal direct, car si ce dernier ne montre pas un entrecroisement apparent comme le premier, il n'en est pas moins très probable qu'il subit un entrecroisement réel.

C'est un médecin de Vienne, Ludwig Türck, qui en 1851 a le premier découvert cette voie si importante, grâce à de nombreuses observations de dégénération secondaire ; il en reconnut le trajet, la division en deux faisceaux, la dégénération descendante, la direction centrifuge et le rôle physiologique de conducteur des impulsions motrices. Au-dessus du renflement cervical, au niveau du troisième nerf cervical, en un point où le faisceau pyramidal se présente dans sa totalité, il occupe dans la substance blanche supposée égale à 1000 une surface de 174 (*Flechsig*), soit son sixième environ ; et il renferme pour un seul côté environ 70,000 fibres nerveuses (*Blocq et Ozanoff*). Ces fibres sont très mêlées comme grosseur, les fortes semblent dominer, mais le faisceau n'étant pas homogène, il est difficile de dire s'il y a une différence dans les éléments de même nature.

C'est par cette voie que les impulsions cérébrales ou commandements de la volonté sont transmis à la moelle ; la cellule nerveuse d'un hémisphère actionne par sa fibre pyramidale non seulement la cellule radiculaire motrice auprès de laquelle elle se termine, mais toutes les cellules auxquelles se sont distribuées ses collatérales. Les physiologistes ont constaté que l'excitation unilatérale d'un hémisphère produit dans les membres des mouvements bilatéraux, moins accentués toutefois du côté direct que du côté croisé ; à leur tour, les cliniciens ont montré que chez les hémiplégiques le côté sain n'était pas indemne, car il présentait une diminution de la force musculaire, l'exagération des réflexes tendineux, la trépidation épileptoïde du pied. Pour expliquer ces phénomènes bilatéraux, on a supposé qu'une partie des fibres du faisceau pyramidal se recroisait à nouveau et se terminait dans le côté opposé au faisceau, côté homonyme au lieu d'origine. Cette hypothèse est invraisemblable ; il est plus naturel de penser que les associations fonctionnelles et morbides qui se font entre les deux côtés de la moelle sont dues à des *collatérales croisées.* Quant aux cas de dégénération pyramidale double après la lésion cérébrale d'un seul côté, dont Pitres a rapporté plusieurs observations, ils n'ont pas reçu d'explication suffisante.

Faisceau pyramidal latéral. — C'est le f. pyramidal croisé des auteurs français. De forme ronde ou triangulaire, il occupe sur la coupe transversale la partie la plus postérieure du cordon latéral ; en dehors il est séparé de la périphérie de la moelle par le faisceau cérébelleux direct, en dedans il touche sur une étroite surface la corne postérieure dont il est séparé en avant par l'interposition du faisceau latéral profond ; en avant il est au contact du faisceau de Gowers. Ces rapports sont un peu modifiés dans certaines régions. Au niveau du premier nerf cervical, le f. pyramidal traverse la formation réticulée près de la substance grise ; au deuxième et troisième nerf cervical, il est tout à fait superficiel, sous la pie-mère, par concentration du faisceau cérébelleux, et il en est de même à la région lombaire où ce même f. cérébelleux fait défaut.

Le f. pyramidal latéral occupe toute la longueur de la moelle, jusqu'au troisième ou quatrième nerf sacré. Il décroît de haut en bas, surtout en traversant le renflement cervical ; sa surface qui correspond dans la région cervicale et dorsale au tiers de celle du cordon latéral, et qui était de 174 au troisième nerf cervical (la substance blanche = 1000) tombe à 120 au troisième nerf dorsal, à 76 au douzième et à 54 aux quatrième et cinquième nerfs lombaires (*Flechsig*). D'après les calculs de Blocq et Ozanoff portant sur la moyenne de trois cas de dégénération secondaire, le f. latéral qui contenait 46,000 fibres au-dessus du renflement cervical, n'en avait plus que 21,000 à la région dorsale supérieure. Il s'épuise donc au fur et à mesure qu'il descend, et d'une façon qui semble en rapport avec l'épaisseur de la corne antérieure et sa richesse cellulaire.

L'origine des fibres est dans les cellules de l'écorce cérébrale dont elles sont le prolongement cylindraxile. Leur terminaison dans la moelle est entourée d'obscurités. Il est acquis qu'elles ne passent pas dans les racines antérieures. Il est très probable aussi qu'au niveau du point où elle doit se terminer, la fibre nerveuse se coude, traverse horizontalement le cordon latéral et la base de la corne antérieure et va répandre son arborisation terminale autour des grandes cellules radiculaires motrices ; Cajal a constaté le fait chez l'embryon, et il est peut-être permis d'interpréter dans ce sens chez l'adulte les fibres irradiées qu'on voit partir de la portion postérieure du cordon latéral, traverser le f. latéral profond, le long du bord externe de la corne postérieure et aboutir à la corne antérieure. Ce faisceau émet en outre sur tout son parcours des collatérales qui vont à la substance grise.

Faisceau pyramidal antérieur ou de Türck. — Türck l'appelait le faisceau antérieur de la silique, du nom de l'enveloppe des pyramides ; c'est le *faisceau direct* de la plupart de nos auteurs, et j'ai déjà dit que le croisement des fibres étant presque certain, il n'était pas prudent de conserver le terme de direct.

Il occupe dans le cordon antérieur la face interne du sillon médian, sous forme d'un champ quadrangulaire ou elliptique qui est limité sur sa face externe par le faisceau fondamental antérieur ; en avant il est superficiel, sous la pie-mère; en arrière il est intimement uni à la commissure blanche. Sa surface équivaut en moyenne au tiers de celle des voies pyramidales totales ; Blocq au-dessus du renflement cervical a compté, pour un seul côté, 24,000 fibres propres, contre 46,000 appartenant au faisceau pyramidal latéral du côté opposé, par conséquent du même système.

Le faisceau de Türck est remarquable par ses variations. Dans son volume moyen, il occupe la partie interne du cordon antérieur et une bande assez étroite à la périphérie de la moelle ; il se termine au milieu de la région dorsale. Etroit, il se confine à la face interne du sillon médian et finit au-dessous du renflement cervical ou même au milieu de ce renflement. Si au contraire il est de grand volume, qu'il représente la moitié ou plus des voies pyramidales, il s'étale et déborde sur la face externe de la moelle, s'étendant jusqu'aux racines antérieures; il se détache alors en saillie, comme le cordon postérieur, un sillon dit *intermédiaire antérieur* le limite en dehors à la région cervicale, et ses fibres se prolongent sur la plus grande partie de la moelle, au moins les a-t-on constatées jusqu'au deuxième nerf lombaire. Ces variations s'étendent plus loin encore : il peut manquer complètement ou inversement absorber la presque totalité du faisceau pyramidal, le faisceau latéral n'étant plus que la dixième partie du faisceau total; fréquemment enfin il est asymétrique de droite à gauche.

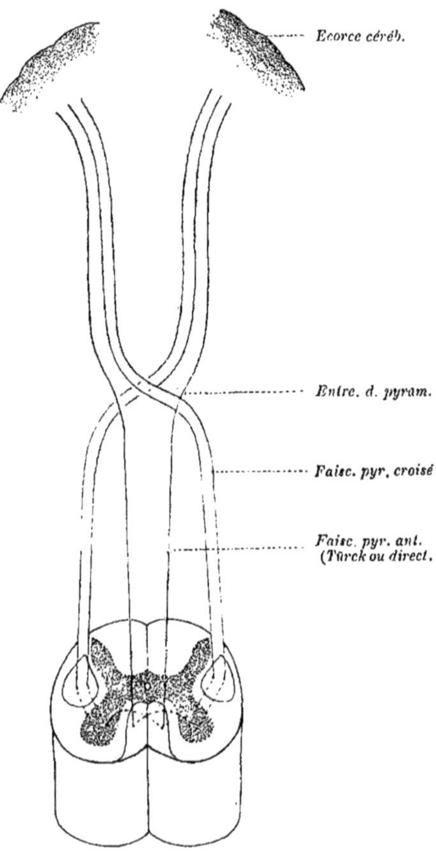

Fig. 145. — Trajet du faisceau pyramidal.

Schéma montrant le croisement complet des deux faisceaux secondaires du f. pyramidal total.

Comme le faisceau latéral dont il n'est qu'une partie séparée dans la moelle, fusionnée dans le cerveau, le faisceau antérieur provient des cellules nerveuses de l'écorce hémisphérique. Mais comment se termine-t-il dans la moelle, c'est ce qui n'est établi par aucune observation directe. Sans doute il est direct extérieurement, il ne s'entrecroise pas au-dessous des pyramides du bulbe, mais cela ne préjuge rien pour ses fibres terminales. Tout porte à croire (et c'est l'opinion de Cajal, de Kœlliker, de Gehuchten) qu'il est lui aussi un faisceau croisé comme le faisceau latéral, seulement le passage de ses fibres d'un côté à l'autre, au lieu de se faire en bloc et tout d'un coup, s'opère successivement, fibre à fibre, le long de la commissure antérieure. En effet 1° chez le plus grand nombre des animaux la voie pyramidale est unique et totalement croisée; 2° le faisceau de Türck adhère intimement par intrication de fibres avec la commissure blanche, et celle-ci est manifestement nattée dans ses lames antérieures, comme si elle prolongeait l'entrecroisement des pyramides; 3° La lésion isolée du faisceau antérieur produit une paralysie du côté opposé (Hómen); 4° Si le faisceau de Türck n'est pas croisé, on devrait observer des dissociations de mouvements soit physiologiques soit pathologiques, non pas comme rareté, mais journellement, étant donnée la fréquence des anomalies et des asymétries apparentes. Que deviendraient les mouvements des membres quand le faisceau antérieur fait défaut, ou au contraire qu'il existe seul, cas auquel il n'y aurait aucun croisement et où l'hémiplégie devrait être homonyme à la lésion? Comment supposer que le cerveau droit, qui a pour voie de conduction motrice son faisceau pyramidal et qui commande les mouvements du bras gauche par le faisceau latéral ou croisé, lui commande en même temps par le faisceau antérieur qui vient de l'autre faisceau pyramidal et de l'autre cerveau? ou si l'on suppose des actions bilatérales associées, que deviennent ces associations par couples dans la région dorso-lombaire qui n'a pas de faisceau de Türck? Si on admet au contraire que tout le faisceau pyramidal d'un côté passe du côté opposé, soit en masse et dès l'origine (faisceau latéral), soit fibre à fibre et à la terminaison (faisceau antérieur), il se trouve que toutes les anomalies sont compensées, qu'elles portent seulement sur la situation et le trajet des fibres, mais non sur leur nombre total ou leur aboutissant final, et que la voie d'impulsion motrice reste unique et croisée.

Si on admet cette décussation du faisceau de Türck, où vont aboutir les fibres décussées? On peut supposer qu'elles pénètrent dans la corne antérieure opposée et s'y terminent autour des cellules motrices. Mais il est également possible qu'elles aillent rejoindre le faisceau latéral qu'elles avaient quitté au bulbe et que définitivement réunies à lui elles partagent son mode de terminaison. Schiefferdecker a pu suivre un faisceau qui, partant de l'angle postérieur du cordon antérieur, traversait la substance grise dans la région intermédiaire aux cornes et venait se perdre dans la partie postérieure du cordon latéral.

Fibres hétérogènes du faisceau pyramidal. — Les voies pyramidales sont comme tous les autres faisceaux de la moelle des voies mixtes; elles ne renferment pas seulement des fibres cérébrales motrices, mais encore des conducteurs de significations très différentes. Cette distinction repose sur les faits suivants: 1° Les fibres sont de grosseurs diverses; la moitié ou le tiers sont des fibres grosses, de 10 à 15 μ; les autres sont fines, ou même très fines, de 2 à 4 μ seulement (Flechsig). 2° Chez l'homme et chez les mammifères, il y a une partie des fibres qui se fait reconnaître par l'apparition précoce de sa gaine de myéline, 8 mois et demi chez le fœtus humain; ces fibres sont disséminées (Bechterew, Lenhossék). 3° La dégénération consécutive aux lésions transverses de la moelle est beaucoup plus étendue qu'après une lésion cérébrale (Bouchard). Blocq a constaté qu'à la suite d'une lésion centrale, le faisceau pyramidal étant atteint de dégénération descendante, il y avait encore pour le faisceau de Türck 4000 fibres saines au-dessus du renflement cervical (contre 24,000 dégénérées), et au même niveau pour le faisceau latéral 9,000 fibres indemnes (contre 40,000 dégénérées). Sans doute on pourrait objecter que dans une compression de la moelle, le faisceau étant plus compact est plus entièrement comprimé, mais les faits précédents montrent que cette compression s'étend alors à des fibres autres que les fibres cérébrales. 4° Dans les cas de microcéphalie très avancée, le faisceau pyramidal est très réduit, mais il persiste cependant un assez grand nombre de fibres.

Ces fibres étrangères, surajoutées, paraissent être de deux ordres; les unes sont des fibres cérébelleuses, fibres longues, à direction descendante; les autres sont des fibres intersegmentaires, fibres courtes, qui existent surtout dans le faisceau latéral.

Evolution du faisceau pyramidal. — Le faisceau pyramidal manque chez les vertébrés inférieurs, Reptiles, Batraciens. Il apparaît avec les Mammifères; rudimentaire chez les Edentés et les Cétacés, il occupe chez le rat, la souris, le cobaye, le cordon postérieur, près de la commissure grise, et se transporte chez le lièvre et le lapin dans le cordon latéral, localisé à sa partie la plus postérieure. Il augmente de volume chez les carnivores; on voit même chez le chien se dessiner habituellement un étroit faisceau de Türck à la région cervicale. Chez les Primates, chez l'homme surtout, il atteint son point culminant et son dédoublement régulier.

Nous le voyons donc dans son évolution s'accroître de plus en plus, se dédoubler, et en même temps émigrer d'arrière en avant, comme par une série d'étapes. Ce développement n'est pas, comme on l'a dit, parallèle à celui de l'intelligence ; il est proportionnel à l'activité fonctionnelle des membres, bien plus qu'à leur masse musculaire. C'est pour cela que le faisceau abandonne le tiers ou même la moitié de ses fibres au seul renflement cervical, qui dessert le membre supérieur, inférieur au membre pelvien comme volume de muscles, mais de beaucoup supérieur par la variété et l'adresse des mouvements.

L'évolution du faisceau pyramidal est relativement récente, et c'est aussi le dernier à se former chez l'embryon. Il semble encore mal fixé, cette instabilité explique la fréquence de ses anomalies. Ce fait est surtout frappant pour le faisceau de Türck qui se montre bien après le faisceau latéral dans la série des mammifères. Son absence est une rétrogradation à la forme spinale des rongeurs qui en sont dépourvus ; son développement excessif paraît une forme de l'avenir. On peut le considérer comme une voie supplémentaire des membres, du membre supérieur surtout, dont les mouvements sont susceptibles d'un plus grand perfectionnement ; car la main suit, dans son fonctionnement musculaire, le développement de l'intelligence qui la guide, et l'écriture, le maniement des outils, la production des œuvres d'art, l'expression passionnelle, sont autant de manifestations motrices d'une activité cérébrale supérieure.

Nous parlerons de ses anomalies en décrivant les pyramides du bulbe.

Faisceau cérébelleux direct. — Foville (*Anatomie du système nerveux*, 1844), étudiant des moelles de nouveau-nés, reconnut à la périphérie du cordon latéral une bande plus blanche que les autres parties, et l'ayant suivie sur toute la longueur de la moelle jusque dans le cervelet, lui donna le nom de faisceau cérébelleux ou accessoire du faisceau latéral. C'était bien le faisceau cérébelleux direct ou du moins sa partie postérieure, encore que le dessin nous le montre se prolongeant jusqu'au filum, ce qui n'est pas. Plus tard, Türck en observa la dégénération ascendante, et Flechsig fit connaître son développement, sa disposition et son origine dans la colonne de Clarke. On l'appelle quelquefois le *faisceau de Flechsig*.

Le faisceau cérébelleux occupe l'écorce du cordon latéral. Conformé en segment d'anneau, il touche par son extrémité postérieure renflée le faisceau pyramidal croisé, et même la zone marginale des racines postérieures dans la région dorsale supérieure et cervicale ; par son extrémité antérieure effilée il arrive jusqu'au coude du faisceau de Gowers ; en dedans il est limité par ce faisceau et le faisceau pyramidal, en dehors il est sous la pie-mère. Sa longueur atteint le sixième de la périphérie de la moelle. Sa limite inférieure ne paraît pas bien fixe. Il commence, d'après Flechsig, très étroit vers le troisième ou le deuxième nerf lombaire, et s'accroît subitement entre le premier nerf lombaire et le douzième dorsal. On l'a vu ne pas descendre plus bas que le douzième et même le huitième nerf dorsal. En haut il se prolonge dans le cervelet en passant dans les pédoncules cérébelleux. C'est un faisceau compact, composé de fibres fortes, de 10 à 15 μ de D. comme le sont en général les voies longues.

C'est en effet une voie longue, ainsi que le démontrent sa situation périphérique, la grosseur de ses fibres, son passage dans le cervelet, sa forte diminution dans la microcéphalie, l'étendue de sa dégénération, enfin son accroissement continu de bas en haut ; au niveau du douzième nerf dorsal, il représente le 1/10 de la surface du cordon latéral, et au troisième nerf cervical, les 2/10. Flechsig le premier constata qu'il tire son origine de la colonne de Clarke, que par conséquent ses cylindre-axes sont les prolongements nerveux des cellules de cette colonne. Ainsi s'explique la marche parallèle de cette colonne cellulaire et du faisceau cérébelleux. Tous deux apparaissent dans la partie supérieure du renflement lombaire et s'accroissent presque tout d'un coup à la région de transition lombo-dorsale ; tous deux s'atrophient simultanément. Nous avons vu qu'un faisceau spécial de collatérales des racines postérieures répandait ses riches arborisations terminales autour des cellules nerveuses de Clarke et se mettait en contact avec leurs branches protoplasmiques. Ces collatérales et ces bo risations s'atrophient et peuvent même disparaître dès le début du tabes, sans que les cellules nerveuses soient atteintes ; aussi les grosses fibres, cylindre-axes des cellules, sont-elles conservées ; mais quand, dans la période tardive de la maladie, les cellules elles-mêmes se sont atrophiées, les fibres du faisceau cérébelleux sont simultanément altérées et d'une façon proportionnelle, par perte de leur centre trophique.

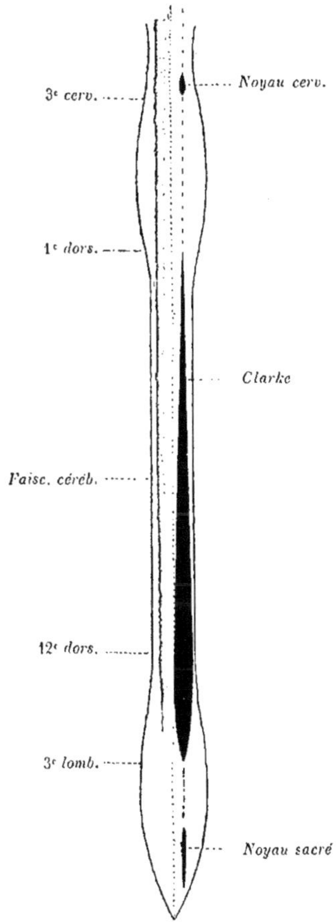

3e cerv. — Noyau cerv. — 1e dors. — Clarke — Faisc. céréb. — 12e dors. — 3e lomb. — Noyau sacré

Fig. 146. — La colonne de Clarke et le faisceau cérébelleux direct.

Rapports de situation et de volume de la colonne de Clarke (en noir et à droite) avec le f. cérébelleux (en bleu et à gauche).

La colonne de Clarke étant située près de la commissure postérieure, les cylindre-axes qui en émanent ont un assez long trajet à parcourir pour atteindre la périphérie de la moelle. Ils s'assemblent par groupes étagés, bien marqués surtout à la région de transition lombo-dorsale. Chaque faisceau, *faisceau horizontal cérébelleux* de Flechsig, se porte d'abord en avant puis se coude bientôt pour se diriger transversalement en dehors ; une partie devient ascendante dès son passage dans la formation réticulée, l'autre s'infléchit à angle droit et ne devient verticale que dans le domaine du faisceau cérébelleux.

Le faisceau cérébelleux conduit au cervelet directement, c'est-à-dire sans entrecroisement, les impressions que les racines postérieures apportent aux cellules de Clarke par leurs fibres collatérales. Mais de quelle nature est cette impression, c'est ce qu'on ignore. Bechterew avance que la lésion ou la section du faisceau cérébelleux ne troublent pas le sens musculaire et qu'il n'a que la signification d'un système de conduction servant à des réflexes.

Il importe aussi de faire deux restrictions dans la constitution de cette voie cérébelleuse. La première, c'est que le faisceau cérébelleux centripète et ascendant contient dans sa partie antérieure des fibres centrifuges et descendantes qui vont du cervelet à la moelle et non plus de la moelle au cervelet ; c'est ce qu'ont montré les expériences de Marchi. Il possède même peut-être des fibres issues des cellules de la corne postérieure *(Golgi, Kœlliker)*. C'est donc un faisceau hétérogène. La seconde, c'est que toutes les cellules de Clarke n'envoient pas leurs cylindre-axes au faisceau cérébelleux. Il est douteux qu'un certain nombre aille au cordon de Goll; mais Cajal a constaté que le cylindre axe des grandes cellules curvilignes qui sont à la périphérie de la colonne se dirige en avant et va à la commissure antérieure; il admet par conséquent, et Bechterew aussi, que la colonne de Clarke renferme des cellules de cordon et des cellules commissurales.

Fibres cérébelleuses descendantes. — Nous avons signalé à plusieurs reprises l'existence de fibres à dégénération descendante, disséminées dans le cordon antéro-latéral, et nous avons dit qu'elles paraissent être les mêmes que celles dont Marchi a obtenu la dégénération par l'extirpation du cervelet. Ce serait dans ce cas un système de fibres cérébelleuses centrifuges, par opposition aux fibres du faisceau cérébelleux direct qui sont ascendantes ou centripètes. Elles infiltrent tout le cordon antéro-latéral, le faisceau pyramidal latéral, le faisceau cérébelleux, celui de Gowers, le faisceau de Türck et le faisceau fondamental antérieur. En deux points elles semblent plus groupées : d'abord entre le faisceau latéral profond et le faisceau de Gowers, dans le champ que nous avons appelé le *faisceau intermédiaire*, puis sur la périphérie de la moelle, soit sur le front de la face antérieure, soit le long de la face du sillon; ces fibres périphériques sont intriquées avec celles du faisceau de Türck et avec celles que Lœwenthal a réunies sous le nom de faisceau marginal antérieur. Le système des fibres cérébelleuses descendantes est le même que Foster a appelé cordon antéro-latéral descendant.

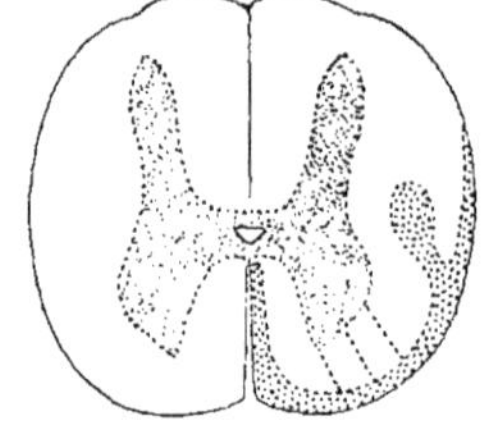

Fig. 147. — Fibres cérébelleuses descendantes.

Moelle lombaire; fibres de cordon et des racines antérieures dégénérées après extirpation du cervelet (*Marchi*).

Faisceau de Gowers. — On avait déjà reconnu dans le cordon latéral des dégénérations localisées que l'on confondait avec celles du faisceau cérébelleux direct, quand en 1879 Gowers put, sur une moelle comprimée à la partie inférieure, suivre un trajet de dégénérescence, qui lui fit distinguer un faisceau spécial qu'il appela *faisceau antéro-latéral ascendant*. Plus tard Bechterew reconnut qu'il se faisait remarquer par l'époque tardive où apparaissent ses gaines de myéline, deuxième moitié du huitième mois intra-utérin.

Ce faisceau est sur la coupe conformé en virgule; il est arqué à convexité externe. Sa grosse extrémité ou tête, étendue transversalement, occupe l'angle compris en avant entre le faisceau pyramidal croisé et le faisceau cérébelleux : son extrémité mince ou queue s'allonge dans le sens antéro-postérieur à la périphérie de la moelle, en avant du faisceau cérébelleux direct, et arrive presque jusqu'au faisceau de Türck, au moins dans la partie moyenne et supérieure de la moelle.

Gowers a montré que sa dégénération s'étend depuis l'extrémité inférieure de la moelle jusqu'au bulbe; qu'elle est ascendante; qu'elle est bilatérale et symétrique, pour une lésion unilatérale. Il l'a observée soit pathologiquement dans la compression de la moelle ou dans l'ataxie locomotrice, soit expérimentalement après des sections de la moelle sur les animaux. Il est à noter que dans le cas de lésion très basse, à la région lombaire notamment, la dégénération s'arrête à la région cervicale inférieure. On peut déduire de ces faits que le faisceau de Gowers est sans doute une voie commissurale de longueur moyenne puisque ses fibres ne vont pas d'un bout de la moelle à l'autre et que les fibres qui arrivent au bulbe sont nées au-dessus du renflement lombaire; elles ont une direction fonctionnelle et par conséquent trophique ascendante; leurs cellules d'origine sont des cellules de cordon, d'une situation non encore déterminée, peut-être de la corne latérale ; beaucoup doivent naître de cellules commissurales, puisqu'elles sont en partie, peut-être même en majorité croisées, comme le montrent les moelles d'amputés.

Peut-on aller plus loin et penser que le faisceau de Gowers est une voie importante de conduction sensitive, comme le présume Sherrington ? Cet auteur se fonde sur les expériences de Woroschiloff et autres physiologistes d'après lesquels la conduction sensitive persiste, malgré la section des cordons postérieurs, tant qu'on laisse intacte la portion postérieure du cordon latéral. On pourrait ajouter que si le faisceau antéro-latéral ne dégénère pas à la suite de la section des racines postérieures, il dégénère fréquemment dans l'ataxie locomotrice, consécutivement ou parallèlement à la sclérose du cordon de Goll, et là encore le parallélisme est croisé, en ce sens qu'une sclérose interne du cordon de Goll du côté droit marche avec une dégénération semblable du faisceau de Gowers du côté gauche.

Ce rôle de conducteur sensitif croisé ne peut être considéré que comme une hypothèse, sans preuve directe. Ce qui rend la question encore plus obscure c'est que 1° dans le faisceau de Gowers les deux parties, la postérieure profonde, ou tête, et l'antérieure périphérique, ventrale, sont distinctes par leur dégénérescence et par leur époque de myélinisation, 2° le faisceau tout entier n'est pas homogène, ainsi que le montre sa dégénération qui est disséminée ; il est infiltré de fibres cérébelleuses descendantes constituant la partie excentrique du faisceau intermédiaire.

En opposition à l'hypothèse de Sherrington, Mott (1892) objecte que la section du faisceau de Gowers chez les singes ne produit pas d'analgésie ; il pense d'après le trajet de sa dégénération qu'il est identique dans le bulbe au faisceau décrit par Lœwenthal sous le nom de portion ventrale du f. cérébelleux direct, et que par suite dans la moelle il représente la partie ventrale des fibres cérébelleuses ascendantes dont le faisceau de Flechsig serait la partie dorsale.

Pour Edinger comme pour Sherrington, le f. de Gowers est la voie croisée de la conduction sensitive, dont les cordons postérieurs représentent la voie directe, et ses fibres sont les cylindre-axes des cellules commissurales de la corne postérieure. La voie sensitive comme la voie motrice est donc en somme toute entière croisée avant d'arriver au cerveau : sa partie postérieure (f. de Burdach et de Goll) est directe jusqu'au bulbe, puis s'y croise en bloc au-dessus des pyramides ; sa partie latérale (f. de Gowers) se croise dès l'origine et par étages continus, au fur et à mesure de l'arrivée des fibres périphériques vers les cellules commissurales. Van Gehuchten ajoute que les observations de syringomyélie permettent de localiser dans le f. de Gowers la conduction de la sensibilité thermique et douloureuse, la sensibilité tactile passant par les cordons postérieurs.

Le cordon postérieur est formé de deux parties qui ont entre elles les plus étoites analogies, le faisceau de Burdach et le cordon de Goll.

Faisceau de Burdach. — Faisceau cunéiforme ; faisceau fondamental postérieur ; zone radiculaire postérieure. Ce faisceau occupe toute la longueur de la moelle ; sa coupe est celle d'un coin ou d'un triangle à base postérieure recouverte par la pie-mère, à sommet mousse touchant à la commissure grise ; il est limité en dedans par le cordon de Goll et à son défaut par le sillon médian postérieur, en dehors par le sillon collatéral, la zone marginale, et la face interne de la corne postérieure. L'étendue de sa surface est la suivante en millimètres carrés : à la base du cône terminal, 0,16 ; au quatrième nerf lombaire, 8,6 ; à la région dorsale, 6,4 ; au renflement cervical 14. Ces chiffres de Stilling, qui concordent comme résultat proportionnel avec ceux de Gratiolet, prouvent que le faisceau ne s'accroît pas continuellement de bas en haut, comme le disent quelques auteurs, mais varie suivant l'importance des racines postérieures et qu'il grossit au niveau des renflements.

Les fibres sont très mélangées. Il en est de grosses, de moyennes, de fines, quelques-unes même sont très fines.

L'époque où apparaît leur gaine de myéline n'est pas la même pour toutes, et c'est par ce caractère que les embryologistes (Flechsig, Bechterew, Popoff, Lenhossék) ont pu tracer des lignes de démarcation. Dans leurs derniers travaux, Flechsig et Bechterew ont distingué dans le faisceau de Burdach trois zones qui correspondent non seulement à des phases embryologiques mais même à des localisations tabétiques; ce sont les trois *zones radiculaires, antérieure, moyenne et postérieure*. 1° La zone radiculaire *antérieure* est la première achevée dans son organisation, ce qui semble indiquer qu'elle appartient aux voies commissurales courtes intersegmentaires. Elle est en bordure sur la commissure grise et la face interne de la corne postérieure. Sa moitié postérieure était désignée autrefois sous le nom de *bandelette externe*. 2° La zone radiculaire *moyenne* est un vaste îlot central, à fibres compliquées, et des premières atteintes dans l'ataxie. Elle correspond à la *zone d'irradiation* de certains auteurs ; on voit en effet converger de sa surface vers la face interne de la corne postérieure des septa névrogliques et de nombreuses fibres nerveuses, qui sont des collatérales des racines postérieures. 3° La zone radiculaire *postérieure* est située sur la périphérie du cordon. Il faut encore ajouter à ces territoires la zone marginale de Lissauer.

Ces divisions des cordons postérieurs changent d'année en année, à mesure que les recherches embryologiques deviennent plus minutieuses. Il est prudent de ne pas en tirer des conclusions hâtives. Redlich et Kœlliker, sans contester les faits précédents, contestent la légitimité des déductions ; la période de formation des gaines ne suffit pas pour caractériser un faisceau, elle peut être la simple conséquence de la grosseur des fibres.

Cordon de Goll. — Ce faisceau reconnu depuis longtemps a reçu un grand nombre de dénominations : faisceau interne du cordon postérieur (Foville), cordon médian postérieur (Cruveilhier), funicule marginal (Gratiolet), coin sombre (Goll); c'est Kœlliker qui l'a appelé cordon de Goll. En coupe, il est triangulaire ; son côté externe est adossé au faisceau de Burdach, son côté interne confine au sillon médian postérieur ; sa base est sous la pie-mère, son sommet touche la commissure grise à la région cervicale, et plus bas s'arrête au tiers moyen du sillon postérieur. En longueur, il s'étend d'un bout à l'autre de la moelle, depuis la pointe du quatrième ventricule jusqu'au cône terminal ; mais ce n'est que chez le fœtus ou dans les cas de dégénération qu'on peut ainsi le reconnaître dans toute la moelle, car en dehors de ces conditions, il n'est bien net qu'à la région cervicale où un sillon spécial, sillon intermédiaire postérieur, parcouru par une cloison conjonctive et des vaisseaux, le sépare du faisceau de Burdach ; on le suit tout au plus jusqu'au milieu de la région dorsale. Sa teinte est un peu plus sombre que celle du faisceau voisin et il se colore d'une façon plus intense, à cause de son riche plexus névroglique. Il se fait remarquer aussi par l'uniformité de ses fibres toutes également fines, de 5 à 8 μ. Il croît continuellement de volume de bas en haut. Ses fibres prennent leur myéline à une époque tardive; et en deux fois, ce qui a permis de distinguer deux zones dans ce cordon, une zone antérieure et interne, une zone postérieure et externe, chiffre porté aujourd'hui à trois par Bechterew qui reconnaît une triple division en sens antéro-postérieur qu'il appelle zones interne, externe et intermédiaire. Il y a en outre, à la région lombaire, sur le milieu du bord interne, un petit champ indépendant en forme de faisceau arrondi, qui n'est autre, d'après Flechsig, que la zone radiculaire médiane située à la région cervicale sur le bord interne du cordon de Goll.

Le faisceau de Burdach et le cordon de Goll sont constitués essentiellement mais non uniquement par les racines postérieures; les fibres irradiées qui du faisceau de Burdach convergent sur le plan horizontal vers le bord interne de la corne postérieure sont les collatérales de ces racines. Nous avons vu que le groupe externe radiculaire montait sur le côté externe de la substance de Rolando, confondu en apparence avec le cordon latéral. Le groupe interne au contraire, de beaucoup le plus volumineux, le plus riche en collatérales, occupe la partie externe du faisceau de Burdach ; là pénètrent les tiges radiculaires, et là se fait la division en branches ascendante et descendante. A un étage plus haut, la racine postérieure nouvelle qui arrive repousse en dedans les branches ascendantes de la racine inférieure, et plus haut encore est à son retour repoussée vers la ligne médiane pour faire place à la troisième racine. De sorte que dans leur trajet ascendant vers le bulbe, les branches longitudinales sont de plus en plus refoulées en dedans et sont d'autant plus près du sillon médian qu'elles viennent de plus loin, d'une partie plus basse de la moelle. Le déplacement des fibres ne se fait pas seulement en dedans, mais en même temps en arrière ; les fibres refoulées progressivement d'avant en arrière sont donc d'autant plus postérieures dans le cordon de Goll qu'elles arrivent de régions plus inférieures. En conséquence, la partie externe de Burdach correspond à la partie initiale ou proximale des branches ascendantes de la racine postérieure, la partie interne au segment moyen de ces branches, le cordon de Goll à leur partie réculée ou distale ; et dans le cordon de Goll, la moitié antérieure contient des fibres de long parcours, la moitié postérieure les fibres du plus long parcours, c'est-à-dire de la région lombo-sacrée. Aussi suivant Kahler la coupe du cordon postérieur à la région cervivale se compose-t-elle d'une série de triangles inscrits les uns dans les autres, chacun d'eux correspondant aux fibres radiculaires d'un étage de la moelle et le plus petit triangle situé à la partie postéro-interne contenant les fibres de la plus basse partie de la moelle. Sottas, dans une observation récente, a constaté que les fibres des racines sacrées occupaient le cinquième postérieur du cordon de Goll cervical. Chez le singe les dégénérations expérimentales ont montré à Tooth qu'au niveau du renflement cervical, la moitié postérieure du cordon de Goll est occupée par les fibres radiculaires ascendantes des nerfs lombaires et sacrés, la moitié antérieure par les fibres des dernières paires cervicales et des premières dorsales. Quant aux fibres longues des premières paires cervicales, elles montent probablement tout droit dans le cordon de Burdach sans emprunter la voie du cordon de Goll.

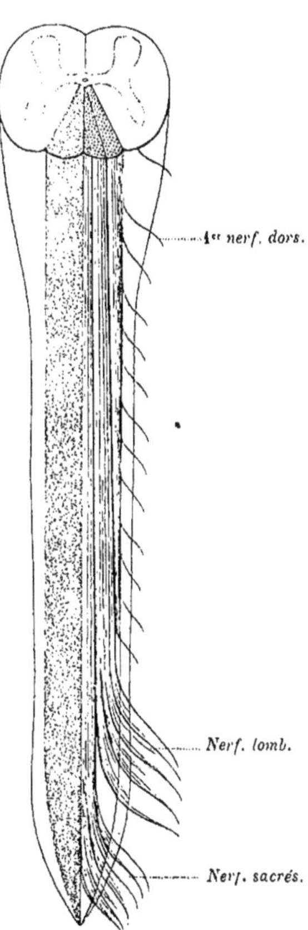

Fig. 148. — Constitution du cordon de Goll.

Moelle vue par la face postérieure. A gauche, le cordon de Goll ombré. A droite le dessin schématique montre que le cordon de Goll est formé par les longues fibres des racines postérieures, et que dans ce cordon les fibres sont d'autant plus internes et plus postérieures qu'elles viennent de plus bas.

On ne saurait encore fixer une répartition plus précise. Il est bien probable d'ailleurs qu'il existe d'importantes variations individuelles soit sur le nombre des fibres longues d'une paire rachidienne, soit sur le niveau où ces fibres entrent dans la région de Goll, et les limites de ce cordon sont elles-mêmes souvent incertaines.

Il suit de là que presque toutes les attributions physiologiques et pathologiques faites au cordon postérieur doivent être reportées aux racines postérieures elles-mêmes et à leurs collatérales. Pierret a signalé dans la sclérose du cordon de Goll l'incertitude de la station, la tendance au recul ou à la propulsion, des parésies et des anesthésies des membres inférieurs; il s'agit de lésion des fibres radiculaires longues De même des sections ou des compressions de la queue de cheval, c'est-à-dire des dernières racines postérieures lombaires produisent la dégénérescence de Goll jusqu'au bulbe. La lésion du tabes constituée par la sclérose du faisceau de Burdach, lésion qui, d'après Flechsig, est localisée primitivement à un groupe embryogénique de ce faisceau, est une altération dans le domaine des voies moyennes des racines postérieures. Il est d'ailleurs possible que toutes les fibres radiculaires n'aient pas la même signification, et que par exemple les fibres courtes, moyennes et longues, aient chacune leur spécialité fonctionnelle et leur aptitude pathologique. Lissauer a montré que dans la majorité des cas le tabes débutait non par le groupe interne des racines postérieures, mais par la zone marginale, qui contient les fibres fines du groupe latéral.

Les cordons postérieurs n'ont pas la simplicité de structure qui semblerait résulter de l'exposé précédent; c'est-à-dire qu'ils ne sont pas uniquement un assemblage de longues fibres radiculaires centripètes se refoulant excentriquement dans leur ascension vers le cerveau. D'abord ils renferment les branches descendantes des racines postérieures, branches qui, d'après quelques observations de dégénération, paraissent occuper la partie centrale de Burdach. En second lieu, les branches ascendantes ont une extension très variable; s'il en est de toute longueur, qui vont du renflement lombaire jusqu'au bulbe, il en est d'autres même dans le cordon de Goll qui s'arrêtent en chemin, car ce cordon n'augmente pas proportionnellement et d'une façon ininterrompue, et sa dégénération ascendante va toujours s'atténuant. Il y a dans le faisceau de Burdach des fibres à court trajet qui n'arrivent jamais dans le cordon de Goll.

Enfin il existe presque sûrement dans le cordon postérieur des *fibres commissurales courtes* non radiculaires. Cajal et Bechterew affirment avoir vu pénétrer dans le faisceau de Burdach et dans celui de Goll des cylindre-axes provenant des cellules nerveuses de la tête de la corne postérieure, principalement des cellules rolandiques. L'étude des dégénérations expérimentales a conduit les observateurs à des conclusions semblables. Ces fibres de cordon, fibres commissurales, seraient situées sur la périphérie de la substance grise, dans la partie la plus antérieure de Goll et la plus externe de Burdach.

Ce sont elles que Van Gehuchten décrit sous le nom de faisceau ventral ou fondamental du cordon postérieur, voie courte analogue aux f. fondam. antér. et latéral profond du cordon antéro-latéral. Kœlliker fait remarquer que ces fibres sont respectées dans l'ataxie locomotrice.

COMMISSURES DE LA MOELLE

Les deux moitiés droite et gauche de la moelle sont réunies par la commissure; celle-ci est à son tour divisée en deux parties par l'interposition du canal central, la commissure antérieure et la commissure postérieure. La commissure antérieure est surtout affectée au croisement des fibres du cordon antéro-latéral; la postérieure, aux fibres du cordon postérieur. Dans toutes deux, mais à des degrés différents, les éléments qui s'entrecroisent sont de trois ordres; il y a des cylindre-axes issus des cellules commissurales, des collatérales provenant des fibres des cordons, et des prolongements protoplasmiques appartenant aux cellules nerveuses qui habitent la face interne des cornes. Par la commissure des cylindre-axes, un groupe de fibres d'un faisceau est totalement croisé et transporté du côté opposé à son origine; la commissure des collatérales associe le cordon dont elles émanent avec la substance grise opposée, sans que les fibres mêmes de ce cordon soient pour cela croisées; enfin les commissures protoplasmiques, dans lesquelles s'entrelacent sans se fusionner les dendrites des cellules unissent directement les éléments des parties droite et gauche et font que toute excitation portée sur une cellule nerveuse voisine de la région centrale se répercute sur une cellule homologue de l'autre moitié de la moelle.

Commissure antérieure. — La commissure antérieure est composée de deux couches : une superficielle, épaisse, blanche, commissure blanche antérieure, une profonde, très mince, grise, commissure grise antérieure.

La *commissure blanche*, partie fondamentale du système antérieur des fibres de croisement, présente à la région lombaire son plus grand développement : son épaisseur est de 0 mm. 60, tandis qu'à la région cervicale comme à la région dorsale elle a seulement 0 mm. 20 ; elle n'est donc pas influencée par la quantité des racines antérieures, tandis que la commissure postérieure croît comme les racines correspondantes. Sa largeur est proportionnelle à celle de la moelle ; elle est de 1 mm. 20 à la partie dorsale, de 2 mm. 5 au niveau du septième nerf cervical ; elle devient profonde et s'étale transversalement

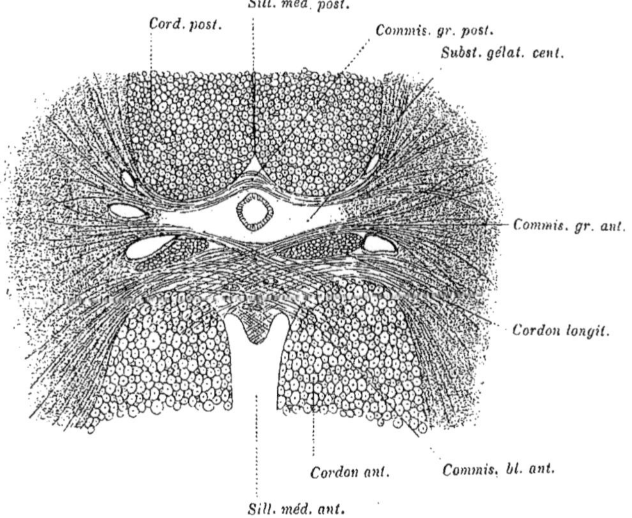

Fig. 149. — Commissures de la moelle.

Les commissures antérieure et postérieure vues à un faible grossissement sur une moelle de bœuf colorée par la méthode de Weigert.

dans la moelle cervicale. Sa face antérieure est en partie visible au fond du sillon médian antérieur, en partie et sur ses côtés fusionnée intimement avec l'arête postérieure des cordons antérieurs ; la partie visible, libre dans le sillon, présente sur sa ligne médiane un raphé saillant, point central de l'entrecroisement, et de chaque côté des orifices vasculaires et de minces fissures obliques, limitant de petits faisceaux, qui ne sont pas tendus transversalement, mais nattés sous un angle très faible ; disposition qui rappelle sous une forme atténuée l'entrecroisement des pyramides du bulbe. Sa face postérieure, qu'on ne peut isoler qu'artificiellement, semble au contraire formée de faisceaux transversaux, non nattés. De chaque côté, engagés dans le réseau des fibres de la commissure et du cordon antérieur, on aperçoit à l'œil nu sur quelques animaux deux faisceaux longitudinaux qui existent aussi chez l'homme, mais à fibres plus dispersées : ce sont les *cordons longitudinaux de la commissure*, de Gratiolet

La commissure blanche a de grosses fibres mesurant 14 μ en moyenne ; la commissure grise est une couche mince, dont les fibres fines prennent une disposition arquée à concavité postérieure. Elles sont constituées par l'entrecroisement des cylindre-axes des cellules commissurales, qui vont au cordon antéro-latéral, par des collatérales de ce même cordon et enfin par les prolongements protoplasmiques internes des cellules radiculaires. La partie blanche est essentiellement la commissure des cylindre-axes, et la partie grise la commissure des collatérales (Cajal).

La commissure antér. est traversée sagittalement, dans les premiers temps du moins, par les filaments périphériques des cellules épithéliales épendymaires allant à la base du sillon médian; elle renferme en outre des cellules de névroglie. Les éléments nerveux qui s'y entrecroisent sont : 1° les cylindre-axes des cellules commissurales disséminées dans toute la substance grise, nombreuses surtout dans le groupe antéro-externe de la corne antérieure. Ces cylindres-axes, gros ou minces suivant leur cellule d'origine, traversent horizontalement la commissure, émettent à la sortie une collatérale richement ramifiée, puis se coudent à angle droit et montent verticalement dans le cordon antérieur en donnant de nombreuses branches latérales à la substance grise. D'autres prolongements nerveux viennent suivant Cajal, des cellules curvilignes situées dans la zone périphérique de la colonne de Clarke et des cellules de la corne postérieure, 2° des collatérales du cordon antérieur, accessoirement du cordon latéral; 3° les prolongements protoplasmiques des cellules radiculaires du groupe interne, prolongements réunis en longues touffes ou panaches et naissant du côté interne du corps cellulaire — Il ne vient rien des racines postérieures, contrairement à quelques auteurs qui ont considéré même récemment la commissure antérieure comme le siège de l'entrecroisement sensitif.

La mince commissure grise renferme de nombreuses fibres de névroglie, et paraît contenir surtout les collatérales du cordon latéral.

On trouve dans la commissure antérieure deux espèces de faisceaux longitudinaux : 1° des fascicules disséminés dans la partie centrale de la commissure, et qui se disposent au niveau du cône terminal en rangée arquée entre les commissures grise et blanche ; 2° les deux faisceaux compacts dont nous avons parlé plus haut (cordons longitudinaux de la commissure), qui sont situés entre la commissure blanche et le cordon antérieur. La signification de ces fibres verticales est inconnue ; peut-être est-elle analogue à celle des faisceaux longitudinaux de la corne postérieure.

Commissure grise postérieure. — La commissure grise postérieure unit en arrière du canal central les bases des cornes postérieures. Elle existe chez tous les mammifères, souvent d'ailleurs très réduite. Elle est formée de faisceaux distincts superposés ; les fines fibres médullées (6 à 8 μ) qui la composent avec de nombreux filaments névrogliques lui donnent sa teinte grise.

Son épaisseur est de 0 mm. 13 aux renflements cervical et lombaire et de 0 mm. 03 à la région dorsale. Elle croît comme les racines postérieures. C'est qu'en effet la commissure postérieure est essentiellement constituée par l'entrecroisement, non de ces racines elles-mêmes, comme on l'a cru longtemps, mais de leurs collatérales ; ces fibres lui arrivent surtout de la région externe du faisceau de Burdach, elles traversent la commissure et vont émettre leurs arborisations terminales autour des cellules du noyau de la corne postérieure. Il faut y joindre quelques collatérales émanées de la partie la plus reculée du cordon latéral, sans qu'on sache si ces fibres viennent d'un faisceau de ce cordon ou bien du groupe externe des racines postérieures. C'est donc le siège de l'*entrecroisement sensitif* de la moelle, constatée par de nombreux physiologistes, entrecroisement qui n'est d'ailleurs que partiel et se fait presque uniquement par des collatérales. Par lui l'excitation sensitive des racines postérieures d'un côté est partiellement transportée sur les cellules de la corne postérieure opposée.

On décrit, depuis Cajal, trois faisceaux dans la commissure postérieure : 1° un faisceau *antérieur*, grêle, arqué à concavité antérieure. Né du cordon latéral (*Cajal*), il passe en avant de la colonne de Clarke et se termine dans la région intermédiaire aux deux cornes. 2° Un faisceau *moyen*, transversal, volumineux, qui existe seul dans le cône terminal. Les collatérales qui le constituent viennent de la partie postérieure du cordon latéral, passent à travers la colonne de Clarke, et se terminent dans la partie externe de la corne postérieure, dans son noyau et dans sa base. 3° Un faisceau *postérieur* arciforme, placé en fer à cheval sur le cordon de Burdach. Ce faisceau serré est formé par des collatérales du cordon postérieur, de Goll surtout, et se termine dans la partie interne de la corne postérieure.

A ces éléments fondamentaux de la commissure postérieure, qui sont des fibres collatérales, il faut ajouter de nombreux prolongements protoplasmiques venant des cellules de Clarke et de la partie interne de la corne (commissure protoplasmique) et très accessoirement quelques cylindre-axes de cellules soit de Rolando soit de la zone prérolandique.

Système des fibres transversales. — La très grande majorité des fibres de la moelle, des fibres relativement grosses qu'on voit par les procédés de coloration ordinaire, sont verticales, parallèles, au grand axe ; mais beaucoup d'autres sont horizontales, seulement elles ne se distinguent bien que par des procédés spéciaux de coloration, à l'or, à l'hématoxyline, au chromate d'argent.

Ces fibres transversales toutes myélinées chez l'adulte comprennent :

1° Les racines antérieures, au nombre de quatre à cinq sur une coupe ordinaire. On peut y rattacher les racines du spinal, qui depuis le premier jusqu'au cinquième ou sixième nerf cervical sortent du groupe externe de la corne antérieure, traversent la formation réticulée et le faisceau pyramidal latéral et émergent en avant des racines postérieures.

2° Les fibres d'origine ou de terminaison des cordons qui dans les deux cas courent horizontalement à travers la substance grise et la substance blanche après avoir quitté ou avant de prendre leur parcours vertical. Beaucoup de ces fibres sont isolées, d'autres sont groupées en faisceaux. On peut rattacher à ces faisceaux : le faisceau horizontal cérébelleux qui va de la colonne de Clarke au faisceau cérébelleux direct — le faisceau signalé par Schiefferdecker qui se porte du faisceau de Türck d'un côté au faisceau pyramidal opposé — les fibres radiales ou irradiations fasciculaires qui naissent de toute la périphérie de la substance grise, sauf de la face interne de la corne postérieure. Parmi ces fibres radiales, rappelons celles qui vont du faisceau pyramidal latéral à la corne antérieure.

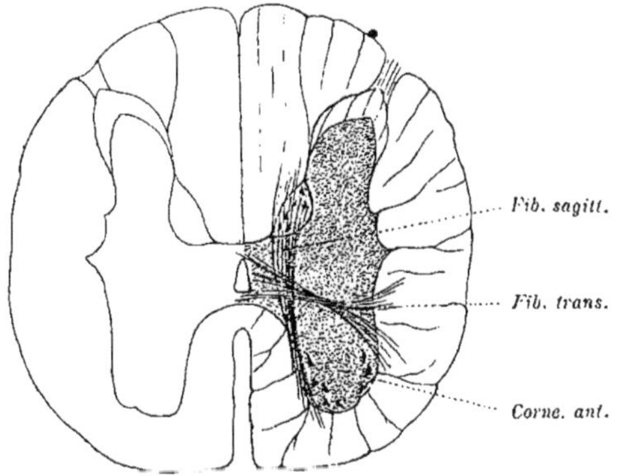

Fig. 150. — Faisceaux de Pal.

Vus sur la moitié gauche de la moelle dorso-lombaire d'un nouveau-né.

3° Les *fibres collatérales* des cordons. Ces fibres se distinguent par leur finesse (de un à quatre μ) des fibres d'origine. Innombrables et groupées par fascicules qui longent les cloisons névrogliques parcourues en sens inverse par les prolongements protoplasmiques, ces fibres fines, nées à angle droit des tubes nerveux, convergent vers la substance grise qu'elles couvrent de leurs ramilles. Elles abondent surtout dans le noyau plexiforme de la colonne postérieure, dans la colonne de Clarke et dans les parties antérieure et latérale de la corne motrice. Le plus volumineux de ces groupes est le faisceau collatéral réflexe ou f. sensitivo-moteur.

4° Les *fibres arciformes* qui entourent la périphérie des cornes grises ; moins nettes autour de la corne antérieure, bien marquées et souvent fasciculées autour de la tête de la corne postérieure, où elles sont constituées par les fibres des cellules nerveuses les plus périphériques de Rolando et par quelques collatérales obliques.

5° Les fibres commissurales des commissures antérieure et postérieure.

6° Les faisceaux de Pal (Wien. medic. Jahr., 1887). Pal a signalé chez l'homme deux faisceaux nouveaux que Waldeyer a retrouvés sur la moelle du gorille et sur la moelle humaine. Le premier existe à la région de passage dorso-lombaire ; partant de la circonférence postérieure de la colonne de Clarke où il semble entrer en relation avec les racines postérieures, il traverse d'arrière en avant la substance grise et arrive à la jonction de la commissure blanche et de la corne antérieure, où il se perd dans le cordon antérieur. Le second issu de la région centrale, surtout au voisinage de la commissure grise postérieure, se dirige obliquement en avant et en dehors vers la corne latérale qu'il traverse pour aller se confondre avec la substance blanche environnante. Ses fibres sont de moyenne grosseur ; le faisceau est épais d'un demi-millimètre. D'autres fascicules parallèles peuvent s'irradier de la corne latérale dans la région péri-épendymaire. Ce second faisceau a été constaté dans les régions cervicale et dorsale supérieure.

La signification des faisceaux de Pal est complètement inconnue.

Remarque historique. — Je ne puis marquer que quelques grandes lignes : l'important mémoire de Farabeuf (art. *Moelle épinière*, Dict. encycl. des Sc. médic. 1874) a ouvert la voie à la synthétisation de nos connaissances. En 1881, Schwalbe publiait sa *Névrologie*, œuvre considérable dans laquelle tout le monde a puisé et puise encore. Dès la même année une ère nouvelle s'ouvre avec la découverte de Golgi (imprégnation des cellules nerveuses et des cylindre-axes par le chromate d'argent), plus féconde en résultats que celle de Weigert (imprégnation de la myéline par l'hématoxyline). Le travail capital de Golgi *(Sulla fina Anatomia degli Organi centrali)* est de 1885-86; mais depuis lors le professeur de Pavie n'a cessé d'accroître son œuvre. En 1889 un professeur d'histologie de Barcelone, aujourd'hui à Madrid, Ramón y Cajal, perfectionnant la méthode de Golgi, découvre les collatérales et élucide un grand nombre de points relatifs aux cellules nerveuses, à l'origine et à la terminaison des cylindre-axes, au trajet des racines postérieures, à la disposition de la névroglie. Ces découvertes, contrôlées et accrues par Kœlliker, Van Gehuchten, Lenhossék, ont changé bien des idées sur la constitution de la moelle et sont la base de la nouvelle rédaction que je présente au public. C'est à leur lumière qu'il faut lire, pour y apporter les restrictions nécessaires, tous les travaux anté-

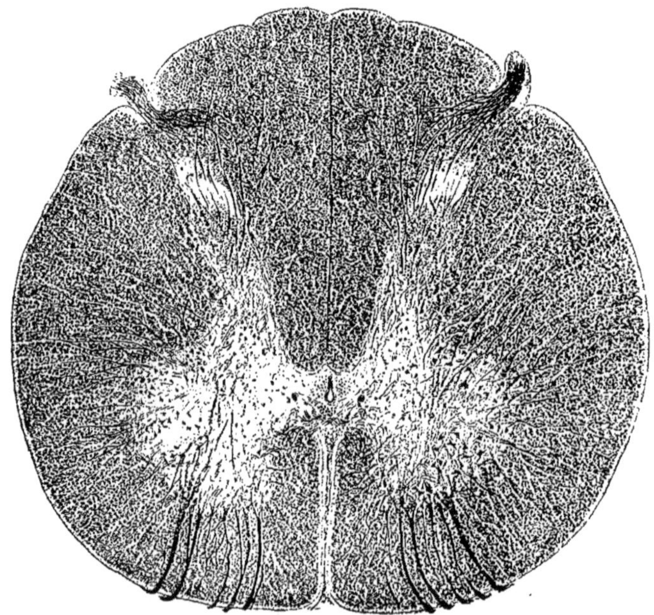

Fig. 151. — Moelle cervicale.

Enfant de 2 ans; coupe au niveau du sixième nerf cervical, d'après *Waldeyer*). — Cette figure d'après nature est mise à dessein pour être opposée aux figures schématiques précédentes.

rieurs à 1890, notamment ceux de Lissauer, d'Edinger, de Lenhossék et de Bechterew, dans leurs premiers mémoires; aujourd'hui ces auteurs, adoptant les idées nouvelles introduites par Cajal dans la Neurologie, ont plus ou moins remanié leurs œuvres anciennes.

Les travaux de Ramón y Cajal et de ses élèves sont dispersés dans plusieurs publications en langue française et en langue espagnole. Deux grands ouvrages d'ensemble viennent de paraître sur les centres nerveux : celui de Kœlliker, qui consacre un fascicule entier de sa nouvelle histologie (*Handbuch der Gewebelehre*, Zweiter Band, 1893) au système nerveux, et celui de Van Gehuchten (*Le Système nerveux de l'homme*, 1893) qui est une névrologie mise au point, d'après les idées actuelles et les recherches personnelles de l'auteur. De son côté Bechterew, le principal élève de Flechsig, a réuni ses très nombreux mémoires antérieurs en une étude d'ensemble qui présente le tableau le plus complet de l'architecture des centres nerveux, telle qu'on la déduit des observations embryologiques. (Bechterew. Die *Leitungsbahnen im Gehirn und Rückenmark*, 1894). — Enfin par ses publications annuelles (Biologische Untersuchungen), qui s'étendent à tout le règne animal, Retzius ne cesse d'enrichir le domaine de l'anatomie générale du système nerveux.

CHAPITRE III

ARCHITECTURE DE LA MOELLE

Nous devons indiquer dès maintenant les grandes lignes du plan sur lequel est construit la moelle ; plus tard quand nous aurons étudié la terminaison des faisceaux dans l'encéphale, nous pourrons achever cette exposition et l'éclairer de dessins plus détaillés, d'épures plus compréhensives. Nous passerons en revue, dans la complication croissante de leur organisation, les éléments constitutifs, l'union de ces éléments pour former des segments, l'union de ces segments pour former une moelle, l'union de la moelle avec le cerveau et le cervelet.

1° Eléments constitutifs.— La cellule nerveuse.— Les éléments fondamentaux sont les cellules nerveuses ; tous les autres éléments, ciment, névroglie, tissu conjonctif et ses vaisseaux, ne sont que des matériaux auxiliaires. La cellule nerveuse est un organisme compliqué, qui comprend un corps et des expansions, celles-ci longues et nombreuses chez les vertébrés supérieurs ; c'est à cet arbre cellulaire que Waldeyer a donné le nom de *neurône,* mot employé couramment aujourd'hui, dont Kœlliker a pourtant contesté la justesse, car il signifierait plutôt : lieu de rassemblement de fibres nerveuses.

Cajal a introduit deux idées nouvelles et capitales sur la manière d'être de la cellule nerveuse. 1° Cet élément n'est jamais anastomosé avec un autre, il garde son entière individualité, sa pleine indépendance jusque dans ses rameaux les plus reculés. Au moins en est-il ainsi dans tous les centres cérébro-spinaux des animaux. Les cellules nerveuses *s'articulent* entre elles, mais ne se fusionnent pas. 2° La conduction suit un sens défini, toujours le même, dans les prolongements ; elle est cellulipète dans les prolongements protoplasmiques, cellulifuge dans le prolongement nerveux. C'est là la *polarisation dynamique.* Les courants nerveux traversent donc toujours la cellule dans le même sens, des expansions protoplasmiques, appareil de réception, à l'expansion cylindraxile, appareil de transmission. Pour maintenir à cette loi son caractère de généralité, on est d'ailleurs obligé de considérer certaines fibres nerveuses, notamment le bout périphérique des nerfs sensitifs, comme un prolongement protoplasmique étiré ; cette conception se justifie par des considérations de morphologie générale.

Une agglomération de cellules forme un *centre nerveux.* Si le centre est isolé, il s'appelle un *ganglion,* tels sont les ganglions rachidiens ; si plusieurs centres se touchent et s'entrepénètrent, ils deviennent les segments d'une masse nerveuse, moelle ou cerveau.

2° Constitution segmentaire de la moelle. — Les centres réflexes. — L'idée que Gall a soutenue au commencement de ce siècle, que la moelle épinière des vertébrés et de l'homme est, comme la moelle ventrale des chenilles et des vers, un assemblage de ganglions accouplés par paires et réunis par des commissures, est encore aujourd'hui celle qui exprime le mieux le plan fondamental de la moelle. Sans doute Gall s'est illusionné quand il a avancé que sur la moelle des mammifères en regardant avec attention on reconnaissait toujours la forme noueuse avec son alternance de renflements et de rétrécissements ; nous avons déjà dit que la disposition segmentaire n'existait pas dans la forme extérieure, et que tout au plus certaines colonnes de cellules nerveuses laissaient entrevoir un aspect moniliforme ; mais la superposition régulière des racines, leur accouplement par paires et l'union dans chaque paire d'une branche motrice et d'une branche sensitive, impliquent la superposition de centres anatomiques se suffisant à eux-mêmes. Nous connaissons, comme corollaire de cette disposition morphologique, des centres fonctionnels, le centre anal, le centre génital, le centre respiratoire, les centres vasodilatateurs ; le renflement cervical a pour domaine le membre supérieur, le renflement lombaire, le membre inférieur ; des groupes de muscles dépendent de territoires médullaires définis. Les localisations existent dans la moelle aussi bien que dans le cerveau. La différence entre la moelle des invertébrés et celle des vertébrés consiste dans la *concentration* de cette dernière ; les segments sont continus, fusionnés par leurs bouts, et de nombreuses voies commissurales les unissent entre eux et avec le cerveau.

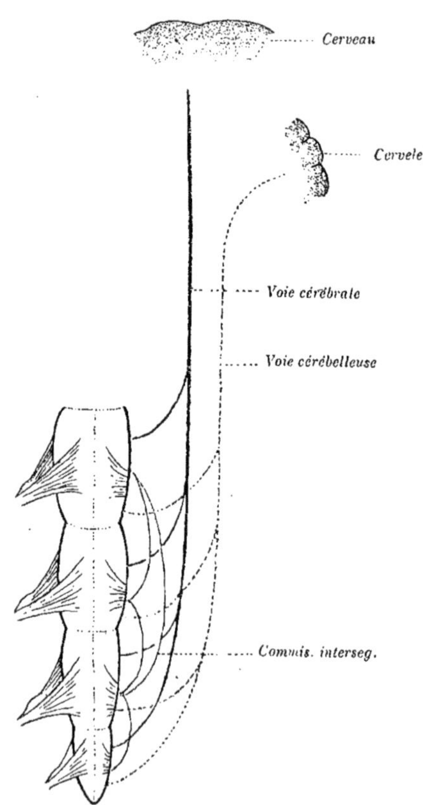

Fig. 152. — Disposition segmentaire de la moelle.

Figure schématique montrant la décomposition de la moelle en segments et les fibres commissurales de chaque segment, les courtes en bleu, les longues en rouge.

Considérons un segment isolé, c'est-à-dire une portion de moelle avec sa paire rachidienne. Ce segment a sous sa dépendance un certain territoire cutané et un certain territoire musculaire ; Rauber désigne ces trois parties sous le nom de neuromère, dermatomère et myomère. Un exemple typique nous est fourni par le nerf intercostal et son espace. Dans ce segment les deux moitiés droite et gauche, correspondant chacune à un ganglion, sont unies par la commissure antérieure et postérieure, et dans chaque moitié les cellules nerveuses sont associées, dans les deux plans transversal et longitudinal, par divers moyens d'union : les prolongements protoplasmiques, les ramifications des prolongements nerveux des cellules à cylindre-axe court, les collatérales des fibres de cordon.

Le neuromère se suffit pour exécuter des actes réflexes, à la condition qu'ils ne sortent pas de sa sphère de distribution. La voie afférente sensitive est représentée par le nerf sensitif qui de la surface cutanée (dermatomère) monte vers la moelle et y aboutit après avoir traversé le ganglion spinal. Sa cellule d'origine, cellule du ganglion spinal, est extra-médullaire, et les

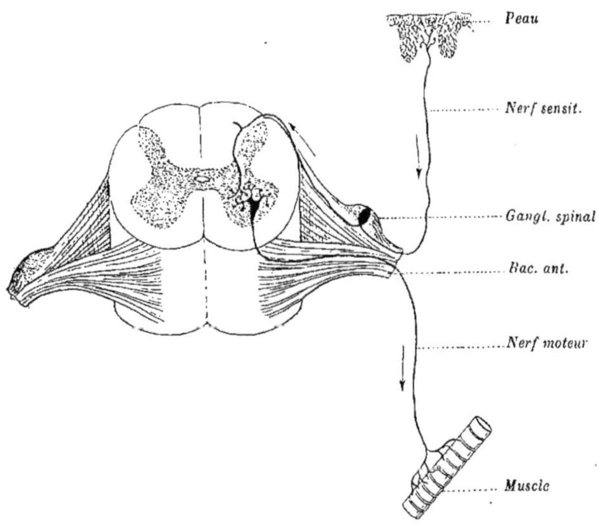

Fig. 153. — L'arc réflexe.

Trajet d'une impression sensitive et d'une excitation motrice passant dans un même étage de la moelle.

différentes parties de son trajet centripète comprennent : l'arborisation initiale située dans l'épiderme ou dans les appareils tactiles du derme, la branche périphérique, la cellule ganglionnaire, appareil de réception et probablement de renforcement, puis la branche centrale (racine postérieure) et l'arborisation terminale dans la moelle. Kœlliker a donné le nom de *noyau terminal* aux groupes cellulaires médullaires dans lesquels se termine le nerf sensitif, par opposition au *noyau d'origine,* qui pour les nerfs moteurs est un groupe de cellules des cornes antérieures et pour les nerfs sensitifs le ganglion rachidien lui-même. Toutefois ce terme de noyau, justifié dans le bulbe et la protubérance pour les nerfs crâniens, l'est beaucoup moins dans la moelle où les cellules de la corne postérieure sont alignées en série continue.

Comme nous l'avons vu, le nerf sensitif par ses branches ascendante et descendante et leurs collatérales a une vaste sphère de distribution. Chez le lombric à moelle annelée, la racine postérieure se répartit entre trois segments seulement, le segment de pénétration, celui qui est au-dessus et celui qui est au-dessous (*Lenhossék*). Chez les mammifères, elle remplit de ses collatérales non seulement l'étage où elle aborde la moelle, mais toute la longueur de cette moelle. Dans le segment isolé que nous considérons en ce moment, ce sont les collatérales de la tige radiculaire et celles de la partie initiale de ses branches de bifurcation qui se ramifient dans la corne postérieure. Un groupe de ces fibres de connexion (f. sensitivo-moteur ou f. collatéral réflexe) pénètre d'arrière en avant dans la corne antérieure et entre en contact par son arborisation terminale avec les cellules radiculaires motrices. C'est là qu'est l'articulation entre les deux parties de l'arc réflexe : un entrelacement entre les fibrilles terminales nues et ramifiées de la collatérale sensitive et les fibrilles protoplasmiques également nues et ramifiées de la cellule motrice.

La voie efférente motrice est identique au fond à la voie sensitive. Elle comprend en effet : une arborisation initiale, touffes protoplasmiques, une cellule nerveuse, la cellule radiculaire, une branche périphérique, nerf moteur et une arborisation terminale, la plaque motrice musculaire. La surface de distribution de la racine antérieure totale dans les muscles est le myomère ou segment musculaire. J'ai comparé cette disposition de l'arc réflexe, formée uniquement, quelle que puisse être sa longueur, par l'accouplement de deux cellules nerveuses à celles de deux personnes (corps cellulaires) placées parallèlement l'une à côté de l'autre, se tenant par une de leurs mains entrecroisée avec la main voisine (arborisation sensitive centrale et arborisation protoplasmique) et conservant chacune une main libre (arborisation sensitive périphérique et arborisation de la plaque motrice).

En se groupant dans un même segment ou dans des segments voisins, les arcs réflexes constituent les *centres réflexes coordonnés* qui s'échelonnent tout le long de la moelle épinière. Ces centres régissent les mouvements des membres et du tronc, les phénomènes de constriction et de dilatation des vaisseaux, de sécrétion, des actes mécaniques de la respiration. Celui de la vessie, de la verge et du rectum occupe chez l'homme les quatre premières paires sacrées. Toutes les cellules nerveuses de ces centres sont d'ailleurs en rapport avec les fibres du faisceau pyramidal, et c'est par celles-ci que le cerveau excite ou modère ces centres médullaires.

Les cellules radiculaires de la corne antérieure qui agissent médiatement ou non sur les muscles de l'intestin, de la vessie, de l'utérus, des vaisseaux, sont encore mal déterminées ; Kœlliker présume qu'il faut les chercher dans les petites cellules du groupe antéro-interne et de la région intermédiaire.

3° **Association des segments entre eux**. — **Voies commissurales courtes**. — Les segments de la moelle sont unis entre eux par des groupes de fibres longitudinales, commissures intersegmentaires appelées *voies courtes*. Les voies *longues* sont celles qui dépassent la moelle et vont au bulbe, au cervelet, au cerveau ; les voies courtes restent confinées à la moelle, mais comme elles peuvent s'étendre non pas seulement d'un segment au segment voisin, mais encore à un segment beaucoup plus éloigné, elles ont parfois un trajet important qui mérite à certaines d'entre elles le nom de voies moyennes. L'existence des voies courtes est démontrée d'abord par les dégénérations secondaires à court trajet, en second lieu par le nombre variable des fibres aux différentes régions. C'est ainsi que d'après Gaule une moelle de grenouille renferme 41.000 fibres au quatrième nerf cervical, 74,000 au deuxième et 56,000 au premier ; il n'y a donc pas accroissement continu.

Les neurônes des voies courtes sont des cellules de cordon. Gehuchten tend à les considérer comme des éléments neutres ou mixtes, pouvant conduire indifféremment une excitation sensitive ou motrice ; mais on n'est pas fondé à voir autre chose dans les phénomènes nerveux de la moelle que des faits de sensibilité ou de mouvement ; les cellules de cordon sont sans doute les unes sensitives, les autres motrices, peut-être même sont-elles toutes sensitives. En tout cas, leur conduction est surtout centripète, car la branche ascendante du cylindre-axe est plus longue que la branche descendante.

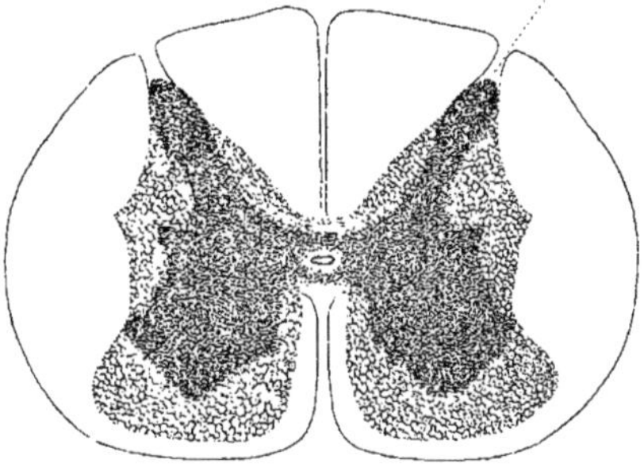

Rac. postér.

Fig. 154. — Les voies courtes.

Dessin montrant les voies courtes groupées autour de la substance grise ; le champ blanc correspond aux voies moyennes ou longues.

Les voies courtes se font remarquer par certains caractères anatomiques. Elles apparaissent de bonne heure et s'entourent de myéline à une époque précoce, fait en rapport avec leur précocité dans la série animale. Elles ont dans la substance blanche une situation profonde. Collées contre la périphérie de la substance grise à laquelle elles forment comme une première écorce, leurs fibres longent les renflements et les dépressions extérieures des cornes de la moelle. Ces fibres, n'ayant qu'un faible parcours à accomplir, sont remarquables par leur finesse.

Ce groupe de commissures intersegmentaires comprend : le faisceau fondamental antérieur, le faisceau latéral profond, et le faisceau antérieur ou ventral du cordon postérieur.

Ce ne sont pas seulement d'ailleurs les extrémités des fibres de ces cordons qui établissent des communications d'étage à étage ; ce sont aussi les innombrables collatérales de ces fibres qui à tous les niveaux s'étendant en tout sens de la corne antérieure à la corne postérieure, et d'une moitié de la substance grise à l'autre, relient entre eux tous les éléments et font qu'aucun d'eux ne peut rester indifférent aux impressions qui atteignent les autres. Si donc il est vrai de dire que dans les centres nerveux chaque cellule est anatomiquement une et indépendante, de par son embryogénie et la terminaison libre de ses expansions, il faut ajouter, comme correctif, qu'elle n'est jamais isolée, mais toujours prise dans les liens d'une immense association, comme l'est l'homme lui-même dans une société civilisée. Plus l'animal est élevé comme organisation, plus ces liens sont multipliés ; mais en même temps les voies courtes se réduisent et s'effacent devant les voies longues prépondérantes qui annoncent l'intervention de plus en plus grande du cerveau.

4° **Association de la moelle avec le cerveau. — Voies commissurales longues.** — Les voies longues unissent la moelle à l'encéphale. Leurs fibres plus volumineuses sont situées excentriquement par rapport aux voies courtes. Elles se développent tardivement ; leur importance est sujette à de nombreuses variations. Leurs dégénérations sont à long trajet.

Chez les invertébrés, il n'y a entre la moelle ventrale et le cerveau d'autres

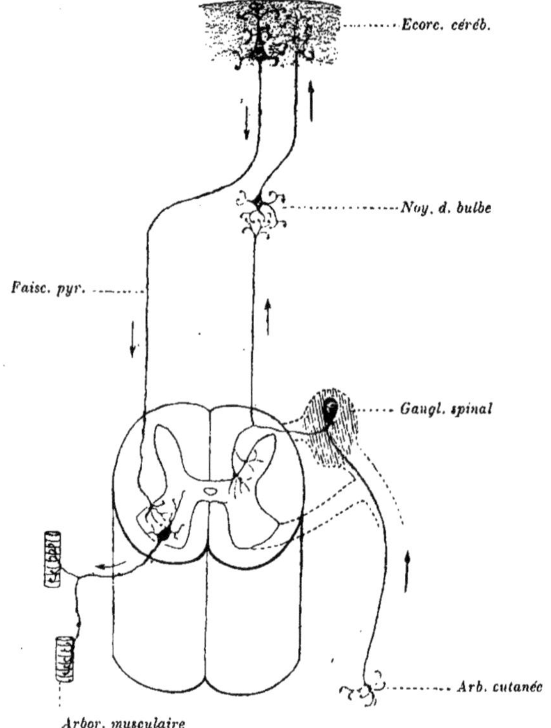

Fig. 155. — Les voies cérébrales.

Trajet des impressions sensitives conscientes de la périphérie à l'écorce cérébrale, et des excitations motrices volontaires du cerveau aux muscles.

liens que les fibres en collier qui de chaque côté du tube digestif relient le ganglion cérébral ou sus-œsophagien avec le ganglion sous-œsophagien. Chez les vertébrés inférieurs, bien que leur moelle devenue dorsale soit le prolongement direct du cerveau, il n'existe encore entre ces deux organes que des liens indirects ; la moelle communique par des faisceaux commissuraux avec le mésocéphale et les lobes optiques, et ceux-ci par d'autres faisceaux avec le cerveau

16

proprement dit. Les mammifères seuls possèdent des voies directes allant de la moelle à l'écorce cérébrale et de celle-ci à tous les segments médullaires ; en outre les communications intermédiaires unissant entre eux la moelle, le bulbe, la protubérance et les ganglions cérébraux se sont encore accrues ; il en résulte que le cerveau est devenu l'organe dominateur et que les centres médullaires ont été réduits aux fonctions de l'automatisme.

Toutes les parties de l'encéphale sont reliées à la moelle ; mais nous voulons indiquer seulement ici les deux grandes voies cérébrales, celle de la sensibilité consciente et celle du mouvement volontaire, voies ascendante et descendante.

Voie sensitive. — La voie longue qui porte au cerveau les impressions sensitives destinées à devenir conscientes comprend dans la moelle les racines postérieures, dans l'encéphale le ruban de Reil. Nous avons vu les racines postérieures constituer la plus grande partie des faisceaux de Burdach et de Goll, et les plus longues fibres de ces racines se grouper dans le cordon de Goll, au point que des branches radiculaires des derniers nerfs lombaires, de la queue de cheval, du sciatique, pouvaient dans les dégénérations ascendantes être suivies jusqu'au bulbe. Kœlliker, Kahler et d'autres observateurs pensent qu'un certain nombre de fibres se prolongent directement jusqu'au cerveau sans subir d'interruption ; mais la plupart des fibres sensitives, sinon toutes, se terminent au milieu des cellules des noyaux bulbaires de Goll et de Burdach, et c'est un faisceau nouveau, le *ruban de Reil,* composé des cylindre-axes de ces cellules qui va après croisement se distribuer à l'écorce cérébrale. Il apporte aux cellules nerveuses corticales les impressions sensitives de la moelle, impressions déjà peut-être transformées et accrues ; là encore la communication ou transport de l'excitation se fait par le contact des arborisations terminales avec les branches protoplasmiques des cellules cérébrales. L'impression y devient consciente et si elle est suivie d'un mouvement volontaire, l'excitation redescend par le faisceau pyramidal.

Je laisse de côté la question du rôle que l'on peut attribuer à la branche descendante de la racine postérieure, dans laquelle on a vu tantôt une voie réflexe allant agir sur les muscles situés au-dessous, tantôt une voie sensitive indirecte et détournée. Ce n'est pas non plus le lieu de discuter les chemins hypothétiques des sensibilités tactile, thermique, douloureuse, musculaire, l'anatomie étant encore muette sur ces problèmes. Mais il importe de remarquer que la voie sensitive est double, en partie directe, en partie croisée dans la moelle. La voie directe est la principale, c'est celle des cordons de Goll et de Burdach, directe jusqu'au bulbe seulement, car dans le bulbe elle subit un croisement total et en masse à l'origine du ruban de Reil. La voie croisée ou indirecte est secondaire ; son existence est certaine, mais son attribution est hypothétique, et l'on ne sait s'il faut la chercher dans les cellules commissurales de la corne postérieure ou dans les collatérales croisées des racines postérieures. Le faisceau de Gowers est-il le conducteur de ces excitations venues du côté opposé ? En tous cas le croisement se fait au fur et à mesure et par étages sur toute la longueur de la moelle. Par conséquent à leur passage dans le pédoncule qui les mène à l'écorce cérébrale, toutes les voies sensitives sont croisées. Cette disposition en deux faisceaux, l'un à croisement en masse, l'autre à croisements successifs, se retrouve identiquement la même dans la voie cérébrale motrice.

Il ne faudrait point croire que le cordon de Goll fût la seule voie conductrice de la sensibilité. C'est une voie rapide, les cylindre-axes allant sans interruption, la plupart du moins, du ganglion spinal aux noyaux du bulbe ; mais il existe un grand nombre d'autres voies de transmission En première ligne, il faut compter les fibres des racines postérieures, de longueur moyenne, contenues dans le faisceau de Burdach ; puis très probablement une partie du faisceau de Gowers, et les fibres commissurales courtes qui entourent la corne postérieure, enfin la substance grise elle-même de cette corne par ses petites cellules à cylindre-axe court. Toute la moitié postérieure de la moelle paraît être apte à conduire l'impression sensitive. Cette transmission ne peut évidemment se faire qu'avec de nombreux relais, d'autant plus nombreux que les fibres de cordon sont plus courtes ; l'excitation monte de cellule en cellule par la voie des cylindre-axes et de leurs arborisations terminales. Chaque passage cellulaire doit entraîner un retard, un temps perdu, la transmission est lente ; mais peut-être en revanche se renforce-t-elle dans les cellules de chaque station, car nous verrons plus tard que ces chaînes d'éléments nerveux atteignent leur plus grande complexité dans les voies sensorielles qui conduisent les impressions les plus affinées.

Voie motrice. — Le faisceau pyramidal né des prolongements nerveux des cellules corticales du cerveau est la voie motrice, centrifuge, d'ordre volontaire. Ce faisceau qui n'acquiert son plein développement que chez les Primates, chez l'homme surtout, qui mesure en quelque sorte la suprématie cérébrale, plonge dans tous les segments de la moelle et se met en rapport avec toutes les cellules radiculaires. Des calculs encore insuffisants senblent indiquer qu'il y a 150,000 fibres cérébrales pour commander à 300,000 cellules motrices; mais il faut songer que chacune de ces fibres émet sur son parcours de nombreuses collatérales et que ce n'est pas avec une seule cellule qu'elle est reliée, celle au niveau de laquelle elle se termine, mais avec la plupart des cellules alignées sur son passage. C'est par millions que doivent se compter ces associations élémentaires, permettant au cerveau de réaliser les combinaisons motrices les plus variées et les transpositions les plus difficiles. Cette complication paraîtra plus grande encore si l'on songe que ces fibres cérébrales sont tantôt excitatrices, tantôt inhibitrices, et qu'elles étendent leur influence même sur les mouvements involontaires et inconscients des vaisseaux et des viscères. De même que ce système de voies cérébrales ne se montre que tardivement dans l'échelle des vertébrés, de même chez l'embryon humain il n'apparaît et ne termine son organisation qu'à une époque avancée de la vie fœtale. La voie sensitive consciente précède la voie motrice volontaire ; la première est prête à fonctionner et fonctionne peut-être avant même la naissance, la seconde ne s'achève que quelques semaines après. Nous avons signalé déjà les différences que l'on rencontre à ce point de vue chez les petits des animaux, suivant qu'en naissant ils sont aptes ou non à voir les objets extérieurs et à diriger leurs mouvements.

5° **Association de la moelle avec le cervelet.** — Les voies cérébelleuses de la moelle sont comme toutes les voies longues remarquables par la grosseur de leurs fibres et l'apparition tardive de leur myéline. Pour la même raison, elles sont rejetées à la périphérie ; c'est en quelque sorte une nécessité de construction que si l'on veut relier les portions d'une tige, comme est la substance grise, par des fils parallèles de longueur différente, il faut placer les plus courts au centre contre la tige et les plus longs au dehors où ils peuvent s'étendre sans interruption ; de même dans la moelle, les voies courtes, fibres commissurales intersegmentaires, occupent la couche la plus concentrique de la substance blanche, et les voies longues, faisceau pyramidal, faisceau cérébelleux, fibres bulbaires des racines postérieures, les couches les plus excentriques. La voie cérébelleuse ascendante ou centripète est le faisceau cérébelleux direct ; né des cellules de la colonne de Clarke, il va se terminer au contact des cellules du cervelet. A leur tour les cellules de Clarke reçoivent des collatérales de la racine postérieure et sont par elles mises en relation avec les terminaisons sensitives extérieures, qu'elles soient cutanées ou musculaires. La voie cérébelleuse descendante, centrifuge, encore mal connue est représentée sans doute par ces fibres disséminées sur une vaste étendue du cordon antéro-latéral, qui abondent surtout dans le faisceau marginal et dans le f. intermédiaire ; leurs cylindre-axes viennent des cellules cérébelleuses et leur terminaison a lieu vraisemblablement autour des grandes cellules motrices.

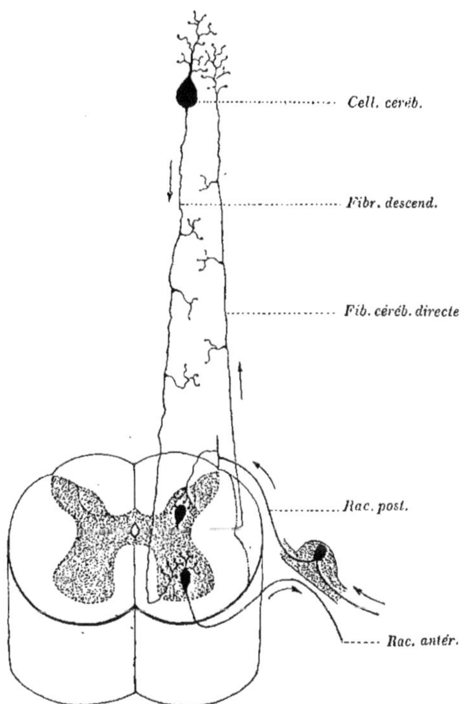

Fig. 156. — Les voies cérébelleuses.

Trajet des impressions périphériques par la colonne de Clarke et le faisceau cérébell. direct. Courant centrifuge passant par les fibres cérébelleuses descendantes, indiquées par Marchi.

Les incertitudes sur la fonction du cervelet se reflètent naturellement sur la signification des voies cérébelleuses de la moelle. On considère la voie centripète comme sensitive et la voie centrifuge comme motrice, mais comment le prouver? Faut-il croire que le cervelet est un accumulateur de force nerveuse, que par les racines postérieures, la colonne de Clarke et le faisceau cérébelleux direct, il reçoit des impressions de sens tactile ou de sens musculaire, et qu'à son tour il règle la tension des cellules motrices de la moelle? et peut-on présumer, que si la colonne de Clarke est bien développée seulement à la région lombaire supérieure et dorsale, tandis que la série cellulaire au-dessus et au-dessous est rudimentaire, c'est que ce système cérébelleux centripète se rapporte surtout à l'équilibre du tronc et des membres inférieurs, ou mieux à l'articulation entre l'avant-train et l'arrière-train, quel que soit le mode de station? Il serait téméraire de voir dans cette opinion autre chose qu'une hypothèse.

MOELLE FŒTALE.

La moelle, qui au quatrième mois fœtal n'avait que 7 c. de longueur, en a 12 au huitième et à la naissance elle oscille entre 14 et 16 c., soit 15 en moyenne. A ce moment le filum terminale a de 5 à 6 c. de longueur, et contient de la substance nerveuse sur la plus grande partie de son trajet. Le poids absolu, qui est de 1 gr. 20 à cinq mois, varie chez le nouveau-né entre 3 et 4 gr. Le poids spécifique est plus élevé que chez l'adulte; 1.090 pendant les derniers mois intra-utérins.

Les rapports de l'axe nerveux avec la colonne vertébrale sont à peu près fixés. La moelle a terminé son ascension commencée dès le quatrième mois ; déjà à six mois, le sommet du cône terminal correspond à la quatrième vertèbre lombaire, et à neuf mois il est généralement comme chez l'adulte au niveau de la deuxième lombaire, plus rarement à la troisième seulement. Il y a cette particularité que la limite inférieure de la région dorsale est plus élevée que chez l'adulte, la moelle thoracique ayant grandi avec moins de rapidité que la moelle lombaire ou cervicale ; la partie dorsale est donc relativement plus courte, la région cervicale et la région lombaire sont relativement plus longues.

La forme de la moelle du nouveau-né est la forme définitive. Les renflements cervical et lombaire, ébauchés dès le deuxième mois, étaient déjà très nets au troisième. Le canal central d'abord très vaste et s'étendant en arrière jusqu'à la périphérie de la moelle s'est réduit rapidement dans sa partie postérieure, sans doute à cause du puissant accroissement des cordons limitrophes ; à la douzième semaine, il n'y a déjà plus qu'un vestige de son prolongement postérieur.

C'est encore au troisième mois, qui marque dans la moelle une étape importante pour son organisation, que se dessinent les cornes de la substance grise. Les cellules nerveuses dérivées des neuroblastes sont d'abord sans prolongements d'aucune sorte ; il y a pendant un certain temps un système nerveux sans nerfs (*His*). Bientôt la cellule émet le prolongement nerveux cylindraxile qui va constituer les nerfs périphériques, et plus tard seulement ses prolongements protoplasmiques, dont la présence et la complexité marquent dans la série animale des degrés croissants de perfectionnement. Les cellules se développent dans l'ordre suivant (*Cajal*) : les radiculaires des racines antérieures, en premier lieu, puis les cellules motrices des racines postérieures, les cellules du cordon antéro-latéral, les cellules commissurales, et enfin celles des cordons postérieurs. Il est probable qu'à la naissance toutes les cellules n'ont pas encore apparu, car la distinction entre les deux groupes antéro-externe et antéro-interne de la corne antérieure est plus nette que chez l'adulte.

Pendant longtemps dans l'étude du développement de la substance blanche on n'a tenu compte que de l'époque où se dessinent les différents cordons. Flechsig a montré qu'il y avait une seconde époque aussi importante, celle où les fibres de ces cordons d'abord nues prennent leur gaine de myéline. L'apparition des gaines de myéline suit en effet des lois précises ; elle établit de véritables entités phylogénétiques et fonctionnelles. 1° Les fibres qui font partie d'un même système acquièrent à la même époque (mais non simultanément sur tout leur trajet) leur gaine de myéline. 2° Il y a une relation entre l'époque de la première apparition des fibres et la direction de leur allongement et d'autre part l'époque d'apparition de leur myéline. En d'autres termes, les groupes de fibres qui sont apparus en même temps et qui ont suivi dans leur croissance la même direction, acquièrent leur myéline à la même époque et la myéline suit dans son extension la même direction (Kœlliker). Ces lois sont les mêmes chez tous les animaux ; seulement le développement peut être plus précoce dans certaines conditions définies ; c'est ainsi que le faisceau pyramidal non myéliné chez le nouveau-né humain l'est déjà chez quelques animaux qui peuvent courir dès la naissance, comme c'est le cas du cobaye. Bechterew a conclu d'expériences faites sur de jeunes animaux qu'un faisceau n'est pas apte à fonctionner, tant qu'il ne possède pas sa gaine de myéline ; il est probable que dans les fibres nues le courant nerveux diffuse et se perd, et qu'il ne peut arriver à destination que grâce à l'enveloppe isolante de la myéline péri-cylindraxile. On aurait ainsi la caractéristique de l'achèvement complet de la fibre nerveuse et de son aptitude physiologique ; mais il faut faire une restriction pour les cylindre-axes très courts, qui n'ont pas besoin d'isolateur, car jamais la myéline n'apparait dans les arborisations terminales ni dans les cylindre-axes courts des cellules du type II de Golgi.

La *myélinisation* ou médullisation s'opère dans l'espace d'une année ; commencée au cinquième mois fœtal, elle est achevée au cinquième mois extra-utérin.

D'une manière générale on peut dire : que les fibres des faisceaux ou des racines prennent leur myéline avant que leurs collatérales ne la reçoivent, les voies sensitives bien avant les voies motrices, et les voies courtes avant les voies longues. Les parties myélinées se reconnaissent à l'œil nu, elles sont d'un blanc opaque alors que les autres sont d'un gris translucide ; Foville, qui étudiait surtout des moelles de nouveau-né avait reconnu ainsi une partie du faisceau cérébelleux direct et la zone marginale de Lissauer. Mais les constatations ainsi faites sont limitées et grossières ; les études approfondies nécessitent la coloration de coupes de moelle par des substances qui teignent la gaine de myéline et la font reconnaître au microscope, quelle que puisse être la finesse des fibres.

La myéline apparaît pour les différents faisceaux dans l'ordre suivant ; il y a d'ailleurs quelque discordance dans les tableaux dressés par les observateurs compétents. Du cinquième au sixième mois, le faisceau de Burdach qui contient les racines postérieures et a apparu au premier mois embryonnaire, puis les voies courtes du f. fondamental antérieur et du f. latéral profond. — Aux sixième et septième mois, le cordon de Goll et le f. cérébelleux direct. — Au huitième mois le faisceau de Gowers.

A la naissance tous les faisceaux sont blancs, excepté le faisceau pyramidal qui formé au cinquième mois, n'acquiert son enveloppe isolante que pendant les premiers mois de la vie extra-utérine ; la moelle est organisée comme centre de mouvements automatiques et comme conducteur sensitif conscient, mais non pour la conduction motrice volontaire qui vient du cerveau par le faisceau pyramidal. Il en est autrement chez les animaux qui courent librement dès leur naissance ; ils ont à ce moment dans leur moelle toutes leurs fibres achevées, y compris leurs fibres pyramidales.

Les racines antérieures s'achèvent avant les racines postérieures, et dans celles-ci le groupe interne précède le groupe externe, qui se myélinise ainsi le dernier (milieu du huitième mois).

Quant aux collatérales, elles apparaissent dans l'ordre suivant : d'abord celles du cordon antéro-latéral, puis celles du cordon postérieur et en dernier lieu celles des racines postérieures. Elles ne se revêtent de myéline qu'après la naissance. Quand elles seront mieux connues, il y aura lieu de distinguer trois époques dans le développement des fibres nerveuses : formation de la fibre, formation des collatérales, apparition de la gaine de myéline des unes et des autres, de même que dans le développement de la cellule nerveuse nous avons reconnu : la formation du corps cellulaire, l'apparition et la croissance du prolongement nerveux, la naissance des expansions protoplasmiques.

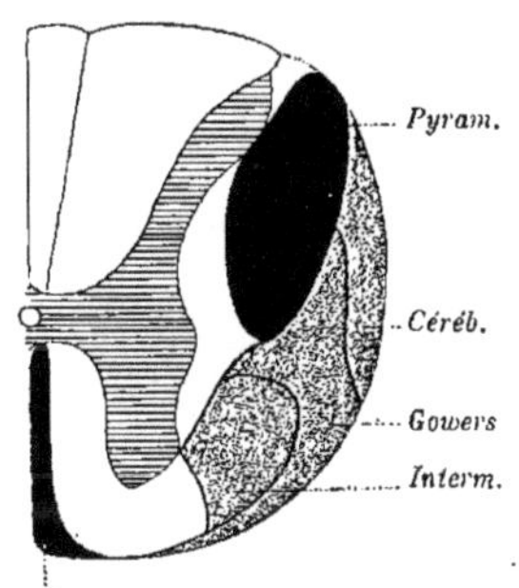

Fig. 157. — Moelle du nouveau-né.

Les champs blancs correspondent aux parties achevées, les champs gris aux parties en voie d'achèvement, les champs noirs (faisceau pyramidal) aux faisceaux sans myéline. La répartition des faisceaux est celle qui correspond au troisième nerf cervical d'après Gowers.

En se fondant sur ce fait que pour accomplir sa fonction physiologique une fibre nerveuse doit avoir achevé son développement anatomique, et que ce développement se fait dans l'ordre suivant : les racines, les voies courtes, les voies longues, les voies cérébelleuses, les voies cérébrales, van Gehuchten pense qu'on peut établir le tableau chronologique des mouvements dont l'embryon était capable. Au cinquième mois les premiers mouvements, par les réflexes simples des racines antérieures et postérieures ; au sixième et au septième, des mouvements réflexes de plus en plus compliqués par l'entrée en scène des commissures courtes et longues ; au huitième mois, les mouvements coordonnés par le cervelet ; après la naissance, les mouvements volontaires par le cerveau.

De la naissance à l'âge adulte, la moelle et la colonne reprennent un accroissement parallèle, sauf pour la partie dorsale où, pour des raisons inconnues, la moelle surpasse un peu la colonne, ce qui fait que la limite inférieure de la portion thoracique est plus basse chez l'adulte que chez le nouveau-né. La moelle de 15 cm. arrive à 40 et plus, et le filum terminale de 6 cm. monte à 24.

Chez la plupart des vertébrés inférieurs, la moelle, comme chez l'embryon humain, remplit tout le canal vertébral. Mais le plus grand nombre des mammifères ont une moelle remontée dans la région lombaire, par conséquent un cône, un filament et une queue de cheval. Chez quelques-uns même, elle finit dans la région dorsale. Serres et d'autres zoologistes ont soutenu qu'il y avait un rapport étroit entre l'ascension de la moelle et l'absence ou la réduction de la queue, la moelle descendant d'autant plus bas dans le canal vertébral que la queue est plus développée ; l'homme anoure a pour cela une moelle très haute. Mais l'anatomie comparée ne confirme point cette explication. Les oiseaux, dont la queue est un organe de peu d'importance, ont une longue moelle, tandis que les kangourous, les singes à queue prenante et certains poissons à longue queue ont une moelle courte. L'interprétation est encore à trouver.

MOELLE SÉNILE.

Ce chapitre reste à faire, car presque tous les faits avancés sur ce sujet ont été contredits. Nous avons signalé plus haut l'oblitération fréquente du canal de l'épendyme, oblitération ordinairement partielle, c'est-à-dire par segments, qui débute dès l'âge adulte et reconnaît pour cause tantôt une prolifération des cellules épithéliales formant bouchon, tantôt une végétation de fibres névrogliques. Depuis les premières observations de Desmoulins qui remontent à 1820 et dans lesquelles on ne trouve aucun chiffre précis, on voit affirmer à sa suite par plusieurs auteurs, notamment par Chaussard et par Ollivier, que la moelle sénile est notablement atrophiée en longueur et en épaisseur, elle et ses racines, qu'elle a une consistance plus grande, et que sa densité (terme qui ne paraît pas avoir été employé dans un sens rigoureusement scientifique) est augmentée suivant les uns, diminuée suivant les autres. Par suite de l'atrophie le liquide céphalo-rachidien augmente, et même suivant Hyrtl le vide produit entraîne un état variqueux des veines de la queue de cheval.

Relativement aux varices, Kadyi, qui a injecté 29 moelles, objecte qu'on trouve des dilatations flexueuses des veines aussi bien chez les adultes que chez les vieillards et que leur lieu d'élection est plutôt à la région dorsale. Et quant à l'atrophie, elle est en contradiction avec les observations précises de Baistrocchi que nous avons citées à propos du *poids de la moelle,* et desquelles il résulte que dans l'extrême vieillesse ni le poids absolu ni le poids spécifique de la moelle ne sont diminués.

ANOMALIES DE LA MOELLE

Il n'est pas question ici des anomalies graves, des monstruosités, mais des simples asymétries.

La moelle peut être de longueur anormale. Keuffel l'a vue finir à la onzième vertèbre dorsale et dans un autre cas à la troisième lombaire. Peut-être les anomalies dans le nombre des vertèbres ne sont-elles pas sans influence sur le niveau où la moelle se termine.

Le cône terminal est quelquefois bifide ; dans ce cas les deux branches de bifurcation aboutissent à un filum unique. Assez souvent il se termine par un renflement bulbeux, ou même par deux bulbes superposés ; ces renflements correspondent au ventricule terminal.

On a fréquemment signalé le dédoublement du canal central, mais il semble que dans tous les cas on a affaire à une altération sénile ou pathologique, à un cloisonnement longitudinal par végétation épithéliale ou névroglique. Le canal peut être déplacé à gauche ou à droite. La forme de sa section est quelquefois très variable sur un court trajet.

On connaît deux cas *d'ectopie simple de la colonne de Clarke.* Dans le premier concernant un jeune homme de 16 ans, mort de pleurésie, la colonne reportée très en avant de chaque côté occupait la commissure postérieure et la région intermédiaire aux deux cornes. Cette anomalie n'existait qu'à la région dorsale, la région lombaire supérieure était normale, la région dorsale supérieure et cervicale ne put être examinée. (*Pick. Ueber eine abnorme Lagerung... Arch. f. Psych.*, 1871). Ce n'est probablement là qu'une anomalie réversive, car cette situation de la colonne de Clarke est normale chez certains mammifères, le rat, le chien (Lenhossék). — Dans le second cas, observé chez une femme de 28 ans, la colonne était dissociée en deux groupes cellulaires, un très petit à la place habituelle, un autre aberrant en plein faisceau de Burdach, sur le trajet des racines postérieures internes : cette disposition n'était bien marquée qu'à droite et n'occupait que le quart supérieur lombaire sur une longueur de 1 centimètre. (*Musso, Un secondo caso di anomale conformazione... Rivista sperim. di fren...* 1887).

Rien de plus commun que les *asymétries* de la substance grise, abstraction faite bien entendu des asymétries artificielles produites par l'obliquité des coupes ou par une déformation de la moelle pendant le durcissement. Tantôt ce sont les cornes antérieure ou postérieure qui diffèrent de forme ou de volume avec celles du côté opposé, tantôt la moitié droite n'est pas identique à la moitié gauche ; ou bien c'est une colonne cellulaire qui sur son trajet longitudinal est très irrégulièrement disposée, se renfle, s'amincit ou même disparaît momentanément. Ces asymétries sont toujours bornées à un segment de la moelle.

Les *hétérotopies* de substance grise ne sont pas très rares. Kronthal (*Von der Heterotopie...... Neurologisches Centralblatt,* 1892) en a rassemblé 19 observations, auxquelles il faut ajouter un cas ultérieur de Feist. Elles consistent dans ce fait que, par une malformation embryologique, une partie de la substance grise se trouve ou détachée de la masse centrale ou dédoublée, c'est-à-dire qu'il y a par exemple deux cornes postérieures du même côté ; l'îlot ectopique est tantôt entouré par les faisceaux de la substance blanche, tantôt traversé par eux. Ces malformations peuvent ne siéger que d'un seul côté. Elles sont ordinairement très restreintes comme extension, limitées à une seule paire rachidienne ; rarement elles se prolongent sur plusieurs centimètres. Il est probable qu'elles sont fréquentes, à en juger par analogie avec ce qu'on a observé pour le cervelet, et si on n'en cite pas un plus grand nombre de cas, c'est qu'il est rare qu'on étudie histologiquement une moelle sur toute sa longueur. Le laboratoire de Mendel où toutes les moelles sont systématiquement débitées et étudiées en coupes sériées a fourni à lui seul quatre observations d'hétérotopie.

Sur ces vingt observations, trois concernent des animaux et dix-sept l'espèce humaine. Parmi ces dix-sept, six proviennent d'établissements d'aliénés. Kronthal soutient que ces anomalies ne sont point indifférentes, qu'elles constituent pour le sujet qui en est porteur un lieu de moindre résistance, un point faible qui le prédispose aux maladies de la moelle sous l'influence d'une cause occasionnelle, un traumatisme, une maladie infectieuse. Il se fonde sur ces faits à coup sûr remarquables, que 1° sur ces dix-sept sujets (j'ajoute le cas de Feist), seize avaient en même temps une lésion acquise de la moelle, myélite, sclérose, dégénération fasciculée ou en foyer, 2° douze ont contracté ces lésions terminales alors que leur maladie première n'était pas une cause suffisante pour les provoquer, au moins à l'état ordinaire (phtisie, pneumonie, paralysie pseudo-hypertrophique, saturnisme...), 3° dans certains cas la myélite accidentelle était justement localisée au segment de moelle atteint d'hétérotopie.

Dans la substance blanche, on a noté la fréquente déviation du sillon médian postérieur qui prend une forme arquée, et surtout les asymétries du faisceau pyramidal. Rappelons aussi la présence de cellules nerveuses aberrantes au milieu des faisceaux, signalées par de nombreux observateurs et tout récemment encore par Sherrington et par Waldeyer.

DÉGÉNÉRATIONS SECONDAIRES ET ATROPHIES DE LA MOELLE.

Nous avons déjà parlé à plusieurs reprises des dégénérations entrevues dans les pyramides du bulbe par Cruveilhier, reconnues plus tard dans la moelle par Türck qui apporta quinze observations de dégénération descendante et onze de dégénération ascendante, la plupart consécutives à des compressions de la moelle. C'est ainsi qu'il put distinguer et déterminer le trajet du faisceau pyramidal antérieur et latéral, du faisceau cérébelleux et du cordon de Goll. Le mémoire de Bouchard (*Dégénérat. second. de la moelle épinière. Arch. de médecine* 1866), a fixé la question dans ses traits essentiels. Elle s'est développée depuis par de nombreuses observations fournies les unes par les pathologistes, les autres par les expérimentateurs ; mais les notions fondamentales acquises dès cette époque n'ont pas sensiblement changé.

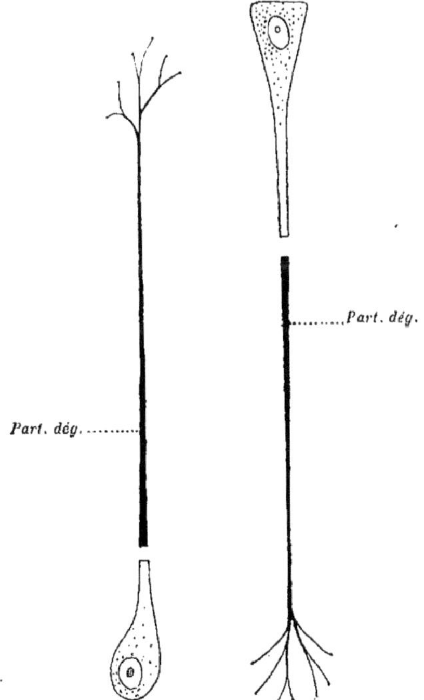

Fig. 158. — Dégénérations secondaires.
Schémas de dégénérations ascendante et descendante.

L'interprétation anatomique des dégénérations secondaires d'un faisceau de la moelle repose sur les deux données suivantes :

1° Toute fibre nerveuse est le prolongement cylindraxile d'une seule cellule nerveuse dont elle a émané embryologiquement et dont elle constitue l'expansion périphérique ; elle ne se fusionne pas avec une autre cellule, mais peut seulement entrer en contact avec elle. Elle est parcourue par le courant nerveux qui lui vient de sa cellule d'origine ; ce courant paraît être toujours centrifuge par rapport à la cellule, ou si l'on veut cellulifuge. Il n'y a d'exception que pour les nerfs sensitifs périphériques qui dépendent de cellules bipolaires, encore peut-on considérer la branche périphérique comme un prolongement protoplasmique modifié et admettre que la racine postérieure seule est vraiment cylindraxile. Le courant qui se propage à travers la fibre nerveuse entretient sa nutrition; la cellule est donc le centre trophique de son cylindre-axe, mais d'une façon indirecte, en ce sens qu'elle est son *centre fonctionnel*, car si elle suffit à nourrir de courtes portions, sans gaine de myéline, il est difficile d'admettre qu'elle entretienne chimiquement une fibre qui peut avoir 1 mètre de longueur et qui trouve dans sa myéline et sa gaine conjonctive un milieu nutritif réel.

En conséquence toute fibre séparée de sa cellule doit dégénérer (*Waller*) par inactivité, par cessation de fonction; ce bout périphérique amputé subit une désagrégation particulière lui donnant une teinte gris jaunâtre d'abord, plus tard gris transparent quand à la fibre atrophiée s'est substitué du tissu conjonctif de remplissage. Le faisceau dégénéré est donc toujours un ensemble de fibres détachées de leurs cellules nerveuses; si la dégénération est ascendante, c'est que les cellules sont situées au-dessous du point d'interruption, et la partie supérieure altérée ne comprend que les bouts périphériques libres des cylindre-axes et de leurs collatérales; si elle est descendante, les éléments d'origine et les bouts centraux sont au-dessus, et les fibres se terminent à mesure qu'elles descendent. On peut donc conclure que le sens de la dégénération indique la *direction anatomique*, c'est-à-dire la situation des cellules nerveuses; il révèle aussi la *direction physiologique* puisque la dégénérescence du cylindre-axe tient précisément à ce qu'il n'est plus traversé par le courant nerveux qui lui vient de la cellule, mais cette déduction ne s'applique aux nerfs périphériques sensitifs qu'à la condition de considérer ces nerfs phériphériques, en aval de leur ganglion, comme des branches protoplasmiques cellulipètes, non comme des cylindre-axes à conduction cellulifuge. En d'autres termes, la partie saine est la partie initiale du faisceau, le bout dégénéré est sa partie terminale.

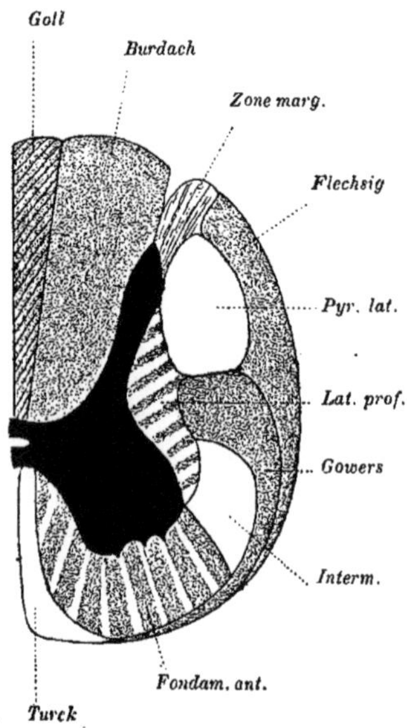

Fig. 159. — Dégénérations secondaires.

Figure schématique indiquant le mode de dégénération de chaque faisceau. En blanc, dégénér. descendante; en gris, dégénér. ascendante; en rayé gris et blanc, dégénér. mixte, partie ascendante, partie descendante. Le sens ascendant prédomine dans le f. fondam. ant.

Ces dégénérations sont très précoces, elles commencent dès les premiers jours après la lésion; ce sont les dégénérations typiques les plus instructives. Il en est d'autres beaucoup plus tardives, qui ne sont peut-être pas identiques comme processus histologique et paraissent se rapprocher de l'atrophie simple; ce sont celles que provoque la suppression d'un organe. Ainsi plusieurs années après l'amputation d'un membre, on constate des dégénérescences dans le bout central des nerfs musculaires et des nerfs sensitifs et dans les cellules auxquelles ces nerfs aboutissent; c'est encore une forme d'inactivité fonctionnelle qui atteint l'élément tout entier, cellule et cylindre-axe et altère leur nutrition. De même la section du sciatique fait dégénérer à la longue les voies de conduction centripète devenues inutiles, c'est-à-dire le bout central des fibres sensitives, la racine postérieure et les cordons de Burdach et de Goll qui contiennent ses branches terminales.

2° Deux ou plusieurs éléments nerveux peuvent s'aligner et s'associer pour former des chaînes à plusieurs anneaux; ce sont ces anneaux que Waldeyer appelle des *neurônes* ou unités nerveuses, chaque neurône étant constitué par une seule cellule avec ses prolongements nerveux et protoplasmiques. Dans cette chaîne, les anneaux se commandent entre eux et les anneaux intermédiaires sont actionnés par l'anneau initial qui étant leur centre fonctionnel devient par ce fait leur centre trophique. Il peut donc y avoir des dégénérations secondaires qui, après avoir atteint un premier faisceau, s'étendent à un second système de fibres auquel le premier transmettait l'excitation physiologique, et l'interprétation des résultats pourrait induire en erreur, si on méconnaissait la dualité des voies dégénérées. Ainsi les racines postérieures envoient aux cellules de la colonne de Clarke de nombreuses collatérales qui entrent en contact avec ces cellules et leur communiquent l'excitation venue par les nerfs sensitifs; à leur tour ces cellules ont leur cylindre-axe qui passe dans le faisceau cérébelleux direct et va actionner les éléments du cervelet. Si ce cylindre-axe est coupé ou comprimé, séparé de la cellule de Clarke, il dégénérera en sens ascendant; mais il pourra en être de même si les collatérales excitatrices que les racines postérieures envoyaient à ces cellules viennent à s'atrophier, ainsi qu'il arrive dans l'ataxie locomotrice. C'est pourquoi l'on peut voir dans les périodes avancées de cette maladie les cellules de Clarke et les fibres cérébelleuses ascendantes dégénérer à leur tour. Inversement Marchi a constaté que l'ablation du cervelet faisait dégénérer non seulement les fibres cérébelleuses descendantes, mais encore les racines antérieures dont le centre fonctionnel est dans les cellules radiculaires. Ces dégénérations par contre-coup, qui atteignent certains couples nerveux, paraissent être assez fréquentes, surtout dans le vaste domaine des racines postérieures. Il semble aussi que ce soient des dégénérations tardives, comme celles qui succèdent à la suppression d'un organe et avec lesquelles elles présentent plus d'une analogie.

Les dégénérations sont *ascendantes* ou *descendantes*, suivant qu'elles ont lieu au-dessus ou au-dessous du point d'interruption, c'est-à-dire de la lésion qui les détermine; elles sont dites aussi à court ou à long trajet d'après l'étendue de leur parcours.

Aux dégénérations descendantes se rattachent : le faisceau pyramidal antérieur et latéral et le système des fibres cérébelleuses descendantes, notamment celles du faisceau intermédiaire. Ce sont toutes des voies centrifuges, qu'on peut considérer comme motrices.

Les dégénérations ascendantes comprennent : les faisceaux de Goll et de Burdach dans leur presque totalité, le faisceau cérébelleux direct et le faisceau de Gowers. Ces voies centripètes sont toutes des voies sensitives directes ou indirectes.

Les voies courtes qui entourent immédiatement l'axe gris, c'est-à-dire le faisceau fondamental antérieur, le faisceau latéral profond et le faisceau ventral du cordon postérieur, dégénèrent sur un court trajet, et dans les deux sens, car la grande majorité des cylindre-axes de ces cellules de cordon se divise en branches ascendantes et descendantes. La branche ascendante étant la plus longue, le sens ascendant prédomine dans la dégénération; au moins est-ce ce que l'on constate pour le faisceau fondamental antérieur.

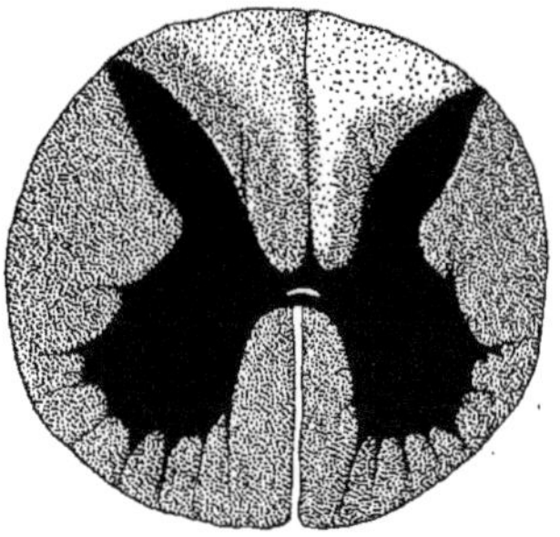

Fig. 160. — Atrophie suite d'amputation.

Moelle lomb. dans un cas d'amput. de la cuisse gauche remontant à 20 ans. Les parties dégénérées sont en blanc. Remarquer dans la moitié gauche (droite du dessin) l'atrophie totale de la moelle et l'étendue de la dégénér. dans le cordon postér. (*d'après Marie*).

Les racines postérieures arrivées dans la moelle se divisent en deux branches, une ascendante à trajet long ou moyen, l'autre descendante, à trajet court. Il s'ensuit que la dégénération des faisceaux de Burdach et de Goll qui contiennent ces racines est double, en très petite partie descendante, en long parcours ascendante; cette dernière direction est même la seule qu'on ait connue pendant longtemps.

L'étude des *atrophies* de la moelle n'a pas fourni à l'anatomie des données vraiment utilisables, comme pour le cerveau ou les nerfs crâniens. On a étudié surtout les moelles d'amputés et celles des microcéphales. Les atrophies consécutives à des amputations anciennes de membres sont plutôt diffuses que localisées; elles frappent les deux substances dans leur totalité, mais très inégalement; les parties les plus atteintes sont le cordon postérieur dans la substance blanche, et le groupe cellulaire postéro-latéral dans la substance grise. La lecture des travaux les plus récents sur cette question *(Marie, Marinesco)* montre combien il y a de divergences suivant les cas et suivant les observateurs.

J'en dirai autant des observations de microcéphales *(Gretschischnikoff)* et d'anencéphales *(Leonowa)*. Chez tous on observe de la micromyélie, et l'atrophie ou même l'absence de certains faisceaux portent surtout sur les voies longues, telles que le faisceau pyramidal, le faisceau cérébelleux; mais il semble qu'il y ait en même temps des arrêts de développement propres à la moelle, qui rendent l'interprétation des faits très difficile.

CHAPITRE IV

VAISSEAUX DE LA MOELLE

Le système vasculaire de la moelle se distingue par plusieurs caractères : 1° il forme un système continu avec les vaisseaux du cerveau, de même que la moelle et l'encéphale sont les dérivés d'un même tube médullaire ; 2° il a des origines multiples, de type segmentaire, échelonnées sur toute la longueur de la colonne ; il n'y a pas une artère spinale, comme il y a une artère rénale, hépatique ou utérine ; il y a pour cet organe impair et médian 60 rameaux empruntés à 34 ou 36 artères différentes ; 3° les vaisseaux lymphatiques ne sont pas distincts, ils font corps avec les vaisseaux sanguins qu'ils enveloppent.

§ 1. — ARTÈRES DE LA MOELLE

On a jusqu'à présent décrit le système artériel de la moelle comme essentiellement fourni par les vertébrales, dont les branches collatérales, dites spinales

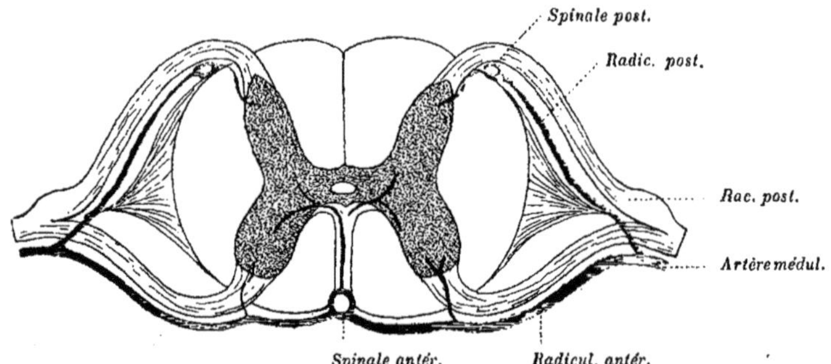

Fig. 161. — Type segmentaire des artères de la moelle.

Disposition schématique des artères médullaires à chaque segment de moelle. Imité de Kadyi.

antérieures et postérieures, descendraient verticalement jusqu'au bout de la moelle, en se renforçant à différents niveaux de branches émanées des artères voisines. Mais il y a bien des raisons de croire (Rauber, Kadyi) que les vaisseaux ont une disposition segmentaire comme la colonne vertébrale et comme la forme primordiale de l'organe lui-même, que par conséquent les troncs d'origine sont aussi nombreux et aussi distincts que les racines nerveuses, et que les vaisseaux longitudinaux sont les ramifications anastomotiques d'artères radiculaires indépendantes. Aussi l'artère spinale antérieure, loin d'aller en diminuant à partir de son origine, est-elle au contraire plus volumineuse à la région lombaire.

Nous plaçant à ce point de vue nous choisirons comme type la moelle tho-

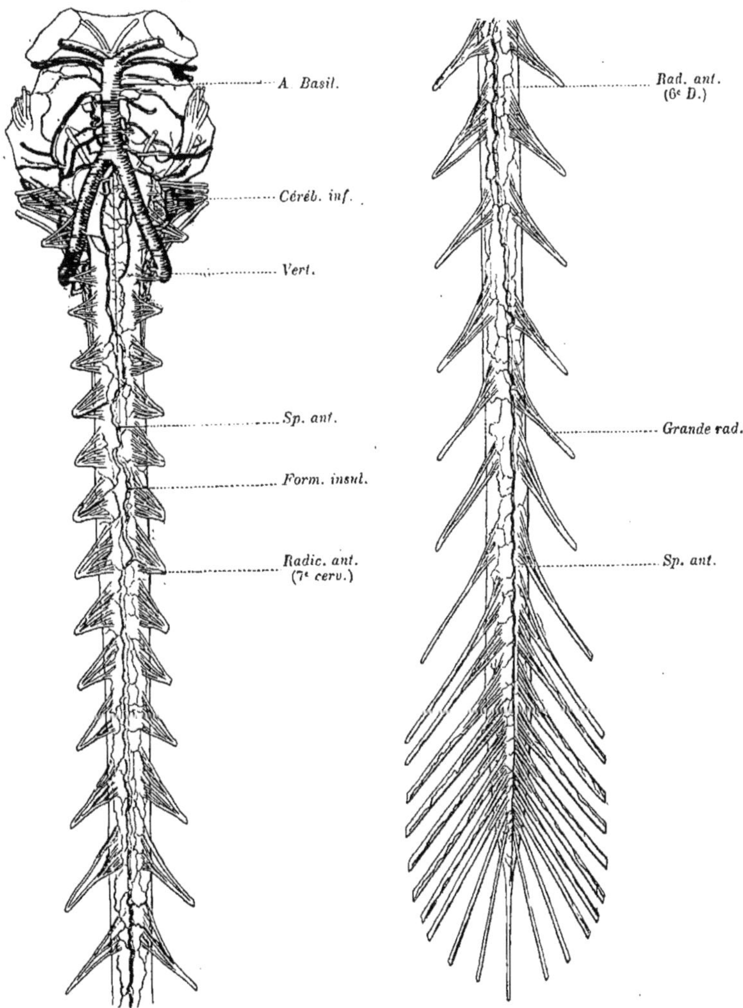

Fig. 162. — Artères de la moelle ; face antérieure. (D'après KADYI.)

racique. De l'aorte naissent à angle droit les artères intercostales qui en dehors du corps vertébral se divisent en deux branches : une antérieure ventrale, intercostale proprement dite ; une postérieure dorsale ou dorso-spinale. La branche spinale à son tour pénètre dans le trou de conjugaison et se partage en deux rameaux, un rameau vertébral ou osseux et un rameau médullaire. C'est ce *rameau médullaire* qui est destiné à la moelle et que les auteurs classiques appellent *branche de renforcement*. Il traverse la dure-mère avec les racines nerveuses et se bifurque en deux artères radiculaires antérieure et postérieure qui arrivent aux faces correspondantes de la moelle. Il résulte de cette disposition qu'il y a un double arc artériel pour chaque espace intercostal ; c'est l'arc postérieur qui fournit à la vertèbre correspondante et à son segment de moelle. Cette disposition existe sur toute la longueur de la colonne vertébrale, mais modifiée comme le squelette lui-même au cou et au bassin.

Les artères médullaires naissent successivement de haut en bas de la vertébrale, de la cervicale ascendante, des intercostales, des lombaires et des sacrées latérales. Chacune d'elles perfore la dure-mère au même point que les racines, entre elles ou très près, et se divise en deux branches radiculaires antérieure et postérieure.

1° L'artère *radiculaire antérieure* suit les filets de la racine antérieure auxquels elle donne quelques vaisseaux, arrive avec eux à la moelle, et croisant le cordon antérieur aborde le sillon médian où elle se divise en deux branches longitudinales ascendante et descendante, qui s'anastomosent bout à bout avec les branches semblables des radiculaires supérieure et inférieure. Mais comme l'artère droite se fusionne avec la gauche dès l'époque embryonnaire au moment où les cordons antérieurs se juxtaposent, il n'y a qu'un seul tronc et non deux le long du sillon médian ; la double branche que fournit la vertébrale et les dédoublements partiels de l'artère, donnant lieu à des formations insulaires fréquentes surtout à la région cervicale, sont le vestige de la dualité originelle de l'artère médiane. Cette artère médiane et impaire, résultat de la fusion des branches radiculaires terminales, c'est l'artère *spinale antérieure*. Plus grosse aux renflements, plus étroite à la région dorsale, changeant brusquement de calibre suivant le volume des artères afférentes, la spinale antérieure suit toute la longueur de la moelle en décrivant de légères flexosités ; on la voit se détacher en saillie dans la gouttière d'entrée du sillon médian-antérieur, à laquelle elle est fixée par une bandelette ligamenteuse, émanée de la pie-mère, qui la couvre depuis le bulbe jusque sur le filum et qui prend à la région lombaire un aspect tendineux. Théoriquement elle est constituée par les affluents des 62 artères radiculaires antérieures ; mais un grand nombre de ces artères avortent, elles s'épuisent dans les racines et n'arrivent pas à la moelle, ou si elles y arrivent, elles sont trop grêles pour lui fournir. Il n'y a ordinairement que 8 artères radiculaires antérieures (2 à 17 comme extrêmes), distribuées sans régularité soit comme côté, soit comme niveau ; j'ai vu la presque totalité des radiculaires nourricières de la moelle être situées à gauche. Les plus importantes et les plus constantes sont les radiculaires cervicales inférieures, entre le cinquième et le septième nerf cervical, et la *grande artère radiculaire* (*grande artère spinale* d'Adamkiewicz). Cette dernière, plus commune à gauche qu'à droite, accompagne une des racines échelonnées entre le neuvième nerf dorsal et le deuxième lombaire ; elle est la plus basse des radiculaires de son côté et donne une grosse branche descendante, longue parfois de 15 c. qui est le principal vaisseau nourricier du renflement lombaire. Les radiculaires les plus inconstantes, et ceci est vrai également des racines postérieures, sont celles du huitième nerf cervical au quatrième thoracique.

2° L'*artère radiculaire postérieure* suit la racine correspondante qu'elle nourrit semblablement et avant même d'atteindre la moelle fournit ses branches ascendante et descendante qui s'appliquent sur le sillon collatéral-postérieur en avant des racines qui les cachent. La suite de ces branches anastomosées,

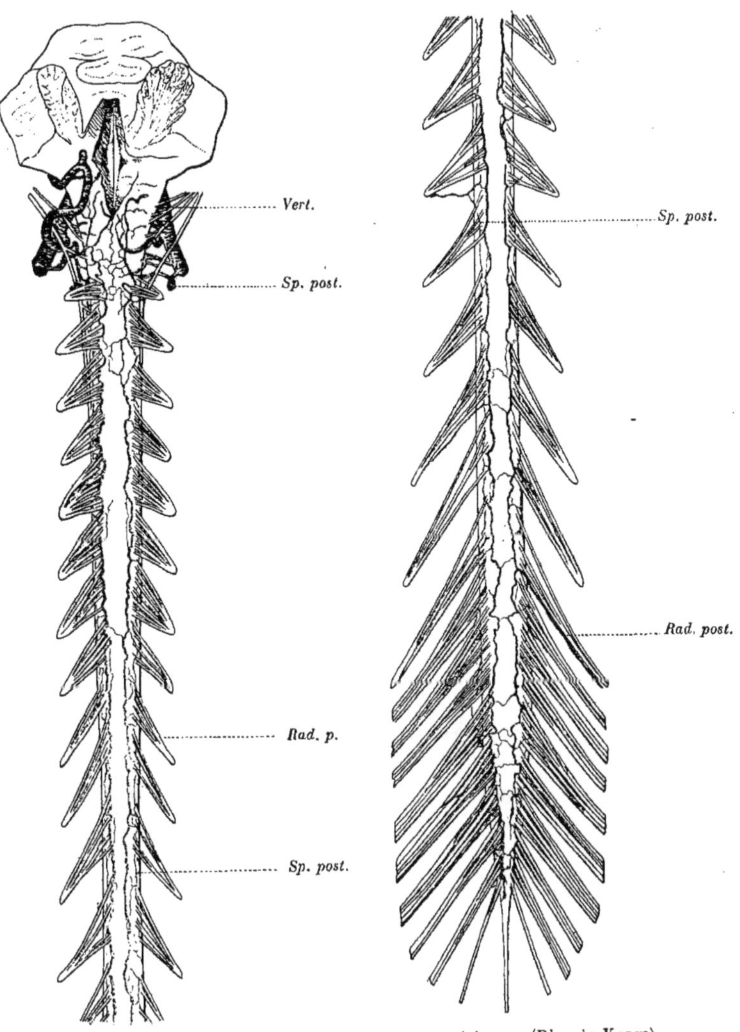

Fig. 163. — Artères de la moelle : face postérieure. (D'après KADYI).

non toujours cependant, avec les branches similaires des artères supérieures et inférieures, constitue l'*artère spinale postérieure ;* celle-ci, assez grosse à la région lombaire, très grêle ailleurs, est unie par du tissu conjonctif aux racines et au cordon latéral dont elle occupe l'angle de jonction. Il y a donc deux artères spinales postérieures, puisque les troncs droit et gauche ne se fusionnent pas, et une seule spinale antérieure.

Les artères radiculaires postérieures sont plus petites (1 quart de mm.) que les antérieures, et même la somme de leur section est inférieure à l'artère antérieure unique, car c'est à celle-ci qu'incombe la nutrition de presque toute la substance grise. De même qu'en avant, un certain nombre de radiculaires postérieures sont incomplètement développées ; on en compte 17 en moyenne, soit le double des antérieures, en sorte que sur l'ensemble des 4 radiculaires d'un segment de moelle, il n'y en a ordinairement qu'une à disposition typique.

Dans la région cervicale, la première radiculaire est constante et considérable (4 mm.), car elle n'est autre que la portion intra-rachidienne de l'artère vertébrale, qui après avoir traversé la dure-mère suit le premier nerf cervical et se dirige vers le bulbe. La vertébrale, première radiculaire totale, fournit dès son entrée sa branche descendante postérieure, l'artère *spinale postérieure* des auteurs, pour nous la partie initiale seulement de cette chaîne anastomotique que continue une deuxième radiculaire vers le quatrième ou cinquième nerf cervical ; elle fournit ensuite près de la ligne médiane ou un peu plus en dehors, sa branche descendante antérieure qui s'unit, tantôt immédiatement, tantôt sur le renflement cervical seulement, à la branche opposée pour constituer le commencement de l'a. *spinale antérieure*. Les deux vertébrales se fusionnent, comme on le sait, pour former le tronc basilaire, placé sur la gouttière médiane de la protubérance ; le tronc basilaire n'est dans notre manière de voir qu'une branche ascendante d'artère radiculaire, identique à l'a. spinale antérieure, mais énorme en raison du puissant développement de la moelle intra-crânienne.

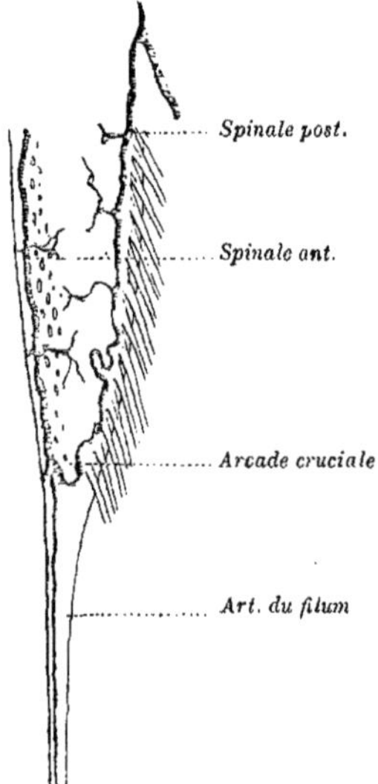

Fig. 164. — Anastomose cruciale des deux artères spinales au niveau du cône de la moelle. Vue de la face latérale gauche.

Dans la région sacrée de la moelle, les radiculaires arrivent jusqu'à elle, mais ne lui fournissent pas et s'épuisent sur les racines. La dernière radicul. postér. importante ne dépasse pas le quatrième nerf lombaire, et la dernière radic. antérieure est une dorsale inférieure ou une des premières lombaires. Celle-ci ou *grande radiculaire* constitue par ses branches de bifurcation la terminaison de l'a. spinale antérieure. A la base du cône terminal, la spinale antérieure émet de chaque côté, mais non pas toujours au même niveau, une arcade vasculaire à concavité supérieure qui passe sous le nerf coccygien et sous la fin du ligament dentelé pour s'anastomoser avec les spinales postérieures ; de là l'*arcade anastomotique inférieure* ou arcade cruciale (rami cruciantes), dans laquelle s'épuisent les vaisseaux importants de la moelle.

Au-dessous de l'arcade, la spinale antérieure très réduite se poursuit sur la face antérieure du cône et du filament terminal, et peut être suivie au delà du cul-de-sac dural. Cette *artère terminale,* qu'on peut considérer comme une radiculaire du nerf coccygien, est contenue dans le filum, englobée par la pie-mère qui recouvre celui-ci.

Réseau de la pie-mère. — Les trois artères spinales ou chaînes principales sont contenues dans la pie-mère qui les enveloppe. Outre quelques branches propres à la moelle et aux racines, elles émettent des branches latérales qui s'anastomosent entre elles et donnent naissance à de nouvelles branches ascendantes et descendantes, à leur tour continues avec les branches voisines. De là un réseau à mailles allongées, complètement intra-pial, composé de branches transversales et longitudinales ; ces dernières qui répètent le type des chaînes principales forment de chaque côté trois chaînes secondaires : la première petite, discontinue, située à l'entrée des racines antérieures, en avant, et en arrière d'elles ; la seconde, interradiculaire, unissant les territoires antérieur et postérieur le long du ligament dentelé ; la troisième, le long du bord interne des racines postérieures. Le réseau anastomotique est bien développé sur les cordons postérieurs, surtout au niveau des renflements, et forme sur la face postérieure de la moelle un dessin en échelle. Partout communicant, il constitue un réservoir sanguin, comparable au périoste, qui emmagasine le sang des radiculaires, répartit également sur toute la longueur de la moelle le liquide nourricier et égalise les pressions ; il supplée à l'absence d'un grand nombre d'artères radiculaires. Il y a donc au fond une homogénéité vasculaire physiologique qui annule la disposition segmentaire.

Des troncs principaux et des vaisseaux du réseau partent à angle droit :

1° Les artères pénétrantes qui se classent en deux groupes . . . . { les a. centrales, les a. périphériques.

2° Des artérioles qui vont aux racines dont les artères radiculaires sont insuffisamment développées.

Les artères centrales, disposées en série échelonnée naissant de la spinale antérieure, parcourent d'avant en arrière le sillon médian antérieur et tournent à droite ou à gauche pour pénétrer dans la substance grise. Elles s'y ramifient et fournissent à toute la corne antérieure, à la région des commissures, et à la base de la corne postérieure, y compris la colonne de Clarke. Les artères périphériques pénètrent par les fissures radiées de la moelle, notamment par le sillon médian postérieur, le sillon intermédiaire, le sillon collatéral postérieur et les lignes de pénétration des racines antérieures ; elles nourrissent la substance blanche et la majeure partie de la corne postérieure.

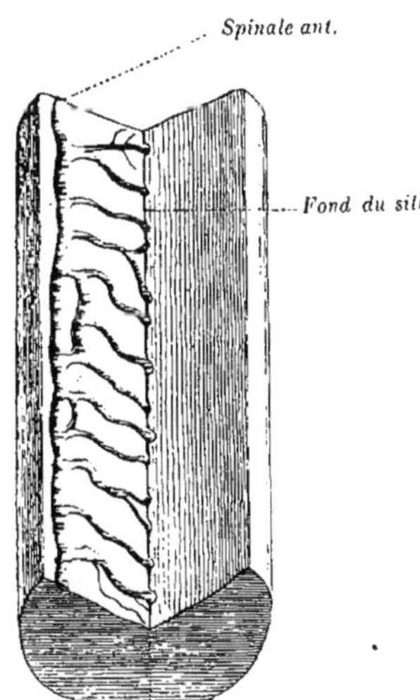

Fig. 165. — Artères centrales.

La moelle ouverte et étalée par le sillon médian antérieur montre la disposition des artères centrales sur une longueur d'un centimètre. Grossi.

1° Artères centrales. — Les a. centrales (a. *du sillon* d'Adamkiewicz ; *a. centrales* des auteurs anglais et de Kadyi) naissent de la face postérieure de l'a. spinale antérieure. Leur série commence au-dessous de l'entrecroisement des pyramides et s'étage jusqu'au cône terminal, comprenant environ 200 branches (Adam. dit 260 ; j'en compte 180 sur une moelle de nouveau-né), soit six en moyenne pour desservir un segment de moelle. Leur D. est de 0 mm. 1 à 0, 2 ou même 0, 27 en certains points, tandis que les a. périphériques sont presque capillaires. Chacune d'elles se dirige horizontalement en arrière dans le sillon méd. antér. sur un trajet de 3 à 5 mm., enveloppée par la cloison de la pie-mère. A la base du sillon elle touche la commissure blanche à laquelle elle adhère et là tourne ou à gauche ou à droite. Adamkiewicz admet que l'a. centrale se bifurque régulièrement en a. droite et gauche (a. *sulco commissurales*) ; mais Kadyi s'est assuré, et je puis confirmer son observation, que ce cas est exceptionnel et ne se présente guère qu'à la région lombaire. La règle constante est que les a. droite et gauche sont indépendantes et alternées ; elles naissent de la spinale antér. ou à des espaces réguliers et presque au même niveau ou assez souvent d'un tronc commun. L'artère centrale se coude donc à angle droit au fond du sillon pour suivre le canal latéral de la commissure et pénètre dans la moitié correspondante de la substance grise de la moelle.

Dans la moelle l'a. centrale arrive dans la région intermédiaire aux deux cornes, au sein de la substance gélatineuse. Là finit son parcours horizontal. Elle se divise en effet de suite, parfois même dès son passage dans la commissure en deux branches verticales, une ascendante et une descendante, qui longent le côté du canal de l'épendyme; sur les pièces non injectées leur coupe apparaît comme un trou nettement limité, presque toujours vide, bordé par du tissu conjonctif qui est la tunique adventice du vaisseau. Ce trou qui existe à droite et à gauche du canal central, et qu'on voit sur la plupart des coupes transversales, a été considéré tantôt comme la section d'une veine longitudinale, tantôt comme celle d'un canal lymphatique. On peut en rencontrer plusieurs d'inégal diamètre, les uns à côté des autres, quand les branches verticales se subdivisent prématurément en rameaux parallèles. Chacune des branches ascendante et descendante émet de ses côtés et de son extrémité des collatérales dont les ramifications longues, grêles, très flexueuses, s'irradient dans le plan transversal, et passent entre les faisceaux nerveux ou entre les groupes cellulaires.

Le champ de distribution de l'a. centrale comprend: la substance gélatineuse centrale, les commissures, la corne antérieure en totalité et la base de la corne postérieure ; elle est l'artère nourricière de la moelle motrice, et des groupes cellulaires de la région ventrale ainsi que de la région intermédiaire. En arrière, on voit quelquefois des *rameaux postérieurs*, contournant la commissure, entrer dans la partie profonde du sillon intermédiaire qui sépare Goll de Burdach et du sillon méd. postér. qui sépare les deux cordons de Goll ; ces branches sont inconstantes et n'occupent jamais que la partie profonde de ces sillons dont la nutrition est surtout du domaine des a. périphériques. Mentionnons aussi les vaisseaux que ces rameaux postér. abandonnent en dedans à la colonne de Clarke. Latéralement les ramifications des a. centrales arrivent sur la limite de la substance grise ; le plus grand nombre ne la dépassent pas ; les plus fortes s'engagent dans les cloisons rayonnantes qui découpent en dentelures le contour des cornes antérieure et latérale, et s'avancent dans la substance blanche sans la traverser complètement.

2° **Artères périphériques**. — Tandis que les a. centrales sont uniques sur le plan horizontal, qu'elles pénètrent par une fente préformée et que leurs ramifications terminales émanées d'une tige centrale forment un système divergent, centrifuge, les a. périphériques, qui abordent la moelle sur toute sa circonférence, constituent un système convergent, centripète, qui va à la rencontre du premier et s'entrepénètre avec lui. Elles émanent soit des a. spinales elles-mêmes, soit de leurs branches latérales qui, par leurs anastomoses, entourent la moelle d'une couronne vasculaire.

Parmi ces artères, les unes sont irrégulières dans leur nombre et leur situation, les autres sont constantes et font partie d'un plan défini.

Les artères irrégulières sont réparties sur toute la périphérie, à l'exception des sillons principaux. Leur nombre et leur position sur une coupe sont des plus variables. Elles se répandent dans la substance blanche avec les cloisons rayonnantes que nous avons décrites, cloisons qui partent du contour de la moelle et aussi des faces opposées du sillon médian antér., notamment de son angle antérieur où se remarque une disposition en éventail. Chaque artère pénétrante s'engage dans une dépression en entonnoir creusée à la surface de la moelle, et enveloppée par la gaine conjonctive piale, suit la fissure médullaire, elle-même tapissée par la névroglie. Le trajet du vaisseau est horizontal dans la cloison radiée, mais ses ramifications terminales, qui pénètrent dans les cloisons latérales, sont longitudinales comme les faisceaux nerveux qu'elles entourent.

Il y en a de courtes et de longues. Les courtes, qui sont en même temps de petit calibre, se terminent dans la zone externe de la substance blanche ; avec des collatérales des artères longues, elles constituent les *vaisseaux marginaux*. Les longues ou grosses atteignent la substance grise ; quelques-unes la dépassent et vont irriguer la partie externe de la substance grise, de même que nous avons vu un certain nombre d'artères centrales fournir à la partie interne de la substance blanche. De là un territoire mixte, très irrégulier, non communicant d'ailleurs. Parmi les artères longues, il en est une *latérale* à peu près constante, qui part de l'insertion du ligament dentelé et va jusqu'à la corne latérale et à la formation réticulée.

Les artères périphériques constantes et régulières sont celles du sillon méd. postérieur, — du sillon intermédiaire postérieur, — de la corne postérieure, — et des racines antérieures.

1° **Artère du sillon méd. postérieur**. — Elle s'enfonce dans la cloison médiane impaire que la pie-mère fournit à ce sillon. Il y en a en hauteur une série à peu près égale à celle du sillon antérieur, mais elles sont plus irrégulièrement espacées et leur calibre est petit (0 mm. 02 à 0 mm. 05). Les branches latérales courtes se répandent sur la face interne du cordon de Goll, tandis que le tronc arrive au fond du sillon, pour se terminer dans la commissure grise et la partie voisine de la corne postérieure, notamment dans la colonne de Clarke. Assez souvent l'artère s'arrête aux deux tiers postérieurs du sillon, et est alors suppléée dans la partie antérieure par des rameaux venus des artères centrales. Il y a donc là un territoire mixte, non anastomotique.

2° **Artère du sillon interméd. postérieur** *(a. interfuniculaire* d'Ad.). — Dans la région cervicale et la dorsale supérieure un sillon sépare le cordon de Goll de celui de Burdach et est occupé par une cloison piale. Une artère presque égale à celle du sillon postérieur parcourt cette fissure et se distribue aux deux cordons. Quand elle est volumineuse, elle se courbe en dehors et atteint la face interne de la corne postérieure. Cette artère existe sur toute la longueur de la moelle.

3° **Artères de la corne postérieure** (*a. radiculaires postérieures* de Duret). — Leur origne est dans le sillon collat. postér. où elles s'échelonnent en série irrégulière. Elles pénètrent avec les racines postérieures au milieu des cloisons piales et névrogliques et arrivent à la tête de la corne ; là elles divergent en éventail et forment trois groupes : un groupe interne qui entourant en arc la face interne de la corne fournit à la substance grise et au faisceau de Burdach ; un groupe externe, également arqué pour embrasser la face externe de la corne qu'il vascularise, ainsi que le cordon latéral voisin, jusqu'à la corne latérale ; un groupe moyen qui traverse le sommet de la corne, se distribue à la substance de Rolando ainsi qu'au noyau de la corne postérieure et se prolonge dans la colonne de Clarke. La colonne de Clarke reçoit donc des artères de trois sources : des artères centrales, source principale d'après Adamkiewicz, des artères du sillon postérieur et des artères de la corne postérieure.

Les ramifications de ces groupes d'artères sont disposées longitudinalement autour de la corne postérieure.

4° **Artères des racines antérieures** *(radiculaires antér.* de Duret). — Elles s'enfoncent avec les racines antérieures, horizontales comme elles et atteignent en éventail convergent l'angle externe de la corne antérieure. Ces artères assez petites, au nombre de trois à six sur la coupe, fournissent à la substance blanche qu'elles parcourent et aux faces antérieure et latérale de la substance grise le long desquelles elles s'étalent. Elles sont voisines des branches terminales des artères centrales, mais ne s'anastomosent pas avec elles ; elles peuvent les suppléer dans la partie périphérique de la substance grise.

Caractères généraux de la circulation artérielle. — 1° Ainsi qu'on l'a vu, les artères ont leurs troncs de pénétration horizontaux, c'est-à-dire perpendiculaires à la direction des faisceaux blancs et des colonnes cellulaires ; mais leurs rameaux et leurs arborisations terminales sont verticales, parallèles au grand axe de l'organe. Il s'ensuit que leurs territoires sont longitudinaux, en prisme ou cylindre aplati, comme les cloisons conjonctives ou névrogliques qui les contiennent ; ils s'entrepénètrent dans le sens de la longueur et transversalement, leurs contours sont découpés en angle.

2° Toutes les artères sont *terminales* au sens de Cohnheim. Elles ne s'anastomosent ni avec les artères voisines ni avec les artères opposées, les périphériques ne s'unissent pas aux artères centrales, les centrales droite et gauche sont indépendantes. Telle est du moins l'affirmation catégorique de Kadyi, et c'est aussi ce qui me semble résulter de l'étude des moelles injectées que je possède et d'injections expérimentales que j'ai faites en poussant par les artères centrales. Cette disposition des artères se retrouve, comme on sait, dans le cerveau ; elle est donc caractéristique des centres nerveux et peut se formuler ainsi : à l'extérieur tout communique, à l'intérieur rien ne communique.

Il semble dès lors qu'on pourrait facilement partager l'intérieur de la moelle en territoires vasculaires. Mais on remarquera que ces territoires seraient très nombreux, vu la multiplicité des artères périphériques, et très irréguliers, vu l'absence de situation fixe pour les rameaux terminaux, de sorte qu'un grand territoire d'une coupe serait un territoire étroit sur une autre. Il n'y a pas non plus de répartition physiologique. L'artère du sillon postérieur nourrit les cordons de Goll opposés; la colonne de Clarke tire ses vaisseaux de trois sources distinctes; la corne postérieure reçoit à sa base des artères centrales, dans sa tête des artères périphériques; la substance blanche et la substance grise ont une vaste zone mixte, comprenant presque le tiers de la surface de la moelle, où c'est tantôt l'un, tantôt l'autre système vasculaire qui se répand. Les seuls territoires qu'on puisse admettre sont ceux qui correspondent à des artères constantes, telles que les artères centrales, les artères de la corne postérieure, l'artère du sillon médian postérieur. En s'en tenant à la disposition générale, on peut dire que dans la substance grise le territoire des artères centrales est un territoire moteur, et celui des artères périphériques un territoire sensitif. D'autre part, le territoire d'une artère centrale étant beaucoup plus vaste que celui d'une branche périphérique, les effets d'une oblitération vasculaire, embolie ou thrombose, seront bien plus sensibles dans le premier que dans le second.

3° Les renflements de la moelle sont richement vascularisés, on ne compte pas moins de trois à cinq radiculaires antérieures pour le renflement cervical. Il n'en est pas de même de la partie dorsale, surtout de la dorsale supérieure. Est-on pour cela autorisé à parler d'insuffisance vasculaire (*Ad.*) et de prédisposition morbide?

§ II. — CAPILLAIRES ET VEINES

Les capillaires qui unissent les artères aux veines de la moelle forment des systèmes simples que ne compliquent point des subdivisions et des réunions répétées. Leurs réseaux se modèlent sur les éléments nerveux qu'ils entourent.

La disposition des veines rappelle celle des artères dans ses traits fondamentaux, mais en diffère sur plusieurs points importants. Il y a bien des veines centrales et des veines périphériques; mais tandis que les artères centrales représentent la plus grosse part des vaisseaux afférents, situés ainsi sur la face ventrale, les veines centrales sont petites et la majeure partie du sang s'en va par les veines périphériques, surtout par celles de la face postérieure. En second lieu, sauf pour la veine médiane antérieure, les veines ne sont pas en général satellites des artères et appartiennent plutôt au type des veines solitaires, à trajet indépendant.

Capillaires de la substance blanche. — Les capillaires distendus par l'injection ont un D. de 0 mm. 007 à 0,01 ; leurs mailles très grandes s'étendent dans le sens vertical le long des faisceaux nerveux sur lesquels elles s'appliquent ou qu'elles contournent en spirale. Elles sont plus serrées dans le cordon de Goll et encore plus étroites dans la formation réticulaire qui est d'ailleurs un mélange de substance grise et blanche. Leur direction est transversale seulement dans la commissure blanche, où elles naissent des réseaux de la pie-mère.

C. des substances gélatineuses. — C'est là que le réseau est le plus serré; sa direction est longitudinale soit dans la substance centrale, soit dans la substance de Rolando. Dans cette dernière les capillaires sont volumineux et très rapprochés ; ils proviennent des artères qui entourent en éventail la tête de la corne postérieure et aussi de la terminaison des plus longues branches des a. centrales.

C. de la substance grise. — Les capillaires y sont très fins 0 mm. 007 et laissent à peine passer un globule rouge. Leurs mailles serrées sont si irrégulières qu'il est difficile de leur assigner une forme ou une direction ; leur direction est toutefois plutôt longitudinale au niveau des colonnes cellulaires et leur étroitesse est d'autant plus grande que les cellules nerveuses sont plus agglomérées, comme dans la colonne de Clarke. Les capillaires passent autour des faisceaux nerveux ou des groupes cellulaires en trajets coudés et tortueux. Ainsi que Goll l'avait déjà remarqué, il n'y a aucun rapport de forme ou de grandeur entre les cellules nerveuses ; ce n'est qu'accidentellement qu'un élément nerveux semble reposer dans une couronne ou une maille vasculaire pas plus qu'il n'est placé dans une maille de névroglie ; il peut être tout à fait au contact ou très éloigné du capillaire le plus voisin.

Adamkiewicz décrit dans la corne antérieure et dans la partie lombaire et sacrée de la corne postérieure un réseau capillaire à type carré ; dans la corne postérieure des parties dorsale et cervicale un réseau serré à type conique, en buisson naissant du sommet des artères. Il y a cinq ou sept de ces buissons sur un cent. de hauteur. Cette disposition caractérise la tête et le col ; à la base de la corne, le type carré reparait.

Y a-t-il entre les artères et les veines d'autres communications que celles des capillaires ? Un certain nombre d'anatomistes et d'histologistes ont décrit dans différents organes, dans le cerveau notamment, des anastomoses directes entre ces deux genres de vaisseaux par des branches analogues aux canaux dérivatifs de Sucquet. On ne sait s'il en existe dans la moelle. Kadyi dit avoir rencontré, entre les artères et les veines, des vaisseaux d'union qu'il croit normaux, dont le D. dépassait trois ou quatre fois celui des capillaires ordinaires

Le sang des capillaires sort de la moelle par le système transversal des veines centrales et des veines périphériques, qui le conduisent aux veines longitudinales péri-médullaires ; de là il est pris par les veines radiculaires antérieures et postérieures et avec elles aboutit aux plexus extra-rachidiens des trous de conjugaison.

1° Veines intra-médullaires. — Elles comprennent, comme pour les artères, les veines centrales et les veines périphériques.

Les *veines centrales* ont la disposition des artères homonymes, mais elles sont deux fois plus nombreuses, et beaucoup plus petites, la somme de leur section égale à peine la moitié de celle des artères ; leur territoire est conséquemment plus restreint, malgré la richesse de leurs ramifications. Au fond du sillon antérieur, les troncs droit et gauche s'anastomosent et vont ensuite se jeter isolément dans la veine médiane antérieure.

Beaucoup d'auteurs décrivent sous le nom de veines centrales ou *veines de Clarke* deux gros vaisseaux longitudinaux qui suivent toute la longueur de la moelle, à côté du canal de l'épendyme, et finissent au cône terminal en se résolvant en un plexus veineux. Pour Kadyi ces veines n'existent pas ; non seulement toutes les coupes ne montrent pas la lumière de ces canaux d'ailleurs vides ou en montrent au contraire plusieurs ; mais les orifices que l'on voit ne sont que la section des branches ascendante et descendante de chaque artère centrale et la paroi conjonctive qui les limite est la tunique adventice de ces vaisseaux.

Les *veines périphériques* sont moins nombreuses que les artères correspondantes, mais beaucoup plus grosses ; elles servent d'émissaires à la substance blanche et de plus à une partie notable de la substance grise où ne s'étendent pas les veines centrales. Elles partent de la substance grise, de sa zone périphérique et suivent, comme les artères, mais non à côté d'elles, les cloisons conjonctives irradiées.

Parmi les veines périphériques constantes, à disposition régulière, il faut citer :

1° *Les v. du sillon médian postérieur*, moins nombreuses mais plus grosses que les artères, plus longues aussi, car elles viennent de la commissure postérieure où elles avoisinent les branches des v. centrales. Elles se jettent dans la v. médiane postérieure.

2° *Les v. du sillon intermédiaire postérieur* ou interfuniculaires, qui offrent les mêmes particularités. Elles sont situées entre les faisceaux de Goll et de Burdach.

3° *Les v. de la corne postérieure*. Ces veines importantes, de 0 mm. 1, qui emmènent le sang de presque toute la corne postérieure y compris la colonne de Clarke et la formation réticulée, sont la voie efférente la plus considérable de la moelle. Dans la substance de Rolando, elles prennent une disposition en éventail verticalement déployé, et de là, mêlées aux racines, suivent le sillon collatéral postérieur pour arriver à la surface.

4° *Les v. des racines antérieures* également importantes suivent les cloisons que parcourent dans la moelle les racines antérieures et leurs petites artères.

5° *La v. du cordon latéral* est assez constante et vient de la corne latérale où elle se confond avec les rameaux extrêmes des v. centrales. Elle traverse un peu obliquement le cordon latéral.

Les veines intra-médullaires communiquent-elles entre elles, contrairement à leurs artères d'origine ? Kadyi l'affirme, et soutient que les artères seules sont terminales, les veines sont anastomotiques, disposition qui prévient toute stagnation du sang dans la moelle. Mais il est bien invraisemblable que les veines de la moelle soient construites sur un autre type que celles du cerveau, lesquelles ne communiquent pas entre elles, tant qu'elles sont dans l'épaisseur de la substance nerveuse. Leur aspect est le même sur les coupes, et je n'ai jamais vu d'anastomoses entre deux branches. Sans être tout à fait affirmatif, car mes injections étaient peut-être imparfaites, je dirai : les veines de la moelle sont comme les artères médullaires et comme les veines du cerveau : anastomotiques à l'extérieur, terminales à l'intérieur.

Veines périmédullaires. — Les veines périmédullaires sont, comme les artères, contenues dans l'épaisseur de la pie-mère. Elles constituent des troncs longitudinaux et un réseau anastomotique. Parmi les troncs longitudinaux on distingue :

1° La veine *médiane antérieure*, satellite de l'artère spinale antérieure. C'est bien une veine véritable à parois propres, et non comme on l'a dit un sinus creusé dans la pie-mère ; car si sa coupe est triangulaire à l'état vide à cause de la forme en V des lèvres du sillon, elle est circulaire à l'état de plénitude. Unique à la région lombaire, le plus souvent double ou triple à la région cervicale et dorsale et alors coupée d'anastomoses en échelons, elle ondule à l'entrée du sillon médian, placée derrière l'artère c'est-à-dire plus profondément, ou à ses côtés si elle est dédoublée. Elle recueille les veines centrales, les veines des parois du sillon médian et les veines du cordon antéro-latéral, et se déverse dans les radiculaires antérieures.

A la partie supérieure, la v. médiane antérieure se fond dans les plexus veineux du Pont de Varole. Elle finit en bas par la veine terminale, qui est sa continuation directe. La *v. terminale* de volume très variable, quelquefois large de 1mm., longe le filum terminale dans lequel elle est plongée avec l'artère homonyme au milieu d'un tissu cellulo-adipeux qu'enveloppe la pie-mère, et perfore le cul-de-sac dural pour se perdre on ne sait où. Le sang y suit un trajet descendant. Cette veine est sujette à de nombreuses anomalies ; elle peut faire défaut et être remplacée par un plexus, ou bien aller en s'amincissant, de sorte que le cours du sang y est alors probablement ascendant.

2° La *v. médiane postérieure*. Cette veine n'a pas d'artère homologue. Large de 1 à 2 mm., manquant rarement, bien qu'à la région dorsale elle puisse être remplacée par des réseaux, elle commence au cône terminal, suit le sillon m. postér. et se jette au collet du bulbe dans la première v. radiculaire. Elle reçoit le sang du sillon méd. postér. et des cordons de Goll et le déverse par des branches transversales dans les v. radicul. postér.

3° Les *v. antéro-latérales*. Ces v. longent la ligne postérieure d'insertion des racines antérieures ; elles reçoivent le sang des veines comitantes des racines antérieures dans la moelle et des faces latérales, et se déchargent soit dans les radicul. antér., soit dans la v. médiane. Adamkiewicz admet aussi des v. postéro-latérales en avant des racines postérieures. Ces chaînes latérales sont très irrégulières et discontinues.

4° *Plexus de la pie-mère*. Ce plexus est formé par les troncs longitudinaux des veines précédentes unis entre eux à l'aide de branches transversales elles-mêmes ramifiées et subdivisées. Les plus riches réseaux sont ceux qui recouvrent les cordons postérieurs de la moelle et qui forment avec le v. méd. postér. et les veines latérales un lacis vasculaire qui se déverse dans les radicul. postérieures. Assez souvent les veines de la pie-mère sont variqueuses, chez les vieillards surtout.

Veines radiculaires. — Du réseau de la pie-mère et des grosses veines médianes antérieures et postérieures, le sang passe dans les veines radiculaires homologues des artères, mais plus nombreuses qu'elles, en moyenne 38 pour 60 nerfs, et quelquefois bien davantage.

Les veines *radiculaires antérieures* sont nombreuses, mais elles sont petites et n'emmènent que peu de sang, celui des troncs médians antérieurs et des réseaux. On trouve ordinairement une grosse veine radiculaire entre le onzième nerf dorsal et le troisième lombaire, et une fois sur deux un vaisseau

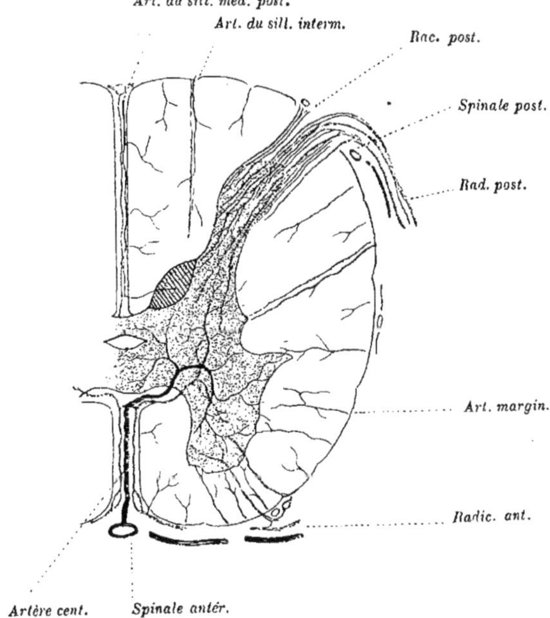

Fig. 166. — Artères et veines de la moelle.

Disposition des vaisseaux schématisée sur une coupe transversale de la moelle thoracique.

assez important au premier ou au deuxième nerf sacré. — Les veines *radiculaires postérieures* sont moins nombreuses, la région cervicale exceptée, mais volumineuses, contrairement aux artères homonymes; c'est qu'elles emportent le sang de la partie postérieure, source principale du courant efférent de la moelle, notamment du plexus périmédullaire postérieur. Une d'entre elles est quelquefois très développée vers le troisième nerf lombaire. La région lombaire a donc les plus grosses veines.

Les veines radiculaires ne sont pas valvulées, puisqu'on les injecte à contre-courant ; il n'en est pas de même hors du sac dural, car l'injection poussée de dehors en dedans ne peut traverser la dure-mère, ce qui suppose des valvules.

Les veines radiculaires antérieures et postérieures se réunissent ordinairement en une seule veine (*veine médullaire*) qui perfore la dure-mère avec les racines, ou bien en un plexus qui peut sortir entre deux paires nerveuses. La veine médullaire se jette dans le gros plexus péri-ganglionnaire qui occupe le trou de conjugaison et par lui dans les veines intercostales ou leurs analogues.

§ III. — SYSTÈME LYMPHATIQUE DE LA MOELLE

Le système lymphatique de la moelle est représenté par deux espèces de voies : les vaisseaux lymphatiques et les espaces lymphatiques.

1° Vaisseaux lymphatiques. — Les vaisseaux lymphatiques de la moelle et de tous les centres nerveux ont une conformation tout à fait particulière. Au lieu d'être des canaux indépendants comme dans les autres organes, ils sont disposés en manchon continu autour des vaisseaux, d'où leur nom de gaines lymphatiques ; une disposition semblable existe dans les vaisseaux du mésentère de la grenouille. Virchow avait déjà observé que l'adventice des vaisseaux des centres nerveux présentait une forme spéciale et qu'elle se laissait distendre comme un sac par les infiltrations de sang ou de sérosité ; Robin reconnut sa disposition canaliculée et sa nature lymphatique. La gaine lymphatique enveloppe tous les vaisseaux, artères, veines et capillaires ; sur ces derniers elle semble appliquée sur la paroi même et sans espace vide ; elle est plus marquée sur les artères que sur les veines. Sa paroi externe n'est autre que la tunique adventice, ce qui la fait désigner comme gaine lymphatique adventitielle, et sa paroi interne est la tunique musculaire du vaisseau ; les faces opposées de l'espace vide ainsi intercepté sont tapissées par l'endothélium festonné caractéristique, et dans l'espace lui-même circule de la lymphe avec des globules blancs et des granulations. Le canalicule est continu, cloisonné par places par de petites travées conjonctives qui vont d'une face à l'autre et sont elles aussi à revêtement endothélial ; de là une certaine disposition spongieuse qui doit ralentir le cours de la lymphe. Ces gaines commencent et finissent dans l'espace sous-arachnoïdien, et sont facilement injectables par là. Au moment où une artériole s'enfonce dans la pie-mère, elle traverse la couche endothéliale interne de l'espace sous-arachnoïdien et entraîne avec elle un prolongement de cette couche qui va constituer sa gaine, et de même quand la veinule sort de la pie-mère, son revêtement lymphatique se fond dans l'endothélium de l'arachnoïde et l'espace péri-vasculaire s'ouvre par conséquent dans l'espace sous-arachnoïdien. Il ne débouche donc pas dans des ganglions, et on n'a pas réussi à injecter des troncs lymphatiques le long des racines nerveuses où ils devraient passer.

2° Espaces lymphatiques. — Outre les canaux intra-adventitiels, on a décrit dans les centres nerveux des espaces lymphatiques variés, dont l'existence est des plus contestables.

His a conclu d'injections faites par piqûre dans la substance de la moelle qu'il existait autour des vaisseaux, en dehors de leur gaine lymphatique et ne communiquant pas avec elle, un réseau de canalicules endothéliaux, ramifiés comme les vaisseaux qu'ils accompagnent, dilatés et flexueux par place, et constituant les *espaces périvasculaires* ou *péri-adventitiels* ; à la surface ils débouchent dans un système lacunaire situé entre la pie-mère et la moelle, *espace épispinal*. Cet espace ne communiquant pas avec les vaisseaux de la pie-mère, la lymphe qu'il contient se déverserait par filtration dans le réservoir sous-arachnoïdien ou bien remonterait jusque dans les espaces épicérébraux de l'encéphale qui sont eux en relation avec des lymphatiques de la méninge vasculaire. Bien que la question ne soit peut-être pas tranchée à fond, cependant le plus grand nombre des observateurs considèrent les espaces périvasculaires et épispinaux de His comme des productions artificielles. Les injections poussées dans les espaces réels, comme le sous-arachnoïdien, ne s'y engagent pas; et dans les œdèmes, les inflammations, les globules rouges ou blancs extravasés s'accumulent toujours dans la gaine lymphatique adventitielle et non dans un espace en dehors d'elle. Rauber en donne une autre interprétation. Il admet un système lymphatique primitif, existant chez l'embryon antérieurement aux véritables vaisseaux, et constitué par les fentes qui séparent les feuillets blastodermiques et leurs plissements. Quand apparaissent les vaisseaux du système lymphatique secondaire ou définitif, ces vaisseaux entourés de tissu conjonctif s'enfoncent dans les fentes lymphatiques primitives et les comblent plus ou moins, en sorte que les espaces libres qu'on peut rencontrer ou à la surface de la moelle ou à la surface des fissures intra-médullaires sont les restes de la disposition embryonnaire, complètement éclipsés par la disposition définitive (gaines lymphatiques intra-adventitielles), mais peut-être encore utiles au cours de la lymphe.

Rossbach et Sehrwald se fondant sur ce que le précipité d'argent par la méthode de Golgi se ferait non sur les éléments eux-mêmes mais autour d'eux, admettent outre les espaces de His des espaces encore plus fins, espaces péricellulaires, entourant les cellules, leurs prolongements protoplasmiques et leur cylindre-axe. Mais leur point de départ est erroné; ce sont bien les éléments eux-mêmes et non des espaces autour d'eux qui fixent le chromate d'argent dans la méthode de Golgi.

Kadyi a vu une fois l'injection poussée par les veines pénétrer dans un système de canaux ramifiés placés verticalement à côté du canal de l'épendyme. Il présume qu'il s'agit là de canaux lymphatiques, mais sans l'affirmer, le cas étant isolé et l'injection pouvant s'être frayé une voie artificielle.

Enfin il ne faut pas oublier que le canal de l'épendyme remplit peut-être les fonctions d'une voie lymphatique.

En résumé, la circulation lymphatique est étroitement unie à la circulation sanguine, au double point de vue du mécanisme de la progression des liquides et des échanges nutritifs; on peut supposer que cette disposition engainante régularise la tension et protège les éléments nerveux contre les chocs ou les variations de pression des vaisseaux sanguins. La lymphe exsudée de la gaine péri-artérielle se répand dans les espaces conjonctifs, à travers les cellules et les prolongements névrogliques; une certaine partie doit même passer directement par osmose le long des fibres névrogliques qui sont fixées aux parois vasculaires; elle baigne les éléments nerveux et elle est reprise par la tunique lymphatique des veines. Ces conditions sont du reste les mêmes pour le cerveau.

Remarque bibliographique. — Il existe sur les vaisseaux de la moelle deux travaux étendus : 1° celui d'*Adamkiewicz*. *Die Blutgefæsse des menschlichen Rückenmarkes*, in C. R. Académie des sciences de Vienne, 1882; il repose sur l'étude de douze moelles injectées; — 2° celui de *Kadyi* qui a injecté vingt-neuf moelles. *Uber die Blutgefæsse des menschlichen Rückenmarkes*. Lemberg, 1889. Ce dernier travail diffère de celui d'Adamkiewicz sur plusieurs points importants. On trouvera dans ces auteurs l'indication détaillée de la technique à suivre.

LIVRE TROISIÈME

ENCÉPHALE

INTRODUCTION

L'encéphale est, comme son nom l'indique (ἐν, dans, κεφαλή la tête), la partie des centres nerveux qui occupe la cavité crânienne. En dehors de lui, il n'y a plus que la moelle.

Il est caractérisé par ce double fait, qu'il est situé dans le crâne, tandis que la moelle est située dans la colonne vertébrale, et qu'il a pour origine une partie déterminée du tube nerveux embryonnaire, partie qui est antérieure dans le corps supposé horizontal et qui se dilate en vésicules. La trace de cette disposition originelle en vésicules alignées les unes à la suite des autres se retrouve à l'état adulte dans la forme multilobée que présente l'encéphale. L'embryologie nous apprend aussi que dans la différenciation du tube nerveux primordial le cerveau précède la moelle, il la précède également dans les étapes du système nerveux chez les invertébrés; il n'en est donc pas l'efflorescence, comme on l'a dit si longtemps, et comme son aspect extérieur ainsi que son fonctionnement nous portent à le croire ; il est l'organe initial, le premier centre ; la moelle n'est qu'une formation secondaire, ultérieure ; le grand sympathique, une formation tertiaire.

La forme de l'encéphale est celle d'un ovoïde à grosse extrémité postérieure, dont le grand axe ou longueur (D. antéro-post.) mesure en chiffres moyens 17 cm., la largeur (D. transv.) 13, la hauteur (D. vert.) 12. Sa face supérieure est régulièrement courbe, comme la voûte crânienne sur laquelle elle s'applique; divisée en deux moitiés par la scissure interhémisphérique et plissée par les circonvolutions que masque l'arachnoïde, elle appartient tout entière au *cerveau* proprement dit. Sa face inférieure ou *base* est autrement compliquée. Les trois étages de la base du crâne, correspondant aux fosses frontale, sphénoïdale et occipitale, s'y traduisent de chaque côté par trois saillies qui s'étagent en retrait les unes sur les autres. Les deux premières sont d'abord le sommet du lobe frontal, puis le sommet du lobe temporal ; ces deux parties et les organes inscrits entre elles sur la ligne médiane dépendent du cerveau. Au-dessous et en arrière, la troisième saillie est une masse nerveuse qui, sur un encéphale renversé, est reçue dans la dépression en fer à cheval que présente la base du cerveau en arrière. Cette masse se décompose ainsi : tout à fait en bas, une sorte de renflement de la moelle qu'il continue sans démarcation, le *Bulbe rachidien ;* au-dessus de lui, un nœud à fibres transversales, le *Pont de Varole* ou *Protubérance annulaire ;* derrière le bulbe et la protubérance et les débordant sur les côtés, le *Cervelet,* reconnaissable à sa couleur grise et à son aspect plissé; enfin tout à fait en avant, les *Pédoncules cérébraux*. C'est par ces pédoncules que les organes précédents, bulbe, protubérance, cervelet, semblent articulés avec le cerveau ; ils en sont complètement isolés par la section de cet étroit passage, qui aurait mérité d'être appelé l'isthme de l'encéphale. Malheureusement Ridley ayant donné ce nom à l'ensemble des pédoncules cérébraux, de la protubérance et de ses pédoncules moyens, et les anatomistes ayant cru devoir reproduire cette dénomination, il est résulté pour le mot isthme de l'en-

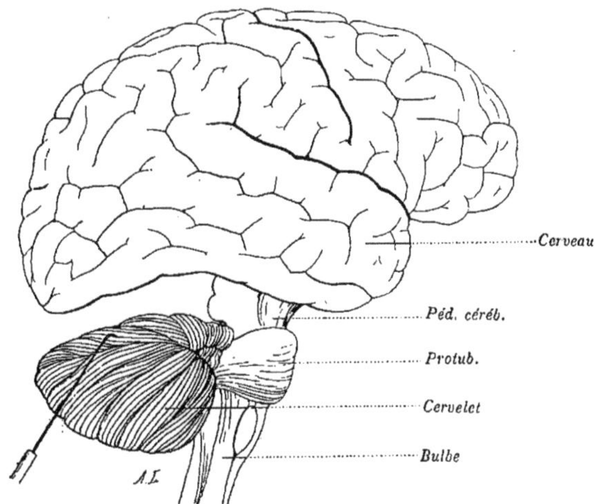

Fig. 167. — Encéphale et ses divisions.
Vue latérale (imitée de Schwalbe).

céphale un sens impropre et obscur ; aussi nous en servirons-nous le moins possible. Tandis que le cerveau occupe la loge crânienne supérieure qui comprend les fosses frontales, sphénoïdales et occipitales supérieures, le bulbe, la protubérance et le cervelet remplissent la loge crânienne inférieure, formée par les fosses occipitales inférieures, la gouttière basilaire et la tente du cervelet ; cette dernière les sépare complètement de la loge cérébrale ; la seule communication se fait par l'échancrure antérieure de la tente (trou de Pacchioni), et c'est par elle que passent les pédoncules cérébraux, trait d'union entre ces deux grosses masses nerveuses.

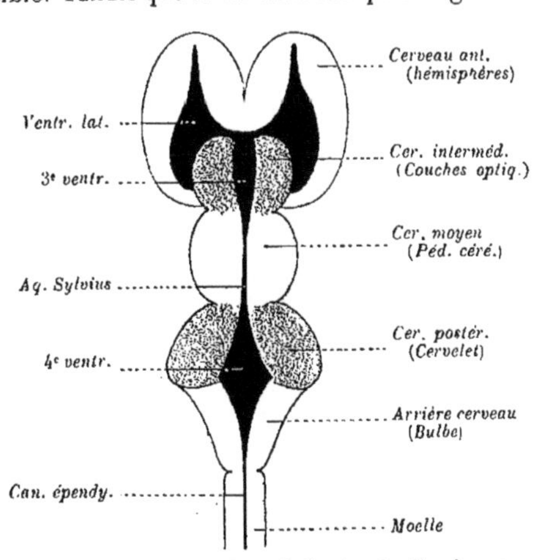

Fig. 168. — Les vésicules cérébrales de l'embryon.
Schéma imité de Gegenbaur.

Divisions de l'encéphale. — Le sectionnement de l'encéphale en organes a été longtemps arbitraire. Les anciens appelaient *moelle allongée* l'ensemble des parties blanches comprises entre la moelle, le cervelet et le cerveau, et la comparaient à un animal dont la protubérance était le corps ; le bulbe, la queue ; les pédoncules cérébelleux moyens, les cuisses ou les jambes ; les pédoncules cérébraux, les bras, et qui montrait même, en arrière, des testicules et des fesses (tubercules quadrijumeaux). De cette comparaison grossière, diversement interprétée d'ailleurs par les anatomistes, résultait une terminologie qui s'est en partie conservée (crura, testes, nates...). Aujourd'hui c'est l'embryologie qui sert de guide ; comme le fait remarquer Hertwig, « le développement de l'encéphale aux dépens de cinq vésicules distinctes constitue une base morphologique naturelle pour une description naturelle de l'organe ».

On a vu plus haut que dans sa partie antérieure ou céphalique, le tube nerveux primordial se dilatait en trois vésicules, arrivant bientôt par dédoublement au nombre de cinq. Ces vésicules cérébrales, placées les unes derrière les autres, également creuses et communicantes, sont, en commençant par la plus antérieure, le cerveau antérieur, le cerveau intermédiaire, le cerveau moyen, le cerveau postérieur et l'arrière-cerveau. Quelques embryologistes appellent cerveau pénultième le c. postérieur, et c. postérieur l'arrière-cerveau. La transformation de leurs parois et de leur cavité produit les organes suivants :

Vésicules cérébrales		*Organes adultes*		*Cavités*
1° Cerveau antérieur	—	Cerveau proprem. (hémisphères)	—	Ventric. latéraux.
2° Cerveau intermédiaire	—	Cerveau pr. (couches optiques)	—	Ventric. moyen.
3° Cerveau moyen	—	Pédonc. cérébr.	—	Aqueduc de Sylvius.
4° Cerveau postérieur	—	Cervelet et protubérance	—	} quatrième ventricule.
5° Arrière-cerveau	—	Bulbe		

Cette classification embryologique offre évidemment de grands avantages. 1° Elle est naturelle, puisqu'elle n'est que le développement des ébauches simples et bien reconnaissables du début embryonnaire. Avec elle on eût évité l'ambiguité de termes comme moelle allongée, isthme de l'encéphale... 2° Elle donne les repères nécessaires en anatomie comparée pour distinguer chez les différentes classes de vertébrés les parties homologues des centres nerveux. 3° Elle fournit la clef de l'explication d'un grand nombre de détails dans la structure du cerveau, tels que les cavités ventriculaires, les arrêts de développement de certaines parois, les origines de la glande pinéale et de la glande pituitaire. Mais il ne faut point s'exagérer son utilité en anatomie descriptive : le cerveau embryonnaire s'est tellement transformé pour devenir le cerveau adulte que la superposition de l'un sur l'autre est plutôt pour l'esprit un second travail à faire. Tout d'abord les vésicules régulièrement échelonnées en ligne droite se sont infléchies les unes sur les autres, et notamment la *flexion crânienne* a coudé à angle droit la base de la masse nerveuse entre la gouttière basilaire et la selle turcique. Puis les vésicules se sont très inégalement agrandies ; le cerveau antérieur à lui seul a pris 16 à 17 c. de longueur quand le cerveau moyen n'en a pris qu'un ou deux, et il a enfoui dans sa masse tout le cerveau intermédiaire ou couches optiques, qui n'en est plus séparable. Enfin la métamorphose des parois de chaque vésicule est extrêmement complexe ; des masses nerveuses puissantes, épaisses de plusieurs centimètres, se développent sur certains points et à côté l'évolution semble avoir avorté, ainsi sur la voûte de la vésicule cérébrale postérieure qui devient en avant le cervelet, et en arrière reste simple épithélium, troué en plusieurs points, fermant incomplètement le quatrième ventricule.

Nous décrirons successivement le bulbe, la protubérance, le cervelet et les pédoncules cérébraux. Cette description comprendra dans une première partie la morphologie de ces organes à l'œil nu, tels qu'on les étudie dans une salle de dissection, et dans une seconde partie leur structure.

CHAPITRE PREMIER

MORPHOLOGIE DU BULBE, DE LA PROTUBÉRANCE, DU CERVELET ET DES PÉDONCULES GÉNÉRAUX

BULBE RACHIDIEN

(ARRIÈRE-CERVEAU)

Définition. — Le bulbe est la partie renflée qui termine la moelle et l'unit à la protubérance annulaire. On l'appelle encore *moelle allongée,* terme qui autrefois comprenait toutes les parties blanches qui vont de la moelle au cerveau, plus tard uniquement le bulbe et la protubérance, et depuis Haller s'applique au bulbe seul. Sa limite inférieure est à peine indiquée, elle est à la naissance de la moelle au-dessus du premier nerf cervical ; sa limite supérieure est marquée en avant par le sillon qui le sépare de la protubérance. Il est situé en partie dans le crâne, en partie dans le rachis, et mériterait autant d'être appelé bulbe crânien que bulbe rachidien.

Conformation extérieure. — Le bulbe a été comparé à un cône tronqué aplati d'avant en arrière, à une pyramide quadrangulaire à base supérieure, à un chapiteau de colonne. Placé à la jonction du crâne et du rachis coudés l'un sur l'autre, il se modèle sur cette inflexion. Sa direction générale est presque verticale, il est incliné de 30 à 40 degrés seulement en avant d'une verticale passant par le trou occipital. Ses dimensions sont les suivantes : 25 mm. en longueur (22 à 30), 22 mm. en largeur maxima, c'est-à-dire au niveau de sa base, 13 à 15 mm. en épaisseur.

On lui décrit quatre faces, une antérieure, une postérieure et deux latérales, et deux extrémités.

Face antérieure. — On remarque sur cette face, après avoir enlevé sa pie-mère, le *sillon médian antérieur* qui continue celui de la moelle ; des fibres arciformes peuvent le masquer en partie. Dans ce sillon, en haut, une fossette profonde, entonnoir vasculaire, *trou borgne* de Vicq d'Azyr, foramen cœcum inférieur de Schwalbe ; au-dessous, le *raphé* de Stilling, formé de fibres transversales unissant les pyramides ; tout à fait en bas, *l'entrecroisement des pyramides,* constitué par des faisceaux qui s'entrecroisent en forme de natte sur une hauteur de 8 mm. et comblent presque complètement le sillon.

En dehors du sillon médian, la *pyramide antérieure,* continuation apparente mais non réelle du cordon antérieur de la moelle. Elle se présente sous la forme d'un faisceau arrondi, allongé, effilé en bas, point où il mesure 3 mm. et se perd en se bifurquant, élargi au milieu et atteignant 6 mm., et de nouveau

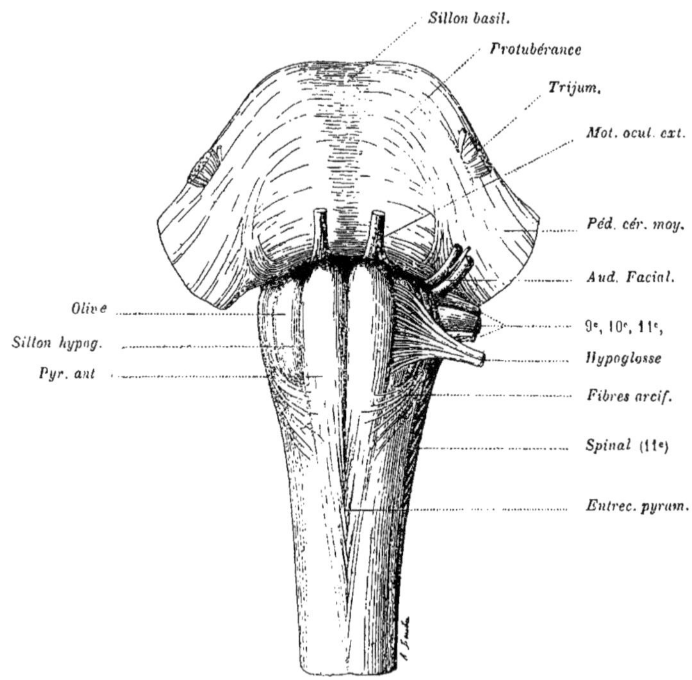

Fig. 169. — Bulbe rachidien et protubérance.
Face antérieure (d'après Hirschfeld).

resserré à la partie supérieure où il se ramasse en un cordon compact qui s'enfonce dans la protubérance. Les pyramides droite et gauche sont juxtaposées l'une à l'autre, mais divergent à mesure qu'on se rapproche de leur extrémité supérieure. Dans quelques cas, un léger sillon longitudinal circonscrit aux dépens de leur tiers externe un faisceau distinct, le faisceau pyramidal de Türck.

Le *sillon de l'hypoglosse,* d'où émergent les racines de ce nerf. Appelé encore sillon interne de l'olive, sillon collatéral antérieur, il est souvent interrompu par des fibres arciformes ; il se prolonge en bas jusqu'au premier nerf cervical et se confond avec le sillon collatéral antérieur de la moelle.

L'*olive,* olive inférieure ou bulbaire, corps blanchâtre, ovoïde, placé en dehors et en arrière de la pyramide à laquelle il est parallèle. L'olive mesure de 12 à 15 mm. en longueur sur 3 à 6 mm. en largeur. Son extrémité supérieure est la plus grosse, elle se détache en relief et arrive à 3 ou 4 mm. de la protubérance; son extrémité inférieure ou pointe, petite, effacée, est fréquemment couverte par un faisceau arciforme. Les deux olives sont souvent asymétriques de volume; une d'elles peut être bosselée, bilobée en long ou en travers; elles sont plus nettes chez les enfants.

Un double sillon circonscrit l'olive : en avant le sillon de l'hypoglosse (s. olivaire interne) qui la sépare de la pyramide, en arrière un sillon vasculaire, longé par une artère ascendante et perforé par ses rameaux, sillon olivaire externe ou *rétro-olivaire.* Ces deux sillons se réunissent à la pointe de l'olive en un seul qui descend vers la moelle et aboutit à la ligne d'émergence des racines antérieures. Ils peuvent être comblés par des faisceaux de fibres blanches, placés l'un en avant, l'autre en arrière et confondus en bas, de telle sorte qu'ils encadrent l'olive. Burdach comparant l'olive à un fruit de crucifère et son cadre à une silique ouverte a appelé ces faisceaux, *f. interne et externe de la silique.* Mais on ne trouve que bien rarement la silique complète; elle peut faire totalement défaut ou n'être représentée que par un seul faisceau.

Face latérale. — La face latérale montre : la partie postérieure de l'olive — le *sillon rétro-olivaire,* sillon vasculaire à surface perforée — le *faisceau intermédiaire* (f. olivaire, f. respiratoire, face latéral), bandelette étroite et mousse masquée par l'olive. Souvent à peine saillant, il se perd en bas dans le cordon latéral de la moelle cervicale supérieure, en haut où il est ordinairement plus large dans la protubérance. La coupe montre que cette bandelette extérieure est l'arête tronquée d'un faisceau prismatique enfoui dans le bulbe, — le *sillon des nerfs mixtes,* sillon collatéral postérieur, équivalent au sillon de même nom de la moelle, et d'où émergent les nerfs glosso-pharyngien, pneumo-gastrique et spinal. Il est en losange allongé, — la partie externe des corps restiformes.

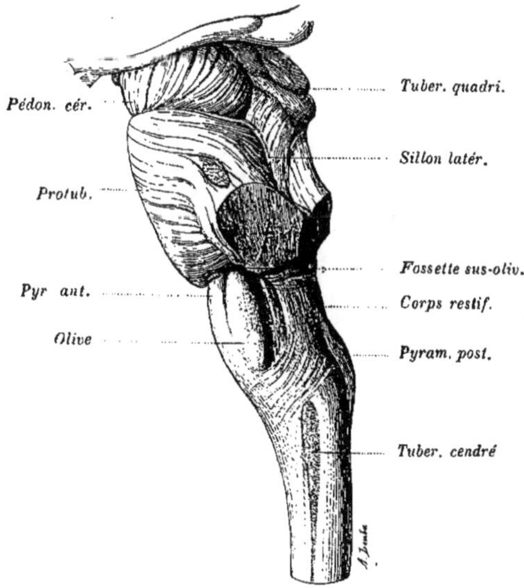

Fig. 170. — Bulbe, protubérance et pédoncules cérébraux.
Face latérale (d'après Hirschfeld).

Face postérieure. — La face postérieure présente deux parties bien distinctes, une partie inférieure, arrondie, semblable à la moelle, *partie fermée* du bulbe, et une partie supérieure, *partie ouverte,* dans laquelle les deux moitiés s'écartent et laissent à nu un vaste triangle central qui appartient au plancher du quatrième ventricule. Ce triangle sera décrit plus loin, avec le quatrième ventricule.

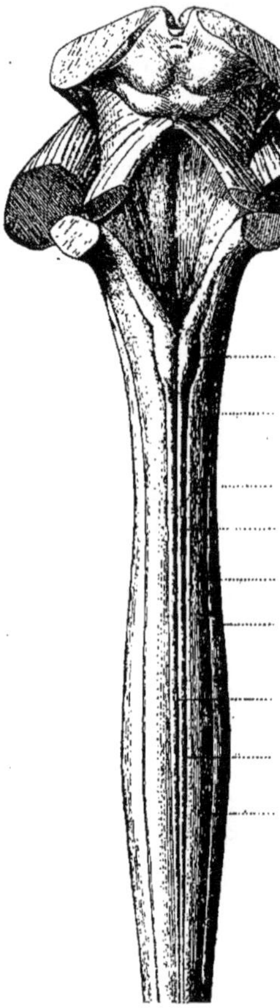

Fig. 171. — Moelle, bulbe, protubérance et pédoncules cérébraux.

Face postérieure. Plancher du quatrième ventricule (d'après Hirschfeld).

On observe sur la face postérieure :

Le *sillon médian postérieur,* suite du sillon de la moelle, mais si peu profond qu'il n'est plus qu'un simple trait en haut où il finit à la pointe du plancher ventriculaire.

Le *cordon de Goll,* qui, arrivé à l'origine du ventricule, prend une forme triangulaire et constitue la *pyramide postérieure,* dont la base renflée (*clava* ou massue, éminence mamelonnée) contient le *noyau de Goll,* et dont le sommet finit sur le bord interne du corps restiforme. La pyramide postérieure limite le ventricule, mais n'est pas libre en dedans, car de son bord interne part une mince lamelle blanche irrégulière qui se perd sous la pie-mère.

Le *sillon intermédiaire postérieur* qui vient de la moelle et finit sur le corps restiforme.

Le *corps restiforme* (restis, corde) ou cordon cunéiforme, faisceau arrondi, volumineux, qui semble la continuation du cordon postérieur de la moelle ; il occupe une partie de la face latérale du bulbe et la presque totalité de la face postérieure. Vertical et étroit en bas, il s'élargit au milieu de son trajet, en même temps qu'il se dirige obliquement en haut, en avant et en dehors, le long du plancher ventriculaire, et de nouveau étroit se continue par un léger coude mais sans ligne de démarcation avec le pédoncule cérébelleux inférieur. Sur sa face externe et inférieure, à 6 mm. au-dessous et en arrière de la pointe de l'olive, se voit une faible saillie grisâtre, le *tubercule cendré de Rolando.* Celui-ci est oblong, de volume assez variable, plus net et plus gris chez l'enfant, à peine reconnaissable chez le plus grand nombre des adultes. Il n'est autre que la tête de la corne postérieure faisant en quelque sorte hernie à l'extérieur et couverte seulement par une mince couche de substance blanche. Chez l'adulte, le tubercule cendré confine immédiatement au sillon des nerfs mixtes. — D'après Schwalbe, on peut chez l'enfant reconnaître trois parties distinctes dans le corps restiforme : 1° le *faisceau de Rolando,* bande étroite située immédiatement en arrière du sillon des nerfs mixtes, élargie au niveau du tubercule cendré qu'elle contient. Ce faisceau ne se prolonge pas jusqu'au cervelet. 2° Le *faisceau de Burdach,* comprenant la presque totalité du corps restiforme entre le faisceau de Rolando et le cordon de Goll. Comme ce dernier il se renfle au milieu de son trajet, renflement qui répond au noyau du cordon de Burdach ou *tubercule cunéiforme.* 3° Le faisceau *cérébelleux direct,* tractus étroit, reconnaissable à cet âge à son blanc éclatant. Au collet du bulbe il avoisine le sillon collatéral postérieur, est repoussé en avant par le tubercule cendré, traverse la ligne d'insertion du spinal, longe le sillon des nerfs mixtes, et vers l'extrémité inférieure de l'olive se coude pour se porter en arrière sur la face postérieure du corps restiforme où on le perd.

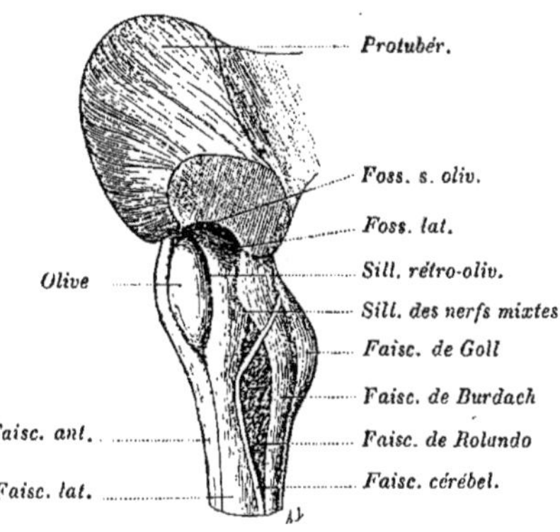

Fig. 172. — Bulbe rachidien de nouveau-né. Face latérale, grossie.

Le *sillon des nerfs mixtes.*

Sommet du bulbe. — Le sommet se continue directement avec la moelle épinière. Souvent un léger étranglement, *collet du bulbe,* marque le plan de jonction de ces deux organes ; mais souvent aussi le collet est à peine indiqué, et on est obligé de prendre comme limite, soit le plan immédiatement sous-jacent à l'entrecroisement des pyramides, soit celui qui passe au-dessus des racines du premier nerf cervical.

Base du bulbe. — La base du bulbe se continue avec la protubérance annulaire; en avant et sur les côtés, un sillon demi-circulaire, *sillon bulbo-protubérantiel,* marque la limite avec le pont de Varole, mais en arrière, le bulbe par les corps restiformes s'unit directement au cervelet et par le plancher ventriculaire à la face postérieure de la protubérance.

Le sillon bulbo-protubérantiel offre plusieurs particularités à signaler. Au milieu est le *trou borgne* (foramen cœcum, fossette médiane) que remplissent des vaisseaux et quelquefois des fibres arciformes ; il est fermé en haut par des fibres invaginées de la protubérance (*collier des pyramides*) et se continue en bas avec le sillon médian antérieur ; les pyramides divergentes et rétrécies à ce niveau le limitent de chaque côté. Entre l'extrémité supérieure de l'olive et la protubérance est la *fossette olivaire* (ou sus-olivaire) d'où l'on voit sortir le nerf moteur oc. externe. En arrière de l'olive, en avant du corps restiforme, une fossette plus profonde, *fossette latérale,* communiquant avec la précédente, reçoit la terminaison du sillon rétro-olivaire vasculaire et du sillon des nerfs mixtes ; elle laisse passer le facial et la racine antérieure de l'auditif.

Fibres arciformes externes. — On appelle fibres arciformes externes (stratum zonale, transversale) un système de fibres curvilignes transversales qui couvre plus ou moins les faces antérieure et latérales du bulbe. Elles sont sujettes à de grandes variations comme situation et comme importance ; sur certains sujets elles manquent complètement, sur d'autres elles se disposent en larges nappes. Ordinairement elles naissent des faces latérales du corps restiforme, surtout de son extrémité supérieure et antérieure, descendent obliquement sur les côtés du bulbe, coupant et interrompant les sillons qu'elles croisent et vont se perdre en partie dans le sillon médian antérieur.

Deux faisceaux de ces fibres paraissent avoir un siège et une disposition plus fixes. Le premier (avant-pont, ponticulus d'Arnold, propons) entoure l'extrémité supérieure de la pyramide et plonge dans le trou borgne qu'il comble en partie. Le second, *f. arciforme de l'olive* ou *faisceau olivaire inferieur*, large de 6 à 8 mm, vient du corps restiforme, longe le bord postérieur de l'olive, puis croise en la couvrant plus ou moins son extrémité inférieure et remonte ensuite sur son bord interne pour se perdre dans le sillon de l'hypoglosse. Quand ces fibres sont très rapprochées du bord postérieur de l'olive et qu'il en existe de semblables le long du bord antérieur ou interne, elles forment un demi-anneau allongé qui est la *silique* de Burdach. Ces deux faisceaux manquent fréquemment ; ils n'existent souvent que d'un seul côté.

Rapports. — La limite inférieure du bulbe, le collet apparent ou non qui sépare l'entrecroisement pyramidal des racines du premier nerf cervical, cor-

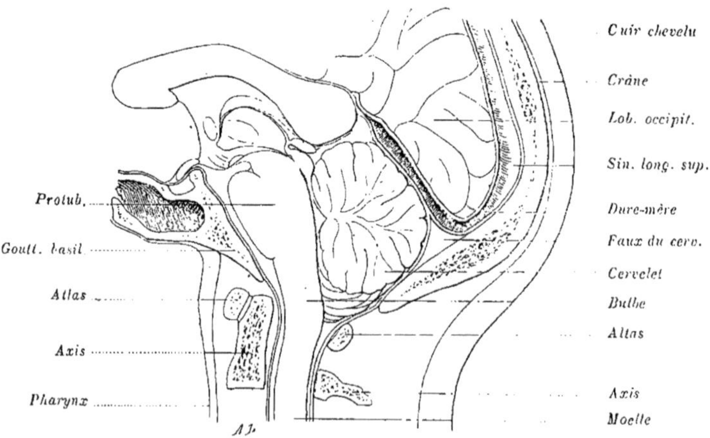

Fig. 173. — Rapports du bulbe, de la protubérance et du cervelet.
Coupe antéro-postérieure.

respond, sur un sujet dont la tête est d'aplomb, au bord supérieur de l'arc postérieur de l'atlas en arrière, au milieu du saillant de l'apophyse odontoïde en avant et par conséquent au milieu de l'arc antérieur de l'atlas. Ces rapports présentent quelques variétés légères suivant les sujets, et des variations assez sensibles, suivant la position de la tête, d'aplomb, inclinée ou fléchie. La limite supérieure est au tiers inférieur de la gouttière basilaire, ou milieu du corps de l'occipital, sensiblement au-dessous de l'articulation en suture occipito-sphénoïdale. Le bulbe est donc à cheval sur les deux cavités crânienne et rachidienne, mais sa plus grande partie est dans le crâne et il eût été plus juste de l'appeler bulbe crânien.

1° Sa face antérieure est en rapport avec la moitié supérieure de l'apophyse odontoïde, l'espace occipito-alloïdien antérieur fermé par de forts trousseaux ligamenteux et la partie inférieure de la gouttière basilaire qu'elle ne touche pas d'ailleurs, car elle en est séparée par les artères vertébrales. Une luxation de l'apophyse odontoïde en arrière atteindra donc l'origine de la moelle et la partie tout à fait inférieure du bulbe. — 2° Les faces latérales sont contiguës aux articulations condyliennes de l'atlas et de l'occipital dont les sépare l'artère vertébrale ; plus haut elles sont recouvertes par le cervelet. — 3° La face postérieure est dans sa partie supérieure située à l'intérieur du crâne et cachée par le cervelet qui l'embrasse dans une sorte de large gouttière formée surtout aux dépens de ses lobules amygdaliens. Sa partie inférieure répond à l'espace sous-occipital intercepté entre l'occipital et l'arc postérieur de l'atlas. Cet espace a moins d'un cent. de hauteur, sur certains sujets à peine quelques millimètres, la flexion forcée de la tête en avant l'agrandit sensiblement ; c'est le point faible ou défaut du rachis. Un instrument piquant ou tranchant rasant l'occipital traversera le raphé tendineux de la nuque, puis les faibles ligaments atloïdo-occipitaux postérieurs et atteindra la partie inférieure du bulbe au-dessous du ventricule. Suivant l'inclinaison de la tête et suivant aussi celle de l'instrument, les lobules tonsillaires du cervelet et la pointe du quatrième ventricule en haut, l'origine de la moelle en bas, pourront être aussi blessés. Ce point dangereux par où l'homme ou l'animal peuvent être foudroyés, semble avoir été connu de tout temps, soit des expérimentateurs comme Erasistrate et Galien, soit même des accoucheuses qui pratiquaient l'infanticide. Il correspond principalement à l'origine du pneumogastrique, ainsi que l'a montré Flourens dans ses expériences sur le nœud vital ; toutefois la position horizontale de la tête chez les animaux permettant d'aborder plus facilement le plancher ventriculaire, les rapports anatomiques ne sont peut-être pas identiques.

Conformation intérieure. — Les coupes que l'on peut faire sur un bulbe frais et que

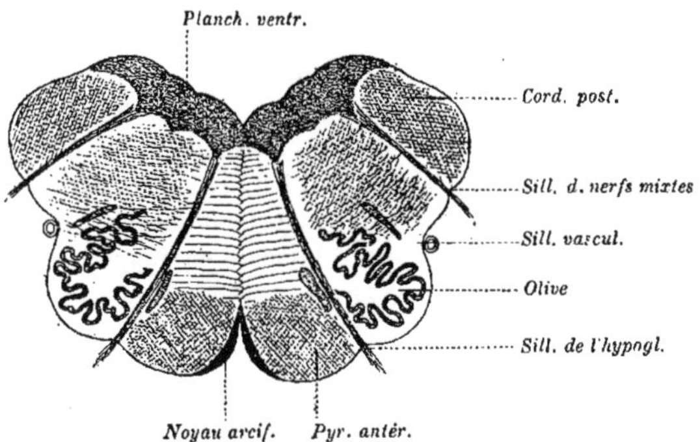

Fig. 174. — Conformation intérieure du bulbe.
Coupe passant par l'olive et le plancher ventriculaire. Dessin à l'œil nu, grossi.

l'on examine à l'œil nu ne donnent que des renseignements insignifiants sur la disposition de ses éléments. Il en est autrement des coupes préparées histologiquement et colorées au carmin ou à l'hématoxyline ; celles-ci fournissent, même simplement à l'œil nu, des indications très détaillées sur la distribution topographique des différentes parties, nerfs, faisceaux, groupes cellulaires ; mais leur étude sera mieux placée au chapitre de la structure.

La coupe faite sans préparation sur un bulbe frais, passant horizontalement à travers les olives, nous montre : le sillon médian, la pyramide antérieure s'enfonçant en coin en arrière (en haut sur le dessin) et en dedans, et sur le côté interne de sa face antérieure qui est libre et arrondie une traînée grise, le *noyau arciforme*, — une seconde saillie convexe, l'olive, qui présente sous une couche blanche extérieure un sac en forme de lame plissée, de couleur jaunâtre, ouvert par son hile vers le centre du bulbe. Elle est flanquée de chaque côté d'une bandelette grise, les parolives antérieure et postérieure. Les sillons collatéral antérieur et rétro-olivaire se voient en coupe. On peut quelquefois suivre un filet blanc qui traverse le bulbe pour sortir par le premier de ces sillons, c'est une racine de l'hypoglosse. — Le faisceau intermédiaire plus ou moins net, avec ses deux sillons limitants, le s. retro-olivaire où se remarque la coupe de vaisseaux, le s. des nerfs mixtes d'où émergent des filets nerveux, — une troisième saillie, le corps restiforme, qui aboutit sur son côté interne à une dépression, le plancher ventriculaire.

Cette coupe présente dont trois arcs de cercle sur son contour, la pyramide antérieure, l'olive et le corps restiforme. Outre la lame jaunâtre de l'olive, les parolives et le noyau arciforme, on reconnaît encore la substance grise du plancher ventriculaire, une tache gris-rosé pâle dans le champ postérieur (qui correspond à la formation réticulée), et enfin le raphé.

PROTUBÉRANCE ANNULAIRE OU PONT DE VAROLE

(BASE DU CERVEAU POSTÉRIEUR)

La *protubérance annulaire* est la partie intermédiaire au bulbe, aux pédoncules cérébraux et au cervelet. On l'appelle encore *mésocéphale*, ou *Pont de Varole*, Varole l'ayant comparée à un pont sous lequel passeraient plusieurs bras de rivière représentés par le bulbe et par les pédoncules.

Je rappelle ici qu'elle fait partie de *l'isthme de l'encéphale*, terme impropre sous lequel on désigne la protubérance avec ses pédoncules moyens, et le pédoncule cérébral avec les pédoncules cérébelleux supérieurs ; on devrait, à l'exemple de Poirier, réserver ce nom aux seuls pédoncules cérébraux.

La protubérance occupe la partie antérieure et supérieure de la loge crânienne inférieure ou cérébelleuse, entre le cervelet et la gouttière basilaire. Sa direction est presque verticale, un peu plus droite encore que celle du bulbe et inclinée seulement de 20° en moyenne sur la verticale passant en arrière d'elle.

Sa longueur, D. vertical, est de 2 cm. 5 au milieu, 3 à 3, 5 sur les côtés. La largeur, d'un trijumeau à l'autre, de 3 à 3, 5 ; l'épaisseur : 2 cm. 5.

Elle est extrêmement développée chez l'homme, et d'une manière générale dans la série des mammifères son volume est en rapport avec le degré hiérarchique de l'animal. Elle dépend en effet essentiellement du cervelet, et accessoirement du cerveau ; comme elle représente surtout une émanation des hémisphères cérébelleux, elle fait presque complètement défaut chez les vertébrés non mammifères dont les hémisphères sont rudimentaires, elle atteint son maximum chez les primates que caractérise la prépondérance des lobes latéraux sur le lobe médian du cervelet ; elle redisparaît chez l'homme quand ces mêmes lobes avortent.

En la libérant artificiellement avec le couteau, on obtient une masse blanche, ferme au toucher, de forme cubique. Elle a donc six faces ; mais la face supérieure n'est que le plan de section entre le Pont de Varole et les pédoncules cérébraux; la face inférieure, le plan de séparation d'avec le bulbe; les faces latérales, le plan de séparation d'avec les pédoncules cérébelleux moyens en dehors de l'émergence du trijumeau. Il n'y a que deux faces réelles, l'antérieure et la postérieure.

Face antérieure. — La face antérieure est en rapport avec la gouttière basilaire, mais en reste à distance, séparée d'elle par l'artère basilaire et un vaste

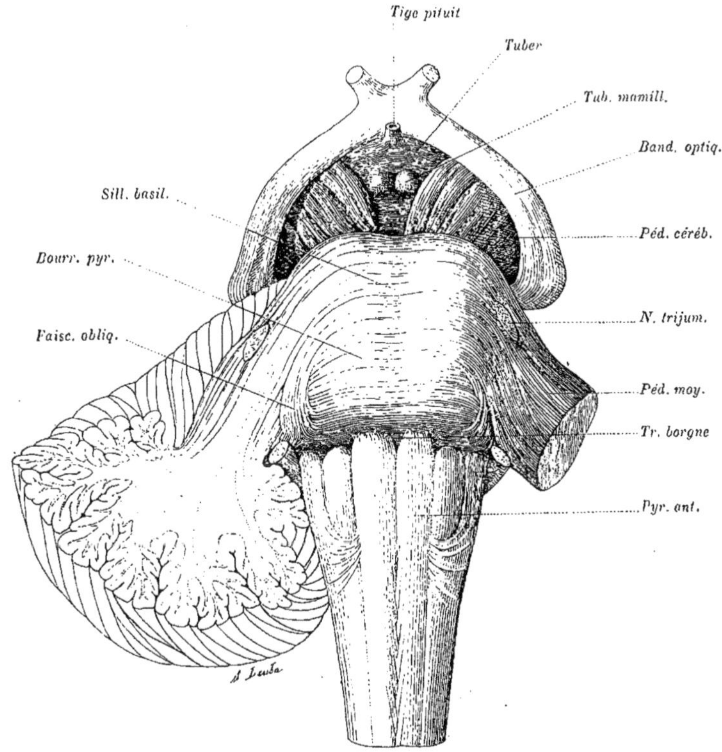

Fig. 175. — Protubérance annulaire, bulbe et pédonc. cérébraux. Face antérieure (d'après Hirschfeld).

canal sous-arachnoïdien. Elle est convexe dans le sens transversal et dans le sens longitudinal. On y remarque : sur la ligne médiane, le sillon médian ou s. basilaire, en dehors les bourrelets pyramidaux, plus en dehors encore les nerfs trijumeaux.

Le *sillon basilaire* est une gouttière qui s'étend de bas en haut, du trou borgne du bulbe ou foramen cœcum inférieur à une échancrure qui sépare les deux pédoncules cérébraux à leur naissance et qu'on peut appeler le foramen cœcum supérieur. Il loge une grosse artère, le tronc basilaire, mais il ne semble pas être l'empreinte vasculaire de ce tronc ; car le sillon s'élargit de bas en haut, ce qui n'est pas le cas de l'artère; il se prolonge sur les faces supérieure et inférieure, ce que ne fait pas le vaisseau ; il conserve sa profondeur normale, alors même que le tronc basilaire dévié, ce qui est fréquent, passe en dehors de lui sur un certain parcours. C'est donc probablement une dépression naturelle produite par le raphé médian de l'organe, rendue très sensible par la saillie latérale des deux bourrelets pyramidaux avec lesquels le sillon semble être en relation étroite, et peut-être aussi augmentée par l'artère qu'elle reçoit.

Les *bourrelets pyramidaux* sont les deux reliefs longitudinaux qui bordent de chaque côté le sillon médian et qui vont s'élargissant de bas en haut ; ils sont produits par le passage des faisceaux pyramidaux sous les fibres transversales de la protubérance qu'ils soulèvent.

Plus en dehors, la face antérieure se continue sans transition avec le pédoncule moyen qui va au cervelet ; on peut avec Henle adopter comme démarcation une ligne menée de l'émergence du nerf trijumeau à celle du nerf facial. Toute cette face antérieure est striée transversalement par des paquets de fibres qui se dirigent du sillon basilaire vers le cervelet, rappelant, d'après Foville une chevelure à raie médiane dont les cheveux iraient se rassembler de chaque côté. On appelle faisceaux supérieurs ceux qui sont au-dessus du trijumeau ; au-dessous sont les faisceaux inférieurs. Le faisceau moyen ou *f. oblique* est un large ruban saillant ou paquet de fibres, dont l'existence n'est pas constante, qui d'abord horizontal à la naissance du sillon descend ensuite obliquement vers le nerf facial et croise en bas les faisceaux inférieurs qu'il recouvre.

Lenhossék a rencontré deux fois et d'un seul côté un tractus arrondi de 1 mm. 5 de large, courant en sens sagittal sur la face antérieure de la protubérance entre le faisceau oblique et le sillon basilaire, à 1 c. en dehors de celui-ci. Il l'a appelé le *faisceau droit* (f. rectus). On pouvait le suivre en bas jusqu'à la partie inférieure de la face externe de l'olive; en haut, après avoir passé sous la couche superficielle du pont, il se perdait dans le tiers du pied du pédoncule cérébral. Lenhossék pense qu'il s'agit d'un faisceau normal très amplifié et aberrant, détaché du ruban inférieur de Forel (*Anatom Anzeiger*, 1887, 2 figures).

Face postérieure. — Cette face se continue avec la face correspondante du bulbe et forme avec elle le plancher du quatrième ventricule ; nous la décrirons avec cette cavité. Le cervelet la recouvre complètement soit par sa partie centrale soit par ses pédoncules supérieurs.

Bord inférieur. — Le bord inférieur arqué n'est autre que le sillon bulbo-protubérantiel déjà décrit ; il répond à l'union du tiers inférieur avec le tiers moyen de la gouttière basilaire, quelquefois à l'union des deux moitiés. Entre les deux pyramides, les fibres protubérantielles s'enfoncent pour tapisser leur face interne et constituer en quelque sorte le plafond du trou borgne. Cruveilhier appelle ces fibres ondulées le *collier des pyramides ;* c'est le seul point libre de la face inférieure.

Bord supérieur. — Ce bord, en arc plus cintré que l'inférieur, est aussi marqué par une rainure, le sillon protubérantiel supérieur, qui sépare le pont des pédoncules cérébraux. Il correspond au bord supérieur de la selle turcique, point le plus élevé de la gouttière basilaire, tantôt à ce bord même, tantôt à quelques millimètres au-dessous. Ici, comme entre les pyramides, on voit les fibres les plus hautes de la protubérance s'enfoncer entre les pédoncules cérébraux qu'elles entourent sur leur face interne, dans la fossette (foramen cœcum supérieur,

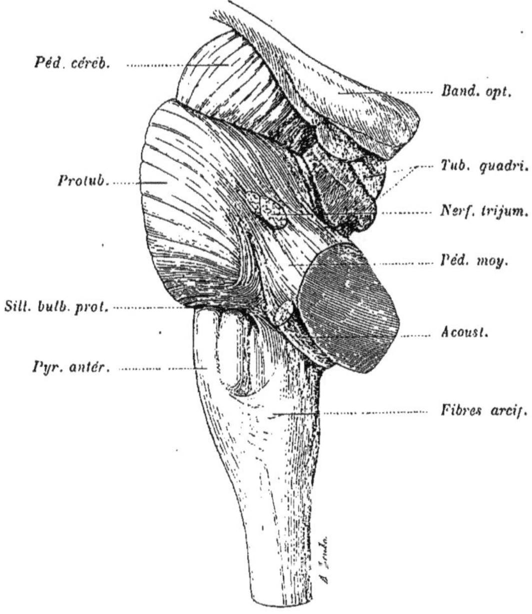

Fig. 176 — Protubérance, bulbe et pédonc. cérébraux. (Face latérale.)

échancrure médiane) qui termine l'espace interpédonculaire; Cruveilhier appelle ces fibres, le *collier des pédoncules*. En tapissant l'échancrure qui termine le sillon basilaire, elles représentent l'unique partie visible de la face supérieure de la protubérance.

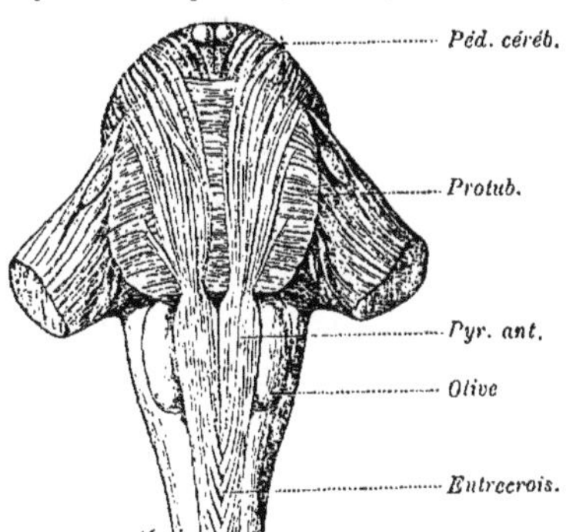

Fig. 177. — Passage des faisceaux pyramidaux dans la protubérance.

Coupe frontale de la protubérance et du bulbe (d'après Hirschfeld).

Conformation intérieure. — Une coupe transversale passant par le milieu de la protubérance et examinée fraîche, à l'œil nu, présente : sur son contour, le sillon basilaire, les bourrelets pyramidaux, la coupe des pédoncules céréb. moyens ; et en arrière, la ligne sinueuse du plancher ventriculaire, où l'on remarque la saillie du funiculus teres de chaque côté du sillon médian.

Sur la surface on distingue, dans la partie inférieure de la coupe, des lignes blanches curvilignes striées de gris sale qui se dirigent parallèlement vers un raphé médian ; — au milieu de ces fibres arquées un gros faisceau unique ou à peine dissocié en deux ou trois faisceaux plus petits ; il est coupé en travers et entouré ou même en certains points traversé par les fibres arquées. C'est le faisceau pyramidal, ou moteur, suite de la pyramide antérieure, dont le passage dans la protubérance détermine la formation des bourrelets extérieurs; — au centre de la coupe un champ triangulaire de fibres, qui répond au ruban de Reil ou faisceau sensitif; — dans le quart supérieur, une surface, gris rosé ou gris jaunâtre qui comprend la substance grise ventriculaire et au-dessous d'elle la formation réticulée.

CERVELET

(VOUTE DU CERVEAU POSTÉRIEUR)

Le cervelet, petit cerveau, est la partie de l'encéphale qui occupe les fosses occipitales inférieures.

Il appartient par son origine au cerveau postérieur ou cerveau pénultième, la quatrième vésicule cérébrale dont la base devient la protubérance, les parties latérales les pédoncules cérébelleux supérieurs, et la voûte le cervelet ; la cavité de la vésicule sera la partie supérieure du quatrième ventricule. La voûte prend donc un accroissement colossal. C'est d'abord sa partie médiane qui s'épaissit pour former le lobe médian du cervelet, et plus tard ses parties latérales pour constituer les hémisphères cérébelleux. De même chez les vertébrés, le lobe médian existe seul chez les non mammifères, leurs lobes latéraux sont nuls ou rudimentaires ; les lobes latéraux ou hémisphères n'apparaissent nettement que chez les mammifères et plus on remonte dans l'échelle zoologique, plus on voit ces lobes prendre de l'importance ; ils finissent par l'emporter sur les lobes médians ou vermis, entraînant comme conséquence un développement considérable de la protubérance annulaire qui est leur prolongement central.

L'homme est caractérisé entre tous par la petitesse relative de son lobe médian, lobe cependant primordial et fondamental de l'organe, comme l'a fait remarquer Gall, et par l'énorme prépondérance de ses hémisphères cérébelleux que relie la puissante commissure de la protubérance annulaire.

Situation. Le cervelet est enfoncé comme un coin à base postérieure entre la moelle et le cerveau. Il occupe la loge crânienne inférieure ou cérébelleuse, loge fibreuse dans sa voûte constituée par la tente du cervelet, osseuse dans sa base et ses parties latérales que forment la portion inférieure de l'écaille occipitale, la face interne de l'apophyse mastoïde, la face postérieure du rocher et l'apophyse basilaire. Sur l'apophyse basilaire reposent le bulbe et la protubérance, partout ailleurs le cervelet est au contact des surfaces osseuses que je viens de nommer ou bien de la tente fibreuse qui le sépare du cerveau et l'empêche d'en sentir le poids. Cette situation encaissée l'expose lui et ses vaisseaux à la compression et à l'étranglement, quand une tumeur ou un abcès se développent dans la loge qui le renferme.

La grande circonférence descend obliquement en bas et en arrière pour correspondre à la protubérance occipit. externe ou inion par sa partie moyenne. Une ligne continuant le bord supérieur de l'apophyse zygomatique et aboutissant à l'inion marque cette circonférence et la limite supérieure des rapports osseux du cervelet. « On pourra donc aisément sur le vivant mettre le cervelet à nu, en trépanant au-dessous de la ligne précédente, ou mieux encore sur le milieu d'une ligne droite unissant le sommet de l'apophyse mastoïde à la protubérance occip. externe ; l'ouverture répondra à la partie centrale du cervelet et au point déclive de la fosse cérébelleuse. C'est là l'incision de choix pour évacuer les abcès du cervelet (*Poirier*). »

Couleur, Consistance, Dimensions. — Le cervelet est de couleur gris tendre. Frais, il possède à peu près la même consistance que le cerveau ; cependant son écorce est un peu plus molle, ce qui peut tenir à sa plus grande épaisseur, et son noyau blanc est un peu plus dur.

Mais il est commun de trouver à l'autopsie, dans les temps chauds principalement, une diffluence de la surface qui se déchire au moindre contact ; ce ramollissement cadavérique, marqué surtout dans les parties postérieures les plus déclives, ne doit pas être confondu avec une lésion pathologique.

Les dimensions de l'organe ellipsoïde à grand axe transversal sont : en longueur, c'est-à-dire dans le sens antéro-postérieur, de 3 à 4 cent. au milieu, de 5 à 6 cent. sur les côtés — en largeur, grand diamètre transversal, de 10 cent. (9 à 11) — en épaisseur de 4 à 5 cent. aux points les plus renflés.

Pour le poids du cervelet, voyez au chapitre : *Poids de l'encéphale*.

Conformation extérieure. — Le cervelet a la forme d'un cœur de carte,

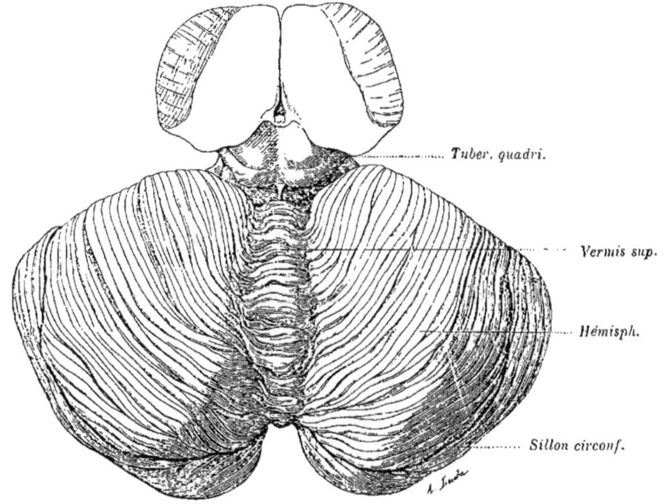

Fig. 178. — Cervelet.

Face supérieure. Le lobe central et les lobes latéraux (vermis et hémisphères).

dont le sommet tronqué est en avant, la base échancrée en arrière. On lui décrit une face supérieure, une face inférieure et une circonférence.

Face supérieure. — Cette face est tout entière située sous le cerveau chez l'homme, à cause du grand développement de l'hémisphère cérébral en arrière ; la tente de la dure-mère sépare les deux organes. On reconnaît une crête longitudinale médiane, saillante surtout en avant où elle couvre les T. Q. postérieurs striée transversalement comme un ver à soie avec ses anneaux, c'est le *vermis supérieur,* logé sous l'arête de la tente. Les parties latérales sont inclinées en versant de toit, elles appartiennent aux hémisphères.

Face inférieure. — En rapport avec les fosses occipitales inférieures et avec le bulbe, cette face bombée présente sur la ligne médiane une fente profonde à bords très convexes qui s'étend d'arrière en avant sur toute la longueur ; c'est la *scissure médiane* ou *vallée de Reil.* En arrière, profondément entaillée en *échancrure,* elle reçoit la faux du cervelet ; en avant elle est plus superficielle et devient une simple gouttière qui encadre le bulbe. Si on écarte ses lèvres on aperçoit la face inférieure du lobe médian ou *vermis inférieur,* plus gros, plus détaché que le v. supérieur. De chaque côté, la face inférieure des hémisphères. Près de leur forte convexité postérieure, on reconnaît quelquefois l'empreinte jugulaire de Henle, qui répond à l'apophyse jugulaire de l'occipital.

Circonférence. — La circonférence correspond à la gouttière transversale de l'occipital et au bord supérieur du rocher, occupés la première par le sinus

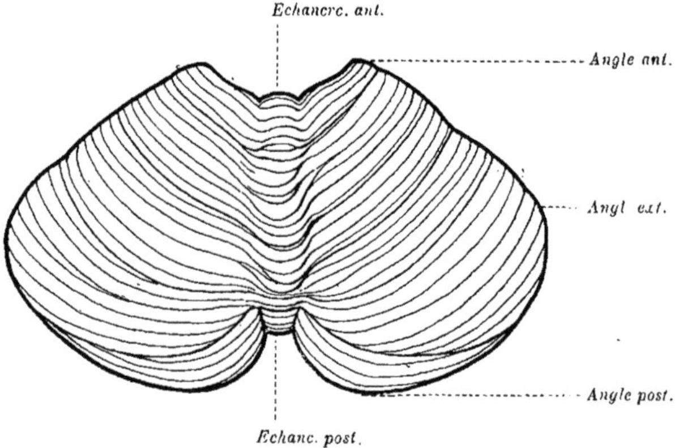

Fig. 179. — Circonférence du cervelet.

latéral, le second par le sinus pétreux supérieur. Elle présente : une *échancrure antérieure* qui embrasse le bulbe et la protubérance, et qui sert de hile à l'organe pour l'émergence de ses six pédoncules ; — une *échancrure postérieure* ou *incisure marsupiale,* partie postérieure de la scissure médiane ; elle reçoit dans son espace triangulaire la faux de la tente et la protubérance occipit. interne ; ses bords sont arrondis et convexes ; — entre les deux échancrures et de chaque côté le bord externe du cervelet coudé à angle droit sur lui-même, au point de jonction de l'occipital avec le rocher, et coudé ensuite à sa jonction avec les échancrures antér. et postér. De là la division de la circonférence en : échancrure antérieure, échancrure postérieure ; angles antérieur, postérieur, et latéral ou externe ; bord antéro-externe, bord postéro-externe.

LOBES ET LOBULES DU CERVELET.

Nous avons déjà reconnu dans le cervelet l'existence de trois *lobes,* d'un lobe médian constitué par les vermis supérieur et inférieur, et de deux lobes latéraux ou hémisphères. Quelques auteurs décrivent un troisième vermis, le *vermis postérieur,* qui au fond de l'échancrure postérieure unit les deux autres vermis. Mais ce territoire spécial, constitué aux dépens des parties voisines et déprimées des vermis supérieur et inférieur, n'est pas justifié par la disposition et l'importance des sillons limitants. Quelquefois le vermis supérieur est grand et de forme triangulaire à base antérieure, limité sur les côtés par des fissures latérales. Lombroso a signalé la fréquence de cette forme chez les criminels et les faibles d'esprit. Il a montré aussi que chez les criminels on rencontrait, avec une fréquence quatre fois plus grande que chez les sujets sains, un vermis inférieur hypertrophié occupant une fossette occipitale moyenne ; disposition qui rappelle le cervelet moyen des rongeurs et celui de l'homme du troisième au quatrième mois fœtal.

Les lobes sont à leur tour divisés en *lobules* par des sillons transversaux profonds. Les deux surfaces du cervelet sont parcourues par des sillons curvilignes, concentriques à la grande circonférence, parallèles entre eux d'une manière générale mais d'une régularité qui est loin d'être absolue ; fréquemment ils s'entrecoupent et passent de l'un dans l'autre. Ils paraissent tous égaux en profondeur sur un cervelet intact, mais en les écartant après avoir enlevé les membranes et surtout en s'aidant de coupes antéro-postérieures, on voit qu'il en est deux ordres, des superficiels et des profonds ; les profonds sont ceux qui arrivent jusqu'au noyau blanc central, en suivant par conséquent la direction d'un rayon sur la coupe sagittale. Ce sont ces sillons profonds qui servent à délimiter les lobules ; les sillons superficiels séparent les lames et les lamelles. Les deux principaux sillons sont le sillon circonférentiel et le grand sillon supérieur.

Le *sillon circonférentiel* ou *grand sillon horizontal,* le plus profond de tous, car il atteint 2 et 3 c., le plus constant, suit la crête de la circonférence, dans toute sa longueur et se termine de chaque côté dans une gouttière que présente la face externe du pédoncule céréb. moyen. Il est parfois dédoublé. A son passage sur le lobe médian, sous le vermis supérieur, il est superficiel et peut être partiellement interrompu. — Le *grand sillon supérieur* lui est concentrique sur la face supérieure ; il se termine de chaque côté à l'angle externe de la circonférence. Il divise la face supérieure en deux lobules, un antérieur, *lobule quadrangulaire,* un postérieur que limite en arrière le sillon circonférentiel, lobule *sémi-lunaire.*

Il y a douze ou quinze lobules. Les plus connus, les lobules classiques, sont : la pyramide de Malacarne, la luette, les amygdales et le lobule du pneumo-gastrique. Tous appartiennent à la face inférieure du cervelet.

La *pyramide de Malacarne* ou pyramide *lamineuse* est la partie postérieure du vermis inférieur qu'on voit saillir au fond de la scissure médiane excavée en losange. Son extrémité postérieure est arrondie en tubérosité, sa partie antérieure se prolonge de chaque côté par un bras qui l'unit à l'hémisphère voisin ; un sillon peu apparent la sépare de la luette. Les deux bras latéraux, la luette et la tubérosité postérieure forment quatre prolongements cruciaux partant de la base de la pyramide. En coupe antéro-postérieure, la pyramide apparaît sous la forme d'un triangle, à sommet effilé dirigé en avant vers le noyau central où il se perd, à large base très convexe et annelée tournée en arrière.

La *luette* (uvula), lobule impair, fait suite à la pyramide en avant. Comprimée latéralement en forme de coin par les lobules de l'amygdale, elle s'élargit d'arrière en avant ; sa partie visible extérieurement ou base s'allonge en sens antéro-postérieur par dessus la voûte du quatrième ventricule, sur une étendue de 1 cm.; elle fait saillie à la partie antérieure de la scissure médiane. Sa coupe est triangulaire comme celle de la pyramide. Deux pédicules blancs rattachent de chaque côté sa base aux hémisphères cérébelleux ; ses bords sont en rapport avec les valvules de Tarin.

Les *amygdales* ou *tonsilles* ou lobules du bulbe rachidien appartiennent à l'hémisphère dont elles occupent la partie la plus interne et sont paires ; elles

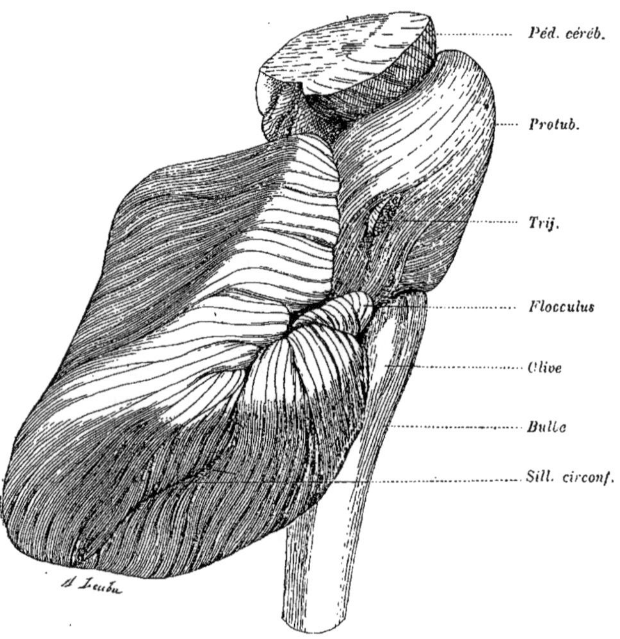

Fig. 180. — Cervelet. Vue latérale (d'après Foville).

sont remarquables chez l'homme par leur grand développement. Chaque lobule tonsillaire occupe une niche appelée par Vicq d'Azyr nid de pigeon et plus souvent *nid d'hirondelle ;* c'est un espace creux ouvert en arrière, circonscrit en dehors par le lobule digastrique de l'hémisphère, en haut par l'union de ce lobule avec la pyramide, en bas par le pédoncule cérébelleux inférieur, en dehors par la luette. La valvule de Tarin fait le fond. L'amygdale arrondie et ferme marque son empreinte en dehors sur le lobule digastrique qu'elle excave, en dedans sur la luette qu'elle comprime ; un feuillet blanc l'unit à cette dernière à son extrémité supérieure, tandis que son extrémité inférieure renflée et arrondie, point le plus déclive du cervelet, pend dans le trou occipital et pourrait être atteint par un instrument enfoncé à travers l'espace occipito-atloïdien ; un sillon indique la limite de la partie engagée. Sa face interne qui dans sa partie supérieure est au contact de la luette est excavée en bas pour recevoir les corps restiformes du bulbe sur lesquels elle se moule. Les sillons sont dirigés en sens antéro-postérieur, et c'est autour de la tonsille comme d'un centre que, sur la face inférieure de l'hémisphère, les sillons décrivent leurs arcs de cercle parallèles.

Les amygdales de chaque côté, la luette au milieu et entre elles les valvules de Tarin, rappellent la configuration de l'isthme du gosier et en ont tiré leurs dénominations.

Le *lobule du pneumo-gastrique* ou *flocculus* (touffe, flocon), implanté sur le pédoncule cérébelleux moyen sur lequel il s'enroule, à l'entrée du sillon circonférentiel, est une petite touffe proéminente, qui doit son nom au voisinage du pneumogastrique qu'on voit en arrière et en dessous. Il est séparé du corps

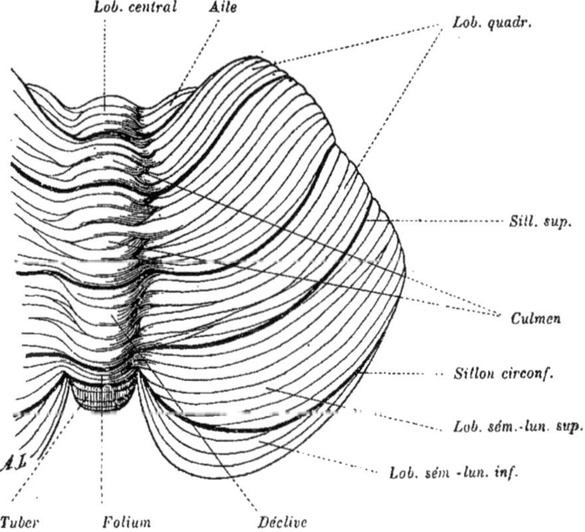

Fig. 181. — Lobules du cervelet. (Face supérieure.)

restiforme par le plexus choroïde du quatrième ventricule sortant à travers le trou de Luschka. Il a une forme de massue ; son *pédoncule* médullaire reçoit l'extrémité externe de la valvule de Tarin. Bien que le plus petit des lobules, il est très apparent et constant ; souvent en dehors de lui, sur le pédoncule céréb. moyen, on trouve un flocculus accessoire. Son origine embryologique paraît être distincte de celle du reste de l'hémisphère ; Cleland a figuré un encéphale dans lequel le cervelet faisait défaut par suite d'une ventriculo-méningocèle, et pourtant le flocculus existait et occupait la partie latérale de la voûte du ventricule.

On s'est efforcé dans ces dernières années d'aboutir à une division topographique rigoureuse de la surface du cervelet en déterminant exactement les lobules qui la composent.

Cette tâche est difficile. Les anatomistes ont pris comme délimitation les sillons profonds ou de premier ordre, qui vont jusqu'au noyau blanc central. Malheureusement ces sillons ne sont pas les mêmes sur le lobe médian et sur les lobes latéraux ; tel sillon profond du vermis n'est plus qu'une fissure superficielle sur l'hémisphère et inversement. En présence de cette difficulté, il a paru logique de choisir comme type le vermis qui est le lobe fondamental dans la série, se développe le premier chez l'homme et montre le premier des sillons qui plus tard s'étendent à l'hémisphère. La classification ainsi obtenue ressemble beaucoup à celle que Kœlliker a tirée de ses recherches embryologiques. L'anatomie comparée fournira probablement un jour des résultats importants ; pour le moment on a constaté une grande variété de disposition chez les mammifères, sans loi bien reconnaissable.

Nous donnons ici pour le lobe médian, puis pour les lobes latéraux, la répartition des différents lobules admise le plus communément.

Le lobe médian renferme huit lobules, dont quatre pour le vermis supérieur et quatre pour le vermis inférieur. Ce sont d'avant en arrière :

1° La *lingula* (languette), lobule aplati, appliqué sur la face postérieure de la valvule de Vieussens et faisant corps avec elle. Comme elle aussi, formation cérébelleuse avortée,

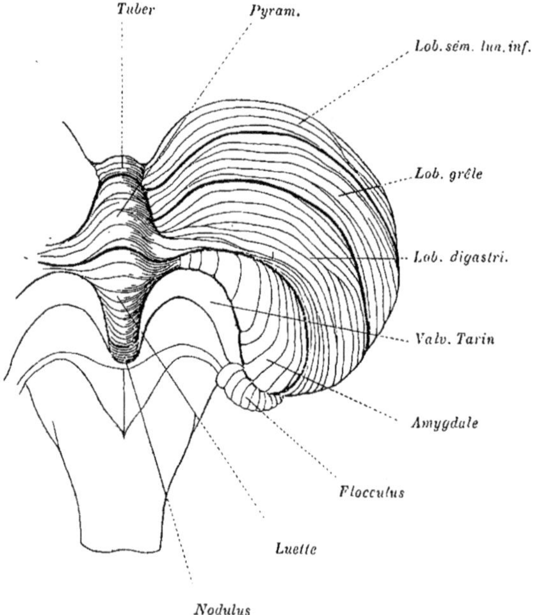

Fig. 182. — Lobules du cervelet. (Face inférieure.)

il se compose de 4 à 5 lames (2 à 7) disposées transversalement, séparées ordinairement en deux moitiés par un raphé médian ou même par un sillon antéro-postérieur. La pointe peut être bifide transversalement, ou même de haut en bas, ce qui donne lieu à deux lingula superposées. Stilling a appelé *freins* de la lingula deux prolongements latéraux triangulaires qui naissent de la partie postérieure et se portent à l'hémisphère correspondant, leur pointe s'attache à la face supérieure du pédoncule céréb. moyen.

2° Le *lobule central*, très petit, qui surplombe et cache la lingula ; deux expansions ou *ailes* vont se perdre dans l'extrémité antérieure du lobe quadrangulaire.

3° Le *monticulus* ou colline, point le plus saillant du vermis supérieur ; il est composé de nombreux feuillets. On y distingue deux parties, le *culmen*, sommet, qui occupe les deux tiers antérieurs, et le *déclive* ou pente, qui descend vers l'échancrure postérieure du cervelet.

4° Le *folium cacuminis*, feuillet du sommet, très étroit, composé d'une seule lame visible au fond de l'échancrure postérieure. Son individualité est caractérisée par le passage du grand sillon supérieur en avant, et du sillon circonférentiel en arrière.

Les lobules suivants appartiennent au vermis inférieur :

5° Le *tuber valvulæ*, renflement valvulaire, composé de 6 à 8 feuillets, à la partie la plus postérieure de l'échancrure.

6° La *pyramide*, qui a de 5 à 6 feuillets, jusqu'à 8 ; plus haut décrite.

7° La *luette*, uvula, avec 8 à 12 lames ; également décrite.

8° Le *nodule*, nodulus, tubercule arrondi, de forme variable qui termine la luette. Il est formé de 5 à 6 plis gris, plus gros que ceux de la luette, unis latéralement à la valvule de Tarin. Le nodule a les plus grandes analogies avec la lingula ; de même que celle-ci, partie la plus antérieure du vermis supérieur, est implantée sur la valvule de Vieussens, de même le nodule, partie antérieure du vermis inférieur, est implantée sur la partie moyenne de la valvule de Tarin qui tapisse sa face antérieure et lui donne un aspect lisse et opalin. Par l'intermédiaire des deux valvules, il touche la lingula, et tous deux forment le sommet de la voûte ventriculaire.

Les lobes latéraux ou hémisphères comprennent 7 lobules, sans compter en avant les *freins* de la lingula et les *ailes* du lobule central, qui font partie de l'hémisphère. Ce sont, en arrière des ailes du l. central :

1° Le *lobule quadrangulaire*, très vaste, que l'embryologie a montré être divisé en deux parties, une qui correspond au culmen, l'autre au déclive. Dans son ensemble, il prolonge latéralement le monticulus.

2° Le *lobule sémilunaire supérieur* entre le sillon supérieur en avant et le sillon circonférentiel en arrière ; il correspond au folium cacuminis.

3° Le *lobule sémilunaire inférieur* qui commence dans l'échancrure par une grosse extrémité arrondie, ce qui était l'inverse pour le lobule précédent : correspond au tuber.

4° Le *lobule grêle*, gracilis, répète en partie la forme du lobule précédent.

5° Le *lobule digastrique* ou biventer, qui encadre l'amygdale en dehors. Dans sa partie interne, il figure en coupe un coin à sommet postérieur et supérieur. Avec le lobule grêle, il se soude latéralement à la pyramide.

6° L'*amygdale* ou *tonsille*, lobule tonsillaire, décrite plus haut ; expansion latérale de la luette.

7° Le *flocculus* ou *lobule du pneumogastrique*, également décrit. Par la valvule de Tarin il se relie au nodule.

Le cervelet est, comme nous l'avons vu dans son embryologie, un puissant développement de la voûte du cerveau postérieur. Dans deux points cependant, la formation nerveuse avorte en partie et n'aboutit qu'à une organisation imparfaite ; c'est d'abord en avant à la jonction de la voûte du cerveau postérieur avec celle du cerveau moyen, c'est-à-dire du cervelet avec les tubercules quadrijumeaux, où apparaît la valvule de Vieussens, et en second lieu en arrière à la jonction de la voûte de ce même cerveau postérieur ou cervelet avec l'arrière cerveau ou bulbe, où se montre la valvule de Tarin. Ces deux valvules sont donc des formations cérébelleuses atténuées ; le terme de valvules qui les désigne fait allusion à un rôle mécanique qu'on leur attribuait autrefois et qui n'existe probablement à aucun titre.

Valvule de Vieussens. — Les Allemands la connaissent uniquement sous le nom de *voile médullaire antérieur*. C'est une lame nerveuse, médiane et impaire, mince, se déchirant facilement, qui remplit l'espace quadrangulaire intercepté par les pédoncules supérieurs du cervelet, oblique comme eux en haut et un peu en avant. Elle mesure 12 à 15 mm. de long sur 6 à 8 de large. Son *extrémité supérieure*, étroite, s'unit à l'écorce blanche des tubercules quadr. postérieurs ; on remarque en avant d'elle un petit faisceau blanc longitudinal, bi ou trifurqué à son insertion valvulaire, qui vient du sillon de séparation de ces tubercules, *frein de la valvule*, et un autre faisceau transversal, visible du moins sur les cerveaux frais, qui est l'entrecroisement des nerfs pathétiques. L'*extrémité inférieure,* large, amincie, se continue avec le noyau blanc du vermis supérieur. Les *bords* se fondent dans les pédoncules céréb. supérieurs. La *face postérieure* ou supérieure, concave, tapissée par les lames grises de la lingula qui lui donnent un aspect crénelé, est en rapport avec le lobule inférieur du vermis supérieur. La *face antérieure* (inférieure de certains auteurs), convexe, forme la partie la plus antérieure de la voûte du quatrième ventricule; le nodule de la luette arrive à son contact.

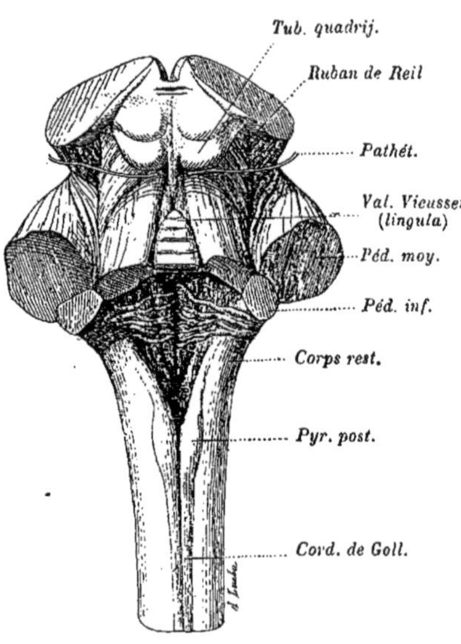

Fig. 183. — Valvule de Vieussens.

Le cervelet a été enlevé. On voit la section des trois pédoncules cérébelleux et une partie du quatrième ventricule. Face postérieure du bulbe et de la protubérance. Tubercules quadrijumeaux (d'après Hirschfeld).

2° **Valvule de Tarin**. — C'est le *voile médullaire postérieur* des auteurs allemands en général, *inférieur* de quelques-uns. Cette lame nerveuse médullaire est impaire comme la valvule de Vieussens, mais ses parties latérales étant très développées, sa partie médiane au contraire courte et peu apparente, on la décrit souvent comme double, bien qu'elle soit unique et continue de droite à gauche. Chacune de ses parties latérales (valvule de Tarin droite et gauche) a la forme d'un segment semi-lunaire tendu transversalement et dont le sinus est ouvert en haut et en avant. L'*extrémité externe* effilée se continue avec le pédoncule du lobule du pneumo-gastrique ou flocculus ; l'extrémité *interne* sous forme d'une lamelle opaline couvre la face antérieure du nodule et d'une partie de la luette qui lui adhèrent et se continue avec celle du côté opposé ; elle est au contact de la lamelle semblable de la valvule de Vieussens. Le *bord supérieur,* convexe, adhérent, s'unit à la substance blanche du vermis et des hémisphères ; le *bord inférieur,* concave pour embrasser à son coude le pédoncule céréb. inférieur, est libre, et quelquefois mal limité, comme perdu dans la pie-mère. La *face antérieure* convexe sur la ligne médiane, sinueuse sur la partie latérale, est large de 7 mm. au plus et appartient à la voûte du ventricule ; la *face postérieure* courbée en sens inverse présente parfois de légères entailles.

La *valvule de Tarin* est composée d'une lame médullaire cérébelleuse qui chez l'adulte n'arrive pas jusqu'au bord libre ; l'épendyme revêt sa face ventriculaire et à partir du bord inférieur, qui par conséquent n'est pas rigoureusement un bord libre, se continue sous la pie-mère ou toile choroïdienne, sous la forme d'une couche épithéliale.

Conformation intérieure. — Le cervelet comprend : une écorce grise, un noyau blanc central, et dans ce noyau plusieurs centres ganglionnaires de substance grise qui sont le corps dentelé et les noyaux accessoires.

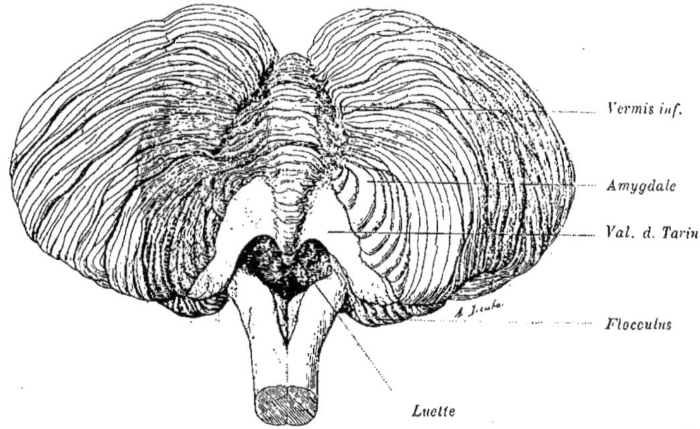

Fig. 184. — Valvules de Tarin.

Pour comprendre la disposition de ces parties, il faut pratiquer des coupes antéro-postérieures et des coupes horizontales.

1° Coupe antéro-postérieure médiane. — Cette coupe, qui passe par les vermis et divise le cervelet en deux moitiés égales, nous montre une figure ramifiée ressemblant à une feuille de thuya et à laquelle on a donné le surnom de cet arbre, c'est-à-dire celui d'*arbre de vie*. La substance blanche centrale ou *noyau central du vermis,* qui représente le tronc de l'arbre, est étroite, courte, allongée d'avant en arrière et de bas en haut ; sa surface irrégulière est comparée par les uns à un trapèze *(corps trapézoïdal)*, par les autres à un triangle. Une de ses faces correspond au sommet de la voûte du quatrième ventricule et se continue en avant avec la valvule de Vieussens, en arrière avec celle de Tarin. Le tronc de l'arbre de vie donne naissance à deux grosses branches, l'une ascendante, l'autre horizontale, que sépare le grand *sillon supérieur* du cervelet ; on voit par là que cette seconde branche maîtresse fournit tout à la fois au vermis inférieur et au vermis supérieur, ce qui montre combien leur séparation est artificielle. Chacune de ces deux branches principales émet dès son origine des branches secondaires, au nombre de trois pour chacune, que séparent des sillons profonds ou de premier ordre ; elles sont l'axe des six lobules du lobe médian, auxquels il faut ajouter la lingula et le nodulus qui n'ont pas de tige centrale. La division des branches secondaires en rameaux principaux produit l'axe ou substance blanche des *lames ;* il y en a en moyenne dix par lobule, soit pour tout le cervelet 60 à 80 lames, appliquées les unes contre les autres à la façon des feuillets d'un livre. Enfin les rameaux subdivisés à leur tour en rameaux secondaires deviennent l'axe des *lamelles* ou *circonvolutions,* séparées comme les lames d'ailleurs par des sillons superficiels qui ne vont pas jusqu'au noyau central ; ces rameaux secondaires semblent plutôt être la nervure centrale d'une foliole. On compte une moyenne de 10 lamelles par lame, soit 600 à 800 lamelles pour le cervelet, d'après les estimations un peu différentes de plusieurs auteurs (Malacarne, Chaussier).

En résumé, de l'étroit noyau blanc du vermis, tronc central, nous voyons s'irradier deux branches principales et des branches secondaires, toutes séparées par des sillons profonds, chacune représentant un lobule ; des branches secondaires s'irradient les rameaux principaux ou lames ; des rameaux principaux partent à angle droit les rameaux secondaires ou lamelles. Un petit

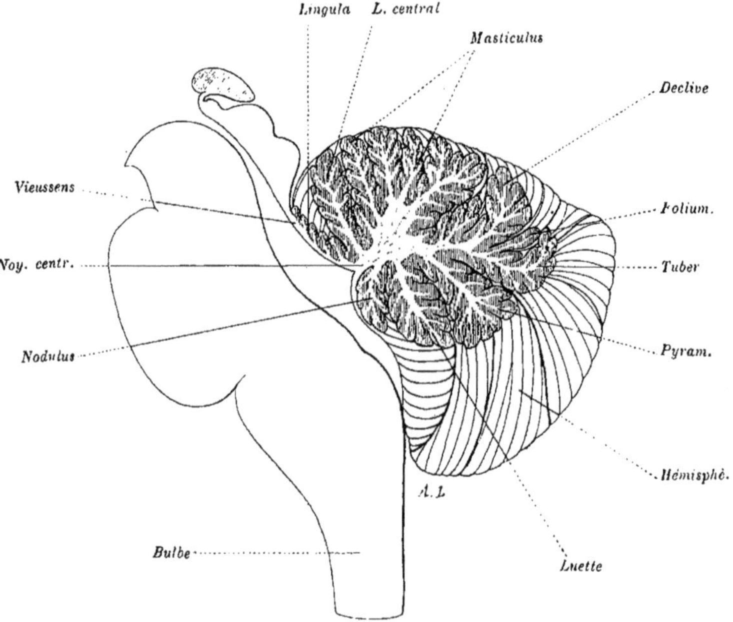

Fig. 185. — Arbre de vie médian du cervelet.

Coupe médiane antéro-postérieure montrant le noyau blanc central et les lobules du lobe médian ou vermis.

renflement de substance blanche marque le point de départ de chaque ramification. Ces divisions ne sont pas d'ailleurs tellement nettes, qu'elles ne puissent en certaines régions être interprétées différemment, de là les variations d'estimation dans le nombre des lobules. L'ensemble figure, avons-nous dit, l'arborisation d'une feuille de thuya ou encore une roue verticale à rayons un peu courbes.

Une couche grise corticale de 2 à 3 mm. d'épaisseur recouvre toute la surface sans interruption, aussi bien la surface cachée que la surface extérieure ; elle constitue en épaisseur les deux tiers de chaque lamelle ou circonvolution. L'écorce grise étant continue, toutes les lamelles se touchent et passent de l'une dans l'autre, comme les circonvolutions du cerveau ; il en est de superficielles, extérieures, et de profondes enfouies dans les sillons ; un certain nombre, situées au point le plus bas des sillons de premier ou de deuxième ordre, font la transition entre deux lames ou deux lobules. La substance grise du cervelet est donc une lame extrêmement plissée, 600 à 800 fois, dont chaque petit pli constitue une lamelle ou circonvolution ; les petits plis se groupent en plis plus grands qui sont les lames et les lobules. Toute la surface des lamelles est recouverte par la pie-mère qui y enfonce ses vaisseaux et ses entonnoirs con-

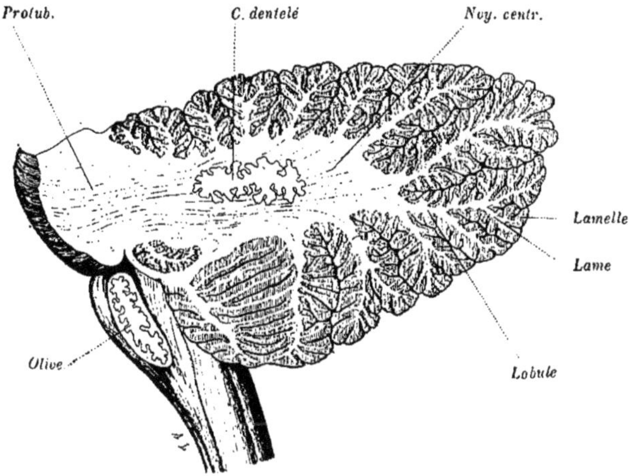

Fig. 186. — Arbre de vie latéral du cervelet.

Coupe antéro-postérieure latérale intéressant simultanément l'olive cérébelleuse (c. dentelé) et l'olive bulbaire (d'après *Sappey*).

jonctifs, et qui par conséquent pénètre au fond de tous les sillons même les plus ténus. La lingula et le nodule présentent les formes simples du plissement cérébelleux.

2° **Coupe antéro-postérieure latérale**. — Cette coupe, qui partage en deux moitiés un des hémisphères, donne une figure appelée *arbre de vie des lobes latéraux*. Elle ressemble beaucoup à celle du lobe médian, car après tout les circonvolutions du vermis passent sur l'hémisphère, mais en diffère à certains points de vue. D'abord on ne trouve plus la tente ventriculaire ni la lingula ni le nodule ; le noyau central est beaucoup plus grand ; il y a un plus grand nombre de sillons profonds, quinze à seize ; les lobules supérieurs sont les plus petits, les postérieurs ou circonférentiels sont les plus gros, les inférieurs de volume moyen. En outre dans le noyau blanc on reconnaît le corps dentelé.

3° **Corps dentelé** — (Synonymie : corps denté, ganglion du cervelet de Gall, corps ciliaire, corps rhomboïdal de Vieussens, olive cérébelleuse). La coupe antéro-postérieure le présente sous forme d'un anneau fermé : mais pour en avoir une idée complète, il faut pratiquer une coupe horizontale rasant la valvule de Vieussens et les pédoncules cérébelleux supérieurs. On distingue alors dans chaque hémisphère, au sein de la substance blanche, un espace irrégulièrement ovoïde, limité par une lamelle dense, jaunâtre, plissée en feston ou en zig-zag, et figurant une bourse chiffonnée dont l'ouverture regarde en avant et en dedans. Elle a la plus grande analogie avec l'olive du bulbe. Le corps dentelé a 15 ou 20 mm. de long en sens sagittal ou même plus, sur 10 de largeur transversale et 12 en hauteur : ces chiffres sont d'ailleurs un peu variables. Son ouverture ou *hile* laisse passer des vaisseaux et des nerfs ; il correspond aux angles latéraux du quatrième ventricule et au hile des lobes latéraux du cervelet.

Le volume du corps dentelé est proportionnel à celui des hémisphères cérébelleux, et comme ceux-ci atteignent chez l'homme leur maximum, c'est chez lui que ce ganglion est le plus développé. Plus on descend dans la série animale, plus il est simple. Chez le singe, ce n'est déjà plus qu'une bandelette arquée et non froncée ; il est fréquemment interrompu et décoloré chez le chien, réduit à une légère teinte grisâtre chez le chat, le cobaye.

4° **Noyaux gris accessoires** — Nous les décrirons plus loin à propos de la structure du cervelet.

PÉDONCULES CÉRÉBELLEUX

De la face inférieure du cervelet, au niveau de son échancrure antérieure ou hile, partent trois paires de prolongements dont l'ensemble a été comparé à un limaçon sortant de sa coquille. Tous rétrécis à leur point d'émergence s'élargissent et divergent pour se diriger les uns en avant ou mieux en haut, les autres transversalement sur le côté, les derniers en bas et en arrière ; ce sont les pédoncules cérébelleux supérieurs, moyens et inférieurs. Ils mettent le cervelet en relation avec le cerveau, la protubérance et le bulbe (processus ou crura cerebelli ad testes, aut ad cerebrum, aut ad corpora quadrigemina — ad pontem — ad medullam oblongatam).

1° **Pédoncules cérébelleux supérieurs.** — Ces cordons un peu aplatis partent du centre médullaire du cervelet au-dessus de l'origine des pédoncules inférieurs et se dirigent presque verticalement en haut et un peu en avant, se rapprochant de plus en plus l'un de l'autre le long des bords supérieurs du quatrième ventricule ; puis ils s'engagent sous les tubercules quadrij. postérieurs sous lesquels ils semblent se perdre. Leur extrémité inférieure passe au-dessus du pédoncule inférieur qu'elle croise à sa sortie du cervelet ; leur extrémité supérieure, large et mince, appartient au cerveau moyen et se croise avec celle du côté opposé sous les tubercules testes. Leur face antérieure (ou inférieure) est en partie adhérente à la protubérance et au pédoncule cérébral, en partie libre par sa moitié interne et appartient au toit ventriculaire. Leur face postérieure (ou supérieure), libre aussi, au moins en arrière, est recouverte par le cervelet. Le bord externe, épais, est séparé de la protubérance par le sillon latéral de l'isthme d'où émerge le ruban de Reil. Le bord interne, mince, au contact de l'autre pédoncule en avant, en est séparé en arrière par la valvule de Vieussens.

2° **Pédoncules cérébelleux moyens.** — Ce sont les plus volumineux. Destinés à la protubérance, ils descendent de la partie antérieure du cervelet et se dirigent en bas et en dedans à la rencontre l'un de l'autre, en formant un cordon aplati de haut en bas. Leur face inférieure, qui regarde aussi en dehors, est arrondie ; on y remarque les touffes du lobule du pneumo-gastrique et une gouttière où aboutit le grand sillon circonférentiel du cervelet. La face supérieure très courte se perd dans le noyau blanc cérébelleux au-dessus des autres pédoncules. Une ligne tirée de l'émergence du nerf trijumeau à celle du facial marque leur limite inférieure ; à ce niveau ils se confondent avec la protubérance annulaire.

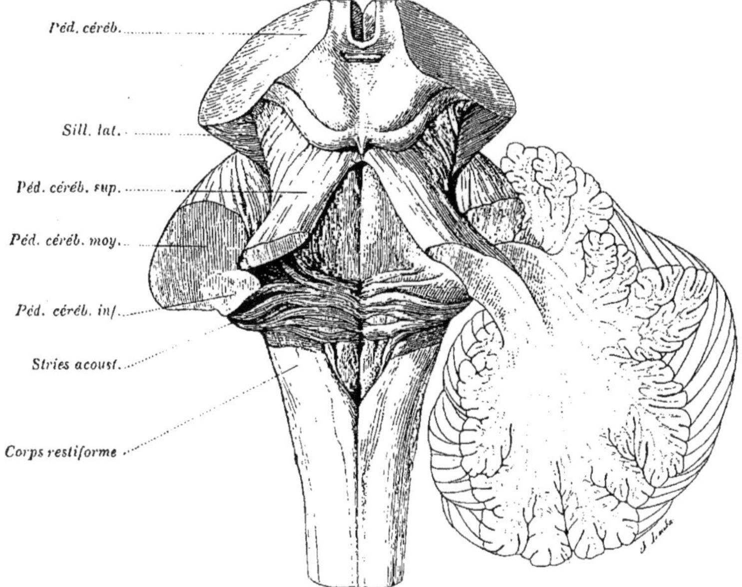

Fig. 187. — Pédoncules cérébelleux.

A gauche les trois pédoncules sectionnés à leur entrée dans le cervelet ; à droite leur pénétration dans l'hémisphère cérébelleux. On remarquera, sur ce dessin d'après nature, le développement insolite des barbes du calamus ou stries acoustiques sur le plancher du quatrième ventricule.

3° **Pédoncules cérébelleux inférieurs.** — Ces pédoncules cylindroïdes, destinés au bulbe, se portent d'abord en bas et en avant à leur sortie du cervelet, puis s'infléchissent à angle droit en se dirigeant en bas et en dedans pour longer et border la partie inférieure du plancher ventriculaire et enfin se juxtaposent au V du calamus, point où ils se confondent avec les cordons postérieurs du bulbe. Leur face externe et supérieure est contournée par l'amygdale cérébelleuse ; au-dessous du coude elle est croisée par les stries acoustiques et par la ligula antérieure. Leur face profonde adhère au bulbe dans lequel elle épuise successivement ses fibres.

Quelques auteurs distinguent le pédoncule céréb. infér. du corps restiforme ; d'autres emploient ces deux termes comme synonymes. Si l'on veut conserver une distinction, il faut fixer la limite au coude du pédoncule, coude marqué par un rétrécissement ou *col* et par les stries acoustiques ; tout ce qui est au-des-

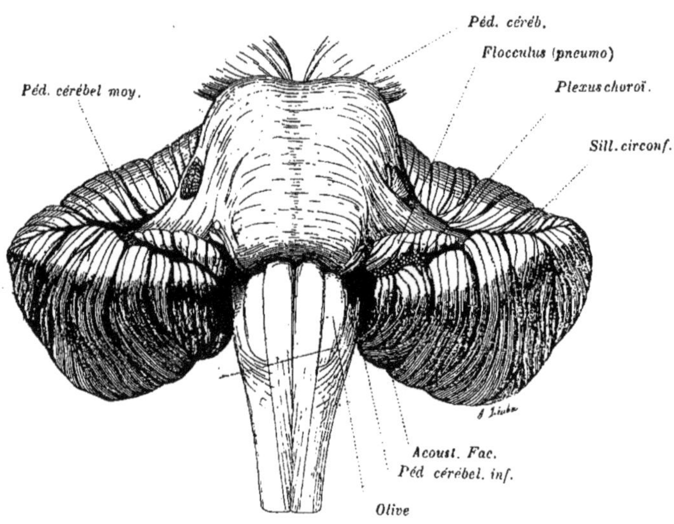

Fig. 188. — Pédoncules cérébelleux.

Les pédonc. cerébelleux inférieurs et moyens vus en place sur la face antérieure du bulbe et de la protubérance.

sus du coude est le pédoncule céréb. inférieur ; ce qui est au-dessous, c'est-à-dire le long du ventricule et continu avec le bulbe est le corps restiforme.

QUATRIÈME VENTRICULE.

Le quatrième ventricule (ventricule du cervelet de Galien, sinus rhomboïdal des Allemands, premier ventricule de Tiedmann, parce qu'il se développe le premier) est une cavité située entre le bulbe, la protubérance et le cervelet. Ancienne cavité du cerveau postérieur et de l'arrière-cerveau, elle fait suite au canal de l'épendyme de la moelle et se continue à son extrémité supérieure avec l'aqueduc de Sylvius, cavité du cerveau moyen.

Le quatrième ventricule est un espace losangique très aplati. Il mesure 3 cm. en longueur et 2 en largeur, sur les deux axes du losange. Sa direction est à pic, presque verticale ; il est incliné de 10° seulement sur la ligne verticale qui passe en arrière de lui, en sorte que les termes de plancher et de voûte ou toit, employés pour désigner ses parois antérieure et postérieure, sont complètement inexacts chez l'homme et ne se justifient que chez les animaux.

Pour bien comprendre la constitution des parois ventriculaires, il est nécessaire de se reporter à leur développement embryologique.

La troisième et dernière vésicule primitive du cerveau embryonnaire forme en se dédoublant deux vésicules secondaires qui sont le cerveau postérieur et l'arrière-cerveau. Le cerveau postérieur donne par sa base très épaissie la protubérance annulaire, par ses parties latérales les pédoncules cérébelleux supérieurs, par sa voûte énormément accrue le cervelet tout entier. L'arrière-cerveau produit par sa base le bulbe, par ses côtés les corps restiformes ; sa voûte au contraire reste inféconde, et c'est à peine si au-dessus de l'épithélium de la vésicule primordiale se forme une mince lamelle nerveuse (membrana tectoria). Malgré les progrès du développement, le cerveau postérieur et l'arrière-cerveau sont loin de se différencier l'un de l'autre aussi nettement que les autres parties de l'encéphale ; ainsi le bulbe et le pont de Varole ne sont séparés que par un faible sillon, et cette distinction disparait même chez les animaux qui n'ont pas de protubérance ; la cavité élargie et aplatie de l'ancienne vésicule postérieure reste commune aux deux vésicules secondaires et de-

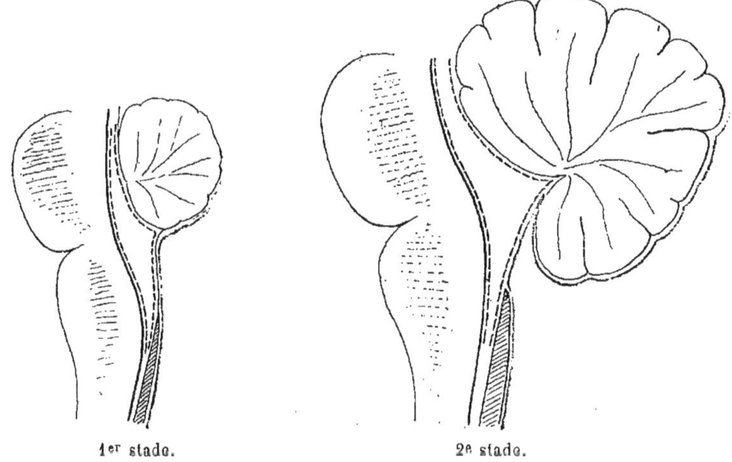

Fig. 189. — Formation de la voûte du quatrième ventricule.

Dessins schématiques montrant deux stades successifs. La pie-mère en rouge.

vient le quatrième ventricule. Le quatrième ventricule appartient donc par sa moitié supérieure au cerveau postérieur (protubérance), par sa moitié inférieure à l'arrière-cerveau (bulbe) ; le point de jonction de ces deux moitiés est dilaté, loin d'être resserré.

A cette période fœtale reculée le quatrième ventricule est d'une constitution simple et régulière. Son plancher uni est la paroi basale de la cavité vésiculaire ; sa voûte en forme de tente est composée d'une partie antérieure très épaisse, le cervelet, tenue seulement en avant et en arrière au niveau de la valvule de Vieussens et de celle de Tarin, et d'une partie postérieure très mince, la lamelle nerveuse de la membrana tectoria que tapisse la pie-mère en dessus. Mais dès les derniers mois de la vie fœtale, les changements suivants s'accomplissent dans la voûte : 1° Le cervelet s'accroissant en arrière surplombe par son vermis postérieur la voûte membraneuse et forme au-dessus d'elle un second étage, séparé par la fente cérébr. post. ; la pie-mère se trouve ainsi repliée et invaginée, et ses deux feuillets accolés, plus tard fusionnés, deviennent la toile choroïdienne ; 2° la membrana tectoria, qui formait la voûte membraneuse, s'atrophie et se résorbe dans sa partie centrale ; il n'en reste que des lambeaux sur les bords (ligula), et là où elle a disparu la voûte n'est plus représentée que par l'épithélium à une seule couche, invisible à l'œil nu, qui tapisse la toile choroïdienne ; 3° la pie-mère elle-même finit par se résorber en certains points, crevant la voûte à son angle postérieur et à ses angles latéraux, et produisant le trou de Magendie et les trous de Luschka.

Nous décrirons successivement dans le quatrième ventricule la voûte, le plancher, les bords et les angles.

1° Voûte du quatrième ventricule. — La voûte ou toit, en réalité paroi postérieure chez l'homme debout, montre sur la coupe antéro-postérieure comme sur la coupe transversale deux plans inclinés, convexes du côté de la cavité ; au centre, à la jonction des deux plans, la disposition est celle d'une *tente* à sommet angulaire, *faîte* ou *angle* de la tente. Les deux parties antérieure et postérieure sont bien différentes.

La partie antérieure extrêmement épaisse est constituée par le cervelet et les pédoncules céréb. supérieurs. Elle n'est amincie que tout à fait en avant et

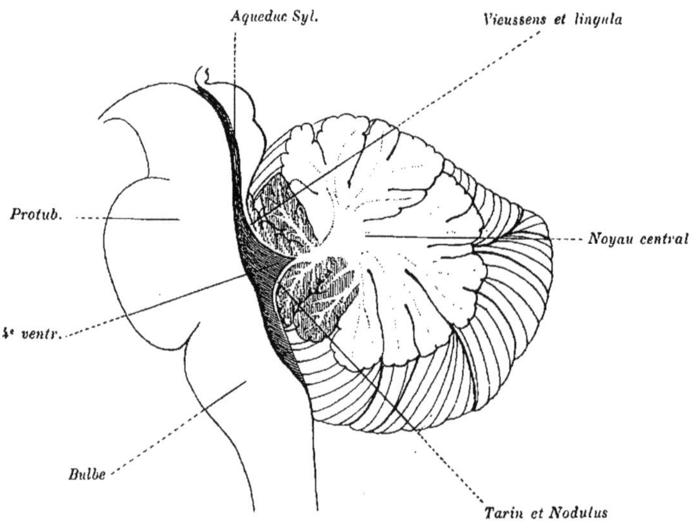

Fig. 190. — Quatrième ventricule.

Vu en coupe antéro-postérieure, montrant la direction verticale de la cavité et la voûte en forme de tente.

au milieu, où elle est représentée par la valvule de Vieussens que renforcent à peine les stries grises de la lingula; c'est là en effet une formation nerveuse avortée, à la jonction du cerveau moyen et du cerveau postérieur.

La partie postérieure, qui s'étend du sommet de la tente à la face postérieure du bulbe, présente deux étages superposés. L'étage inférieur qui est la voûte réelle, primordiale, est extrêmement mince ; il est formé sur la périphérie par des lamelles nerveuses atrophiées, la valvule de Tarin, la ligula, l'obex, au centre par l'épithélium épendymaire seul. L'étage supérieur qui s'est formé ultérieurement par accroissement du cervelet en arrière est épais, car ce sont le vermis postérieur, la luette et les amygdales, toutes masses cérébelleuses, qui le constituent. Entre ces deux plans, et les unissant entre eux, la pie-mère invaginée, en double feuillet, s'étale sous le nom de toile choroïdienne et se pelotonne au milieu autour d'un lacis vasculaire (plexus choroïdes).

Revenons à la voûte membraneuse, voûte vraie qui couvre la partie bulbaire du ventricule, et qu'on observera en relevant en haut avec beaucoup de précaution la partie postérieure du cervelet. Dans toute sa partie centrale, elle a perdu tout caractère nerveux, elle est réduite à l'épithélium invisible qui tapisse la face inférieure de la pie-mère et qu'on arrache en arrachant celle-ci ; dans sa partie médiane et inférieure, à la pointe du bulbe, elle n'existe même plus, car, par résorption de la pie-mère et de son épithélium, s'est formée une surface fenêtrée ou un trou véritable, *trou de Magendie,* qui fait communiquer la cavité du ventricule avec les espaces sous-arachnoïdiens extérieurs. A la partie antérieure la voûte est représentée par une formation cérébelleuse rudimentaire tout à fait

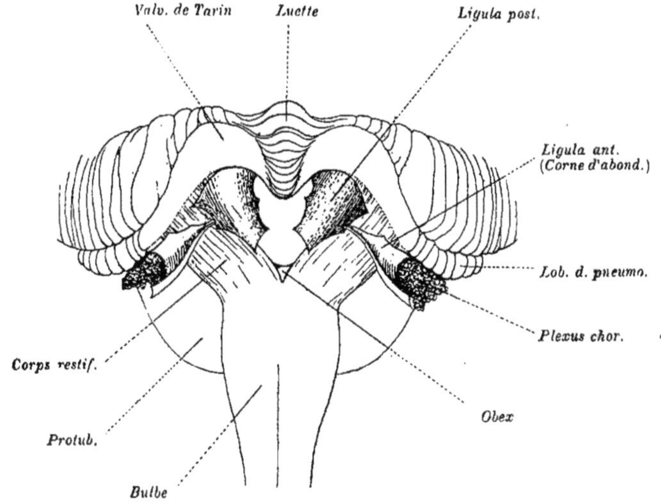

Fig 191. — Les ligula.

Dessin d'après nature montrant sur la face postérieure du ventricule des restes nerveux ou ligula, tænia. Ces membranes nerveuses sont désignées en bleu, mais sont en réalité blanches. La pie-mère qui les recouvrait n'est pas figurée.

comparable à la valvule de Vieussens, c'est la *valvule de Tarin,* lame blanche continue de droite à gauche, excavée de chaque côté en godets, recouverte au milieu par la substance grise du nodulus. Son bord libre marque le point de réflexion de la pie mère et se continue avec l'épithélium de la voûte. Sur les parties latérales se voient d'autres formations nerveuses atrophiques, mais d'origine bulbaire. Recouvertes en dessus par la pie-mère, à travers laquelle on les aperçoit adhérentes par leur bord externe aux bords du plancher ventriculaire, elles ont un bord interne libre et déchiqueté ; leur forme est celle de minces lamelles blanchâtres. Toutes sont variables dans leur présence, leur forme et leur étendue. Ce sont l'obex et la ligula.

L'*obex* ou verrou est une lamelle impaire et médiane située à l'angle inférieur du quatrième ventricule. Sa forme est triangulaire, deux de ses côtés sont fixés au renflement ou clava des pyramides postérieures dont il comble l'écartement; sa base concave et libre regarde en haut. Il manque parfois totalement.

La *ligula*, languette, ou *tœnia*, bandelette, ou ponticulus de Henle (le ponticulus d'Arnold et de la plupart des auteurs étant le faisceau de fibres arciformes qu'on voit dans le trou borgne du bulbe) est une membrane composée de deux feuillets coudés l'un sur l'autre à angle droit, de là une ligula postérieure et une ligula antérieure.

La ligula *postérieure*, quadrangulaire, épaisse d'un demi-millimètre, longue de 5 mm. en moyenne, fait suite à l'obex. Son bord externe est adhérent au bord du plancher ventriculaire ; son bord interne, déchiqueté, s'avance plus ou moins loin sur la ligne médiane à la rencontre de la ligula opposée, à laquelle elle s'unit parfois en formant à elles deux une porte cintrée par-dessus le trou de Magendie. Elle est recouverte par la pie-mère qui contient à son niveau un petit plexus choroïde indépendant (*Merkel*).

La ligula *antérieure* est continue avec l'extrémité supérieure de la précédente, et, comme elle, elle est rubannée et cintrée ; mais elle s'en distingue par sa direction transversale. Au lieu d'être longitudinale dans sa ligne d'insertion et de s'étaler du côté interne, elle se porte horizontalement en dehors, croise la face externe du corps restiforme et atteint la ligne d'insertion du pneumogastrique et du glosso-pharyngien. Dans cette partie antérieure, en dehors et en arrière de ces deux nerfs, la ligula forme la paroi postérieure et inférieure du récessus ventriculaire dont nous parlerons plus loin, et engaine les plexus choroïdes qui sortent par l'orifice de ce recessus. Raremment (2 fois sur 54, *Hess*) elle les enveloppe totalement et ferme par conséquent l'orifice ; le plus souvent elle ne les couvre que partiellement, en bas et en arrière ; enfin dans certains cas, elle s'enroule en hélice autour de leur pédicule et laisse sortir de son cône leur extrémité frangée, disposition qui lui a fait donner le nom de *corne d'abondance* ou de *corbeille de fleurs*.

Outre la ligula, Hess signale une petite membrane assez constante, de 2 à 3 mm., qui va au lobule du pn. gastrique, parallèlement au bulbe.

Il est important de remarquer que les termes ligula et tœnia ne sont pas pris par tous les auteurs dans le même sens. Les uns confondent ces deux membranes nerveuses sous le nom commun de ligula, les autres sous celui de tœnia ; d'autres gardent le nom de tœnia pour un des feuillets et celui de ligula pour l'autre. De même le terme de *voile médullaire inférieur* est appliqué par les uns à la ligula, par d'autres au tœnia. On se rappelle que le voile médullaire antérieur est la valvule de Vieussens et le voile postérieur, la valvule de Tarin.

Plancher du quatrième ventricule. — Nous avons déjà fait observer que chez l'homme ce plancher est presque vertical, et représente en réalité une paroi antérieure. Sa surface losangique est d'un gris cendré dû à la présence d'une couche grise générale sous-épendymaire (lame cendrée, stratum cinereum) sur laquelle tranchent certaines parties plus blanches. La moitié supérieure du losange appartient à la protubérance, la moitié inférieure au bulbe.

On remarque sur le plancher :

Le *sillon médian*, grand axe du losange qu'il parcourt dans toute sa longueur ; à l'angle supérieur il se continue avec l'aqueduc de Sylvius, à l'angle inférieur avec le canal de l'épendyme qui s'engage dans le bulbe très près de la face postérieure. Une dépression en cul-de-sac, *ventricule* d'*Arantius*, placée en avant de l'obex, marque la jonction du sillon avec le canal épendymaire. La partie bulbaire ou inférieure du sillon médian est connue depuis Hérophile sous le nom de *tige* du *calamus scriptorius* (roseau à écrire) ; son extrémité inférieure en est le *bec* ou *V*, et les stries acoustiques transversales en sont les *barbes*.

De chaque côté du sillon médian une bande longitudinale, saillante, le *funiculus teres* (faisceaux intermédiaires ou latéraux des auteurs français). Il commence au bec du calamus par une extrémité blanche triangulaire (*aile blanche interne*), d'un blanc un peu grisâtre, qui tranche cependant sur les parties voisines grises et déprimées ; s'efface un peu sur le milieu du losange à cause des

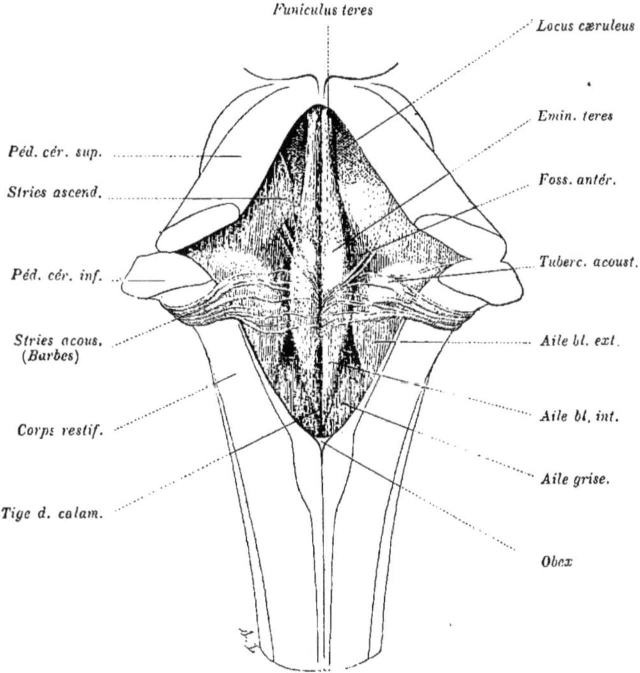

Fig. 192. — Plancher du quatrième ventricule.

Topographie d'après nature. On remarquera le grand développement des stries ascendantes sur cette pièce.

stries acoustiques qui le coupent à angle droit, se renfle au-dessus d'elles en une saillie blanche arrondie, oblongue, parfois irrégulière, l'*eminentia teres* (teres, ronde) qui correspond au noyau d'origine du moteur oc. externe, et un peu aminci atteint l'extrémité antérieure du plancher qu'il a parcouru dans toute sa longueur parallèlement à celui du côté opposé. Il disparaît sous les tubercules qu. postérieurs.

Les *stries acoustiques* ou *barbes* du calamus. Ce sont des faisceaux blancs en relief qui partant de l'angle latéral s'étendent transversalement sur le plancher, dont ils marquent la division en deux moitiés, et s'épanouissent en éventail avec le sillon médian pour base. On les prenait autrefois pour des racines du nerf auditif, mais elles n'ont aucun rapport avec ces racines qu'elles croisent ; on les suit en dehors jusqu'à la face externe du corps restiforme, et quand elles sont bien développées, jusqu'au cervelet, au voisinage du flocculus. Rien de plus variable que ces stries. Elles peuvent faire complètement défaut ou atteindre le chiffre de douze, être grêles ou volumineuses, parallèles ou croisées ; rarement celles de droite et de gauche sont semblables. Il en est une qui se distingue par son trajet oblique en haut et en dehors ou vertical ; elle est inconstante, presque toujours unique, ordinairement plus volumineuse à gauche, traversée quelquefois par les stries transversales ; c'est la *strie ascendante* ou *baguette d'harmonie* (conducteur sonore...)

Étudions maintenant chaque triangle isolément.

Dans le triangle supérieur nous trouvons : le sillon médian, la partie supérieure du funiculus teres, dans ce funiculus et près de la base du triangle l'eminentia teres, les stries acoustiques les plus élevées, la baguette d'harmonie. En dehors de l'eminentia teres, la partie supérieure saillante du *tubercule acoustique*, une des origines du nerf auditif. Entre ce tubercule et l'éminence, et un peu en avant, une dépression triangulaire : la *fossette antérieure* (fovea anterior) où l'on voit presque toujours ramper ou s'irradier en étoile une veine superficielle. Enfin en avant de cette fossette, une surface plane conduit à une gouttière qui longe en dehors le funiculus teres et se fait remarquer par une tache ou une traînée tantôt gris bleuâtre, tantôt brun sombre nommée le *locus cœruleus*, tache bleue, substance ferrugineuse, une des origines du trijumeau. On la suit plus ou moins facilement jusqu'à l'angle supérieur. Elle correspond à un groupe de cellules nerveuses très pigmentées, étendu sur une longueur de 4 à 6 mm. ; c'est cette tache noire qui vue à travers la couche blanche superficielle produit une teinte bleuâtre ; sur certains cerveaux on ne la distingue qu'après avoir gratté la couche la plus superficielle. Il est bon de savoir que quelques anatomistes, à l'exemple d'Arnold, ont appelé locus cœruleus la fossette antérieure avec la veine bleue.

Le triangle inférieur ou bulbaire nous présente : le sillon médian, tige et bec du calamus et ventricule d'Arantius — l'origine du funiculus teres, disposée en un triangle à base supérieure ou V. du calamus, *aile blanche interne*, dite encore triangle de l'hypoglosse, parce qu'elle correspond au noyau d'origine de ce nerf — en dehors de l'aile blanche, un second triangle qui diffère du premier par sa couleur gris foncé, sa surface déprimée et sa direction en sens inverse. Le sommet du triangle, plus excavé et plus foncé que le reste de la surface, regarde en haut, sur le niveau des stries acoustiques ; la base touche le bord inférieur du plancher ; le grand côté est interne, l'angle externe est obtus. On appelle ce triangle l'*aile grise* (synonymie : aile cendrée, fossette postérieure, fovea posterior, trigone du gl. pharyngien, triangle du pn. gastrique, à cause de ses rapports avec l'origine de ces nerfs. — Enfin tout à fait en dehors un troisième triangle disposé comme le triangle interne et blanc comme lui, c'est l'*aile blanche externe*, qui correspond au nerf auditif. Cette aile blanche forme une saillie arrondie ; sa base, que limitent uniquement les stries acoustiques, se continue sans démarcation avec une saillie plus renflée encore qu'on voit au-dessous et en dehors de l'eminentia teres, au-dessus des stries acoustiques, saillie connue sous le nom de *tubercule acoustique*. Elle empiète donc sur la partie supérieure du plancher et se prolonge en dehors dans le pédoncule céréb. inférieur. Ces trois parties, l'aile blanche externe, le tubercule acoustique et son prolongement latéral, ne forment qu'une seule masse, un cordon arqué plus renflé à son coude ; il est tout entier du domaine de l'acoustique.

En résumé, la moitié inférieure du plancher ventriculaire comprend deux triangles ou ailes blanches, séparés par un troisième triangle ou troisième aile, l'aile grise ; chacun d'eux correspond à l'origine d'un nerf crânien et acquiert ainsi l'importance d'un repère précieux.

Bords du ventricule. — Les quatre bords sont obliques comme les côtés du losange et légèrement curvilignes. Les deux bords *supérieurs* correspondent à la jonction des pédoncules cérébelleux supérieurs avec la protubérance. Les bords *inférieurs* longés par les pyramides postérieures et les corps restiformes sont au point de réunion du plancher et de la voûte (ligula postérieur et toile choroïdienne), le long du bord interne du corps restiforme sur lequel s'insère la ligula.

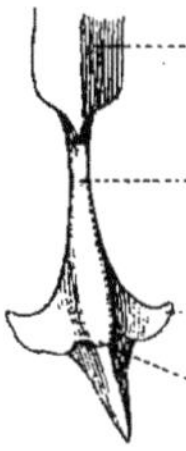

3e ventr.
Aqueduc
Recessus
Sommet

Fig. 193. — Cavité du quatrième ventricule. Moule d'après Welker

Angles du ventricule. — Il y a quatre angles, un supérieur, un inférieur et deux latéraux. A l'angle *supérieur*, la cavité ventriculaire, large de 3 mm., se continue avec l'aqueduc de Sylvius qui aboutit plus haut au troisième ventricule ; le sillon médian du plancher se poursuit dans l'aqueduc en formant l'arête inférieure excavée de ce canal prismatique, *sillon*

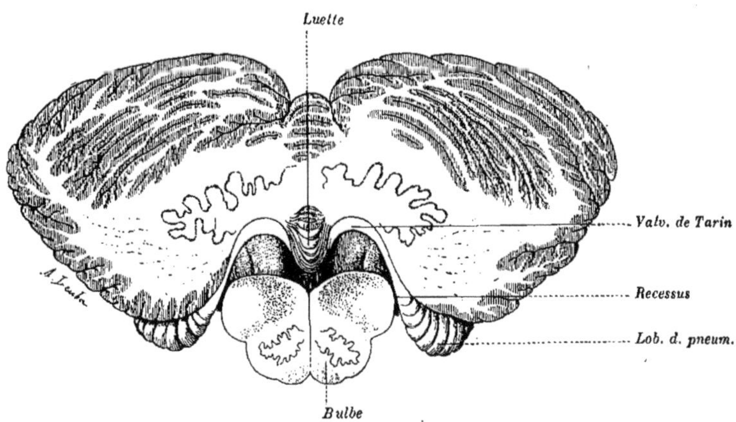

Fig. 194. — Recessus latéral du quatrième ventricule.
Coupe transversale passant par le recessus, au niveau de la base du bulbe.

médian de l'aqueduc. L'angle *inférieur* présente le débouché du canal épendymaire de la moelle, sur le plancher la fin du sillon médian ou bec du calamus, sur la voûte l'obex et au-dessus de lui un trou ovale ou une surface fenêtrée, le trou de Magendie, dû à une résorption de la pie-mère et de l'épithélium sous-jacent. Par ce trou, véritable rupture du toit ventriculaire, le liquide de la cavité communique avec celui de l'extérieur.

Les *angles latéraux* sont remarquables par les prolongements creux qu'ils envoient en bas et en avant, et qui sur les moules de la cavité ont l'air de cornes ou d'appendices; on leur donne le nom de *recessus latéraux* ou diverticules latéraux. Les recessus sont situés à la jonction des deux moitiés du ventricule, mais appartiennent surtout à la moitié antérieure. Ils s'étendent derrière l'angle de réflexion du corps restiforme devenant pédoncule cérébelleux, entre le pédoncule du lobule du pneumo-gastrique en haut, la ligula antérieure en bas et en dedans, et s'ouvrent sous l'arachnoïde par le trou de Luschka situé à la jonction du cervelet et du bulbe, en dehors des racines des nerfs mixtes. Leur cavité est remplie par les plexus choroïdes latéraux, qui sortent en touffe à travers l'orifice extérieur.

Membranes ventriculaires. — La cavité est tapissée par une membrane lisse et polie, dense surtout à la face postérieure du bulbe. Cette membrane, *épendyme* du quatrième ventricule, se continue avec l'épendyme de la moelle et de l'aqueduc de Sylvius; elle comprend sur le plancher et la partie antérieure de la voûte une couche d'épithélium cylindrique cilié et une couche névroglique, sur la partie postérieure de la voûte un simple épithélium plat que couvre la pie-mère.

Le quatrième ventricule renferme une très faible quantité de liquide céphalo-rachidien.

PÉDONCULES CÉRÉBRAUX ET TUBERCULES QUADRIJUMEAUX

(CERVEAU MOYEN).

La vésicule cérébrale moyenne ou cerveau moyen, interposée entre le cerveau intermédiaire (couches optiques) et le cerveau postérieur (protubérance et cervelet), se fait remarquer par la simplicité de son évolution. Chez les vertébrés non mammifères, elle atteint un assez grand développement en devenant les lobes optiques, renflements volumineux d'où naissent les bandelettes optiques; mais chez les mammifères, son accroissement s'arrête de bonne heure et c'est chez l'homme, des cinq parties originelles de l'encéphale, celle qui prend le moins d'importance soit comme masse soit comme valeur fonctionnelle des centres nerveux qu'elle contient.

La base et les parties latérales du cerveau moyen deviennent les pédoncules cérébraux, la voûte, les tubercules quadrijumeaux. Ces derniers sont nés de la *lame quadrijumelle*, épaississement de la voûte, qu'un premier sillon antéro-postérieur sépare d'abord en deux tubercules, droit et gauche, homologues des lobes optiques des vertébrés non mammifères, et qu'un second sillon transversal recoupe ensuite en limitant les quatre tubercules quadrijumeaux. D'avant en arrière, le cerveau moyen de l'adulte n'a guère que 15 mm., chiffre qui représente toute la croissance longitudinale de la vésicule embryonnaire; et comme c'est au niveau même du cerveau moyen que s'est faite la forte flexion crânienne qui a coudé l'encéphale à angle droit sur la selle turcique, la base et la voûte de cette partie cérébrale ont pris un inégal développement. La base, mesurée du bord supérieur de la protubérance au bord postérieur des tubercules mamillaires, correspond au pli même de la flexion et ne mesure que 10 mm., tandis que la voûte, de la valvule de Vieussens aux pédoncules de la glande pinéale, atteint 17 mm. Nous avons dit ailleurs que cette partie rétrécie de l'encéphale méritait seule le nom d'isthme, dans lequel on a compris à tort une partie du cerveau postérieur.

Indépendamment de son faible accroissement, le cerveau moyen se distingue encore par la simplicité de ses formes. Les parois s'épaississent d'une façon à peu près uniforme, aboutissant à une masse quadrangulaire, et l'ancienne cavité, régulièrement entourée par les formations nerveuses, un peu plus abondantes cependant à la base, devient l'aqueduc de Sylvius.

Nous décrirons successivement : les pédoncules cérébraux et les tubercules quadrijumeaux, base et voûte du cerveau moyen, puis l'aqueduc de Sylvius, cavité de ce même cerveau.

Pédoncules cérébraux. — Les pédoncules cérébraux sont deux troncs nerveux qui relient la protubérance annulaire au cerveau.

Leur *direction* est ascendante ; leur bord supérieur est presque vertical, leur bord inférieur oblique à 45 degrés. Ils reposent en avant sur la lame quadrilatère du sphénoïde et sur les bords de la selle turcique que garnit la dure-mère ; le bord concave de la tente du cervelet les entoure sur les côtés et en arrière, en sorte qu'ils occupent la plus grande partie du trou de Pacchioni, et passent de la loge inférieure ou cérébelleuse de la cavité crânienne à la grande loge supérieure ou cérébrale.

Leur *forme* est celle d'un cylindre aplati, de couleur blanche, à disposition fasciculée. Leur *volume* est proportionnel à celui du cerveau ; ils sont égaux de droite à gauche. Ils mesurent en longueur 18 mm. en dedans, 15 en dehors ; en largeur 12 à 15 mm. à leur origine et 18 à 20 mm. à leur terminaison cérébrale ; en épaisseur 20 mm. La coupe montre que ces tiges d'aspect général arrondi sont comprimées dans le sens de l'épaisseur et qu'on peut y distinguer quatre faces qui sur leurs limites se fondent les unes dans les autres, une face inférieure et une face externe, toutes deux libres, une face supérieure conventionnelle confondue avec les tubercules quadrijumeaux, une face interne qui dans sa moitié supérieure est unie à celle du côté opposé et n'est libre et apparente à l'extérieur que dans sa partie basse.

1° Face inférieure. — Cette face est aussi bien antérieure qu'inférieure. Elle est convexe, d'un blanc mat, et se compose de faisceaux séparés par des stries où se voient de gros trous vasculaires. Ces faisceaux sont parallèles ; quelquefois deux sillons plus profonds délimitent trois groupes qui correspondent à des systèmes distincts de fibres conductrices ; plus rarement le faisceau externe se déviant de son trajet traverse en sautoir la face inférieure et se place à son côté interne à son entrée dans la protubérance.

Comprimé à sa naissance, le pédoncule s'élargit en éventail dont la base pénètre dans le cerveau ; en même temps il se dirige en dehors, en avant et en haut, de telle sorte que les deux pédoncules sont divergents et interceptent entre eux un angle qui est de 80° entre leurs bords internes et de 90° entre leurs bords externes. La limite postérieure de l'éventail pédonculaire, du côté de la moelle, est marquée par le sillon protubérantiel supérieur, et la limite

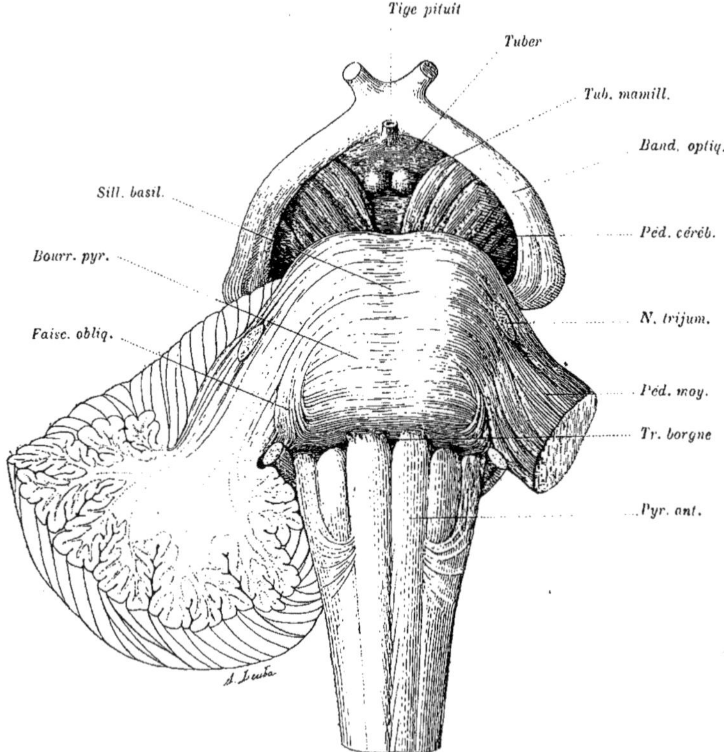

Fig. 195. — Protubérance annulaire, bulbe et pédonc. cérébraux. Face antérieure (d'après Hirschfeld).

antérieure, vers le cerveau, par la bandelette optique sous laquelle le pédoncule disparaît.

2° **Face interne.** — Cette face n'est libre que dans une petite étendue, visible extérieurement sur la base du cerveau ; partout ailleurs elle est fusionnée sur la ligne médiane avec celle du côté opposé.

La partie libre de cette face, faiblement arrondie, est divisée en deux étages par un sillon antéro-postérieur, remarquable par sa couleur noirâtre qu'il doit à la présence du locus niger et par l'émergence du nerf moteur oc. commun : de là son nom de *sillon du mot. oc. commun.* Les racines de ce nerf, disposées en série fasciculée et dirigées d'abord en arrière et en dedans s'unissent bientôt en un seul tronc qui décrit un demi-tour d'hélice autour de ses faisceaux d'origine en contournant le pédoncule et prend son trajet définitif en sens antéro-postérieur. Il est fréquent de voir une racine *latérale* émerger très en dehors au milieu des fibres du pédoncule, séparée des autres racines par un vaisseau ; elle rejoint plus ou moins loin le tronc commun. L'étage sous-jacent au sillon du mot. commun est fasciculé comme la face inférieure qu'il continue et termine ; l'étage supérieur est occupé par la substance perforée que nous décrirons plus loin.

3° **Face externe.** — La face externe que recouvre la cinquième circonvolution temporale et que contournent le nerf pathétique ainsi que des vaisseaux, est

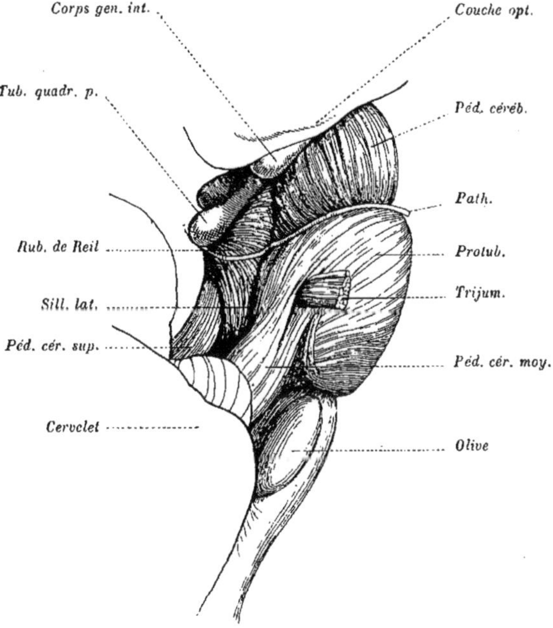

Fig. 196. — Pédoncules cérébraux ; face latérale.

Les pédoncules cérébelleux supérieurs et les pédoncules cérébraux séparés par le sillon latéral de l'isthme. Le ruban de Reil en bleu.

elle aussi divisée en deux étages d'égale hauteur par un sillon longitudinal, le *sillon latéral de l'isthme,* percé en avant de trous vasculaires et livrant passage à des fibres blanches ascendantes. Ce sillon a une étendue de 15mm ; il commence en arrière dans le domaine du cerveau postérieur, où il sépare le pédoncule cérébelleux moyen du pédoncule cérébelleux supérieur, tandis qu'en avant il est creusé sur la face du pédoncule cérébral et se termine en arrière du corps genouillé interne ; ces deux parties du sillon sont réunies par un coude.

Dans cette portion antérieure,que seule nous considérons ici,on a donc à distinguer deux étages. L'étage inférieur ou ventral est la continuation de la face inférieure du pédoncule et a sa structure fasciculée. L'étage supérieur ou dorsal est un espace triangulaire dont la base est dans le sillon latéral et le sommet en haut; le côté postérieur croise obliquement le pédoncule c. supérieur ; le côté antérieur est bordé par le tubercule qu. postérieur et son bras conjonctival qui l'unit au corps genouillé interne. Cet espace a été appelé trigone ou triangle du ruban de Reil, champ du ruban de Reil. Le *triangle de Reil* est en effet occupé par une lame de substance blanche triangulaire, dont la base émerge du sillon latéral, quelquefois sur toute son étendue, et dont le sommet se perd sur le flanc des tubercules quadr. postér. sous lequel il semble s'engager ; parfois des fibres rétrogrades se dirigent en arrière vers la valvule de Vieussens. Cette lame est le *faisceau latéral* ou *faisceau triangulaire* de l'isthme ou encore le *ruban de Reil* (mais ce n'est en réalité que sa partie antérieure). Tantôt elle est nettement fasciculée ou fibrillaire, et peut être assez facilement isolée, tantôt elle est indistincte et l'on n'a devant soi qu'un champ uni de substance blanche.

Face supérieure. — Cette face n'a pas d'existence réelle, elle n'est que le plan fictif de séparation entre le pédoncule cérébral et les tubercules quadrijumeaux.

Fibres arciformes. — Des fibres arciformes, variables dans leur existence et dans leur importance, vont de la face dorsale à l'espace perforé en contournant le pédoncule cérébral. Les deux groupes les plus constants, les mieux spécialisés, sont le tœnia pontis et le tractus pédonculaire transverse.

1° *Tœnia pontis.* — Henle a désigné sous ce nom un mince faisceau qui s'enroule autour de l'origine du pédoncule, tout près de la protubérance annulaire dont il semble être détaché. Petit, large de 3 mm. au plus, lisse, blanc, fibrillaire, le tœnia pontis naît par des fibres disséminées du sillon latéral de l'isthme, accessoirement du pédoncule c. supérieur et du pédoncule cérébral ; s'il est bien développé, on peut, d'après Henle, le suivre jusque dans le noyau médullaire du cervelet. Après avoir contourné le pédoncule, il s'enfonce en avant du nerf moteur commun, à tel point que Malacarne l'avait pris pour une racine accessoire de ce nerf, et va se perdre sur la face interne du pédoncule. Il est sujet à de grandes variations, mais est à peu près constant.

2° *Tractus pédonculaire transverse.* — Gudden (*Arch. f. Psychiatrie* 1870) a décrit sous ce nom un faisceau analogue au tœnia mais plus antérieur que lui, déjà signalé d'ailleurs en 1861 par Inzani et Lemoigne. Il naît du tubercule quadrijumeau antérieur, et partiellement aussi du postérieur d'après Schwalbe, contourne le pédoncule dont il croise perpendiculairement les fibres, et arrivé sur la face inférieure s'enfonce au milieu des faisceaux ; un léger relief permet de le suivre jusqu'à la face interne, vers l'émergence du moteur commun. Le tractus transverse est normal chez beaucoup d'animaux (lapin, lièvre, animaux domestiques) et peut cependant faire complètement défaut chez eux. Chez l'homme, il manque souvent (2 fois sur 3, Lenhossék) et quand il existe, il est relativement peu développé et à court trajet apparent; dans certains cas on le suit en dedans jusqu'à l'origine du tœnia dont il semble une deuxième racine. On ne le confondra pas avec un des faisceaux

irréguliers qu'on voit quelquefois traverser obliquement la base du pédoncule.
On ne connaît exactement ni ses origines ni sa terminaison. Gudden le croit en relation avec les fibres optiques et la rétine, car il est à peine reconnaissable ou fait défaut chez les animaux aveugles comme la taupe, et chez ceux à qui on a enlevé l'œil il ne se développe que faiblement.

Espace perforé postérieur. — Appelé encore *espace interpédonculaire, substance* ou *lame perforée postérieure*. Entre les deux pédoncules cérébraux divergents s'étend un espace triangulaire occupé par une lame nerveuse qui

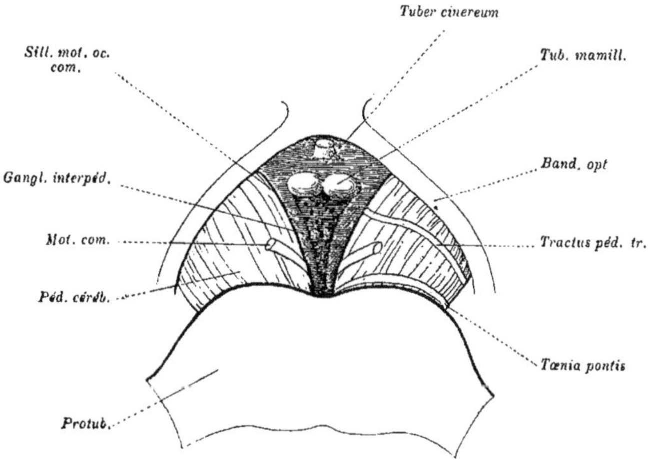

Fig. 197. — Espace perforé postérieur.

Dans cette figure sont groupés schématiquement les ganglions interpédonculaires, le tractus pédonculaire transverse (de Gudden) et le tænia pontis (de Henle), dessinés isolément d'après nature. Les ganglions, d'après *Brissaud*.

appartient à l'étage supérieur de la face interne de ces pédoncules, et qu'on appelle l'espace perforé postérieur (le mot espace s'appliquant tout à la fois au champ du triangle et à la substance nerveuse qui le remplit) ; cette lame est la partie la plus interne du pédoncule et se développe aux dépens du cerveau moyen. Le sommet du triangle est postérieur, dans la dépression plus ou moins profonde (foramen cœcum antérieur, échancrure médiane), à laquelle aboutit le sillon basilaire et que ferment des fibres protubérantielles invaginées auxquelles Cruveilhier a donné le nom de *collier des pédoncules*, de même qu'il avait distingué un collier des pyramides. La base est en arrière des tubercules mamillaires. Les côtés ne sont autre que les sillons droit et gauche de l'oculo-moteur commun. La surface du triangle est elle-même divisée en deux moitiés par un *sillon médian*, élargi et étalé en avant en un petit triangle inscrit dans le premier. C'est le sillon et son élargissement qui sont percés de trous vasculaires et qui devraient seuls s'appeler lame criblée ou perforée. Dans la substance interpédonculaire et sur la ligne médiane sont enfouis le ou les *ganglions interpé-*

donculaires assez rarement visibles à l'extérieur sous forme de petites saillies arrondies.

Lame quadrijumelle. — Le toit ou la voûte du cerveau moyen est constitué par une lame quadrilatère en forme de selle, *lame quadrijumelle,* sur laquelle s'élèvent les tubercules quadrijumeaux qui occupent ses angles. Cette lame n'est séparée de la calotte pédonculaire sous-jacente que par le plan fictif mené horizontalement à travers l'aqueduc de Sylvius ; elle mesure 12 à 15 mm. d'avant en arrière, 22 à 25 transversalement ; son épaisseur est de 4 à 5 mm. au milieu de l'aqueduc, de 8 à 10 au niveau des tubercules. Elle est encadrée par l'échancrure de la tente cérébelleuse.

On remarque sur sa face supérieure libre : les tubercules quadrijumeaux et leurs bras, le frein de la valvule de Vieussens, l'émergence du pathétique, la terminaison apparente des pédoncules cérébelleux supérieurs.

Tubercules quadrijumeaux. — Ce sont des éminences arrondies, blanchâtres, disposées par paires. Deux sillons qui se coupent à angle droit les divisent en deux paires ou bijumeaux, une antérieure, tubercules qu. *antérieurs* appelés encore *nates* (fesses), une postérieure, tub. qu. *postérieurs* ou *testes* (testicules). Ces dénominations de testes et nates sont peu justifiées chez l'homme ; elles le sont mieux chez certains animaux, notamment celle de nates chez le mouton, et comme la grosseur et la forme des tubercules varient suivant les espèces animales, il en est résulté que les anciens anatomistes ont appliqué ces termes, tantôt à une paire de tubercules, tantôt à une autre, d'après l'animal qui leur servait de type.

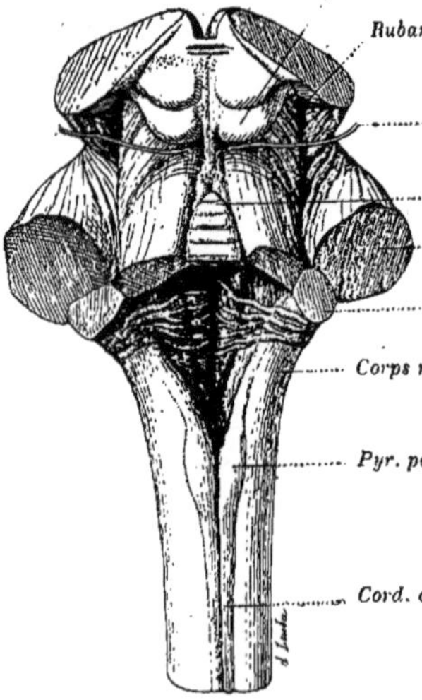

Fig. 198. — Tubercules quadrijumeaux.

Le cervelet a été enlevé. On voit la section des trois pédoncules cérébelleux et une partie du quatrième ventricule. Face postérieure du bulbe et de la protubérance. Tubercules quadrijumeaux (d'après Hirschfeld).

Les tubercules qu. antérieurs, *nates,* sont plus gros, plus écartés, moins blancs que les postérieurs. Leur forme est ovoïde à grosse extrémité antérieure ; ils sont dirigés en avant et en dehors et mesurent 7 à 8 mm. d'avant en arrière, 12 transversalement. Les tubercules postérieurs, *testes,* sont plus petits, plus arrondis et plus détachés, d'une teinte plus blanche ; ils ont 6 mm. d'avant en arrière sur 8 transversalement.

Le sillon crucial qui sépare les éminences quadrijumelles a deux branches, l'une longitudinale ou sagittale, l'autre transversale ou frontale. La branche longitudinale commence étroite en arrière au niveau du frein de Vieussens, et finit en avant en un élargissement triangulaire, renflé sur le cerveau frais, qui reçoit la glande pinéale, et que Schwalbe appelle l'*éminence sous-pinéale* (colliculus subpinealis) et Obersteiner, le *trigone sous-pinéal.*

La branche transversale est parabolique, à concavité antérieure ; elle se continue sur le côté avec le sillon interbrachial qui sépare les bras des tubercules.

De la face externe de chaque tubercule qu.antérieur part un tractus blanc, *bras conjonctival antérieur*, qui l'unit à un petit renflement ganglionnaire, *corps genouillé externe.* De même chaque tubercule postérieur est relié à un corps genouillé *interne* par un bras conjonctival, quelquefois bifide, que nous avons vu border en avant le triangle de Reil. La description des corps genouillés et des bras conjonctivaux sera mieux placée avec celle des couches optiques.

Les tubercules quadrijumeaux sont composés d'un noyau gris recouvert d'une couche de substance blanche, d'où leur teinte un peu grisâtre. Les vertébrés non mammifères possèdent comme équivalents deux renflements globuleux et creux, les lobes optiques. Les mammifères ont tous des tubercules pleins ; chez les plus inférieurs, monotrèmes, le sillon transversal à peine accusé rend les éminences antérieures peu distinctes des postérieures, de même embryologiquement ce sillon paraît après le sillon longitudinal. Les quatre tubercules sont plus volumineux que ceux de l'homme, les antérieurs sont ordinairement gris ; chez les carnassiers, les postérieurs sont plus gros que les antérieurs. L'homme possède des quadrijumeaux relativement très petits ; ces centres sensoriels secondaires ont été remplacés par les centres supérieurs de l'hémisphère sur lesquels semble se concentrer l'accroissement cérébral.

Frein de la valvule de Vieussens. — Sur la partie postérieure de la lame quadrijumelle, se voient plusieurs tractus blancs qui sont :

1° Le *frein de la valvule de Vieussens,* petit cordon assez dense, qui part du sillon longitudinal entre les T. Q. postérieurs et se dirige en arrière vers l'extrémité antérieure de la valvule dans laquelle il se perd en se dissociant en deux ou trois faisceaux.

2° De chaque côté du frein et derrière les testes, l'*émergence* du *pathétique,* qui se fait ordinairement par deux filets. Sur des cerveaux très frais, on distingue un petit tractus blanc, qui n'est autre que le croisement des deux nerfs, reliant les deux points d'émergence.

3° La terminaison des pédoncules cérébelleux supérieurs qui disparaissent sous les T. Q. postérieurs. Ils sont croisés à ce niveau par les fibres les plus postérieures du ruban de Reil, et par celles du tœnia pontis quand celui-ci est bien développé.

Conformation intérieure du cerveau moyen. — Nous nous bornerons ici à la description de la coupe transversale examinée à l'œil nu ; cette coupe passe dans la moitié antérieure du pédoncule.

On voit en bas : le pied pédonculaire, blanc, strié en sens radié avec des vaisseaux fins entre les faisceaux ; à ses deux extrémités le sillon de l'oculo-moteur et le sillon latéral ; à sa partie supérieure une bandelette arquée à concavité supérieure, allant d'un sillon à l'autre, mais envahissant davantage le sillon de l'oculo-moteur. Cette bandelette est le *locus niger* de Sœmmering, elle se prolonge irrégulièrement dans le pied pédonculaire ; sa couleur est gris ardoisé avec des couches ou des taches plus foncées. Entre les sillons de l'oculo-moteur, la substance grise interpédonculaire ou lame perforée postérieure, mince lamelle triangulaire d'un gris très pâle.

Au-dessus du locus niger : sur la ligne médiane la coupe de l'aqueduc de Sylvius, ici en cœur de carte, — autour de lui la substance grise péri-ventriculaire, gris rosé, disposée en raquette à queue inférieure — au-dessus la substance grise, gris jaunâtre pâle, des tubercules quadrijumeaux — au-dessous et latéralement, un champ de substance blanche où l'on reconnaît dans la partie supérieure une surface gris très pâle, triangulaire, qui répond à la formation réticulée, et dans la partie inférieure une tache ronde, gris jaunâtre ou rougeâtre, de 7 mm. de D., le *noyau rouge*.

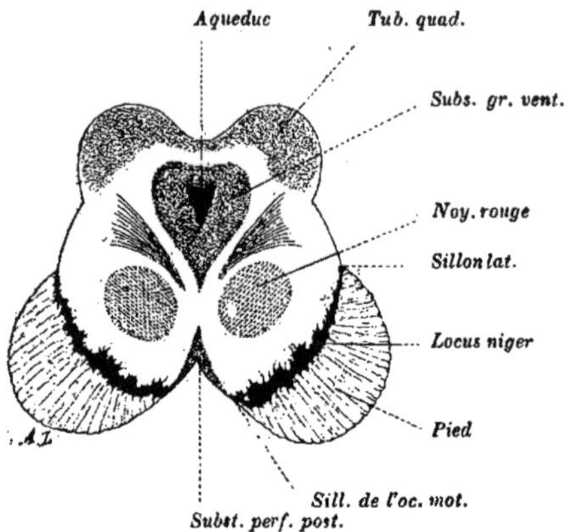

Fig. 199. — Conformation intérieure du pédoncule cérébral.

Dessin à l'œil nu de la coupe transversale.

Division topographique. — Le locus niger étendu du sillon latéral de l'isthme au sillon de l'oculo-moteur isole dans le pédoncule cérébral une partie sous-jacente au locus, disposée en croissant, c'est l'étage inférieur ou base ou mieux encore le *pied du pédoncule*. Au-dessus de lui, si on mène de l'aqueduc d'abord une verticale médiane séparant les moitiés droite et gauche, puis une horizontale passant par le centre de cet aqueduc, on a ainsi délimité de chaque côté deux champs, un au-dessus qui est celui des tubercules quadrijumeaux, un au-dessous qui appartient au pédoncule cérébral et en constitue l'étage supérieur appelé la *calotte*. Nous distinguons donc dans le pédoncule un pied et une calotte, terminologie absurde, séparés par le locus niger. La calotte est pentagonale sur la coupe ; elle présente un côté supérieur, l'horizontale conventionnelle qui la sépare du tubercule quadrijumeau, un côté externe libre qui répond au champ du ruban de Reil, un côté interne fusionné au côté opposé, un côté inférieur qui est le locus niger, enfin un petit côté inféro-interne, libre, qui s'étend du sillon de l'oculo-moteur au sillon médian interpédonculaire et n'est autre que l'espace perforé postérieur. Nous verrons par la suite qu'entre ces deux régions, le pied et la calotte, il y a une grande différence de composition ; le pied est un ensemble homogène qui ne renferme que des faisceaux de fibres, la calotte est un territoire hétérogène, amas complexe de fibres et de cellules nerveuses.

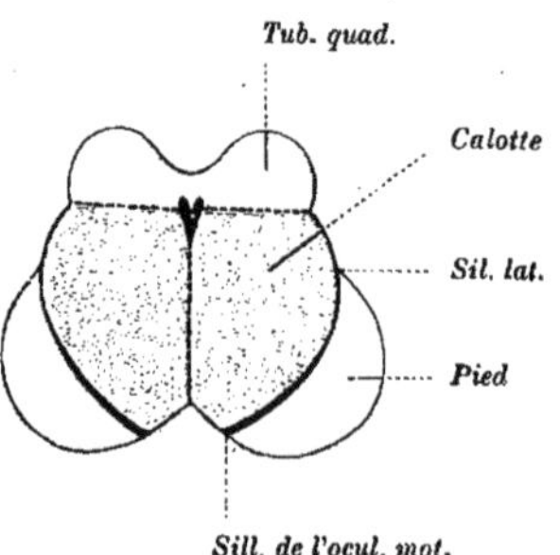

Fig. 200. — Topographie du pédoncule cérébral.

Répartition conventionnelle du pied et de la calotte du pédoncule, la calotte en bleu.

Aqueduc de Sylvius. — La cavité de la vésicule cérébrale moyenne ne prend qu'un faible accroissement, elle se transforme en un canal long de 15 mm., large de 1 à 2 mm. seulement qui fait communiquer le quatrième ventricule, cavité du cerveau postérieur avec le troisième ventricule, cavité du cerveau moyen ; ce canal est l'aqueduc de Sylvius. De l'angle supérieur du quatrième ventricule, il monte sous une inclinaison de 40 à 50°, passe en tunnel sous la valvule de Vieussens, puis sous la base des tubercules quadrijumeaux et enfin sous la commissure blanche postérieure au niveau de laquelle est son orifice antérieur ; au-dessous de lui est la calotte pédonculaire. Plus étroit et conformé en T à ses deux orifices, ou plus exactement en triangle curviligne, il s'élargit dans sa partie moyenne, et prend au niveau des tubercules quadr. antérieurs une forme en cœur avec une *carène* centrale et deux sinus latéraux qui sont peut-être la trace des prolongements

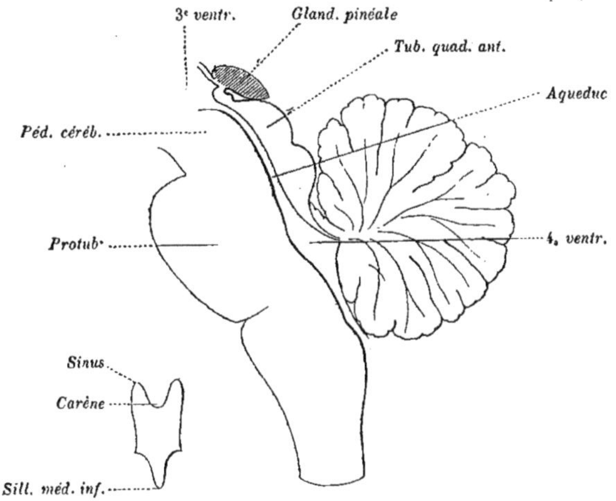

Fig. 201. — Aqueduc de Sylvius.

Vu en coupe dans sa longueur. Un petit dessin à gauche montre en coupe transversale très grossie l'aspect cordiforme du canal sur une partie de son trajet.

qu'il envoie dans les lobes optiques chez les oiseaux. Le bord inférieur de l'aqueduc est creusé en un *sillon* longitudinal qui continue celui du calamus. La paroi du canal est dense, entourée par un noyau gris plus épais en bas ; sur sa face interne se voient des plis longitudinaux très fins (psalterium, pectonculus...).

TRAITÉ D'ANATOMIE MÉDICO-CHIRURGICALE

PAR

PAUL POIRIER

Professeur agrégé à la Faculté de Médecine, Chef des travaux anatomiques, Chirurgien des hôpitaux

PREMIER FASCICULE

TÊTE

CRANE — ENCÉPHALE — [illegible]

[illegible] dessinées en noir et en couleurs [illegible]

[illegible] des hôpitaux, avec 62 fig. [illegible]

[illegible] dans le texte. 189[illegible]

[illegible] professeur de chirurgie [illegible]

[illegible] 1 vol. in-8 avec 142 figures [illegible]

[illegible] 1 vol. in-8 avec 159 figures [illegible]

[illegible] 1 vol. in-8 avec 57 figures [illegible]

[illegible] système sanguin. 1 vol. in-8 [illegible]

[illegible] pathologique spéciale. Anatomie [illegible] anatomie pathologique des appareils [illegible] des sensations spéciales. 1 vol. in-8 avec 186 figures [illegible]

SAPPEY. — Traité d'anatomie générale, comprenant l'étude des systèmes [illegible] des éléments, étude fondée sur une méthode nouvelle, la méthode [illegible] méthode des dissociations. 1 fort volume in-8, avec nombreuses figures [illegible] 189[illegible]

DIJON, IMPRIMERIE DARANTIÈRE, [illegible], RUE CHABOT-CHARNY

www.ingramcontent.com/pod-product-compliance
Ingram Content Group UK Ltd.
Pitfield, Milton Keynes, MK11 3LW, UK
UKHW020201250726
13967UKWH00003B/1192